Acupuntura no Esporte e na Reabilitação
Técnica de Agulhamento a Seco

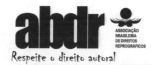

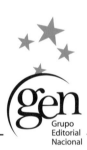

O GEN | Grupo Editorial Nacional, a maior plataforma editorial no segmento CTP (científico, técnico e profissional), publica nas áreas de saúde, ciências exatas, jurídicas, sociais aplicadas, humanas e de concursos, além de prover serviços direcionados a educação, capacitação médica continuada e preparação para concursos. Conheça nosso catálogo, composto por mais de cinco mil obras e três mil e-books, em www.grupogen.com.br.

As editoras que integram o GEN, respeitadas no mercado editorial, construíram catálogos inigualáveis, com obras decisivas na formação acadêmica e no aperfeiçoamento de várias gerações de profissionais e de estudantes de Administração, Direito, Engenharia, Enfermagem, Fisioterapia, Medicina, Odontologia, Educação Física e muitas outras ciências, tendo se tornado sinônimo de seriedade e respeito.

Nossa missão é prover o melhor conteúdo científico e distribuí-lo de maneira flexível e conveniente, a preços justos, gerando benefícios e servindo a autores, docentes, livreiros, funcionários, colaboradores e acionistas.

Nosso comportamento ético incondicional e nossa responsabilidade social e ambiental são reforçados pela natureza educacional de nossa atividade, sem comprometer o crescimento contínuo e a rentabilidade do grupo.

Acupuntura no Esporte e na Reabilitação
Técnica de Agulhamento a Seco

Yun-tao Ma

Director and Founder of Biomedical Acupuncture Institute and American Dry Needling Institute (Boulder, Colorado). Visiting Professor, Medical Faculty Paris XI (Orsay) University (Paris, France).

Tradução e Revisão Técnica
Maria Inês Garbino Rodrigues

Médica homeopata e acupunturista. Especialista em Homeopatia pelo Grupo de Estudos Homeopáticos Samuel Hahnemann (GEHSH) e pelo Instituto Hahnemaniano do Brasil e em Acupuntura pelo Instituto de Acupuntura do Rio de Janeiro (IARJ).

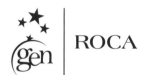

- O autor e a EDITORA ROCA LTDA. empenharam seus melhores esforços para assegurar que as informações e os procedimentos apresentados no texto estejam em acordo com os padrões aceitos à época da publicação. O autor e a Editora não podem ser responsabilizados por quaisquer danos a pessoas ou bens, devido à aplicação incorreta ou uso impróprio do conteúdo apresentado nesta obra, como resultado de qualquer declaração difamatória, violação de propriedade intelectual ou direitos de privacidade, mesmo que decorrente de negligência ou de outra conduta, ou de qualquer uso de ideias, instruções, procedimentos, produtos ou métodos contidos neste material.

- O autor e a editora se empenharam para citar adequadamente e dar o devido crédito a todos os detentores de direitos autorais de qualquer material utilizado neste livro, dispondo-se a possíveis acertos posteriores caso, inadvertida e involuntariamente, a identificação de algum deles tenha sido omitida.

- Traduzido de:
  BIOMEDICAL ACUPUNCTURE FOR SPORTS AND TRAUMA REHABILITATION: DRY NEEDLING TECHNIQUES, FIRST EDITION
  Copyright © 2011 by Churchill Livingstone, an imprint of Elsevier Inc.
  All rights reserved.
  This edition of *Biomedical Acupuncture for Sports and Trauma Rehabilitation: Dry Needling Techniques, 1st* edition by Yun-tao Ma, PhD is published by arrangement with Elsevier Inc.
  ISBN: 978-1-4377-0927-8

- **ACUPUNTURA NO ESPORTE E NA REABILITAÇÃO: TÉCNICA DE AGULHAMENTO A SECO**
  Copyright © 2011 by Churchill Livingstone, an imprint of Elsevier Inc.
  Todos os direitos reservados.
  Esta edição de *Biomedical Acupuncture for Sports and Trauma Rehabilitation: Dry Needling Techniques, 1st* edition, de Yun-tao Ma, PhD, foi publicada em acordo com Elsevier Inc.
  ISBN: 978-85-277-2874-4

- Direitos exclusivos para a língua portuguesa
  Copyright © 2016 pela
  EDITORA GUANABARA KOOGAN LTDA.
  Uma editora integrante do GEN | Grupo Editorial Nacional
  Travessa do Ouvidor, 11
  Rio de Janeiro – RJ – CEP 20040-040
  Tels.: (21) 3543-0770/(11) 5080-0770 | Fax: (21) 3543-0896
  www.grupogen.com.br | editorial.saude@grupogen.com.br

- Reservados todos os direitos. É proibida a duplicação ou reprodução deste volume, no todo ou em parte, em quaisquer formas ou por quaisquer meios (eletrônico, mecânico, gravação, fotocópia, distribuição pela Internet ou outros), sem permissão, por escrito, da EDITORA GUANABARA KOOGAN LTDA.

- Capa: Bruno Sales

- Editoração eletrônica: Edel

- Ficha catalográfica

M11a
    Ma, Yun-Tao
    Acupuntura no esporte e na reabilitação: técnica de agulhamento a seco/Yun-Tao Ma; tradução e revisão técnica Maria Inês Garbino Rodrigues. – 1. ed. – Rio de Janeiro: Roca, 2016.
304 p. : il.; 24 cm.

    Tradução de: Biomedical acupuncture for sports and trauma rehabilitation: dry needling techniques
Inclui bibliografia e índice
    ISBN 978-85-277-2874-4

    1. Acupuntura. 2. Pontos de acupuntura. 3. Esportes – Aspectos. I. Título.

15-28891   CDD: 615.892
                                                  CDU: 615.814.1

Dedicatória

A doença é um drama em dois atos. O primeiro acontece no silêncio melancólico dos tecidos, com as luzes do cenário apagadas. A dor ou outros sinais/sintomas surgem apenas no segundo ato.
R. Leriche, cirurgião francês e autor da
La Phylosophie de la Cirurgie (1955)

Para Mila, Katrine e Anton.
Com amor,

Yun-tao Ma

Agradecimentos

Nosso reconhecimento e nossa gratidão são para todos os nossos amigos, estudantes e pacientes, por seus comentários e suporte.

Meu agradecimento especial à minha esposa, Mila Ma, por seu apoio e assistência inabaláveis.

Essa obra é fruto das habilidades de nossa amiga Kellie White, editora sênior da Elsevier, e de sua fantástica equipe, e de Kelly Milford e Jennifer Boudreau, pela paciência, pela atenção meticulosa aos detalhes e pelo suporte durante todas as etapas de produção.

Apresentação

Finalmente! Um texto definitivo sobre agulhamento a seco na prática desportiva chega às livrarias. Até agora, nunca encontrei informações significativas em livros ou na internet sobre o uso dessa técnica no tratamento e no manejo dos atletas.

O agulhamento a seco já é praticado nos clubes desportivos há algum tempo. Todavia, em minha experiência, é usado apenas como adjuvante às técnicas terapêuticas tradicionais e, portanto, restrito à liberação dos pontos-gatilho.

No meu trabalho diário com atletas de elite, estou sempre à procura de técnicas que reduzam o tempo de recuperação e possibilitem o retorno mais rápido às competições. Nós, que lidamos com essas pessoas, estamos sempre sob pressão para devolvê-las às competições o mais cedo possível. Embora tenha obtido bons resultados ao incorporar o agulhamento a seco ao manejo das lesões, somente quando entrei em contato com o Dr. Ma e comecei a empregar as técnicas corretas é que observei uma recuperação simplesmente fantástica de contusões, entorses e distensões.

Essa obra apresenta informações que ajudam na prevenção de lesões. A exposição minuciosa das técnicas de agulhamento resulta em promoção de recuperação máxima do treinamento e das competições, retardo do aparecimento de dor muscular e da síndrome do excesso de treinamento. A prevenção é sempre bem melhor que a cura, mas costumamos usar nossas habilidades para criar atletas "invulneráveis".

Por meio de sessões regulares de redução do estresse, que são descritas nessa obra, é possível melhorar substancialmente a *performance* física dos nossos atletas e torná-los mais competentes que seus competidores.

Este livro é realmente muito interessante e essencial para todos que trabalham com atletas e equipes desportivas.

Tim Cooper
Physical therapist for the Australian Rules
football teams and other elite athletes.
Queensland, Austrália.

O Dr. Ma aumenta nossos conhecimentos sobre agulhamento a seco ao explicar os processos biológicos e fisiológicos envolvidos nesse procedimento.

O foco tradicional da pesquisa sobre agulhamento a seco tem sido o tratamento das alterações patológicas e dos efeitos locais. O avanço do uso do agulhamento a seco com foco nas respostas localizadas possibilita que o profissional de saúde tenha melhor compreensão de todos os efeitos sistêmicos potenciais, inclusive no sistema nervoso central.

A acupuntura biomédica combina a pesquisa em agulhamento seco com a pesquisa global que explica os efeitos dessa intervenção de uma perspectiva científica moderna, fornecendo, assim, uma percepção mais abrangente de seus efeitos.

Graças aos dados de pesquisas compilados nessa obra e aos *insights* clínicos no tratamento de pacientes e atletas, o agulhamento como modalidade terapêutica pode ser estudado com uma sólida base científica, aumentando nossa compreensão dessa valiosa intervenção.

Em nossa clínica de fisioterapia, muitos atletas solicitam intervenção abrangente de agulhamento a seco como a elaborada e apresentada nesse livro pelo Dr. Ma. Eles constataram melhora da flexibilidade e recuperação mais rápida com essa abordagem. Para o atleta, o agulhamento a seco seria uma intervenção "integral" para aprimorar o desempenho e conservar a função após treinamento e competições.

Herbert L. Silver
Senior Clinician e President of
Velocity Spine and Sports Physical Therapy.
Atlanta, Georgia.

Dr. Ma, após 40 anos de experiência clínica e substancial pesquisa nos campos da neurociência e da dor no National Institute of Health (NIH), na University of Maryland e na University of Iowa, formulou uma abordagem singular que engloba os efeitos localizados e sistêmicos do agulhamento a seco para normalização da função miofascial e dos tecidos moles, regulação da homeostasia corporal, prevenção das lesões, tratamento de disfunções dos movimentos e melhora do desempenho dos atletas. Essa abordagem se mostrou superior aos métodos convencionais.

O agulhamento a seco sistêmico integrado é uma modalidade indispensável e de fácil aprendizado. Pode ser efetivamente aplicada pelos profissionais de saúde que participam na prevenção e no tratamento de lesões desportivas, dor crônica e disfunções do movimento com prognóstico previsível em atletas, militares e trabalhadores braçais.

Dr. Ma dá novo significado ao agulhamento a seco e apresenta explicações e uma base racional simples, mas abrangente, do mecanismo dos efeitos do agulhamento a seco sistêmico integrado nos aspectos psicológicos, comportamentais e físicos do desempenho do atleta. Ele mostra as vastas implicações funcionais e práticas da utilização do agulhamento a seco sistêmico integrado em qualquer cenário clínico.

M. Reza Nourbakhsh
Professor, Department of Physical Therapy
North Georgia College and State University.
Dahlonega, Georgia.

Prefácio

Histórico

A acupuntura por agulhamento a seco é uma nova modalidade terapêutica para indivíduos com dor nos tecidos moles e lesões desportivas.

A prática desportiva consiste em atividades especializadas que demandam extrema habilidade e coordenação de diferentes sistemas de órgãos. Nervos, músculos e o sistema esquelético precisam atuar em conjunto em padrões de atividade elaborados segundo uma sequência temporal precisa. Se um músculo não consegue atuar em harmonia com o padrão e a cronologia necessários, a coordenação é perdida e a velocidade e a precisão do desempenho são comprometidas, possivelmente resultando em lesão.

Em termos clínicos, o desempenho ideal é dinâmico e demanda manutenção contínua. Muitos fatores, sobretudo excesso de treinamento, podem impedir que uma pessoa atinja seu desempenho ideal. Cientistas, médicos, treinadores e atletas estão sempre buscando procedimentos mais efetivos para tratar a fadiga muscular intrínseca e outros problemas. Agora a acupuntura por agulhamento a seco oferece uma solução.

O uso de agulhamento para melhorar o desempenho desportivo e para tratar lesões e agravos correlatos não é recente. Na China Antiga, todos os mestres de Kung Fu também eram mestres de acupuntura. Hoje em dia, apesar dos relatos eventuais de sucessos clínicos no tratamento dos atletas com a técnica de agulhamento, o potencial pleno do agulhamento a seco na Medicina Desportiva ainda não foi reconhecido, por pelo menos três motivos.

Primeiro, a maioria dos profissionais não compreende os mecanismos fisiológicos do agulhamento a seco e, assim sendo, a prática é predominantemente empírica, com base em sua experiência clínica.

Segundo, embora a prática empírica possa ter bons resultados – algumas vezes verdadeiros milagres –, na maioria dos casos os resultados não são tão bons como deveriam. Por exemplo, a dor muscular de início tardio (DMIT) e a recuperação insuficiente entre as sessões de treinamento e a competição são problemas que acometem com frequência os atletas mais ativos, e muitos deles não esperam o tempo suficiente para que o reparo e a regeneração estejam completos. Isso os torna propensos à lesão, compromete seu desempenho e acaba abreviando sua carreira desportiva. Acredito, sinceramente, que o agulhamento a seco é a terapia mais efetiva descoberta até o momento para ajudar os atletas a se recuperarem completamente dessas condições, desde que os profissionais de saúde conheçam os mecanismos subjacentes da técnica e saibam como utilizar corretamente as agulhas. Isso se aplica, sobretudo, àqueles que não mostram sinais físicos de patologia, mas que são afligidos pelo profundo estresse fisiológico que pode resultar em lesão futura ou degeneração tecidual prematura.

Muitos profissionais se concentram apenas no agulhamento dos pontos-gatilho, mas a pesquisa revela que existem pelo menos três outros tipos de condições miofasciais que acometem os atletas. Cada uma dessas condições demanda uma técnica de agulhamento diferente.

Esta obra apresenta explicações completas e meticulosas sobre o tratamento de disfunções dos tecidos moles e a prevenção de lesões crônicas no treinamento desportivo e na prática de exercícios físicos, inclusive procedimentos específicos de agulhamento para alcançar recuperação máxima do treinamento e da competição, da dor muscular de início tardio e da síndrome de treinamento excessivo. Os atletas conseguem melhorar substancialmente seu desempenho físico por meio do uso regular da terapia de "desestresse" aqui apresentada e também podem obter recuperação plena de fadiga intrínseca, treinamento excessivo e estresse musculoesquelético. Tudo isso pode ser acompanhado de integração progressiva dos sistemas fisiológicos.

É preciso lembrar que a modalidade moderna conhecida como acupuntura por agulhamento a seco não compartilha fundamentos com a acupuntura chinesa tradicional, que se baseia em ancestrais conceitos culturais e filosóficos chineses. O termo acupuntura é usado nesta obra por causa de suas raízes no latim: *acus* (agulha) e *punctura* (punção ou perfuração).

Recentemente, a eficácia singular da técnica de agulhamento a seco está sendo reconhecida por um número crescente de médicos, fisioterapeutas, quiropráticos, terapeutas ocupacionais e outros profissionais que a incorporam em sua prática clínica. O agulhamento "a seco", em oposição ao agulhamento "úmido", é definido pela Dra. Janet G. Travell e pelo Dr. David G. Simons como o "agulhamento dos tecidos moles sem injeção de substância líquida para tratar patologia humana", em seu livro clássico *Myofascial Pain and Dysfunction: The Trigger Point Manual*.

Eles também afirmam: "em estudos comparativos constatou-se que o agulhamento a seco é tão efetivo quanto a injeção de uma solução anestésica, como procaína ou lidocaína, no tocante à inativação imediata do ponto-gatilho".[1] Seu trabalho pioneiro e outros métodos inovadores de agulhamento, como a abordagem do Dr. C. Chan Gunn, conhecida como estimulação intramuscular (EIM), são a base do que é conhecido atualmente como acupuntura por agulhamento a seco.

Clinicamente, a dor nos tecidos moles é uma manifestação de disfunção nesses tecidos e pode ser miofascial ou outro tipo de dor musculoesquelética, fibromialgia e outras patologias dos tecidos moles. Na maioria dos agravos desportivos ocorre lesão aguda e crônica desses tecidos, para os quais a acupuntura por agulhamento seco é uma modalidade terapêutica muito efetiva. Um benefício clínico adicional do agulhamento a seco é que, efetivamente, previne lesões crônicas resultantes de lesão por esforço repetitivo dos músculos, como costuma ocorrer nas práticas desportivas e no exercício físico.

A acupuntura por agulhamento a seco é um sistema unificado que combina, de modo oportuno, as abordagens sistêmica e analítica. Os profissionais precisam restaurar a homeostase sistêmica de seus pacientes em vez de apenas tratar os sintomas localizados.

Ao contrário do agulhamento úmido, o procedimento clínico de acupuntura por agulhamento a seco dá mais ênfase à regeneração tecidual do que ao alívio da dor, uma abordagem mais sistêmica do que o tratamento da patologia local, o tratamento pós-lesão e a prevenção pré-lesão.

Breve história da acupuntura por agulhamento a seco

Como qualquer procedimento terapêutico, a acupuntura por agulhamento a seco passou por um período de evolução e agora está atingindo sua maturidade. O agulhamento a seco é realizado como técnica terapêutica em várias civilizações humanas há mais de 2.000 anos. Os relatos históricos descrevem sua utilização no Egito, na Grécia, na Índia, no Japão e na China. Como sabemos, os chineses preservaram sistematicamente essa técnica, desenvolveram seu valor terapêutico e formularam a bem conhecida acupuntura da medicina tradicional chinesa (MTC), reconhecidamente uma das maiores heranças da civilização chinesa.

O agulhamento a seco moderno surgiu na década de 1930, na Inglaterra, e evoluiu nos EUA. A Dra. Travell e o Dr. Simons fizeram pesquisas clínicas abrangentes que lhes permitiram definir e localizar muitos dos importantes pontos-gatilho dos músculos esqueléticos do corpo humano. Eles também perceberam a correlação entre os pontos-gatilho e a patologia visceral interna.[1] Desde os primórdios, verificaram que os pontos-gatilho influenciam a postura e o equilíbrio biomecânico do sistema musculoesquelético. Outros profissionais de saúde contribuíram com diferentes técnicas de agulhamento a seco, como a técnica de estimulação intramuscular elaborada pelo Dr. C. Chan Gunn.[2] Esses pesquisadores criaram as bases da abordagem analítica na terapia por agulhamento a seco. Em seguida, surgiu a abordagem sintética.

O Dr. Ronald Melzack descobriu que mais de 70% dos pontos de acupuntura relacionados com os meridianos clássicos correspondiam aos pontos-gatilho comumente utilizados.[3] Logo depois, a descoberta de pontos-gatilho homeostáticos pelo Dr. H. C. Dung (Professor de Anatomia no University of Texas Health Science Center em San Antonio) aumentou nossa compreensão da conexão entre os pontos-gatilho homeostáticos e o princípio da inervação central dos pontos-gatilho.

Graças aos meus 40 anos de experiência clínica e treinamento médico, constatei que tanto a abordagem analítica quanto a sintética poderiam ser integradas em uma nova modalidade – a moderna terapia por agulhamento a seco. Como trabalhava no programa de neurociência do National Institutes of Health e no departamento de fisioterapia da University of Iowa, pesquisei sobre alívio da dor e neurofarmacologia do sistema nervoso central, cinesiologia, ciência neural cognitiva e neurologia. Consegui incorporar todos esses campos na terapia por agulhamento a seco.

Nos últimos 10 anos, meus colegas e eu, nos EUA, China, Alemanha, Brasil e em outros países, usamos a acupuntura por agulhamento a seco no tratamento de milhares de pacientes, inclusive atletas de elite. Toda essa pesquisa e experiência clínica nos ajudaram a desenvolver a prática do agulhamento a seco até sua forma atual.

Como em outras técnicas terapêuticas modernas, nossos conhecimentos atuais se fundamentam no passado. Estamos em um processo contínuo de evolução e reavaliação de dogmas. Criamos novas perspectivas em nossas profissões e continuamente redefinimos nossas metas. Esse processo dinâmico acelera a aquisição de conhecimentos e evita a estagnação, promovendo a evolução da acupuntura por agulhamento a seco.

Abordagem conceitual

Mecanismos de lesão do agulhamento a seco

O conhecimento dos mecanismos fisiológicos básicos do agulhamento a seco é crucial para o profissional de saúde. Esses mecanismos são responsáveis pelo processo de estimulação por agulhas e pelos efeitos terapêuticos decorrentes dessa estimulação.

O agulhamento é um estímulo físico dos tecidos moles e uma diminuta inoculação traumática biológica nos tecidos moles. O movimento físico e a manipulação das agulhas nos tecidos profundos aumentam a tensão das fibras musculares e no tecido conjuntivo e cria o efeito de transdução mecânica de sinais, que promove a autorregeneração.

A microlesão traumática e a inflamação induzida pela lesão persistem no tecido após a retirada da agulha. O diâmetro de uma fibra muscular esquelética é de 50 µm e o diâmetro médio das agulhas secas usadas na prática clínica é de aproximadamente 250 µm (calibres 32 a 36). Por conseguinte, se uma agulha for introduzida em um músculo, perpendicularmente às fibras e em uma profundidade de 1 cm, ela romperá pelo menos 1.000 fibras musculares. Se a agulha for inserida mais profundamente no músculo, associada à manipulação, milhares de fibras musculares e alguns capilares e terminações nervosas serão lesionados ou rompidos.

O cérebro identifica a lesão traumática nos tecidos moles e direciona os sistemas biológicos, inclusive os sistemas cardiovascular, imune e endócrino, para substituir o tecido lesionado pelo mesmo tipo de tecido em alguns dias. Desse modo, a autorregeneração é desencadeada no local do agulhamento. Além desse efeito regenerador localizador, a lesão induz efeitos sistêmicos para restaurar a homeostase por meio de vários processos reflexos em níveis diferentes do sistema nervoso central.

Deve ser enfatizado que o agulhamento a seco, como uma modalidade não farmacológica, promove a autorregeneração ao reduzir os estresses mecânicos e biológicos do corpo. Alguns pacientes com dor nos tecidos moles conseguem a autorregeneração sem quaisquer intervenções após um período suficiente de tempo. Não obstante, o agulhamento a seco acelera esse processo de autorregeneração e minimiza sofrimento desnecessário. Essa aceleração também ajuda na prevenção do desenvolvimento de patologia crônica. Se o profissional não souber disso, pode haver confusão. Por exemplo, um estudo recente mostrou que, nas primeiras 10 semanas de tratamento, o grupo tratado com agulhamento apresentou nível bastante superior de melhora (4,4 pontos) do que o grupo tratado com métodos convencionais (2,1 pontos). Todavia, após 52 semanas houve pequena diferença entre o grupo tratado com agulhamento e o grupo-controle.[8] Esse resultado é objetivo e pode ser corretamente interpretado se a natureza fisiológica da terapia por agulhamento for compreendida: os dois grupos alcançaram autorregeneração até o final do período de pesquisa (52 semanas), mas o grupo tratado com agulhamento sofreu menos e teve menos potencial de apresentar dor crônica que o grupo-controle. Esse é o valor clínico da terapia por agulhamento a seco.

Agulhamento a seco é uma terapia específica para restaurar a disfunção dos tecidos moles

O agulhamento a seco cria minúsculas lesões em áreas específicas dos tecidos moles para normalizar a disfunção dos tecidos moles sem intervenções farmacêuticas. Por causa de sua natureza fisiológica, o agulhamento a seco é uma terapia específica para dor miofascial e outras disfunções dos tecidos moles. Os músculos representam 50% da massa corporal humana e, assim sendo, a maioria das condições patológicas humanas apresenta disfunção dos tecidos moles, tanto no caso de lesões físicas quanto em músculos lesionados por esforço repetitivo na vida diária ou em atividade desportiva, como no caso de doença de Parkinson, drogadição, acidente vascular encefálico ou câncer.

De todos os tipos de disfunção dos tecidos moles, a dor é o distúrbio neurológico mais comum, acometendo aproximadamente 35% da população norte-americana e europeia. Mais de 100 bilhões de dólares são gastos a cada ano no manejo da dor. Estudos recentes sugerem que mais de 6 em cada 10 adultos com mais de 30 anos de idade sentem dor crônica. Só os gastos com o alívio de dorsalgia e cervicalgia aumentaram para mais de 80 bilhões de dólares por ano nos EUA, uma elevação substancial nos últimos 8 anos. Além da baixa produtividade dos indivíduos que não conseguem trabalhar por causa da dor, cerca de 64 bilhões de dólares são perdidos a cada ano em decorrência da redução do desempenho dos indivíduos que continuam a trabalhar apesar dela.[4]

O agulhamento a seco, por se tratar de uma terapia específica para os tecidos moles, é uma modalidade valiosa com poucos efeitos colaterais se for praticada corretamente. Alguns estudos baseados em evidências mostram que o agulhamento é mais efetivo que a terapia convencional para a dorsalgia.[5,6] Isso se deve ao fato de que a terapia por agulhamento a seco tem como foco e promove a regeneração do tecido, com o alívio da dor sendo um resultado ou um "efeito colateral" positivo.

Na Medicina Desportiva não é incomum que atletas lesionados, tanto profissionais como amadores, fiquem permanentemente incapacitados em decorrência do tratamento com foco no alívio da dor em vez da restauração da função ideal.

Abordagem sistêmica é necessária na acupuntura por agulhamento a seco

A observação clínica e a pesquisa baseada em evidências revelam que uma lesão provoca manifestações localizadas e disfunção sistêmica, especialmente em atletas ativos.[7] A disfunção sistêmica persistirá se o tratamento for direcionado apenas aos sintomas locais. A dor no joelho, por exemplo, pode influenciar o modo como os músculos são usados para controlar a marcha do outro membro inferior, o movimento dos dois pés e dos quadris, o equilíbrio da coluna vertebral desde a região sacral até a região cervical e o funcionamento do pescoço e até os músculos extraoculares. O paciente pode não reconhecer a cadeia de disfunção no próprio corpo, mas um profissional de saúde experiente consegue reconhecer facilmente a inter-relação e identificar a disfunção sistêmica. O cérebro do paciente, especificamente o hipotálamo, registrará inconscientemente essa disfunção sistêmica.

A inter-relação entre a patologia local e a disfunção sistêmica é percebida tanto no sistema nervoso central quanto no sistema nervoso periférico e no sistema musculoesquelético. A fisiologia visceral também pode ser afetada. Por exemplo, um ponto-gatilho sensibilizado na banda iliotibial, relacionado com disfunção do membro inferior, exacerba a sensibilidade dos pontos-gatilho no músculo grande peitoral. Assim, tanto os sintomas locais quanto a disfunção sistêmica devem ser tratados ao mesmo tempo para promover a restauração da homeostase. Essa abordagem sistêmica é essencial no tratamento de atletas para reabilitar a lesão atual, assim como para evitar lesões futuras.

Essa reação em cadeia sistêmica dos sintomas locais é registrada nos sistemas nervoso e musculoesquelético e influencia a homeostase fisiológica que é regulada pelo hipotálamo. O sistema de acupontos neuromusculares integrado apresentado nesse livro é uma maneira de monitorar o grau de homeostase física e fisiológica, proporcionando, assim, orientação para a restauração da homeostase do sistema.

Quatro tipos de dor miofascial e suas diferentes patologias

A maioria dos casos de dor clínica é miofascial. Há relatos de que 85% dos casos de dorsalgia e 54,6% dos casos de cefaleia crônica e cervicalgia são de origem miofascial.[8] Atualmente classificamos a dor miofascial em quatro tipos:

1. Pontos-gatilho.
2. Espasmo muscular.
3. Tensão muscular.
4. Deficiência muscular.

Cada tipo de dor miofascial exige uma técnica diferente de agulhamento a seco e tem um padrão de regeneração próprio. Infelizmente, muitos profissionais são treinados para se concentrar nos pontos-gatilho e descartar outros tipos de dor miofascial. Essa abordagem estrita contraria a realidade clínica e reflete a falta de conhecimento da fisiopatologia da dor miofascial.[9]

A dor miofascial inclui vários tipos de disfunção dos tecidos moles. Uma avaliação desse tipo de dor nos tecidos moles envolve pelo menos os seguintes tipos de patologia:

1. Inflamação tecidual.
2. Contratura tecidual.
3. Deficiência microcirculatória, que inclui circulação sanguínea e linfática, isquemia e/ou edema.
4. Deficiência trófica, inclusive regeneração tecidual.
5. Adesão tecidual.
6. Tecido cicatricial (fibrótico).

7. Desequilíbrio biomecânico do sistema musculoesquelético, inclusive postura inadequada.

A dor nos tecidos moles, sobretudo a dor crônica, sempre envolve todas essas disfunções, e os profissionais de saúde devem tratá-las com o objetivo de atingir o nível ideal de alívio da dor e recuperação da função tecidual. Por exemplo, quando uma articulação está desalinhada, isso faz com que os grupos musculares ligados e opostos fiquem encurtados ou alongados, com consequente comprometimento das estruturas neuromusculares e dos tecidos conjuntivos circundantes. A seguir ocorrem espasmo muscular, tensão muscular e aumento do efluxo simpático, que provocam dor nos tecidos moles, desenvolvimento de pontos-gatilho, isquemia e degeneração tecidual. Se a condição persistir e tornar-se crônica, ocorrerão adesão tecidual e formação de tecido fibrótico com sensibilização central.

Os pontos-gatilho miofasciais são pequenos focos hiperirritáveis e circunscritos nos músculos e nas fáscias, frequentemente encontrados em uma faixa firme ou tensa de músculos esqueléticos.[10] Os pontos-gatilho também podem ser encontrados em ligamentos, tendões, cápsulas articulares, pele e periósteo. Eles são descritos como nódulos de tecido degenerado dolorosos à palpação que podem causar dor local ou dor referida. A extensão da área da dor referida é definida como zona de referência. É preciso mencionar que os padrões de dor referida não correspondem a dermátomos, miótomos ou esclerótomos e que os padrões de dor referida a partir de um ponto-gatilho específico nem sempre são iguais. A dor miofascial se manifesta como dor, fraqueza muscular, redução dos movimentos articulares e parestesia, assim como manifestações autônomas como sudorese, lacrimejamento, vasoconstrição localizada e atividade pilomotora.

Os pontos-gatilho apresentam características dinâmicas. Podem ser assintomáticos (latentes) ou sintomáticos (ativos). Os pontos-gatilho primários surgem espontaneamente e não estão relacionados com a atividade de pontos-gatilho em outros locais do corpo. Já os pontos-gatilho secundários surgem nos músculos vizinhos e antagonistas como resultado de estresse e espasmo muscular. Pontos-gatilho satélites surgem na área de dor referida como resultado da persistente atividade da unidade motora em repouso.

Espasmo muscular consiste na contração involuntária da musculatura, causada por traumatismos agudos ou crônicos, tensão excessiva ou distúrbio visceral. Um espasmo não tratado resulta em redução do fluxo sanguíneo no músculo e edema tecidual, que desencadeia um ciclo vicioso de mais espasmo muscular e dor.

Hans Kraus definiu tensão muscular como a "contração prolongada de um músculo ou de um grupo de músculos além das necessidades funcionais ou posturais."[11] A tensão muscular pode ter causas posturais, emocionais ou situacionais. Postura inadequada ou uma experiência emocional negativa (p. ex., raiva mal resolvida ou estresse psicológico) pode causar tensão muscular e resultar em dor.

Os músculos são considerados deficientes quando estão fracos ou rígidos e a postura e a função muscular apropriadas não podem ser mantidas. As deficiências musculares podem ser uma causa de dor e tornam a pessoa propensa à lesão. O fato de músculos abdominais poderem provocar dor abdominal é um exemplo típico dessa *conexão causal*.

Os profissionais de saúde devem ter em mente que a dor crônica pode ocorrer em todos os tipos de disfunção dos tecidos moles, e várias técnicas devem ser incorporadas para conseguir regeneração máxima e restauração funcional. Existem consideráveis evidências clínicas de que o foco apenas na dor, ignorando a regeneração dos tecidos moles, pode ser desastroso para os atletas.

A singular eficácia da acupuntura por agulhamento a seco na Medicina Desportiva

Alguns atletas recorrem a medicamentos/drogas para obter melhor desempenho, e essa atitude pode ter um preço elevado no futuro. Os esteroides anabólicos aumentam substancialmente o risco de lesão cardiovascular, infarto do miocárdio e acidente vascular encefálico, porque causam hipertensão arterial, redução dos níveis sanguíneos das lipoproteínas de alta densidade (HDL) e elevação dos níveis sanguíneos das lipoproteínas de baixa densidade (LDL). O consumo de hormônios sexuais masculinos por homens atletas pode reduzir a função testicular, provocando redução da formação de espermatozoides e da secreção natural de testosterona. O uso de anfetaminas

e cocaína acaba levando à deterioração do desempenho. Alguns atletas morreram durante eventos desportivos por causa da interação entre essas substâncias e a norepinefrina e a epinefrina, que são liberadas naturalmente pelo sistema nervoso simpático durante altos níveis de atividade. Nessas circunstâncias, uma causa de morte é a excitação cardíaca excessiva, que provoca fibrilação ventricular, letal em questão de segundos.

A terapia por agulhamento a seco pode ser encarada como meio seguro de melhorar o desempenho. O agulhamento a seco reduz o estresse mecânico e o estresse intrínseco no sistema musculoesquelético. Isso aumenta a eficiência do consumo energético e, portanto, a resistência (*endurance*) do sistema musculoesquelético e o desempenho físico. Além disso, o agulhamento a seco regular como um fator de "manutenção" melhora a recuperação e a regeneração dos danos causados por treinamento e competição, possibilitando a recuperação mais rápida do atleta. Desse modo, o atleta continua a treinar em um nível mais elevado, aprimorando potencialmente seu desempenho.

Diferença entre agulhamento a seco e agulhamento úmido

Os agulhamentos a seco e úmido compartilham muitos mecanismos, embora existam diferenças significativas entre essas duas modalidades terapêuticas. O agulhamento a seco pode ser empregado como modalidade terapêutica única ou em combinação com agulhamento úmido para o manejo de dor nos tecidos moles e, quando combinados, o agulhamento a seco é um excelente adjuvante ao agulhamento úmido. As agulhas secas provocam lesões diminutas nos tecidos moles e, assim, múltiplos pontos podem ser agulhados em uma sessão terapêutica e o mesmo procedimento pode ser repetido muitas vezes até ser alcançada regeneração máxima. Além disso, um procedimento de agulhamento para prevenção de lesões pode ser repetido para manter uma homeostase saudável.

Durante o tratamento da lombalgia, por exemplo, os músculos lombares, glúteos, isquiotibiais, da panturrilha, flexores do quadril, abdominais, peitorais e até os músculos do pescoço, além da banda iliotibial, podem ser tratados na mesma sessão. O mesmo procedimento pode ser repetido em sessões subsequentes, até que seja alcançada a regeneração plena. O agulhamento também será efetivo em pessoas saudáveis assintomáticas na prevenção de condições na região lombar, no quadril e no pescoço.

Quem se beneficiará deste livro

É fácil aprender a terapia por agulhamento a seco. Essa técnica é muito eficaz no tratamento das disfunções dos tecidos moles. Um número crescente de médicos, fisioterapeutas, quiropráticos, terapeutas ocupacionais e enfermeiros já reconheceu o valor clínico da terapia por agulhamento a seco e está aprendendo essa modalidade e usando-a em seus pacientes.

O propósito final do agulhamento a seco é a integração dos sistemas fisiológicos de modo a atingir homeostase para melhor condicionamento físico. Essa integração é conseguida graças à normalização da disfunção tecidual provocada por patologia local ou sistêmica.

Muitos estudos mostraram que as pessoas que conservam um nível apropriado de condicionamento físico têm o benefício adicional de prolongamento da vida. Especialmente entre os 50 e 70 anos de idade, os estudos mostraram que a taxa de mortalidade era três vezes menor nas pessoas mais bem condicionadas do que nas menos bem condicionadas.[12] Pessoas bem condicionadas têm mais reservas corporais quando adoecem. A prática de exercícios físicos apropriados, uma boa nutrição e o tratamento regular para desestressar podem aprimorar o condicionamento corporal de adultos de todas as idades.

O agulhamento a seco, com base em bons princípios biomédicos, pode ser praticado de muitos modos diferentes. Não há motivos para ser restrito a uma técnica ou estilo específico. Os profissionais de saúde podem desenvolver seus estilos pessoais de agulhamento a seco depois que compreenderem os mecanismos fisiológicos subjacentes.

A acupuntura por agulhamento a seco não é a acupuntura da Medicina Tradicional Chinesa

O agulhamento a seco foi desenvolvido a partir dos princípios gerais da ciência médica ocidental. A compreensão e a prática do agulhamento a seco exigem que o profissional tenha conhecimentos formais da área biológica, com uma base sólida de ciências básicas, assim como anatomia humana, fisiologia, patologia, neurologia, diagnóstico clínico, entre outros. Além disso, os profissionais precisam ter experiência clínica com pacientes em termos de interação pessoal, registro do histórico de saúde e todos os aspectos pertinentes.

A acupuntura tradicional chinesa foi elaborada há aproximadamente 3.000 anos como um procedimento clínico empírico. Herdamos muitas experiências valiosas dessa arte ancestral; contudo, ela não iguala nem substitui o treinamento moderno, mesmo que, do ponto de vista fisiológico, a acupuntura tradicional seja um tipo de terapia por agulhamento a seco.

A confusão com a acupuntura tradicional pode ser evitada se conhecermos mais sobre sua evolução. O notável Professor Chen Fanzzheng, pesquisador sênior da Chinese Academy of Science e ex-diretor do Institute of Chinese Culture na Chinese University of Hong Kong, escreveu em seu último livro, *Heritage and Betrayal: A Treatise on the Emergence of Modern Science in Western Civilization*, que a ciência moderna não poderia ter evoluído na cultura chinesa como ocorreu no ocidente porque os chineses antigos não desenvolveram um método de questionamento lógico, mas apenas focalizaram os aspectos práticos de suas vidas. O mesmo se aplica ao desenvolvimento da Medicina Tradicional Chinesa.

O Professor Chen Xiao-ye, da Academy of Chinese Medicine, em Beijing, também declarou em um comunicado pessoal que a Medicina Tradicional Chinesa acumulou muita experiência clínica, mas não desenvolveu teorias consistentes, de modo que, atualmente, precisamos formular teorias modernas para explicar seus métodos tradicionais. O Professor Huang Longxiang, Vice-Presidente do Acupuncture Institute na Academy of Chinese Medicine, em Beijing, chegou à conclusão de que a teoria dos "canais de meridianos" da Medicina Tradicional Chinesa realizou com sucesso sua missão histórica de preservar e desenvolver a acupuntura, mas que se tornou o gargalo que está impedindo o desenvolvimento da acupuntura no século 21.[13]

Durante 60 anos, desde a década de 1950, o governo chinês investiu muitos recursos financeiros e humanos no estudo dos meridianos da acupuntura. Os pesquisadores descobriram e confirmaram muitos "fenômenos relacionados com os meridianos", porém não foram encontrados canais anatômicos independentes consistentes com o conceito de meridiano.

Não obstante, essa pesquisa não foi desperdiçada porque se constatou que o conceito de meridianos foi inventado pelos antigos médicos e que muitos "fenômenos relacionados com os meridianos" são de fisiologia desconhecida e apresentam alguma correlação com os tecidos físicos, sobretudo com o sistema nervoso. Muitos cientistas experimentais afirmam que descobriram ou confirmaram a existência dos canais de meridiano a partir de estudos com técnicas de imagem por infravermelho ou procedimentos semelhantes. Se esses pesquisadores compreendessem a neuroanatomia do sistema nervoso periférico, a neurologia e a fisiopatologia do corpo humano, e se conhecessem os mecanismos de agulhamento clínicos e os tivessem experimentado em pacientes reais, eles interpretariam seus resultados de modo diferente e chegariam a conclusões distintas.

Por que tantos profissionais de saúde modernos ainda são fiéis às teorias dos meridianos se estes foram inventados? Existem motivos sociais e empíricos. Do ponto de vista prático, a acupuntura baseada na teoria dos meridianos funciona. Não é incomum, na história intelectual humana, que teorias equivocadas tenham bons resultados empíricos. Além disso, na tradição da medicina chinesa, teorias e fatos não são bem diferenciados e teorias são, com frequência, tratadas como fatos.

O conceito de meridianos é um exemplo típico dessa confusão. Os fatos são ajustados de modo a acomodar as teorias e isso, nas palavras do Professor Huang Long-xiang, é como "cortar o pé para ele se ajustar ao sapato".[13]

A medicina chinesa evoluiu muito lentamente nos últimos 2.000 anos porque, na teoria e na prática, estava sujeita à dominação da filosofia tradicional sobre a experiência humana. A Medicina Tradicional Chinesa não consegue mais evoluir sozinha porque é extremamente dependente da base filosófica, a qual se tornou estagnada e fossilizada. As teorias da acupuntura tradicional deixaram de ser adequadas para explicar os mecanismos clínicos, os benefícios e os limites do agulhamento a seco.

Não precisamos criar novas teorias para explicar o mecanismo de ação do agulhamento a seco. Como qualquer procedimento moderno, seus mecanismos, sua fisiologia e sua realização se fundamentam em regras científicas universais – as regras descobertas na matemática, na física, na química e na biologia.

A acupuntura por agulhamento a seco trouxe novos conceitos, um novo sistema, uma nova interpretação e uma nova abordagem para o aprendizado e a prática da terapia com agulhas. Tanto os profissionais quanto os pacientes se beneficiarão imensamente dessa nova abordagem.

Referências bibliográficas

1. Simons DG, Travell JG, Simons LS: *T ravell & Simons' myofascial pain and dysfunction – the trigger point manual, Volume 1: Upper half of body*, Philadelphia, 1999, Lippincott Williams & Wilkins.
2. Gunn CC: *Gunn approach to the treatment of chronic pain: intramuscular stimulation for myofascial pain of radiculopathic origin*, ed 2, Livingstone, 1996, Churchill Edinburgh.
3. Melzack R, Stillwell DM, Fox EJ: Trigger points and acupuncture points for pain: correlations and implications, *Pain* 3:3-23, 1977.
4. Martin BI, Deyo RA, Mirza SK, et al: Expenditures and health status among adults with back and neck problems, *JAMA* 299(6):656-664, 2008.
5. Yuan J, Purepong N, Kerr DP, et al: Effectiveness of acupuncture for low back pain: a systemic review. *Spine* 33(23):E887-900, 2008.
6. Cherkin DC, Sherman KJ, Avins AL, et al: A randomized trial comparing acupuncture, simulated acupuncture and usual care for chronic low back pain, *Arch Intern Med* 169(9):858-866, 2009.
7. Heiderscheit B, Sherry M: What effect do core strength and stability have on injury prevention and recovery? In MacAuley D, Best T, editors: *E vidence-based sports medicine*, ed 2, Malden, Mass, 2007 Blackwell Publishing.
8. Fishbain DA, Goldberg M, Steele R, et al: DSM-III diagnosis of patients with myofascial pain syndrome (fibrositis), *Arch Phys Med Rehabil* 70:433-438, 1989.
9. Kraus H: Muscle deficiency. In Rachlin ES, Rachlin IS, editors: *Myofascial pain and fibromyalgia*, ed 2, St Louis, 2002, Mosby.
10. Bonica JJ: Management of myofascial pain syndromes in general practice, *JAMA* 732-738, June 1957.
11. Kraus H, editor: *Diagnosis and treatment of muscle pain*, Chicago, 1988, Quintessence.
12. Guyton AC, Hall JE: *Textbook of medical physiology*, ed 11 , Philadelphia, 2006, Saunders, Chap 84 .
13. Huang LX: Preface. InMa YT, Ma M, Cho ZH: *Biomedical acupuncture for pain management, an integrative approach*, Edinburgh, 2005, Churchill Livingstone.

Sumário

Capítulo 1 Agulhamento a Seco Sistêmico Integrado | Nova Modalidade para Atletas, 1

Capítulo 2 Homeostase e Estresse no Esporte e nos Exercícios Físicos, 6

Capítulo 3 Plasticidade do Cérebro, Esportes e Lesões Desportivas, 22

Capítulo 4 Sistemas Musculoesqueléticos e Movimento Humano, 28

Capítulo 5 Síndrome do Treinamento Excessivo e Uso dos Músculos no Exercício Físico, 38

Capítulo 6 Mecanismos Clínicos do Agulhamento a Seco Sistêmico Integrado, 52

Capítulo 7 Fisiologia dos Pontos Reflexos, 75

Capítulo 8 Neuroanatomia dos Pontos Reflexos, 93

Capítulo 9 Sistema de Ponto Reflexo Homeostático, 137

Capítulo 10 Pontos-gatilho e Sistema de Ponto Reflexo Neuromuscular Integrado, 152

Capítulo 11 Dor Visceral e Reflexos Viscerossomáticos, 168

Capítulo 12 Patomecânica do Sistema Musculoesquelético e dos Pontos Reflexos, 177

Capítulo 13 Uso do Agulhamento a Seco para Prevenir Lesões e Melhorar o Desempenho Atlético, 216

Capítulo 14 Princípios Gerais do Tratamento da Disfunção de Tecido Mole nas Lesões Esportivas, 222

Capítulo 15 Tratamento Preventivo e Terapêutico de Lesões em Esportes Selecionados, 246

Capítulo 16 Questões de Segurança na Prática da Acupuntura com Agulhamento a Seco, 269

Créditos das Figuras, 278

Índice Alfabético, 281

1

Agulhamento a Seco Sistêmico Integrado | Nova Modalidade para Atletas

Assim como todas as pessoas sentem dor e têm doenças, os atletas também sofrem lesões. Alguns não chegam a se recuperar completamente daquelas que já se tornaram crônicas, o que os torna ainda mais propensos a novas lesões. Uns começam a acreditar que seu desempenho está irreversivelmente prejudicado pela lesão enquanto ainda se encontram em seu apogeu; outros realmente têm de encarar a realidade de que sua carreira atlética ficou limitada por causa das lesões crônicas. Para muitos, no entanto, essa limitação não é inevitável. Determinadas lesões podem ser evitadas com sucesso e é possível melhorar significativamente a recuperação, tanto da lesão quanto da cirurgia, se os mecanismos do agulhamento a seco sistêmico integrado (ISDN – *integrative systemic dry needling*) forem compreendidos pelos atletas, por seus técnicos e por seus médicos.

A análise minuciosa das lesões desportivas mostra que a maioria está relacionada a uma disfunção dos tecidos moles. Isso é compreensível, já que o tecido mole é responsável por metade do peso corporal de um ser humano. Mesmo no caso de lesões que necessitam de cirurgia, o estágio final de recuperação (seja da lesão, seja da cirurgia) depende da restauração da função fisiológica dos tecidos moles.

O ISDN é um procedimento médico único que tem como objetivo restaurar e normalizar a disfunção do tecido mole. Embora compartilhe os mecanismos fisiológicos do agulhamento a seco convencional e da acupuntura clássica, é uma técnica diferente de ambos os métodos. O ISDN incorpora o método analítico do agulhamento a seco convencional, representado pela medicina do ponto-gatilho de Travell e Simons[1], e o da estimulação intramuscular, de Gunn[2], e sintetiza-os em um sistema fisiopatológico unificado. Esse tratamento enfatiza os problemas locais e a disfunção sistêmica, uma vez que, definitivamente, as lesões afetam todo o sistema fisiológico e biomecânico. Trata-se, portanto, de um método sistêmico e sintético.

As técnicas básicas usadas no ISDN remontam à acupuntura desenvolvida na antiga civilização chinesa, mas seus sistemas teóricos e sua prática clínica se baseiam na ciência médica moderna. Apesar de ser uma divisão da biomedicina moderna integrada e experimental, o ISDN mantém os benefícios da acupuntura clássica, incluindo parte do sistema tradicional de pontos, mas não depende de sua teoria ou interpretação. A base teórica e muitas técnicas clínicas da acupuntura clássica são parte de um antigo sistema de crenças fundamentado em dados empíricos adequados a uma cultura em particular. A origem não científica por trás da acupuntura clássica tem impedido seu progresso, mas o ISDN já se se transformou em uma prática aceita na medicina do século 21 baseada na ciência.

Ainda que seja um novo método integrado, foi edificado sobre os princípios gerais da ciência biomédica, familiares e aceitos por todos os profissionais da área da saúde.

Agulhamento a seco sistêmico integrado e atletas

O ISDN pode ajudar todos os atletas, desde os chamados "atletas de fim de semana" até os profissionais mais dedicados. Esse método é capaz de melhorar o desempenho físico, evitar lesões comuns, acelerar a recuperação depois de treinamento excessivo, promover reabilitação após lesões e cirurgias e prolongar as carreiras dos atletas, visto que proporciona manutenção sistêmica.

O ISDN alcança esses objetivos não apenas porque reduz ou cura as lesões locais que comumente ocorrem no esporte, mas também porque enfatiza o equilíbrio sistêmico e a restauração da homeostase fisiológica dos atletas lesionados ou mesmo saudáveis. A homeostase ideal garante que o sistema musculoesquelético fique equilibrado e, assim, produza movimento mecânico eficaz, integração fisiológica dos sistemas nervoso, cardiovascular, endócrino e imunológico e interação harmônica entre corpo e mente, capazes de suportar ao máximo o movimento mecânico.

Isso não é uma promessa nem uma expectativa teórica. É o resultado de minha experiência clínica, que teve início na década de 1960. Desde que iniciei a prática clínica no Colorado, em 2000, passei a entender melhor os mecanismos fisiológicos do agulhamento a seco aplicado em atletas e formulei sistematicamente meu procedimento clínico, trabalhando tanto com atletas de fim de semana quanto com atletas de elite e seus técnicos. A experiência isolada não é suficiente para justificar esses métodos, mas os avanços na medicina desportiva baseada em evidências revelaram muitos dados que apoiam esse método – considerado eficaz porque trata *com eficiência* o estresse crônico e agudo no sistema musculoesquelético do atleta.

O termo *com eficiência* é enfatizado porque os atletas já têm muitas técnicas para minimizar o estresse crônico e agudo, como massagem, fisioterapia, aquecimento com alongamento e a acupuntura tradicional, que são eficazes especialmente em atletas jovens cuja adaptabilidade física é alta. A maioria dos atletas, entretanto, já passou dos 20 anos de idade, quando o sistema musculoesquelético está mudando. O estresse agudo e crônico lentamente se acumula no corpo e a deficiência física começa a se revelar de forma gradual. Para restaurar a capacidade física, os atletas precisam recuperar a homeostase não apenas nas estruturas musculoesqueléticas locais, como um grupo muscular ou uma articulação em particular, mas também em todo o sistema musculoesquelético, o que deve promover equilíbrio em sua mecânica fisiológica e física.

Como em todas as modalidades da medicina desportiva, o ISDN pode ser usado por profissionais da saúde para evitar e tratar as lesões; porém, no contexto do esporte, como procedimento não específico, ele alcança esses objetivos porque reduz o estresse do corpo e restaura e mantém a homeostase ideal, de modo que os atletas obtêm melhor desempenho. Eles se ajustam melhor aos desafios físicos e psicológicos e podem ter recuperação mais rápida e mais completa das lesões.

Os princípios do ISDN são respeitar o corpo humano e não interferir nele. Portanto, o método apoia a atividade atlética de modo natural e nunca debilita o corpo com efeitos colaterais.

Atletas esperam mais que alívio da dor

Trabalhar com atletas é um enorme prazer para qualquer profissional da saúde. Por apresentarem corpos saudáveis, emoção positiva, poderosa força de vontade, boa nutrição e boa vontade para cooperar, eles respondem extraordinariamente ao ISDN. Com procedimentos regulares e bem-concebidos de manutenção, os pacientes conseguem manter o desempenho ideal e podem até alcançar resultados melhores que os de anos anteriores.

O que é único em trabalhar com atletas? A maioria busca a atenção médica inicialmente para alívio da dor, o que, em grande parte dos casos, pode ser obtido com sucesso, já que seus corpos bem preparados mantêm bom potencial de autocura. Todavia, enquanto o alívio da dor é suficiente para a maioria dos pacientes comuns, os atletas esperam mais que isso. Para eles, o alívio da dor é apenas o começo. O que eles buscam depois de sofrer uma lesão não é apenas recuperar sua capacidade física original, mas também adquirir um nível de boa saúde que minimizará lesões futuras. Já vi atletas de elite cuja dor física teve fim por meio da intervenção médica convencional, mas assim também tiveram fim suas carreiras desportivas. Muitos desses atletas poderiam ter tido carreiras desportivas mais brilhantes e mais longas se tivessem sido apropriadamente tratados, e até mesmo as lesões que sofreram poderiam ter sido evitadas se os procedimentos corretos tivessem sido adotados mais cedo.

Está claro que, se o clínico se concentrar apenas no alívio da dor, corre o risco de ignorar o desempenho futuro de seus pacientes e, possivelmente, terminar prematuramente suas carreiras desportivas. Sendo o objetivo do ISDN recuperar a homeostase ideal, uma vez que reduz o estresse corporal, o próprio sistema biológico do atleta é capaz de proporcionar alívio da dor.

Estresse agudo e crônico impede o desempenho físico no esporte e nos exercícios

A descrição a seguir é um exemplo de situação que pode ser tratada com sucesso se os métodos apropriados forem usados.

Dara Torres, nadadora olímpica americana com 42 anos e mãe de uma filha de 2 anos de idade em 2008, é uma personagem histórica no esporte competitivo moderno. Ela deixou de ganhar a medalha de ouro por 0,01 segundo – 24,07 para 24,06, no estilo de nado livre de 50 metros – nos Jogos Olímpicos de 2008, em Pequim, perdendo para a alemã Britta Steffen, que nasceu 8 meses antes de Torres ter ganhado sua primeira medalha olímpica em Los Angeles, em 1984. A australiana Cate Campbell, de 16 anos, ganhou a medalha de bronze. A CNN informou, em 30 de agosto do mesmo ano, que Torres havia passado por três procedimentos cirúrgicos no ombro desde novembro de 2007 e, de acordo com a reportagem, ela admitiu que estava competindo nos jogos com dor.

O feito histórico de Dara Torres é mais do que pode ser medido por suas medalhas. Se ela estivesse competindo com menos dor no ombro,

provavelmente não teria perdido aquele 0,01 segundo. Se seu sistema musculoesquelético estivesse sob menos estresse agudo e crônico do treinamento anterior à competição, ela poderia ter sido capaz de nadar ainda mais rápido. Do ponto de vista da fisiologia desportiva e da atividade física, se o estresse agudo e crônico em seu sistema musculoesquelético tivesse sido reduzido ao nível mínimo, ela poderia ter tido um desempenho além do seu limite físico. Usando os efeitos redutores do estresse do ISDN e dos demais procedimentos adequados, Torres e outros atletas continuariam a superar seus limites físicos e a alcançar novos recordes.

Michael Phelps, aos 22 anos de idade, ganhou medalhas de ouro nos Jogos Olímpicos de 2008. Um enorme estresse agudo se acumulou em seu sistema musculoesquelético durante aqueles poucos dias em Pequim, somado ao estresse de seu treinamento preparatório para a competição. Contudo, seu corpo jovem e a excelente condição de sua estrutura musculoesquelética e de seus sistemas cardiovascular, pulmonar e metabólico foram capazes de vencer o desafio. Se esse estresse musculoesquelético agudo pudesse ser eficientemente reduzido logo após cada competição, porém, para que seu corpo recuperasse mais rapidamente a condição física ideal, Phelps provavelmente seria capaz de melhorar seu desempenho cada vez mais.

Os recordes mostram que, desde a década de 1920, o desempenho de corredores aumentou em cerca de 10%. O recorde do salto triplo aumentou em 30%, o de salto em distância em 41% e o de salto em altura em 35%. Os recordes atuais de salto com vara são 80% maiores do que em 1896, mas esse aumento é atribuído principalmente à introdução da vara de fibra de vidro. Um fator significativo para o estabelecimento de novos recordes de desempenho é a aplicação de métodos científicos no treinamento, incluindo nutrição e um conhecimento de física no que se refere às forças envolvidas no movimento do corpo humano. Por essa razão, os atletas chineses e cubanos, por exemplo, apresentaram enorme melhora após os anos 1980.

Atualmente, a competição é mais intensa do que nunca e, à medida que os recordes vão sendo quebrados por margens cada vez mais estreitas, muitos acreditam que os atletas estão próximos dos limites absolutos do desempenho humano. Alguns tentam vencer esse desafio usando substâncias artificiais para melhorar o desempenho. Os esteroides são usados por pelo menos duas razões: desenvolver massa muscular e reduzir a dor muscular e a inflamação. Esse comportamento vem se propagando, passando a incluir outros medicamentos específicos às necessidades de cada esporte em particular, como os agentes que ajudam a eliminar o tremor nas modalidades arco e flecha e tiro e outros que promovem perda rápida de água para que os levantadores de peso possam ficar mais leves. O *doping* tornou-se uma preocupação grave de governos e entidades desportivas, de modo que, atualmente, qualquer desempenho excepcional exige uma análise laboratorial para verificar se existem no organismo medicamentos que aumentam o desempenho. Os ganhadores de medalhas são testados diversas vezes, seu DNA é examinado e seu sangue pode até ficar congelado durante anos.

Limitações do desempenho humano no esporte e nos exercícios

Será que os atletas têm de usar medicamentos para superar seus limites físicos? De acordo com evidências clínicas e pesquisas sobre os limites do desempenho físico humano, a resposta deve ser "não". Os especialistas em esportes tentam calcular o limite absoluto do desempenho levando em conta o valor máximo para cada fator fisiológico crucial, como consumo máximo de oxigênio, maior índice possível de queima de energia e os maiores exemplos de resistência física. Um limite teórico de desempenho humano é, então, estimado comparando esses dados com recordes atuais de desempenho. O velocista jamaicano Usain Bolt diminuiu seu próprio recorde nos 100 metros rasos para 9,69 segundos nos Jogos Olímpicos de Pequim, 0,03 segundo mais rápido do que a marca que ele havia estabelecido em maio do mesmo ano. Bolt sabe que poderia ter sido melhor – ele visivelmente diminuiu o ritmo quando percebeu que já havia garantido a medalha de ouro. De acordo com pesquisas, o limite teórico dos 100 metros rasos poderia ser de até 9,2 segundos.

O recorde mundial estabelecido pelo atleta americano Jim Hines em 1968 foi de 9,95 segundos; portanto, em quatro décadas, o melhor desempenho melhorou em 0,26 segundo. Independentemente de essa pesquisa sobre limites de desempenho ser ou não confiável, não há dúvida de que os atletas de elite continuarão a quebrar os recordes atuais. Essa é a razão pela qual quase todos carregam certo nível de estresse agudo e crônico em seus sistemas musculoesqueléticos, como efeito do treinamento árduo e frequentemente excessivo e prolongado. Atletas mais jovens, como Michael Phelps, podem se ajustar e se adaptar a esse estresse, porém aqueles mais velhos ficam cada vez menos capazes de tolerar esse tipo de treinamento e começam a apresentar desempenho inferior como resultado de deficiência física, disfunção dos tecidos moles e dor crônica no sistema musculoesquelético. Uma vez que o ISDN pode reduzir esse estresse agudo e crônico e melhorar e recuperar a homeostase do movimento humano, também pode ajudar os atletas a superarem seus limites físicos atuais para obterem melhores resultados e, ao mesmo tempo, prolongar suas carreiras desportivas por muitos anos.

Muitas lesões desportivas são causadas pelo esforço repetitivo, que leva à disfunção dos tecidos moles e a lesões ósseas, como fraturas de estresse e esporões ósseos. O atleta chinês de corrida com obstáculos Liu Xiang não pôde competir nos Jogos Olímpicos de Pequim porque lesionou o tendão de Aquiles logo antes do evento. O famoso jogador de basquete chinês Yao Ming também sofreu uma fratura de estresse em seu pé 8 meses antes da competição. A probabilidade de essas lesões acontecerem pode ser bastante reduzida se o estresse agudo e crônico nos sistemas musculoesqueléticos for tratado com eficácia.

Agulhamento a seco sistêmico integrado como ferramenta eficaz na medicina desportiva convencional

Além de aprimorar o desempenho atlético e evitar lesões, o ISDN pode ser usado para reabilitar atletas lesionados. As lesões desportivas mais comuns são as disfunções dos tecidos moles, como contusões, distensão muscular, estiramento de ligamento, inchaço, inflamação e microcirculação deficiente. Durante a recuperação e a reabilitação, a aderência e a formação de tecido cicatricial são as principais preocupações. O ISDN é uma modalidade eficiente para tratar a maioria dessas disfunções, tendo sido comprovado que esse método proporciona recuperação mais rápida e mais específica que qualquer outro conhecido.

Se usado apropriadamente, o ISDN não entra em conflito com a medicina desportiva convencional. Nos casos em que a cirurgia não pode ser evitada, ele não substitui os procedimentos médicos usuais, como fisioterapia ou cirurgia. A cirurgia pode ser seguida por dor, inchaço, microcirculação deficiente, inflamação, tensão e aderência dos tecidos moles, além de limitação dos movimentos das articulações, condições que atrasam o processo de autocura que deve ocorrer depois da cirurgia. O ISDN, combinado com outras modalidades de reabilitação, como a fisioterapia, é um método poderoso para acelerar a cura.

Agulhamento a seco sistêmico integrado *versus* acupuntura chinesa clássica e medicina do ponto-gatilho

A acupuntura é uma das técnicas mais antigas da medicina desportiva. Desde seu início, há mais de 2.500 anos, a acupuntura tradicional chinesa era uma parte indispensável das artes marciais. Todos os mestres de artes marciais também eram mestres de acupuntura e a usavam para tratar lesões ocorridas na prática das artes. Entretanto, o ISDN contemporâneo não é igual à acupuntura tradicional.

A base da acupuntura chinesa, que tem guiado os acupunturistas por todos esses anos com eficácia extraordinária, é a chamada *teoria dos meridianos*: a teoria de que energia flui através de canais, ou meridianos, do corpo. Pesquisas meticulosas, porém, mostraram que a noção de meridianos é, na verdade, inventada, embora tenha surgido de uma combinação de características fisiológicas e anatômicas dos sistemas nervoso, cardiovascular, endócrino e imunológico.

Ainda que o ISDN tenha se originado dos métodos chineses tradicionais, ele evoluiu do antigo método empírico para se tornar uma arte médica moderna fundamentada na prática e no pensamento baseado em evidências. Combina a essência de muitas disciplinas diferentes, como anatomia, fisiologia, física, cinesiologia, fisioterapia, neurociência, técnica do ponto-gatilho e experiência clínica, e reflete os resultados de pesquisas básicas e especializadas no campo da medicina desportiva. Difere da terapia do ponto-gatilho pelo fato de abranger um método sistêmico para restaurar a homeostase nos tecidos locais e em todo o sistema musculoesquelético, enquanto as técnicas de ponto-gatilho se concentram principalmente nos processos patológicos locais dos tecidos moles.

A acupuntura tradicional chinesa era a principal modalidade médica na época em que teve início e, desde então, tem sido gradualmente substituída nas sociedades chinesas pela fitoterapia, persistindo como modalidade menor. A acupuntura moderna chinesa é muito diferente da original. Até as agulhas modernas são diferentes daquelas usadas no passado. O corpo humano e suas doenças da atualidade são diferentes do que eram há pelo menos 200 anos: a expectativa de vida é maior e o espectro das doenças é distinto. Na década de 1940, a médica americana Janet Travell desenvolveu a medicina dos pontos-gatilho sem qualquer conhecimento da acupuntura chinesa. Mais tarde, ela ficou intrigada ao observar que muitas de suas descobertas sobre pontos-gatilho já eram praticadas na acupuntura chinesa.

Depois de exercer a terapia do agulhamento desde a década de 1970, agora deparo com novos desafios com meus pacientes atletas, tanto os profissionais quanto os não profissionais. Esses últimos buscam a assistência médica basicamente para alívio da dor, mas os profissionais, além de buscarem esse alívio, esperam que os médicos restaurem suas funções físicas e capacidades de desempenho. Desde o início de 2000, essa necessidade tem me entusiasmado e me motivado a trabalhar com atletas e a desenvolver técnicas de agulhamento para a medicina desportiva. Estendo minha sincera gratidão a todos os atletas e técnicos com os quais tenho trabalhado.

Referências bibliográficas

1. Simons DG, Travell JG. Travell & Simon's myofascial pain and dysfunction: the trigger point manual. 2.ed. Baltimore: Lippincott Williams & Wilkins, 1999.
2. Chan Gunn C. Gunn approach to the treatment of chronic pain: intramuscular stimulation for myofascial pain or radiculopathic origin. 2.ed. Edinburgh: Churchill Livingstone, 1996.

2
Homeostase e Estresse no Esporte e nos Exercícios Físicos

O agulhamento a seco sistêmico integrado (ISDN), também conhecido como *acupuntura por agulhamento seco* ou *acupuntura dry needling*, é uma terapia não específica que ajuda a recuperar e manter a homeostase, pois reduz o estresse físico. Quando se faz atividade física sob condições de homeostase ideal, a consequência é a qualidade de vida, além do melhor desempenho desportivo possível. Se a atividade física for realizada sob estresse, resultará na deterioração da função corporal, o que levará a doenças e incapacidade. Milhões de pessoas de todas as idades realizam alguma atividade física ou algum esporte, desde uma simples corrida ou ciclismo a atividades mais técnicas ou que requeiram habilidade mais elevada.

As pessoas se envolvem com esportes por muitas razões, mas todas buscam algum benefício. O exercício físico apropriado promove saúde, algo desejado por todos; ademais, um corpo saudável tem melhor desempenho em uma atividade desportiva. Quando executadas de modo adequado, as atividades desportivas reduzem o estresse fisiológico e psicológico e favorecem a homeostase, que é a função mais eficiente dos sistemas biológicos. Se, no entanto, forem executadas de maneira incorreta, aumentam o estresse corporal e podem promover declínio prematuro dos sistemas biológicos. É fundamental que tanto atletas profissionais quanto não profissionais compreendam como tratar o estresse, a fim de beneficiar a saúde como um todo, especialmente aqueles que desejam alcançar melhores desempenhos.

Este capítulo aborda os conceitos de estresse e homeostase. Na prática biomédica convencional, a homeostase é vista como um processo fisiológico estudado mais comumente por laboratórios de fisiologia do que por clínicos.

Ao contrário de pacientes que não praticam atividade física, a maioria dos atletas apresenta boa manutenção da homeostase. As lesões desportivas entre atletas costumam ser musculoesqueléticas, enquanto os não atletas podem ter problemas patológicos mais complexos. O tratamento, portanto, difere entre os dois grupos. No caso dos atletas, compreender a homeostase dos sistemas biológicos é essencial.

Homeostase no esporte e no exercício físico

Walter Cannon (1871-1945), primeiro professor de Fisiologia na Universidade de Harvard, investigou os mecanismos específicos pelos quais o corpo humano responde às mudanças no ambiente externo sem que isso prejudique seu funcionamento. Ele se baseou na seguinte ideia do fisiologista francês Claude

Bernard (1813-1878): as pessoas existem em um ambiente líquido internalizado e desenvolveram mecanismos para garantir a boa atividade fisiológica de células e órgãos, mantendo esse ambiente constante.

Cannon usou o termo *homeostase* para esse processo de manter a estabilidade interna em um ambiente externo em constante transformação. O corpo humano, como sistema biológico, é organizado para responder psicológica e fisicamente às condições externas em mutação contínua, tolerando apenas uma estreita variação das condições ambientais. Dentro dos limites de sua fisiologia, o corpo ativa mecanismos autorregulatórios para manter a homeostase, incluindo aqueles de autorreparo, quando ocorre algum dano, e os compensatórios, quando o autorreparo não obtém êxito.

Os mecanismos compensatórios garantem a continuidade da função do organismo para fins de sobrevivência à custa da homeostase, proporcionando uma resposta biológica ao ambiente em constante transformação. Condições ambientais suficientemente severas resultam em destruição parcial do funcionamento ordenado do corpo ou, ainda, em morte, com o completo encerramento da função dos sistemas.

A homeostase é crucial para o desempenho atlético. No esporte e no exercício físico, diferentemente da homeostase na vida diária, chama-se *homeostase desportiva*. Consiste na função mecânica equilibrada do sistema musculoesquelético, além da condição homeostática tradicional de outros sistemas fisiológicos, como o cardiovascular e o endócrino. Seres humanos somente conseguem experimentar o movimento ótimo quando o sistema musculoesquelético mantém o equilíbrio nos aspectos mecânico e fisiológico.

Com a homeostase biomecânica ótima, o movimento do corpo alcança seu melhor desempenho, porque todos os músculos e as articulações encontram-se em coordenação harmoniosa, sem a necessidade de mecanismos compensatórios. Por exemplo, pesquisas em medicina desportiva demonstraram que a dor lombar causa fraqueza dos músculos centrais, o que resulta em movimento mais lento dos quadris e dos membros inferiores. Atletas com dor lombar correm mais lentamente e consomem mais energia a cada movimento. Quando o sistema musculoesquelético funciona com eficiência comprometida, o tempo de reação dos atletas é reduzido; eles se cansam facilmente e ficam mais vulneráveis a lesões, podendo haver depressão psicológica e elevada ansiedade antes da competição. Além disso, a recuperação após os exercícios pode ser mais demorada.

É preciso, portanto, entender que a homeostase da mecânica musculoesquelética é parte da homeostase fisiológica, que inclui a fisiologia cardiovascular, respiratória e metabólica, sendo todos esses aspectos regulados pela mesma parte do cérebro: o hipotálamo.

Estresse no esporte e no exercício físico

Os psicólogos conceituaram o estresse de três modos:

- O estresse é visto como um estímulo, caso a pessoa perceba os eventos ou as circunstâncias como ameaçadoras ou danosas (fatores de estresse)
- O estresse é uma reação aos desafios do ambiente, caso a pessoa consiga identificar o estresse físico e psicológico que os fatores estressantes produzem
- O estresse é um processo que envolve interações e ajustes contínuos entre a pessoa e o ambiente.

Com base nesses conceitos, o estresse pode ser definido como a condição resultante da relação entre a pessoa e o ambiente, ou seja, a discrepância entre as exigências das situações e os recursos dos sistemas biológico, psicológico e social do indivíduo.[1]

Essa definição sugere que o estresse no esporte e no exercício físico deva ser compreendido como uma condição desafiadora, ameaçadora ou mesmo prejudicial ao corpo. Com o corpo em perfeitas condições, terminar uma maratona é gratificante. Já com os músculos isquiotibiais contraídos, a mesma maratona seria estressante. Músculos contraídos podem ser consequência de movimento repetitivo em excesso ou sobrecarga, tornando-se, também, fatores de estresse.

Um atleta com músculos isquiotibiais contraídos pode considerar a próxima maratona um desafio árduo, em comparação com alguma maratona anterior de sucesso, pois entende que seu treinamento atual foi deficiente ou imperfeito em virtude de sua condição física.

Se o atleta continuar a sentir os músculos contraídos, seu pensamento pode evoluir para ansiedade e medo, levando a estresse psicológico que, por sua vez, pode causar desequilíbrio homeostático dos sistemas musculoesquelético, cardiovascular, respiratório e digestivo. Juntos, esses desequilíbrios manifestam-se como ansiedade antes da competição. A demanda física sobre os músculos em ação envia sinais ao cérebro, um padrão ascendente de ativação do estresse. O pensamento do atleta, que inclui a memória de experiências passadas, cria tensão no corpo, um padrão descendente de ativação do estresse. Esse é um exemplo de interação de estresses psicológico e físico.

O treinamento físico envolve a repetição de um grupo de exercícios com intensidade gradual durante períodos cada vez maiores. Selye[2] percebeu que a exposição a determinado fator de estresse pode aumentar a capacidade do corpo de lidar com situação similar de estresse no futuro por meio do processo de adaptação fisiológica. O aumento da capacidade e do desempenho com o treinamento demonstra como o corpo se adapta ao esforço requerido. Selye também reconheceu, no entanto, que a exposição severa e prolongada a qualquer fator de estresse pode, em última instância, exceder a capacidade do sistema de lidar com a situação. Sabe-se que corredores habituados a percorrer mais de 72 km por semana, com intensidade moderada a alta, têm níveis de cortisol cronicamente elevados e estados negativos de humor.[3] A completa recuperação do atleta que sofre de estresse por treinamento excessivo pode levar meses a partir da abstinência daquele exercício em particular.

Estresse pelo excesso de treinamento

Quando o corpo não consegue tolerar nenhum estresse adicional de treinamento, ele ativa mecanismos de autoproteção, a fim de produzir uma condição de sobrecarga de treino, a qual os fisiologistas desportivos chamam de *síndrome do treinamento excessivo*. Essa condição é altamente individual e subjetiva, sendo identificada apenas após o prejuízo do desempenho e da função fisiológica do atleta.

O primeiro sinal da síndrome do treinamento excessivo é um declínio no desempenho físico com o treinamento continuado. O atleta se sente cansado, com perda da força muscular, da coordenação e da capacidade de atuação. Outros sinais e sintomas primários estão relacionados aos sistemas nervoso autônomo, cardiovascular, endócrino e digestivo, bem como a condições psicológicas. Essas condições e seus tratamentos serão discutidos em capítulos posteriores.

Regulação homeostática no esporte e no exercício físico

A regulação homeostática do sistema musculoesquelético, associada à regulação homeostática fisiológica, é um importante processo do ajuste corporal dos atletas. Por exemplo, pesquisas em medicina desportiva, baseadas em evidências, demonstraram que a fraqueza dos músculos centrais atrapalha o movimento dos membros.[4]

Pela compreensão da homeostase, fica claro o modo como o sistema musculoesquelético é regulado durante e após a prática de esportes e exercícios físicos. A homeostase é, assim, regulada por cinco camadas fisiológicas:[5]

- Órgãos e seus reflexos locais: os órgãos podem regular suas próprias funções por meio de reflexos intrínsecos, não requerendo nenhum controle mais elevado para que funcionem com eficácia. Por exemplo, um estresse local, como músculos contraídos, pode ser reduzido por estimulação da área acometida, como alongamento, massagem e agulhamento a seco por mecanismos reflexivos locais
- Mensageiros autônomos e endócrinos: os sistemas nervoso autônomo e endócrino constituem-se em dois canais de comunicação do sistema nervoso central para os órgãos individualmente. Microcirculação deficiente ou isquemia local são as principais deficiências fisiológicas em músculos excessivamente exigidos. A estimulação com agulhamento equilibra o sistema autônomo, melhorando a microcirculação e promovendo a recuperação da isquemia. Esse processo também envolve mensageiros neuroendócrinos e seus receptores nos capilares
- Regulação do tronco encefálico: o tronco encefálico regula as emissões autônomas de informações para os órgãos por meio de uma complexa rede de centros reflexos. Por exemplo, durante exercícios físicos, os mús-

culos em ação e o sistema respiratório dão início aos sinais que ascendem ao tronco encefálico e aos centros cerebrais superiores, os quais produzem consideráveis respostas cardiovasculares e endócrinas para a demanda física
- Integração hipotalâmica: o hipotálamo regula os mensageiros endócrinos para o corpo, a emissão de sinais autônomos do tronco encefálico e o movimento do sistema musculoesquelético, a fim de manter a homeostase em resposta aos desafios fisiológicos
- Recepção de sinais vindos dos centros cerebrais superiores: as áreas cerebrais acima do hipotálamo usam informações recebidas do mundo externo para formar memória, emoção e consciência. Esses processos superiores podem, então, alterar as atividades do hipotálamo e do tronco encefálico. Antes de um evento desportivo, ou mesmo durante, um atleta pode comparar a atual situação com ocasiões semelhantes vivenciadas, avaliando a experiência atual como desafiadora ou estimulante; de outro modo, pode sentir que o estresse é indesejável ou ingovernável. Essa reação emocional positiva ou negativa vai influenciar a emissão de comandos pelo hipotálamo e pelo tronco encefálico e, subsequentemente, a operação do sistema musculoesquelético (Figura 2.1).

A Figura 2.1 mostra a regulação hierárquica (ou em camadas) da homeostase, sendo possível verificar que os órgãos individuais, como os músculos, têm mecanismos de controle reflexivos intrínsecos; assim, são capazes de operar por si mesmos quando as condições externas são constantes. Essa regulação é realizada pela alça reflexa local, que compreende os órgãos, os gânglios do sistema nervoso autônomo e a medula espinal. Esses reflexos simples são suficientes para responder a necessidades estritamente locais. Quando a regulação reflexiva local é insuficiente para satisfazer às rápidas alterações exigidas ou os diferentes órgãos precisam coordenar suas funções, como no caso de atividades desportivas, dois sistemas paralelos de comunicação – nervoso autônomo e endócrino – são ativados. Ambos são regulados pelo tronco encefálico e pelo hipotálamo.

O hipotálamo coordena as ações dos sistemas autônomo e endócrino, além de ter núcleos motores que armazenam programas específicos de comportamento relacionados à sobrevivên-

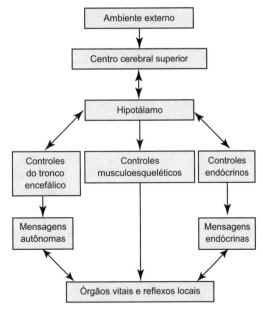

Figura 2.1 Esquema da regulação homeostática em órgãos locais, os quais têm capacidade de autorregulação. Esse mecanismo é determinado por reflexos internos e ações dos gânglios autônomos nos órgãos ou em áreas próximas a eles. A regulação local é modulada por influências descendentes originadas do sistema nervoso autônomo, do tronco encefálico, do hipotálamo e dos centros superiores do sistema nervoso central.

cia. Os sistemas nervoso autônomo e endócrino podem iniciar uma coordenação complexa entre diferentes órgãos e sistemas, para que consigam adequar-se às mudanças ou exigências do ambiente externo. Quando surgem demandas adicionais como resultado do processamento consciente de informações externas nos níveis cerebrais superiores (p. ex., o atleta começa a vivenciar pensamentos estressantes durante a competição), os centros superiores do cérebro contribuem para desenvolver comandos originados dos sistemas inferiores e, também, sinais enviados pelo cérebro. Por exemplo, se ocorrer lesão ou dor durante uma competição, o cérebro pode modificar os sinais originados dos órgãos locais; com isso, o atleta vai comparar o estado atual com lembranças de experiências prévias, a fim de tomar decisões e desenvolver estratégias para enfrentar essa situação. Esses centros cerebrais superiores incluem o sistema límbico e o córtex cerebral.

A regulação hierárquica possibilita que processos locais sigam por conta própria, deixando livres para novas tarefas os recursos finitos do cérebro reservados ao processamento consciente. Se uma coordenação sistêmica mais rígida for necessária para satisfazer a novos desafios, como no caso de uma competição intensa, será exigida a capacidade máxima do sistema cardiovascular. Nesse caso, a regulação endócrina e a autônoma começam a agir de maneira integrada.

Cada órgão vital ou sistema orgânico é capaz de regular suas próprias funções em resposta a demandas que variam lentamente. Se um músculo ou grupo muscular for usado repetidamente durante uma atividade física, ele vai começar a se ajustar. Os músculos aumentam o metabolismo, a circulação e a massa em resposta à demanda física. Se, no entanto, a demanda sobre os músculos exceder sua capacidade, eles vão ativar mecanismos de autoproteção para que resistam a qualquer estresse adicional: tornam-se tensos e inflamados, e o reflexo local é inibido. A partir desse ponto, caso a demanda estressante seja reduzida ou interrompida, os músculos passarão por um processo lento de autorrecuperação.

O estresse físico (p. ex., tensão em tecido mole) e o fisiológico (p. ex., inflamação e microcirculação deficiente) suprimem a autorrecuperação e inibem os mecanismos reflexos e de *feedback* necessários à restauração da homeostase. O agulhamento a seco ativa os mecanismos reflexos para reduzir os estresses físico e fisiológico sem perturbar nem prejudicar os músculos lesados, enquanto o alongamento ou a massagem podem piorar a lesão.

O tronco encefálico e o hipotálamo recebem informações sobre o estado dos órgãos, músculos, articulações e vísceras, e restauram a fisiologia homeostática, enviando comandos para os mesmos órgãos por meio do sistema nervoso autônomo e de mensagens endócrinas. Embora desempenhem papéis diferentes, os sistemas autônomo, endócrino e musculoesquelético estão envolvidos no funcionamento do sistema motor.

O sistema motor-esquelético é consciente e voluntário. Ele tem nervos sensoriais que fornecem ao cérebro informações sobre a posição e o movimento dos membros. Esses nervos projetam-se para áreas sensoriais do córtex cerebral; com essas projeções sensoriais corticais, os indivíduos passam a ter consciência da posição e da função de seus músculos e articulações.

Os nervos sensoriais e motores localizam-se diretamente no córtex cerebral. Os motores saem da área motora do córtex cerebral e seguem diretamente para os feixes de fibras musculares individuais, a fim de comandar seus movimentos, o que torna as pessoas conscientes da posição de seus membros e atribui-lhes controle voluntário de seus movimentos. Cada fibra de nervo motor conecta-se a um único feixe muscular para possibilitar um controle preciso do músculo-alvo.

O sistema nervoso autônomo também tem nervos sensoriais e motores. No entanto, seus nervos sensoriais ascendem ao tronco encefálico, não ao córtex cerebral, enquanto os nervos motores originam-se no tronco encefálico. Como resultado, seres humanos têm consciência limitada sobre o estado de seus órgãos vitais e, consequentemente, pouquíssimo controle sobre eles. As fibras nervosas autônomas que alcançam um órgão ou tecido-alvo são altamente ramificadas, e as próprias células musculares lisas são bastante interconectadas. Como consequência, tem-se uma resposta mais difundida da parte dos efetores.

A reação endócrina ao estresse apresenta dois trajetos paralelos: a resposta adrenocortical, controlada pelo hipotálamo e pela glândula pituitária, e a resposta adrenomedular, controlada pelo sistema nervoso simpático. Durante o estresse, a medula adrenal secreta epinefrina e norepinefrina. Esse processo é ativado pelas fibras pré-ganglionares simpáticas, que se originam no núcleo do trato solitário do tronco encefálico, sendo influenciado por mensagens vindas do núcleo paraventricular do hipotálamo. A epinefrina, um mensageiro endócrino, age nos β-adrenorreceptores presentes em muitos tecidos e órgãos, reforçando as atividades dos nervos simpáticos. O papel da norepinefrina como hormônio do estresse é pequeno.

O segundo principal hormônio do estresse é o cortisol. Ao contrário da epinefrina, o cortisol age durante a atividade fisiológica normal e em períodos de estresse. É necessário, portanto, na função autônoma comum e em todos os modos de regulação fisiológica celular, bem como no metabolismo. Alguns dos efeitos do cortisol em tecidos-alvo são apresentados na Tabela 2.1.

Sem a influência tônica do cortisol, a ação do sistema nervoso autônomo seria consideravelmente reduzida, e a epinefrina, menos eficaz nos tecidos-alvo. Além de influenciar a fisiologia do tecido normal, o cortisol também participa da resposta ao estresse. Durante o estresse, ele potencializa a atividade do sistema nervoso

Tabela 2.1 Efeitos do cortisol em tecidos-alvo.

Tecido	Efeito
Neurônio	Aumenta a síntese de catecolaminas
Hipocampo	Aumenta a função da memória
Tálamo	Proporciona sensibilidade aos estímulos recebidos
Adrenorreceptores	Aumenta a sensibilidade aos β-receptores
Medula adrenal	Aumenta a síntese de catecolaminas
Sistema imunológico	Aumenta ou inibe
Inflamação	Inibe
Glicose	Aumenta a produção
Ácidos graxos	Aumenta a liberação da gordura armazenada
Rins	Elimina água (diurese) e retém sódio

Fonte: Lovallo, 2005.

simpático, aumentando a liberação de glicose e gorduras armazenadas. Realiza ainda a função reguladora de controle do estresse, de modo que uma resposta aguda ao estresse não ameace a homeostase. A importância dessa função reguladora é percebida em experiências com animais, que morrem como resultado da regulação deficiente da resposta ao estresse quando da remoção de suas glândulas suprarrenais.

O cortisol e a epinefrina alcançam todos os tecidos através da circulação sistêmica e agem em conjunto, alterando de modo significativo o ambiente circundante, no qual todos os tecidos podem funcionar normalmente, bem como coordenando a atividade e as respostas através de muitos tecidos. A atividade desportiva é um exemplo de como a ação coordenada do sistema musculoesquelético é regulada pelo cortisol e pela epinefrina. Já a norepinefrina desempenha papel menos significativo na regulação homeostática.

Um terceiro hormônio do estresse é a β-endorfina. Em resposta ao fator liberador de corticotrofina (CRF – *corticotropin-releasing factor*) do hipotálamo, a pituitária produz β-endorfina e hormônio adrenocorticotrófico (ACTH – *adrenocorticotropic hormone*). A β-endorfina é um agonista dos receptores opiáceos no sistema nervoso, produzindo analgesia e reali-

zando outros papéis fisiológicos, como equilibrar a função cardiovascular. Supostamente, a β-endorfina funciona como um analgésico fisiológico e psicológico.

Sistema nervoso central de resposta ao estresse em esporte e reabilitação

A mentalidade pode influenciar as emoções, causando estresse psicológico e respostas a esse estímulo. Emoções positivas e negativas não ocorrem isoladamente; fazem parte de determinados padrões da atividade cerebral que levam a respostas fisiológicas distintas e a reações comportamentais. Essas respostas e reações têm efeito significativo no processo de ajuste do estresse durante atividades desportivas e na reabilitação de lesões.

Modelo de avaliação do estresse psicológico

Quando as pessoas deparam com um fator causador de estresse no ambiente, como uma competição desportiva, doença ou lesão, inicialmente avaliam se existe ameaça: o fator de estresse é uma ameaça ou um desafio? É irrelevante? Essa avaliação baseia-se em crenças, experiências passadas e obrigações. O modelo de avaliação do estresse psicológico[6] apresenta-se na Figura 2.2.

Os eventos são tidos como ameaças se violarem crenças, contrariarem experiências ou reduzirem a capacidade do indivíduo de arcar com algum compromisso. Torcer o tornozelo é uma pequena inconveniência para um turista e pode ser ignorada, mas seria um fator considerável de estresse para um atleta olímpico, em virtude de seu compromisso com determinada competição. A fim de reduzir ou remover a ameaça, o atleta deve adaptar-se a um novo comportamento e avaliar os recursos disponíveis para lidar com a situação. Uma pessoa otimista interpreta essa situação como um desafio e empenhará seus esforços para recuperar-se da lesão. Essas emoções positivas, combinadas com uma estratégia voltada para o problema, vão ocupar o atleta e produzir um compromisso com a terapia e o treinamento. A vida do atleta pode ficar mais estressante em razão da necessidade de atividade terapêutica e da adaptação comportamental, mas ele estará esperan-

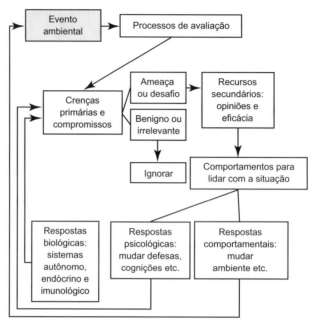

Figura 2.2 Modelo de avaliação do estresse psicológico, o qual sugere que as estimativas primárias (acerca da ameaça de um evento) e secundárias (acerca da eficácia das estratégias disponíveis para lidar com a ameaça) têm efeito na resposta fisiológica ao evento.

çoso e no controle da situação. Já uma pessoa pessimista pode encarar o fator de estresse como uma enorme ameaça e não demonstrar confiança em sua capacidade de superar a situação. A emoção negativa torna a vida estressante, com incertezas e ansiedade.

Tanto as respostas positivas como as negativas ao evento são estressantes, mas provocam diferentes ajustes fisiológicos e resultados. O atleta que apresenta emoções positivas beneficia-se porque reduz o estresse e tem mais disposição, enquanto o atleta que apresenta emoções negativas tende a sentir-se mais estressado e exausto.

O exemplo do atleta lesionado mostra que as estratégias voltadas para o problema podem ser dispendiosas em termos de energia e tempo durante o evento estressante, mas diminuem a intensidade do estresse. Já as estratégias pessimistas consomem, inicialmente, menos recursos, mas podem sair mais caras em longo prazo, em razão do consumo contínuo de recursos para lidar com o evento.

Quando as pessoas deparam com alguma mudança no ambiente, costumam compará-la com experiências anteriores, a fim de avaliar se ela é causadora de estresse (Figura 2.2). Caso seja um fator de estresse, analisam seu grau de ameaça e fazem uma estimativa das opções disponíveis para reduzir ou eliminar o estresse. Para isso, utilizam estratégias voltadas para o problema, as quais envolvem mais recursos para a busca de soluções. Às vezes, as pessoas recorrem a estratégias voltadas para as emoções. Por exemplo, se um atleta sofreu entorse de tornozelo, pode decidir interromper o treinamento e a competição por alguns meses para minimizar o efeito negativo do evento.

As respostas psicológicas ao estresse começam com a percepção sensorial das informações ambientais, seguida de sua interpretação cognitiva (Figura 2.3). As informações sensoriais são transmitidas ao tálamo, estação central da maioria dos dados recebidos. A seguir, são enviadas para uma interação da área pré-frontal com o sistema límbico, que regula memórias, emoções, impulsos, homeostase e olfato. O sistema límbico inclui diversas estruturas corticais e subcorticais, as quais se localizam, principalmente, nas regiões medial e ventral dos hemisférios cerebrais (Boxe 2.1 e Figura 2.4).

A interação da área pré-frontal com o sistema límbico, após a receptação das informações, capacita o indivíduo a compreender a natu-

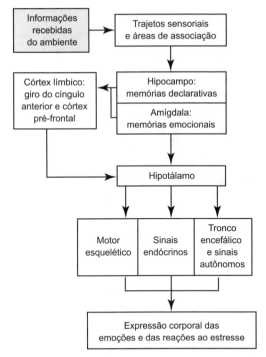

Boxe 2.1 Alguns componentes do sistema límbico.

Córtex límbico
Giro para-hipocampal
Giro do cíngulo
Córtex orbitofrontal medial
Polo temporal
Ínsula anterior
Formação hipocampal
Giro dental
Hipocampo
Amígdala
Hipotálamo
Tálamo
Gânglios da base

Figura 2.3 Modelo simplificado baseado na neurofisiologia do processo primário que ativa respostas autônomas, endócrinas e motoras ao estresse psicológico. O hipocampo é essencial ao reconhecimento de eventos e fatos familiares (memórias declarativas). A amígdala é responsável pela formação das memórias de conotação emocional desses eventos. Os sinais oriundos do hipotálamo ativam respostas fisiológicas ao estresse estimado.

reza, o significado e a importância do evento, bem como a avaliar os recursos disponíveis e as características emocionais das estratégias escolhidas para lidar com a situação. O tálamo também recebe sinais viscerais e os retransmite para a amígdala. Além disso, a interação da área pré-frontal com o sistema límbico fornece ao hipotálamo os resultados das estimativas e as emoções associadas, as quais levam a mudanças no status fisiológico periférico. O hipotálamo combina, então, os sinais oriundos da amígdala e do córtex pré-frontal. Os sinais provenientes do hipotálamo e sua associação com o tronco encefálico são responsáveis por reações autônomas, endócrinas e musculoesqueléticas ao desafio do estresse. A amígdala é responsável pela formação de memórias de conotação emocional desses eventos. Os sinais oriundos do hipotálamo ativam respostas fisiológicas ao estresse estimado.

Dois subsistemas funcionais são incorporados à ponte do tronco encefálico e à medula (Figura 2.5). O primeiro é o subsistema da alça reflexa central, que regula o estado funcional de todo o sistema nervoso central, mudando seu foco para satisfazer a emergências comportamentais ou tornando-o quiescente, quando apropriado. Esse subsistema, que se baseia na formação reticular da ponte e de seus núcleos aminérgicos, bem como em dois trajetos (ascendente e descendente), determina o estado comportamental global do indivíduo: a sensação de bem-estar em longo prazo ou de disforia. O segundo subsistema, de resposta do tronco encefálico, contém trajetos descendentes que alcançam músculos e vísceras. Também tem alças reflexas para os músculos e as vísceras e, ainda, dos músculos e das vísceras, possibilitando o controle reflexo das respostas autônomas, o que constitui um importante mecanismo na estimulação com agulhamento a seco.

O cortisol e a epinefrina são os dois principais hormônios relacionados ao estresse, como mencionado anteriormente. Eles agem com os componentes periféricos da resposta aguda ao estresse e influenciam o sistema nervoso central, determinando, com o tempo, uma reatividade ao estresse de longo prazo. Na Figura 2.3, verificam-se três grupos de emissões do hipotálamo que ajustam as respostas corporais ao estresse. A emissão para o sistema endócrino propicia o controle das secreções glandulares que participam da reação ao estresse. O cortisol e a epinefrina agem concomitantemente em diferentes órgãos e sistemas, a fim de coordenar

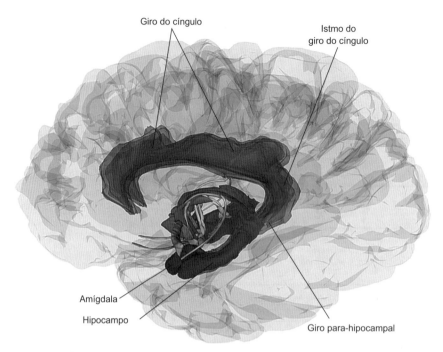

Figura 2.4 O sistema límbico forma uma ponte funcional entre o córtex cerebral e as estruturas de envio e de recepção de sinais do sistema nervoso. É a base das respostas autônomas, endócrinas e comportamentais para os eventos e desafios homeostáticos, com implicações para a sobrevivência e para a reprodução. Também ajuda para que as memórias desses eventos fiquem armazenadas e resgatadas.

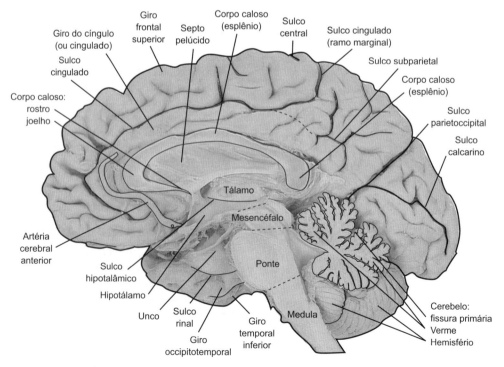

Figura 2.5 Hemisecção sagital de um cérebro, mostrando os subsistemas.

uma resposta periférica generalizada. Durante o estresse, o sistema endócrino usa um *feedback* para regular os fatores a seguir:

- A secreção em curto prazo dos próprios hormônios do estresse
- A expressão gênica nas áreas frontal e límbica, as quais modulam a reatividade em longo prazo ao estresse
- A definição de memórias para eventos significativos do ponto de vista emocional, os quais vão afetar o processo de avaliação no futuro.[5]

Estresse e sistema endócrino

Em condições não estressantes, a secreção de cortisol é regulada pelo eixo hipotalâmico-pituitário-adrenocortical (HPAC) pelo *feedback* negativo clássico para a glândula pituitária (por meio da circulação sistêmica) e, também, para o hipotálamo e o hipocampo (por meio do líquido cerebrospinal). Durante estados de estresse, a regulação difere do padrão HPAC clássico, em que o mecanismo de *feedback* negativo é inibido e os processos de alimentação direta são intensificados (Figura 2.6).

Um subsistema central de *feedback*, o CRF, contém neurônios especializados que sintetizam o CRF e agem juntos para integrar a resposta do sistema nervoso central ao estresse. O CRF, funcionando também como peptídio transmissor, integra as informações sensoriais oriundas do córtex aos estados emocionais e comportamentos, que são regulados pela amígdala e pelo hipocampo, para dar forma às respostas autônomas, hormonais e comportamentais ao estresse. Algumas características do sistema central do CRF estão resumidas na Figura 2.7. O sistema central do CRF une as funções do córtex, do hipotálamo e do tronco encefálico a fim de integrar os sinais enviados aos órgãos periféricos.

O cortisol age em dois tipos de receptores: os mineralocorticoides (tipo I) e os glicocorticoides (tipo II). Os receptores tipo I respondem a baixos níveis de cortisol; os receptores tipo II, a altos níveis. Durante períodos de estresse, a secreção de cortisol tende a aumentar, ativando os receptores tipo II. A secreção insuficiente de cortisol, porém, altera os limiares sensoriais e causa distúrbios na capacidade de aprendiza-

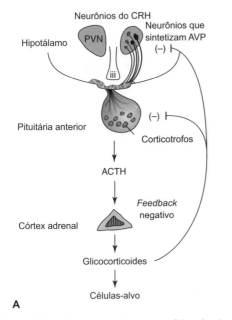

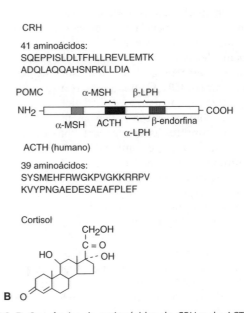

Figura 2.6 A. Representação esquemática do eixo HPAC. **B.** Sequências de aminoácidos do CRH e do ACTH. A forma molecular precursora do ACTH também é mostrada com muitos de seus produtos hormonais, incluindo ACTH, β-endorfina, β-LPH, γ-LPH, α-MSH e γ-MSH. ACTH: hormônio adrenocorticotrófico (*adrenocorticotropic hormone*); CRH: hormônio liberador de corticotrofina (*corticotropin-releasing hormone*); HPAC: hipotalâmico-pituitário-adrenocortical; LPH: hormônio lipotrófico (*lipotropin hormone)*; MSH: hormônio estimulante de melanócito (*melanocyte-stimulating hormone*); POMC: propiomelanocortina (*proopiomelanocortin*); PVN: núcleo paraventricular.

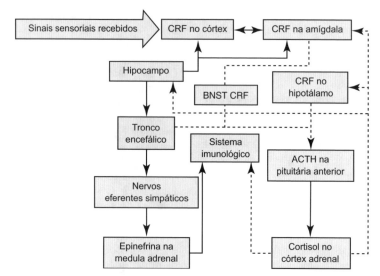

Figura 2.7 Modelo simplificado do sistema do CRF. Parte do modelo (linhas tracejadas) indica os trajetos clássicos de *feedback* da regulação do cortisol no eixo HPAC. Neurônios do CRF encontrados em diferentes áreas do sistema nervoso central e sua comunicação com outras partes do sistema nervoso central manifestam sua função extensiva durante a resposta ao estresse, regulando os sistemas nervoso autônomo e endócrino, além da postura e da locomoção relacionadas ao estresse. O cortisol age em todos os tipos de células do sistema nervoso central e nos tecidos periféricos, incluindo o sistema imunológico. ACTH: hormônio adrenocorticotrófico (*adrenocorticotropic hormone*); BNST: núcleo intersticial da estria terminal (*bed nucleus of the stria terminalis*); CRF: fator liberador de corticotrofina (*corticotropin-releasing factor*); HPAC: eixo hipotalâmico-pituitário-adrenocortical (*hypothalamus-pituitary-adrenocortical*).

do e memorização. Já a secreção excessiva de cortisol está associada à depressão grave e a distúrbios cognitivos e de humor. Níveis repetidamente elevados ou prolongados de cortisol sensibilizam a amígdala e aumentam a expressão gênica de CRF. Como resultado, níveis altos de estresse aumentam a reatividade a esse estímulo, com sérias consequências fisiológicas, como distúrbios gastrintestinais provocados pela sensibilização da amígdala, assim como a síndrome do intestino irritável.[7]

A exposição prolongada ou repetida ao estresse grave, que ameaça a vida, é seguida, em alguns casos, pelo transtorno do estresse pós-traumático (TEPT). Pessoas afetadas podem manifestar angústia, perturbações do sono, reações exacerbadas de susto e uso abusivo de álcool ou drogas ilícitas. Pesquisas sugerem que, após a exposição da amígdala a níveis prolongados e altos de cortisol, o sistema central do CRF é sensibilizado e causa sintomas de TEPT.[8]

A sensibilização central do sistema CRF teria o efeito de trocar o equilíbrio de um processo de *feedback* negativo por um processo permanente de alimentação direta, o qual resultaria em um eixo HPAC mais reativo, acompanhado por alterações frontal-límbicas associadas à ansiedade. Pacientes com TEPT apresentam volumes reduzidos do hipocampo,[9] que é a única área no sistema nervoso central conhecida por produzir, espontaneamente, novas células nervosas por toda a vida. A exposição a níveis altos de cortisol inibe o desenvolvimento de novas células e torna as existentes mais vulneráveis à morte celular.[10]

Outro hormônio do estresse, a epinefrina, é regulado pelo eixo hipotalâmico-simpático-adrenomedular (HSAM). Durante períodos de estresse, o hipotálamo e o tronco encefálico enviam sinais de ativação, através das fibras nervosas simpáticas, para a medula adrenal, na qual as células liberam a epinefrina armazenada na circulação. Essa epinefrina circulante ativa uma resposta ao estresse, o que aumenta o débito cardíaco e a frequência respiratória, dilata os vasos sanguíneos periféricos, libera combustível do tecido adiposo e do fígado e, por fim, aumenta a contração do músculo esquelético.

A secreção de epinefrina e a de cortisol estão ligadas. O sistema central do CRF ativa os trajetos dos eixos HPAC e HSAM. Simultaneamente, a secreção de ACTH na pituitária resulta em secreção de cortisol do córtex adrenal, por meio do eixo HPAC, e de epinefrina na medula adrenal, a qual é ativada por sinais autônomos, por meio do eixo HSAM. Os dois hormônios agem conjuntamente para inibir e manter as respostas ao estresse e, ainda, para estabelecer memórias de eventos de estresse. Durante experiências estressantes, o cortisol age na amígdala e no hipocampo para consolidar a formação de memórias declarativas (memória factual dos eventos).

Esses dois hormônios do estresse têm diferentes estratégias reguladoras. O cortisol é dirigido por *feedback* negativo ou por processos de alimentação direta entre a circulação periférica e os neurônios cerebrais. A epinefrina, que não ultrapassa a barreira hematencefálica, é regulada por reflexos autônomos que estão sob o controle do hipotálamo, estimulado pelo cortisol.

Sob a influência de estresse prolongado, a combinação de sensibilização da amígdala e perda de volume do hipocampo pode alterar permanentemente não apenas o processo cognitivo, mas também a homeostase, afetando o equilíbrio energético e o comportamento adaptativo, o que resulta em problemas de saúde.

O cérebro organiza as respostas fisiológicas para satisfazer a demandas homeostáticas nos períodos de estresse. A homeostase é, então, regulada em diferentes níveis durante as respostas ao estresse. O córtex e o sistema límbico exercem o máximo controle de todo o sistema por meio de processos cognitivos, a fim de alterar o comportamento com o objetivo de manter a homeostase. Na tentativa de reduzir a agitação emocional, o comportamento pode estar voltado para o problema ou para a emoção. O hipotálamo é responsável pela integração da maioria das adaptações dos sistemas autônomo, endócrino e motor, de acordo com comandos oriundos da interação do córtex com o sistema límbico. O afastamento da homeostase pode ser regulado por uma organização reflexa no nível hipotalâmico. O tronco encefálico recebe sinais de níveis mais altos e também os repassa a níveis mais altos e mais baixos, a fim de coordenar as respostas. No nível mais baixo, os órgãos locais usam mecanismos reflexos intrínsecos para ajustar os processos fisiológicos locais. Se os fatores de estresse durarem muito tempo, o sistema será ajustado ao estresse à custa da homeostase, resultando em problemas de saúde e, ainda, em declínio do desempenho físico e psicológico.

Esporte e exercício físico como causas de estresse físico e psicológico

O exercício físico é um dos processos que propiciam aos seres humanos capacidade física e fisiológica para lidar com fatores de estresse físicos por meio da exposição repetida a eles. É o modo como as pessoas armazenam capacidades físicas e habilidades na memória consciente e as transferem para a memória subconsciente. Por exemplo, um indivíduo pode começar uma atividade sob a orientação de um especialista. Após ser realizada muitas vezes, a atividade, inicialmente difícil, passa a ser um reflexo subconsciente de impulsos cerebrais, os quais enviam comandos ao sistema motor musculoesquelético.

Duas manifestações de estresse foram discutidas: a fisiológica (ou física) e a psicológica. O estresse pode começar no corpo e chegar à mente, em um caminho ascendente, ou iniciar-se na mente, como ideias, ansiedade e medos. O estresse puramente psicológico é descendente. No dia a dia, esses dois padrões de estresse nem sempre são distinguíveis, o que também é verdadeiro em relação ao esporte e ao exercício físico.

Respostas ao exercício físico

Ajustes fisiológicos substanciais ocorrem durante o exercício físico nos sistemas nervoso, cardiovascular e endócrino, para propiciar o máximo de oxigênio e energia aos músculos em ação e, também, remover deles as toxinas metabólicas. Esses ajustes constituem-se de duas fases: a preparatória e a ativa.

Fase preparatória

Em esportes competitivos, pensamentos sobre o futuro são, com frequência, uma fonte de estresse psicológico. Esse tipo de pensamento pode causar alterações impressionantes nas funções fisiológicas previamente a qualquer exercício que envolva atividade muscular intensa e significativa exigência mental. Os comandos vindos do córtex ativam funções do hipotálamo e do tronco cerebral, as quais regulam as emissões autônoma e endócrina, conforme discutido anteriormente.[11]

Fisiologistas perceberam que, quando corredores treinados se preparavam para iniciar uma corrida, a frequência cardíaca em repouso duplicava à medida que os comandos para o início da competição eram anunciados.[12] A frequência cardíaca alcançou seu ponto máximo em velocistas que se preparavam para uma corrida de 55 metros, aproximadamente (de 67 para 148 bpm).[13] O aumento foi menos dramático em atletas que começavam uma corrida de 200 metros (de 67 para 130 bpm) e ainda menos significativo em corredores de meia distância, começando uma corrida de 800 metros (de 62 para 122 bpm).

Essa fase preparatória envolve um processo descendente. A expectativa acerca de uma atividade planejada e intencional leva o córtex pré-frontal a acionar o hipotálamo e os núcleos do tronco encefálico que estão associados à ativação simpática e à supressão da atividade parassimpática. Isso resulta em aumento da frequência e do débito cardíaco, da emissão de sinais do sistema simpático para os vasos sanguíneos e, ainda, da secreção de epinefrina. A atividade do córtex pré-frontal também regula os córtex motor, pré-motor e motor suplementar. Todas essas emissões geradas centralmente, com trajetos descendentes, causam dilatação dos leitos vasculares de alguns músculos, além de aumento do tônus muscular e da pressão sistólica.

Fase ativa

Quando o exercício físico começa efetivamente, os processos fisiológicos passam a exercer mais influência sobre a resposta ao estresse. Um *feedback* da atividade muscular para os centros cerebrais, bem como o aumento metabólico local, eleva, ainda mais, a emissão simpática para o coração e para os vasos sanguíneos, o que resulta em débito cardíaco aumentado e redistribuição do fluxo sanguíneo. Assim, a quantidade de oxigênio e nutrientes fornecidos aos músculos em atividade sofre aumento considerável. Enquanto isso, o fluxo sanguíneo em músculos não envolvidos no exercício físico, como os órgãos internos, diminui.

Um corredor treinado, que passa por todos esses ajustes, pode manter um nível de esforço equivalente a 85% do máximo por períodos de 3 a 5 h. Atletas altamente treinados podem manter frequência cardíaca constante de 180 bpm, em comparação com a frequência cardíaca em repouso, de 35 a 40 bpm.

O aumento da emissão simpática eleva a secreção de epinefrina através da medula adrenal, favorecendo a contratilidade cardíaca e a dilatação dos vasos sanguíneos nos músculos envolvidos na atividade física. Além disso, a epinefrina propicia a liberação de ácidos graxos livres de gordura armazenada, os quais circulam pelos músculos em atividade, agindo como combustíveis, em razão da maior demanda de energia. O consumo de glicose pelos músculos em atividade resulta na queda dos níveis de glicose sanguínea, o que ativa o hipotálamo e a glândula pituitária, a fim de elevar a liberação de ACTH; isso, por sua vez, aumenta a secreção de cortisol pelo córtex da glândula suprarrenal (ou adrenal), que libera glicose armazenada no fígado e gordura do tecido adiposo. A β-endorfina, conhecida como um opiáceo análogo e associada a processos fisiológicos analgésicos, é secretada pela glândula pituitária com o ACTH. Acredita-se que a β-endorfina module o desconforto durante o exercício físico.

Exercício físico como fator de estresse positivo ou negativo

Esportes e exercícios físicos são estressantes para o corpo, e o estresse é, em geral, considerado indesejável. Médicos especialistas, entretanto, concordam que o exercício físico bem conduzido é benéfico para a saúde e propicia mais disposição.

Atividades físicas e esportes são apreciados porque diferem dos eventos negativos e estressantes encontrados, por vezes, em outras situações, já que favorecem o bom humor, além de proporcionar benefícios e satisfação evidentes. Na maioria dos casos, o corpo é capaz de administrar os ajustes substanciais que são requeridos pelas demandas de um exercício físico árduo.

O efeito de um fator de estresse depende da maneira como ele é interpretado, ou seja, se as percepções do indivíduo são positivas ou negativas. Uma interpretação otimista cria emoções positivas, motivação e bom humor, resultando em ajustes positivos das respostas periféricas e da locomoção musculoesquelética. Já os pensamentos ruins produzem emoções negativas e consequências não desejadas, como o desequilíbrio do sistema musculoesquelético, em virtude dos músculos contraídos. As demandas emocionais relacionadas à competição, ao desejo de vencer, ao medo do fracasso e a expectativas não realistas podem ser fontes de estresse psicológico.

As emoções negativas tornam o sistema musculoesquelético menos equilibrado. Se um evento for interpretado como fator negativo de estresse, haverá maior produção de cortisol, o hormônio do estresse, como resposta. Níveis mais altos de cortisol e sua secreção prolongada podem alterar o circuito cerebral, dificultar o desempenho físico e prejudicar a saúde.

Síndrome do excesso de treinamento

Durante períodos de treinamento intenso, os atletas podem apresentar fadiga excessiva e declínio do desempenho; ademais, a recuperação das funções fisiológicas pode mostrar-se mais difícil após alguns dias de treinamento reduzido, descanso absoluto ou dieta rica em carboidratos. Esses sintomas, coletivamente, constituem a *síndrome do excesso de treinamento*, podendo durar semanas, meses ou até anos.[13]

Quando atletas são submetidos a treinamento excessivo, podem, com o tempo, exceder sua capacidade de superação ou de adaptação ao estresse dos exercícios. Se a intensidade for aumentada a cada sessão, além de a capacidade de adaptação do corpo ser extrapolada, caso não se espere a recuperação total, o treinamento pode tornar-se fonte de estresse físico e psicológico em longo prazo. Por exemplo, sabe-se que corredores que treinam mais de 72 km por semana, com ritmo moderado a intenso, têm níveis cronicamente elevados de cortisol e estados negativos de humor.[3]

A síndrome do excesso de treinamento é subjetiva e altamente individualizada, o que dificulta, para os atletas e seus técnicos, sua identificação como causa de declínio no desempenho físico e na função corporal.

Os primeiros sinais e sintomas da síndrome do excesso de treinamento são:

- Fadiga geral que não diminui mesmo com os procedimentos normais de repouso
- Perda da motivação e falta de concentração
- Sentimentos de depressão, ansiedade, irritabilidade, excitabilidade, inquietação e distúrbios do sono
- Falta de interesse em situações normalmente agradáveis
- Mudanças no apetite e perda de peso
- Perda de massa muscular e de coordenação.

Fica claro que a síndrome do excesso de treinamento e a depressão clínica envolvem sintomas, estruturas cerebrais, neurotransmissores, trajetos endócrinos e respostas imunológicas semelhantes, sugerindo que os dois quadros têm origens semelhantes.[14]

Alguns especialistas em medicina desportiva distinguem dois sintomas do treinamento excessivo: "relacionados à intensidade" e "relacionados ao volume". Atletas de diferentes esportes podem apresentar sinais do excesso de treinamento relacionados a dietas rígidas. Nos tópicos a seguir, a síndrome do excesso de treinamento é abordada em relação aos sistemas nervoso, endócrino e imunológico.

Respostas do sistema nervoso autônomo ao excesso de treinamento

Os sintomas do excesso de treinamento ilustram, definitivamente, um desequilíbrio entre os ramos simpático e parassimpático do sistema nervoso autônomo. Pessoas que se dedicam a atividades "relacionadas à intensidade", como velocistas, podem apresentar sintomas predominantemente simpáticos:

- Aumento da pressão arterial e da frequência cardíaca em repouso
- Elevação do ritmo metabólico basal
- Instabilidade emocional e perturbação do sono
- Falta de apetite.

Os sintomas podem estar relacionados ao sistema parassimpático em indivíduos que se dedicam a atividades que exigem resistência:

- Diminuição da pressão arterial e da frequência cardíaca em repouso
- Fadiga precoce
- Recuperação rápida da frequência cardíaca após o exercício físico.

Os sintomas ligados ao sistema simpático são mais frequentes do que os relacionados ao sistema parassimpático. Sintomas similares, entretanto, podem ocorrer em atletas que não se submeteram a treinamento excessivo; assim, deve-se ter cuidado ao firmar um diagnóstico clínico.

Respostas hormonais ao excesso de treinamento

Desequilíbrio fisiológico da função endócrina foi reconhecido em atletas acometidos pela síndrome do excesso de treinamento. Atletas que treinam arduamente e com frequência apresentam concentrações exacerbadas de ureia no sangue, consequência do catabolismo aumentado de proteínas. Considera-se que esse seja o mecanismo responsável pela perda de peso corporal em atletas que treinam excessivamente. Não existem dados conclusivos, todavia, para confirmar que níveis mais altos de cortisol e epinefrina estejam relacionados a períodos longos de treinamento excessivo.

A serotonina é um importante neurotransmissor; acredita-se que ela desempenhe um papel importante na síndrome do excesso de treinamento. A concentração de serotonina no plasma, contudo, não corresponde à sua concentração no cérebro. Citocinas também desempenham um papel significativo, considerando-se que sua presença na circulação foi associada a trauma em músculos, articulações e ossos bastante exigidos, bem como à infecção. Citocinas aparecem como parte da resposta inflamatória do corpo a lesões e infecções. Acredita-se que o estresse musculoesquelético excessivo, somado a repouso e recuperação insuficientes, cause inflamação aguda local, a qual evolui para inflamação crônica sistêmica, ativando os monócitos circulantes, que sintetizam grandes quantidades de citocinas. Os sintomas de doenças induzidas pela citocina são similares aos do excesso de treinamento.

Função imunológica e excesso de treinamento

Pesquisas demonstram que o treinamento excessivo suprime a função imunológica normal, tornando os atletas mais suscetíveis a infecções e doenças.[15] Estudos indicam que curtos períodos de treinamento árduo prejudicam temporariamente a função imunológica, enquanto o excesso de treinamento por tempo prolongado suprime ainda mais a imunidade, havendo baixas quantidades de linfócitos e anticorpos. Se o atleta estiver doente, o treinamento intenso pode diminuir a capacidade de combate à infecção e aumentar o risco de complicações subsequentes.[14]

Resumo

Atividades desportivas e exercícios físicos são fontes de estresse fisiológico e psicológico. Os fatores de estresse podem ser as atividades propriamente ditas ou condições relacionadas, como a síndrome do excesso de treinamento, dores ou fadiga após os exercícios, lesões e período de reabilitação.

Este capítulo introduziu dois conceitos fundamentais para a acupuntura nos esportes e nos exercícios físicos e para a reabilitação de traumas: homeostase e estresse. Os próximos capítulos dedicam-se ao tratamento das síndromes relacionadas ao estresse nos esportes e nos exercícios físicos e à reabilitação após traumas, reduzindo o estresse e restaurando a homeostase.

O objetivo do agulhamento a seco é reduzir o estresse sistêmico, a fim de melhorar, equilibrar e restaurar a homeostase ótima, por meio da ativação de reflexos locais e sistêmicos que envolvem os sistemas nervoso, endócrino, cardiovascular e musculoesquelético. Durante esse processo, mecanismos biológicos de sobrevivência são estimulados em todos os níveis, desde o molecular até o orgânico, para reparar o trauma causado pelo estresse e controlar a homeostase.

O método de agulhamento a seco é capaz de regular a postura e a locomoção afetadas pelo estresse, ativando a função integrada dos sistemas nervoso central e endócrino, a fim de restaurar a homeostase, o que favorece o equilíbrio e a qualidade da postura e da locomoção.

Referências bibliográficas

1. Sarafino EP. Health psychology: biopsychosocial interactions. 5.ed. New York: John Wiley & Sons, 2006. p. 84.
2. Selye H. The stress of life. New York: McGraw-Hill, 1956.
3. Luger A, Deuster PA, Kyle SB, Gallucci WT, Montgomery LC, Gold PW et al. Acute hypothalamic-pituitary-adrenal responses to the stress of treadmill exercise: physiologic adaptations to physical training. N Engl J Med. 1987; 316(21):1309-15.
4. Heidersheit B, Sherry M. What effect do core strength and stability have on injury prevention and recovery? In: MacAuley D, Best T, editors. Evidence-based sports medicine. Malden: Blackwell, 2007. p. 59-72.
5. Lovallo WR. Stress & health: biological and psychological interaction. 2.ed. Thousand Oaks: Sage Publications, 2005. p. 41.

6. Lazarus RS, Folkman J. Stress, appraisal and coping. New York: Springer, 1984.
7. Greenwood-Van Meerveld B, Gibson M, Gunter W, Shepard J, Foreman R, Myers D. Stereotaxic delivery of corticosterone to the amygdala modulates colonic sensitivity in rats. Brain Res. 2001;893(1-2):135-42.
8. Bremner JD, Randall P, Scott TM, Bronen RA, Seibyl JP, Southwick SM et al. MRI-based measurement of hippocampal volume in patients with combat-related posttraumatic stress disorder. Am J Psychiatry. 1995;152(7):973-81.
9. Gilbertson MW, Shenton ME, Ciszewski A, Kasai K, Lasko NB, Orr SP et al. Smaller hippocampal volume predicts pathologic vulnerability to psychological trauma. Nat Neurosci. 2002;5(11):1242-7.
10. Sapolsky RM. Why stress is bad for your brain. Science. 1996;273(5276):749-50.
11. Hobbs S. Central command during exercise: parallel activation of the cardiovascular and motor systems by descending command signals. In: Smity OA, Galosy RA, Weiss SM, editors. Circulation, neurobiology and behavior. New York: Elsevier, 1982. p. 217-31.
12. McArdle WD, Foglia GF, Patti AV. Telemetered cardiac response to selected running events. J Appl Physiol. 1967;23(4):566-70.
13. Wilmore JH, Costill DL, Kenney WL. Physiology of sport and exercise. 4.ed. Champaign: Human Kinetics, 2008. p. 301.
14. Armstrong LE, VanHeest JL. The unknown mechanism of the overtraining syndrome: clues from depression and psychoneuroimmunology. Sports Med. 2002;32(3):185-209.
15. Nieman DC. Immune response to heavy exertion. J Appl Physiol. 1997;82(5):1385-94.

3

Plasticidade do Cérebro, Esportes e Lesões Desportivas

Este capítulo traz uma breve revisão de algumas interações básicas entre cérebro e corpo e dos processos neurais que ocorrem durante o exercício físico e o treinamento. Compreender essa interação é essencial para designar programas de treinamento, evitando lesões desportivas em potencial e contribuindo para a reabilitação por meio de procedimentos médicos integrados. O objetivo desta revisão é que o leitor entenda o motivo pelo qual o agulhamento a seco é usado e como esse método pode beneficiar atletas, reduzindo o estresse fisiológico nas diferentes fases das atividades desportivas. Exemplos específicos serão fornecidos com mais detalhes em capítulos posteriores.

Pesquisas sobre o cérebro revelaram que qualquer tarefa constante – atividades, como aprender, pensar e imaginar – muda o cérebro e a mente. O cérebro de uma pessoa é, portanto, diferente dos demais. A cada nova técnica aprendida ou habilidade desenvolvida, a anatomia e a função do cérebro modificam-se em uma escala substancial.

Mudanças significativas estão associadas a atividades culturais e desportivas modernas. O conhecimento das interações do cérebro com o corpo origina-se, principalmente, de pesquisas sobre cérebros de músicos, mas o treinamento desportivo é um processo muito semelhante ao ensaio musical. O cérebro de um atleta, à semelhança do de um músico difere do cérebro de um não atleta, pois o esporte é um exercício altamente ligado aos sistemas cerebrais e fisiológicos.

O modo como o cérebro é compreendido em última instância também afeta a maneira como a natureza humana e os movimentos humanos são entendidos. O esporte é uma típica interação da mente com o corpo e vice-versa, sendo motivado por processos mentais. Treinamento e exercício físico envolvem aprendizado repetitivo e memorização. O desempenho desportivo é regulado pelos sistemas cerebrais do consciente e do subconsciente. Se ocorrer alguma lesão, o corpo enviará um *feedback* ao cérebro, que mudará o comportamento do atleta para fins de adaptação e sobrevivência. Compreender como os sistemas cerebrais regulam o desempenho desportivo ajuda a aprimorar o treinamento, favorece o desempenho físico, evita lesões em potencial e acelera a reabilitação do atleta após lesões ou cirurgias.

Este capítulo trata de neurociência e fisiologia sistêmica. Dedica-se, assim, ao conhecimento clínico do agulhamento a seco sistêmico integrado. Leitores interessados nos conceitos básicos de neurofisiologia podem consultar Doidge.[1] Ademais, conceitos comuns, importantes ao assunto, podem ser encontrados em livros-textos pertinentes.

Cérebro e treinamento físico

Esportes atuais são atividades humanas únicas, pois envolvem treinamento (físico e psicológico) árduo e repetitivo, assistido por equipamentos modernos. Atletas profissionais (e alguns amadores) sempre se preparam antes de uma competição. Em muitos casos, o treinamento desportivo exige o máximo dos sistemas fisiológicos. Assim, em virtude da íntima interação do cérebro com o corpo, é de extrema importância compreender o funcionamento do cérebro em relação ao esporte. Trata-se de um processo de duas vias, em que o comportamento do atleta modifica o cérebro, assim como o cérebro modifica o comportamento.

Há, também, interação das características genéticas com o comportamento. A maioria das pessoas acredita que os genes formam o indivíduo: comportamento e anatomia cerebral. A obra de Eric Kandel[2], ganhador do prêmio Nobel, revela que, ao adquirir habilidades, a mente humana também define os genes, em seus neurônios, a serem transcritos. Assim, por meio de esportes e exercícios físicos, é possível moldar os genes até certo grau, os quais, por sua vez, moldam a anatomia microscópica do cérebro.

As células nervosas que constituem o cérebro são dispositivos sinalizadores que operam de acordo com os circuitos disponíveis, embora estes, propriamente ditos, sejam plásticos. Sua capacidade de sinalização serve de base para todos os aspectos da vida (mentais e físicos), desde o desenvolvimento de pensamento e percepção sensorial até o controle e a execução de movimentos.

Atividades desportivas e exercícios físicos modificam os sistemas cerebrais, primeiro de modo consciente; depois, inconscientemente. Atletas adquirem, de início, habilidades motoras coordenadas por meio de processos mentais conscientes e de repetição física. As habilidades aprendidas são armazenadas, então, em memória de curto prazo, que é resultado de uma modificação funcional e não estrutural na capacidade de sinalização entre os neurônios. Por exemplo, os neurônios representantes de um grupo de músculos enviam sinais uns aos outros, após um treinamento apropriado, sendo essa comunicação cada vez mais clara, rápida e forte.

O treinamento adicional transforma a memória de curto prazo em memória inconsciente de longo prazo nas conexões sinápticas de diferentes sistemas cerebrais. A memória de longo prazo envolve uma mudança real estrutural ou anatômica no número de sítios sinalizadores. Com o treinamento repetitivo, a habilidade em determinada técnica motora torna-se fixa nos circuitos neurais que produzem aquele comportamento específico. A habilidade adquirida passa a ser, então, um reflexo subconsciente – sem nenhuma lembrança consciente – dos atletas.

A prática de tarefas motoras complexas, como arremessar uma bola de beisebol, requer um planejamento de ordem maior antes da ativação dos sistemas da memória e do córtex motor primário. O planejamento motor parece abranger diferentes áreas do córtex; o controle motor requer um delicado equilíbrio entre os múltiplos trajetos neurais paralelos e as alças reflexas recorrentes do sistema nervoso. Compreender as propriedades de sinalização dos neurônios, portanto, é essencial para entender a base biológica do comportamento desportivo.

Três princípios básicos da atividade cerebral são cruciais para os esportes e os exercícios físicos:

* A experiência muda o cérebro
* Neurônios que disparam juntos encadeiam-se juntos
* Neurônios dessincronizados não se conectam.

Em primeiro lugar, o cérebro de cada atleta é moldado conforme os exercícios praticados ou a experiência desportiva em geral. Esse princípio também adverte que a coordenação entre o cérebro e o sistema musculoesquelético pode ser prejudicada por experiências irregulares, como atividade física inadequada, lesões ou desequilíbrio musculoesquelético. O cérebro responde ao exercício físico da mesma forma que os músculos.

Já o segundo princípio indica que os atletas têm cérebros diferentes por conta de conexões especiais entre os neurônios. O corpo tem um mapa ordenado no cérebro (Figuras 3.1 e 3.2). Para um esporte em particular, é preciso haver coordenação entre certos grupos de músculos, além de um forte impulso dos músculos. O treinamento repetitivo constrói e solidifica a conexão neuronal entre as partes do mapa cerebral que representam esses músculos. Essas conexões neuronais são encadeadas e disparadas em conjunto durante o exercício físico.

O terceiro princípio lembra que o tipo errado de experiência física – como treinamento inadequado ou, ainda, realizado com a muscu-

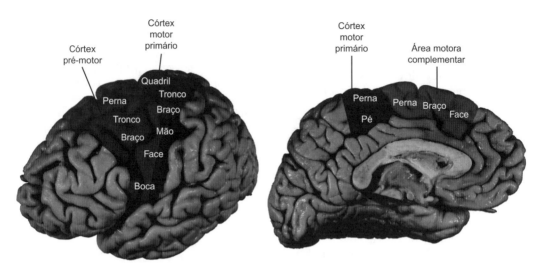

Figura 3.1 Organização do córtex motor primário (M1). As diferentes partes do corpo são representadas de maneira somatotópica desproporcionalmente, em razão do controle motor fino necessário à linguagem e à manipulação de objetos com os dedos das mãos.

latura fatigada ou lesionada – apaga as conexões cerebrais construídas por boas experiências. Se parte da conexão dispara mais lentamente que outras, como no caso da fadiga musculoesquelética decorrente de treinamento excessivo ou de lesões, o movimento coordenado fica comprometido ou até destruído. Atletas só devem atuar com sistemas físicos coordenados e equilibrados, além de não apresentar dor nem lesões.

Os seres humanos têm 100 bilhões de neurônios. Cada neurônio pode ter até 1.300 sinapses (conexões) com outros neurônios. Só o córtex humano conta com 30 bilhões de neurônios, sendo capaz de estabelecer 1 quatrilhão de conexões sinápticas. O número de circuitos neurais possíveis é astronômico: 10 elevado a 1 milhão. Esses números impressionantes refletem a complexidade do cérebro humano, tido como a estrutura mais sofisticada do universo.

Com as modificações microestruturais maciças das conexões sinápticas, o cérebro é capaz de propiciar diversos comportamentos e funções mentais. Diferentes sistemas do cérebro se interconectam em agregados maiores; assim, suas funções tendem a tornar-se integradas, rendendo novas funções. O desempenho físico depende dessa integração de ordem superior nos sistemas cerebrais e entre cérebro e corpo.

As pessoas adquirem novas habilidades motoras conscientemente pela repetição, desaprendendo, por consequência, velhos hábitos. Depois de certo número de repetições, as novas habilidades motoras ativam e fortalecem conexões neuronais interligadas no cérebro, sendo, então, armazenadas como memórias de curto prazo. O treinamento adicional dessas habilidades cria ou modifica a conexão neuronal nas diferentes partes do cérebro. Assim que o mapa cerebral e o circuito das novas habilidades são estabelecidos, as habilidades passam a configurar a memória de longo prazo, armazenada em diferentes sistemas do cérebro.

O circuito formado é resultado do treinamento repetitivo. Ele é ativado, primeiro, nos estágios conscientes e, com o tempo, nos está-

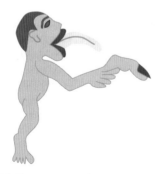

Figura 3.2 Como o corpo humano parece ao cérebro: a boca, a língua e as pontas dos dedos requerem uma representação muito aumentada no tálamo e no córtex. O treinamento desportivo repetitivo muda esse mapa.

gios subconscientes. Para que uma habilidade motora seja realizada, ela deve ser previamente planejada. O planejamento ocorre por meio da ativação, consciente e subconsciente, dos circuitos cerebrais, iniciando-se rapidamente no córtex pré-motor, o qual, em seguida, envia comandos ao sistema neuromusculoesquelético, que, por sua vez, executa o comando de acordo com as direções oriundas do cérebro, ativando músculos e articulações. Durante a ação, os sistemas cerebrais monitoram o *feedback* (motor e sensorial) do corpo e refinam a execução da atividade. Depois disso, outros circuitos cerebrais são ativados para que uma nova ação tenha início. Um exemplo é a marcha: a atividade muda de um grupo de músculos para outro, o que pode ser constatado com a eletromiografia.

Essa é uma interação bastante coordenada da mente com o corpo e, sobretudo, subconscientemente reflexiva – em vez de conscientemente refletiva. À medida que o treinamento progride, músculos e articulações tornam-se mais coordenados, de maneira que passam a executar a ordem planejada cada vez com mais facilidade, movimentando-se exatamente de acordo com o que foi determinado – nem mais, nem menos. A execução é precisa, rápida, clara, eficaz e potente, solidificando, por sua vez, o circuito cerebral.

Na presença de lesão ou de uma condição prévia de lesão, como fadiga musculoesquelética, a execução de uma atividade deixa de ser precisamente coordenada, rápida, clara, eficiente ou potente. Nessas circunstâncias, sistemas periféricos, como os de músculos e articulações, não conseguem executar os comandos vindos do cérebro de acordo com a memória armazenada; desse modo, a coordenação reflexiva subconsciente entre cérebro e corpo fica prejudicada. Por exemplo, se um atleta sofrer lombalgia, movimentará seus membros muito mais lentamente e, ainda, a extensão das articulações será limitada por conta da fadiga ou da lesão nos músculos mais profundos. Se a condição persistir, o *feedback* enviado ao cérebro pode resultar em desaprendizado ou, então, apagar a memória previamente armazenada, a fim de ajustá-lo aos sistemas fatigados ou lesionados. Isso pode levar a um desempenho deficiente e exigir mais treinamento, para que o cérebro do atleta reaprenda a coordenação anterior e restaure a memória subconsciente.

Afinal, como as atividades físicas afetam o cérebro? Até o momento, os dados disponíveis foram reunidos em pesquisas feitas com músicos. Estudos com profissionais que tocam instrumentos de cordas revelaram que, quanto mais eles praticam, maiores são os mapas cerebrais para suas mãos esquerdas ativas. Além disso, os neurônios e mapas que respondem ao tipo de som produzido pelas cordas aumentam em número. Nos trompetistas, os neurônios e mapas que respondem aos sons "metálicos" se multiplicam. Exames de imagem mostram que várias áreas dos cérebros de músicos – o córtex motor e o cerebelo, entre outros – diferem das dos cérebros de não músicos. Ainda segundo esses exames, músicos que começam a tocar antes dos 7 anos de idade têm maiores áreas cerebrais que se conectam com os dois hemisférios.

Em pessoas que meditam e nos professores de meditação, a ínsula – parte do córtex que é ativada ao concentrar-se em demasia – é mais espessa. Por causa da natureza plástica do cérebro, nem todos usam as mesmas áreas para as mesmas atividades. Como resultado dessa plasticidade, a extensão das atividades humanas é vasta.

Pesquisas revelaram que o exercício físico estimula a produção e a liberação do fator neurotrófico derivado do cérebro (BDNF – *brain-derived neurotrophic factor*), mecanismo de crescimento neuronal que redesenha o cérebro e desempenha um papel crucial na plasticidade do cérebro.[2] Até mesmo o movimento natural dos membros, consistentemente repetido, estimula o desenvolvimento de novos neurônios. O exercício físico estimula os córtex sensorial e motor, mantendo o sistema de equilíbrio do cérebro. Além disso, coração saudável, vasos sanguíneos saudáveis e boa alimentação revigoram o cérebro.

Com o treinamento adequado, os neurônios ficam mais bem arranjados para determinadas atividades. Quando as pessoas estão motivadas para aprender, o cérebro responde plasticamente. À medida que os mapas cerebrais aumentam, os neurônios individualmente tornam-se mais eficientes. Dados originados de pesquisas demonstram claramente que, à medida que um macaco é treinado para usar os dedos, seu mapa cerebral para a ponta do dedo amplia-se e adquire mais espaço. Posteriormente, cada neurônio no mapa torna-se mais eficiente e, com o tempo, menor número de neurônios é necessário para realizar a tarefa.

Conforme os neurônios são treinados e passam a ser mais eficientes, eles conseguem processar informações mais rapidamente. Isso significa que a velocidade com que as pessoas pensam é plástica por si só. A velocidade do pensamento é essencial aos esportes competitivos e propicia grandes benefícios até mesmo na vida diária.

Pesquisas com animais também revelaram que, à medida que um animal é treinado para adquirir certa habilidade, não só seus neurônios são disparados mais rapidamente, como também seus sinais tornam-se mais claros. Neurônios mais rápidos têm maior probabilidade de serem disparados em sincronia uns com os outros e se tornarem melhores. Esses neurônios disparam cada vez mais em conjunto e formam grupos que produzem sinais mais claros e potentes, o que tem maior influência sobre a fisiologia e a estrutura do cérebro.

Outra importante interação da mente com o corpo está relacionada à concentração, essencial para a mudança plástica de longo prazo. De fato, mudanças duradouras ocorrem apenas quando o indivíduo se concentra bastante na tarefa executada. Pesquisas demonstraram que, quando as pessoas desempenham tarefas automaticamente, sem prestar muita atenção, a repetição muda os mapas cerebrais, mas as mudanças não duram. A capacidade de atuar em várias tarefas simultaneamente não estabelece memória de longo prazo. Tentar aprender novas atividades com a atenção dividida não contribui para a mudança de longo prazo nos mapas cerebrais.[3]

O treinamento físico consiste em adquirir novas habilidades e desaprender velhos hábitos. A melhora de habilidades desportivas abrange processos mentais e físicos de aprendizado e desaprendizado, e ambos envolvem uma química diferente no cérebro. Ao adquirir uma habilidade e convertê-la em memória de longo prazo, neurônios disparam juntos e encadeiam-se para formar novas conexões; assim, um processo químico conhecido como *potenciação de longo prazo* fortalece as conexões entre os neurônios. Quando o cérebro desaprende associações, o encadeamento neuronal a elas relacionado é desconectado; esse processo requer uma operação química diferente, a *depressão de longo prazo*.

Desaprender e enfraquecer conexões entre neurônios constituem processos plásticos, tão importantes quanto aprender e fortalecer conexões. Se as pessoas somente construíssem conexões, as redes neuronais ficariam saturadas. Desaprender habilidades e apagar memórias existentes são, portanto, processos necessários para dar lugar a novas memórias e habilidades.

Nada acelera mais a atrofia cerebral do que permanecer em um ambiente sem mudanças. A monotonia anula a dopamina e os sistemas relacionados à capacidade de atenção, que são cruciais para manter a plasticidade cerebral.

Imaginação e comportamento

Pesquisas científicas no campo da neurologia revelam que a capacidade física pode ser influenciada e até treinada pela imaginação. Os dados indicam claramente que o exercício mental é um modo eficaz de preparar o indivíduo para o aprendizado de uma habilidade física com a mínima prática. Esse conhecimento pode ser muito útil para atletas e seus técnicos.

Doidge[1] descreveu os seguintes experimentos em seu livro *The Brain That Changes Itself*:

> Tudo que sua mente "imaterial" imagina deixa traços materiais no cérebro e no corpo. Cada pensamento altera o estado físico de sua conexão cerebral. Sempre que você imagina movimentar os dedos das mãos pelas teclas de um piano, altera as gavinhas neurais no seu cérebro vivo.
>
> Um interessante experimento que envolve o aprendizado de um exercício de rotina no piano mostra como o treinamento da imaginação melhora o desempenho físico. Dois grupos de pessoas que não tinham nenhuma experiência em tocar piano receberam uma sequência simples de notas para aprender. Os indivíduos de um dos grupos, de "prática mental", sentaram-se em frente a um piano elétrico, 2 h por dia, durante 5 dias, e *imaginavam* tocar a sequência de notas e ouvir o som das notas sendo tocadas. O segundo grupo, da "prática física", realmente tocou a música por 2 h todos os dias, durante 5 dias (...) Depois de 5 dias, a melhora do grupo de prática mental, embora tenha sido substancial, não foi tão expressiva quanto a dos indivíduos que realmente praticaram a atividade. No entanto, quando o grupo de prática mental acabou o treinamento do intelecto e fez uma única sessão prática, seu desempenho, de modo geral, obteve melhora igual à do grupo de prática física no 5º dia de atividade (...) Todos nós exercemos prática mental quando memorizamos respostas para um teste ou ensaiamos qualquer tipo de performance ou apresentação. Como poucos fazem isso sistematicamente, porém,

subestimamos a eficácia desse método. Alguns atletas e músicos usam isso como preparação para atuarem.

Do ponto de vista neurocientífico, imaginar uma ação e fazê-la não são diferentes, como se imagina... Exames cerebrais mostram que muitas partes do cérebro são ativadas pela imaginação da mesma forma como são ativadas pela ação, e esse é o motivo pelo qual a visualização pode melhorar o desempenho.

Em um experimento difícil de acreditar por ser tão simples, os doutores Guang Yue e Kelly Cole mostraram que imaginar o uso dos músculos realmente os fortalece. O estudo observou dois grupos, um que realmente praticava exercícios físicos e outro que imaginava fazer os exercícios. Os dois grupos exercitaram um músculo do dedo da mão, de segunda-feira a sexta-feira, durante 4 semanas. O grupo da atividade física fez 15 contrações máximas, com período de repouso de 20 s entre cada uma. O grupo mental meramente imaginava fazer 15 contrações máximas, com período de repouso de 20 s entre cada e, ao mesmo tempo, concebia uma voz gritando: "mais forte, mais forte!" (...) No final do estudo, os sujeitos que praticaram os exercícios físicos tiveram um aumento de 30% da força muscular. Os que apenas imaginaram fazer os exercícios, durante o mesmo período, tiveram um aumento de 22% da força muscular. A explicação está nos neurônios motores do cérebro, que 'programam' os movimentos. Durante as contrações imaginárias, os neurônios responsáveis por unir as sequências de instruções para os movimentos são ativados e fortalecidos, resultando em aumento de força quando os músculos são contraídos.

Essa pesquisa sugere que imaginar uma ação estimula os mesmos programas motores e sensoriais envolvidos na prática efetiva da ação.

Resumo

Esportes requerem habilidades motoras de alto nível e treinamento de longo prazo, e esse processo altera o cérebro. Lesões desportivas também mudam a plasticidade do cérebro e prejudicam o encadeamento neuronal entre diferentes grupos de músculos que foram desenvolvidos durante longo tempo de treinamento. Quando os clínicos não tiverem mais dúvidas com relação à interação entre plasticidade cerebral, treinamento e lesão, vão reconhecer a importância de evitar lesões desportivas e, se a prevenção for impossível, saberão como chegar à recuperação total. Com esse conhecimento, a importância clínica da terapia com agulhamento a seco, apresentada neste livro, será mais bem apreciada por clínicos, atletas e técnicos.

Referências bibliográficas

1. Doidge N. The brain that changes itself. New York: Penguin Books, 2007.
2. Kandel ER. In search of memory the emergence of a new science of mind. New York: W.W. Norton & Company, 2006.
3. Squire LR, Berg D, Bloom FE, du Lac S, Ghosh A, Spitzer NC. Fundamental neuroscience. 3.ed. New York: Academic Press, 2008. p. 491-516.

4

Sistemas Musculoesqueléticos e Movimento Humano

O movimento humano é um processo complexo que envolve uma infinita variedade de posturas corporais, as quais são controladas por diversos sistemas internos e fatores externos. Uma sequência de movimentos pode ser influenciada por mecânica anatômica, condições fisiológicas, fatores psicológicos e, ainda, interação sociológica e ambiental. Este capítulo é dedicado aos aspectos anatômicos, biomecânicos e fisiológicos do movimento corporal.

A maior parte dos movimentos, incluindo os específicos de atividades desportivas, foi aprendida depois de meses ou anos de prática, passando a ser reflexiva e fluente. Os processos neurais usados nos movimentos aprendidos, responsáveis por registrá-los e adaptá-los, são complexos e integram todos os sistemas do corpo a fim de produzi-los. Quando se aprende um movimento, a ação resulta, inicialmente, de uma decisão consciente, sendo necessários processos ativos do pensamento para realizá-lo. No estágio inicial de aquisição de uma habilidade, exige-se considerável concentração; ademais, o movimento pode parecer desajeitado. Com a prática, ele é convertido em uma sequência de movimentos assimilados, a qual será armazenada nas diferentes partes do cérebro e poderá ser reproduzida com fluência e pouquíssimo pensamento consciente.

O propósito deste capítulo é compreender o caráter mecânico do movimento. Essa compreensão é essencial para que a terapia com agulhamento a seco consiga a melhor integração do movimento humano (conforme descrito nos capítulos subsequentes).

Sistema esquelético

O projeto estrutural do sistema esquelético está intimamente ligado à sua função. O esqueleto constitui, aproximadamente, 20% do peso corpóreo total. Consiste em ossos, cartilagens, ligamentos e articulações – os ossos são os maiores componentes. As articulações representam a interseção entre os ossos –; já os ligamentos conectam os ossos às articulações para fortalecê-las. O sistema esquelético é composto por duas partes: esqueleto axial e esqueleto apendicular. O desalinhamento de um osso ou de uma articulação provoca desequilíbrio mecânico do sistema, aumentando os efeitos do estresse. Assim, a compreensão integrada da anatomia funcional do sistema esquelético é crucial para prevenir e tratar lesões relacionadas com o esporte. Os principais ossos e músculos do corpo serão descritos no Capítulo 12.

O sistema esquelético determina a forma e o tamanho do corpo. Embora a extensão e o formato dos ossos sejam, de modo geral, herdados, adaptações estruturais podem ocorrer em consequência de forças externas (p. ex., carregar peso) e, também, pode haver influência de forças internas exercidas por tendões, ligamentos e músculos. No esqueleto em desenvolvimento, a influência do carregamento de peso e das forças musculares é mais substancial na definição do tamanho e da forma dos ossos do que no esqueleto maduro. O sistema esquelético realiza muitas funções biológicas e mecânicas: alavancagem, apoio, proteção, processamento de energia e armazenamento e formação de células sanguíneas. Algumas dessas funções, como as de alavancagem, apoio e absorção do impacto (ou estresse), são criticamente importantes para o movimento humano.

Alavancas e torque

O sistema esquelético fornece alavancas e eixos de rotação sobre os quais o sistema muscular gera movimento. Alavanca é uma máquina simples que amplia a força ou a velocidade do movimento (ou ambas). Basicamente, as alavancas são os ossos longos do corpo, enquanto os eixos são as articulações que unem os ossos.

As alavancas do esqueleto humano podem ser de três tipos (Figura 4.1) e são responsáveis por diferentes funções, incluindo movimento, manuseio de objetos e carregamento de peso. Se uma articulação estiver desalinhada, a estrutura da alavanca será alterada e o impacto mecânico na articulação, causado por forças internas ou externas, tende a aumentar, resultando em lesão na articulação ou no tecido mole. Do ponto de vista da Física, as alavancas humanas são construídas com desvantagens mecânicas. Isso significa que os músculos devem produzir 22,7 kg de força para manter um objeto de 2,3 kg. Essa desvantagem mecânica, entretanto, é compensada pelo ganho de velocidade durante o movimento da alavanca.

Quando uma força é aplicada à alavanca, ela gira sobre o fulcro (ponto de apoio). A expressão *torque* indica o modo como uma força altera o movimento angular de uma alavanca, também conhecido como velocidade angular. Para calcular o torque M, a magnitude da força F é multiplicada pela distância l entre a força e o ponto de rotação. Na Figura 4.1, o torque é calculado como:

$$M = F \times l$$

O equilíbrio é obtido quando o torque à esquerda se iguala ao da direita:

$$M_E = M_D$$

ou

$$L \times l_1 = F \times l_2$$

Alavancas e torques do esqueleto humano são discutidos na seção a seguir.

Força e estresse (impacto) no sistema esquelético

Forças externas e internas sempre agem no corpo. É importante compreender seus efeitos e como essas forças podem facilitar o movimento ou, ao contrário, causar prejuízo ao sistema esquelético.

A estrutura esquelética consiste em uma série de ossos longos e curtos interconectados nas articulações. Cada articulação tem um formato específico que possibilita o movimento em certas direções. O movimento das articulações é produzido por forças internas ou externas. As forças internas são causadas por contração muscular, enquanto a força externa mais significativa é, provavelmente, a gravidade, pois está sempre presente e deve ser levada em conta ao considerar os fatores responsáveis pelo movimento. Há também outras forças externas, como a mecânica, produzida por esportes de contato ou pelo impacto físico em acidentes. Durante o movimento, tanto as forças internas quanto as externas precisam ser controladas com precisão.

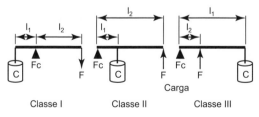

Figura 4.1 As três classes de alavancas. Os braços da alavanca são de comprimentos l_1 e l_2. O equilíbrio é alcançado se $l_1 \times L = l_2 \times F$. A vantagem mecânica ($M_a$) = $L/F = L_1/L_2$. M_{a1} (alavanca classe 1) pode ser mais ou menos 1; $M_{a2} > 1$, enquanto $M_{a3} < 1$. F: força aplicada; Fc: fulcro; C: carga.

Todas as pessoas têm a consciência do efeito da gravidade para facilitar o movimento corporal. Ao mover-se na direção da gravidade, o principal fator para a produção de movimento é a gravidade propriamente dita; já os músculos servem para controlar ou ampliar o efeito da gravidade, a fim de que o movimento necessário ocorra. Todos os movimentos em direção descendente – como sentar-se, descer escadas e curvar-se para baixo – são causados, principalmente, pela gravidade; os músculos apenas iniciam a atividade e controlam a velocidade do movimento.

Algumas forças externas podem causar lesão durante o movimento. Quando o indivíduo dá um passo e bate o calcanhar no chão, uma *força reacional do chão* é transmitida por todo o corpo. À medida que a velocidade da caminhada aumenta, ampliam-se também as forças reacionais do chão, rendendo forças mais intensas ao membro inferior e maior probabilidade de lesão.

O corpo humano desenvolveu mecanismos que atenuam os efeitos das forças reacionais do chão para não se prejudicar com o impacto repetitivo. Ao bater no chão, a região relativamente mais macia do calcanhar, na planta do pé, absorve parte da força inicial. O joelho flexiona-se conforme o membro suporta o peso do corpo; esse movimento de flexão do joelho, de até 40° aproximadamente, também tem efeito de absorção do choque. Por meio de pequenos movimentos do quadril e da coluna, as forças residuais são absorvidas; isso garante que seu efeito seja mínimo no crânio e no cérebro.

Músculos saudáveis são amortecedores importantes que absorvem as forças físicas provenientes de todas as direções e, ainda, protegem tendões, ligamentos e ossos. Se os músculos estiverem fatigados ou lesionados, não vão funcionar como amortecedores, podendo haver fratura óssea, como na tíbia, por estresse ao correr ou em razão de outras atividades desportivas.

As forças físicas são transmitidas de modo direto. Sempre que encontram uma interface entre tecidos, algumas forças são absorvidas por tecidos moles e ossos; outras, desviadas pelo desenho anatômico. Nenhuma estrutura percorre o comprimento do corpo e, portanto, a força não encontra nenhuma rota direta para percorrer. Todos os ossos longos do corpo são curvados, à semelhança da coluna vertebral. À medida que as forças externamente aplicadas são transmitidas pelos ossos, sua curvatura possibilita absorvê-las ou desviá-las. Quando as forças atingem a coluna cervical e o crânio, grande parte do efeito já foi removida; assim, o impacto nessas áreas é o mínimo possível.

Ossos curvados transferem energia. Quando uma força é aplicada longitudinalmente a uma estrutura curvada, como o fêmur, o osso se deforma e a curvatura aumenta, absorvendo parte da força em vez de transmiti-la a estruturas mais vulneráveis, como a coluna cervical e o crânio. As forças absorvidas produzem energia elástica (potencial), que é liberada como energia cinética quando o osso retorna à forma de repouso. Essa transferência de energia é útil em muitos movimentos do corpo. Por exemplo, é possível saltar mais alto se as forças compressivas forem aplicadas aos ossos longos dos membros inferiores imediatamente antes de tomar impulso.

Apesar disso, a estrutura do esqueleto apresenta limitações em sua capacidade de suportar estresse interno e externo. Não é incomum que uma contração muscular súbita e muito forte ou uma força externa repetitiva causem fratura óssea. Um dos propósitos da terapia de acupuntura com agulhamento a seco é diminuir o estresse nos músculos para que eles possam absorver mais força durante uma atividade desportiva e, com isso, evitar ou reduzir lesões relacionadas com o estresse do sistema musculoesquelético.

Revisão geral do mecanismo das principais articulações humanas

Ao conhecer os torques mecânicos que atuam nas principais articulações, os médicos podem compreender como o estresse (ou impacto) é distribuído nas articulações e nos músculos e, desse modo, restaurar o equilíbrio musculoesquelético e tratar a disfunção do tecido mole.

Articulações de alavancas classe I

A vantagem mecânica desse tipo de articulação pode ser menor ou maior que 1. Se as articulações forem posicionadas adequadamente, a vantagem mecânica será maior; caso contrário, os músculos terão de lidar com uma vantagem mecânica menor, além de mais trabalho físico e consumo de energia. Esses fatores propiciam a ocorrência de fadiga muscular, mais estresse físico nas articulações e, ainda, aumentam a probabilidade de lesões, como hérnia de disco e fratura óssea.

Cotovelo

A articulação do cotovelo funciona tanto como alavanca de classe I como de classe III, dependendo de como é usada. Trata-se de alavanca classe I quando a força externa F age em um lado e a força interna F_m no outro (Figura 4.2). O braço ficará parado se $F_m \times l_m = F \times l$, em que l_m é o comprimento do braço da alavanca ao criar força interna e l é o comprimento do braço da alavanca submetido à força externa.

A bola será acelerada se F_m aumentar ou se $F_m \times l_m > F \times l$.

Pescoço

O centro de gravidade da cabeça encontra-se anteriormente à articulação atlantoccipital (Figura 4.3). Na postura cervical de um adulto normal, o braço de momento (comprimento entre o eixo de uma articulação e a linha de força que nela age) dos músculos extensores ($l_{extensor}$) = 4 cm e o braço de momento do peso da cabeça (l_{peso}) = 2 cm. Assim, os músculos extensores usam, aproximadamente, metade do peso da cabeça para suportar a postura normal da cabeça. Se a cabeça estiver posicionada para a frente, $l_{extensor}$ pode ficar reduzido e l_{peso} vai aumentar. Na postura com a cabeça projetada para a frente, os músculos extensores precisam usar mais força para equilibrá-la.

Lombar

Conforme a Figura 4.4, a força de tração dos músculos dorsais contrabalança o peso do tronco. Se o braço de momento do peso do corpo for três vezes mais longo que o braço de momento dos músculos lombares, esses músculos terão de usar uma força três vezes maior que o peso do corpo para obter equilíbrio. No ato de curvar-se para a frente, os músculos lombares devem sustentar um estresse físico equivalente a muitas vezes o peso do corpo, a fim de manter a postura.

Articulações de alavancas classe III

Tanto a força muscular quanto o peso ou a carga ficam no mesmo lado dessas articulações, mas exercem força em diferentes direções (Figura 4.1). A vantagem mecânica dessas articulações é sempre menor que 1. Basicamente, isso significa que, para manter o equilíbrio, a força suprida pelos músculos deve ser muitas vezes maior que o peso combinado das partes do corpo e da carga.

Durante a abdução, a articulação do ombro funciona como uma típica alavanca classe III (Figura 4.5). Já a articulação do cotovelo pode servir como alavanca classe I para extensão e alavanca classe III para flexão.

Forças reacionais das articulações

Os ossos do esqueleto são, essencialmente, alavancas; ademais, cada articulação serve como fulcro (Figura 4.1).

A maioria dos músculos esqueléticos do corpo humano atua em sistemas de alavancas classe I ou III com vantagens mecânicas menores que 1, já que os tendões dos músculos que operam as articulações estão, normalmente, próximos a elas. Conforme a Figura 4.1, o fulcro do sistema de alavanca sustenta a força

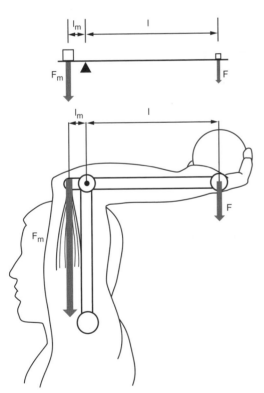

Figura 4.2 A articulação do cotovelo funciona como alavanca de classes I e III, de acordo com a função. Atua como alavanca classe I quando a força externa F_m age em um lado e a força interna (músculo) no outro. O braço fica parado se $F_m \times l_m = F \times l$, em que l_m é o comprimento do braço da alavanca ao criar força interna e l é o comprimento do braço da alavanca submetido à força externa.

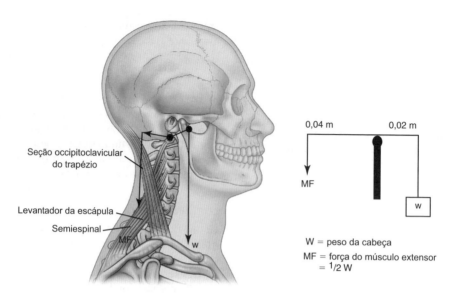

Figura 4.3 A articulação cervical serve como alavanca classe I. O centro de gravidade da cabeça encontra-se anteriormente à articulação atlantoccipital. Na postura cervical de um adulto normal, o braço de momento dos músculos extensores ($l_{extensor}$) = 4 cm; já o braço de momento do peso da cabeça (l_{peso}) = 2 cm. Desse modo, os músculos extensores usam, aproximadamente, metade do peso da cabeça para suportar sua postura normal.

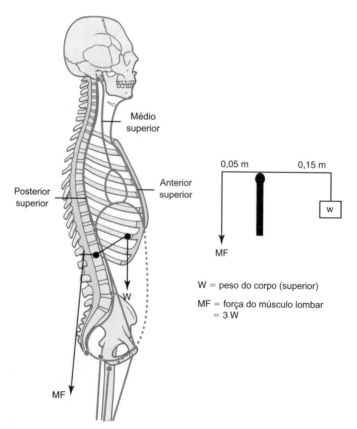

Figura 4.4 A força de tração dos músculos dorsais contrabalança o peso do tronco.

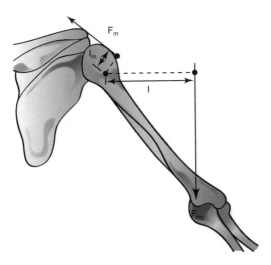

Figura 4.5 Durante a abdução, a articulação do ombro funciona como uma típica alavanca de classe III.

física equivalente à soma das forças muscular e da carga. Por exemplo, na Figura 4.4, se o peso da parte superior do corpo (W) for = 50 kg, os músculos lombares deverão exercer uma força F = 150 kg para suportar a posição em pé na postura normal, além de uma força reacional (Rj) para suportar a postura normal na articulação lombar: Rj = 50 kg + 150 kg = 200 kg.

Caso haja dor lombar, os músculos lombares deverão usar muito mais força para suportar a postura; com isso, a força reacional na articulação lombar torna-se muito maior. Não é nenhuma surpresa constatar que uma articulação sobrecarregada está mais sujeita a desgaste com o tempo, resultando em osteoartrite ou outras lesões articulares e musculares. Assim, o tratamento contra o estresse por meio da técnica de agulhamento a seco, apresentada neste livro, é muito importante para manter o bom desempenho físico e garantir uma carreira no esporte.

Sustentação do peso do corpo

O esqueleto consegue manter uma postura que suporta a função corporal ao mesmo tempo que acomoda amplas forças externas, como em esportes, incluindo levantamento de peso e salto em altura. Os ossos das vértebras inferiores, das extremidades inferiores e os pélvicos são maiores que suas contrapartes na região superior do corpo (vértebras superiores, ossos dos ombros e ossos das extremidades superiores) em relação à quantidade de peso corporal que suportam.

Os músculos que movem os ossos grandes são proporcionalmente maiores e mais fortes do que suas contrapartes na região superior do corpo.

Membro superior

O membro superior constitui-se de cintura escapular, úmero, rádio, ulna e ossos do punho e da mão. A forma e a estrutura dos membros superiores possibilitam às pessoas agarrar e manipular objetos, além de muitas outras atividades.

Músculos

Os músculos constituem o principal centro de força dos movimentos, tanto nas tarefas do dia a dia como no esporte. Técnicas de biologia molecular estão entre os primeiros métodos usados para compreender os mecanismos da contração muscular. Os fatores fisiológicos e patológicos dos músculos são objetivos da ciência desportiva e, também, da medicina da dor. Muitos livros-texto tratam desses tópicos; este livro está voltado para os mecanismos fisiológicos associados a desempenho esportivo, prevenção de lesão e reabilitação pós-lesão.

Reflexos protetores por meio do *feedback* sensorial no sistema musculoesquelético

Qualquer movimento do sistema musculoesquelético envolve as fases de aceleração e desaceleração. Caso a aceleração não seja controlada com precisão ou, ainda, a desaceleração não aconteça no tempo adequado ou não seja forte o suficiente, a aceleração excessiva da parte do corpo pode causar ruptura de músculos, tendões e até ossos.

Dois tipos de células nervosas periféricas estão envolvidos nessa coordenação para proteger os músculos contra lesões desnecessárias: fusos musculares e fusos tendinosos. Os primeiros evitam o estiramento excessivo das fibras musculares, enquanto os últimos evitam a contração excessiva. Ignorar os sinais de alerta desses dois fusos pode resultar, por exemplo, em tendinite, lesão comum entre atletas.

Fusos musculares

Os fusos musculares localizam-se por todo o músculo, entre as fibras musculares esqueléticas regulares (Figura 4.6). Um fuso é formado por 4 a 20 pequenas fibras musculares especializa-

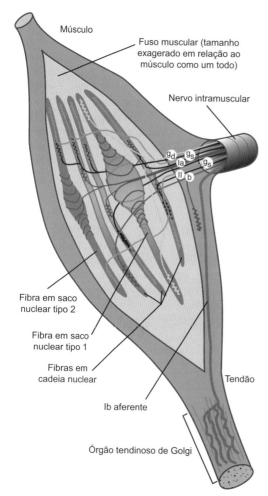

Figura 4.6 Os fusos musculares localizam-se no interior dos músculos, entre as fibras musculares esqueléticas regulares. gd: fibra neuronal γ-d motora; gs: fibra neuronal γ-s motora; b: fibra neuronal sensorial do tipo β; Ia: terminação sensorial primária; II: terminação sensorial secundária.

das, chamadas de *fibras intrafusais* (dentro dos fusos); certas terminações nervosas motoras e sensoriais estão associadas a essas fibras. Uma bainha de tecidos conjuntivos circunda o fuso muscular e se insere no endomísio das *fibras extrafusais*. As fibras intrafusais são controladas por neurônios motores espinais especializados: os neurônios γ-motores. Já fibras musculares regulares são controladas pelos neurônios α-motores da medula espinal, que são maiores.

A região central de uma fibra intrafusal contém apenas alguns (ou nenhum) filamentos de actina e miosina; assim, ela não consegue se contrair, apenas se alongar. Como o fuso muscular se insere nas fibras extrafusais, caso elas sejam alongadas, a região central do fuso muscular também será.

As terminações nervosas sensoriais presentes ao redor da região central do fuso muscular transmitem informações para a medula espinal quando essa região é alongada, informando ao sistema nervoso central o comprimento do músculo. Na medula espinal, neurônios sensoriais fazem sinapse com um neurônio α-motor, que dispara a contração muscular reflexiva nas fibras extrafusais, a fim de que resistam a um estiramento adicional. Os neurônios γ-motores estimulam as fibras intrafusais, alongando-as previamente de modo leve. Embora a região central das fibras intrafusais não tenha a capacidade de contrair-se, as terminações têm. Os neurônios γ-motores provocam uma leve contração nas terminações dessas fibras, o que alonga a região central ligeiramente. Esse alongamento prévio torna o fuso muscular altamente sensível ao mínimo grau de alongamento.

Se o músculo alongar-se a ponto de haver risco de ruptura, o fuso responderá, enviando um sinal ao músculo para que se contraia; isso evita que ele seja lesionado. Em resposta a esse alongamento, os neurônios sensoriais enviam potenciais de ação à medula espinal, que, então, ativa os neurônios α-motores da unidade motora nos mesmos músculos, a fim de aumentar sua força de contração para superar o estiramento.

Depois que as informações são enviadas à medula espinal por meio dos neurônios sensoriais associados aos fusos musculares, os mesmos sinais continuam a circular até partes mais elevadas do sistema nervoso central, suprindo o cérebro com um *feedback* contínuo sobre o comprimento exato do músculo e a velocidade da mudança de comprimento. Essas informações são essenciais para manter o tônus muscular e a postura na execução de movimentos. O fuso muscular funciona como um servomecanismo que fornece uma correção contínua ao movimento. O cérebro fica simultaneamente consciente dos erros no movimento pretendido e, desse modo, envia comandos descendentes para corrigir a contração muscular na medula espinal.

Se os músculos ficarem fatigados ou lesionados, como no caso de treinamento excessivo, eles se encurtam para resistir ao estiramento físico; ademais, a coordenação entre as fibras intrafusais e extrafusais se desfaz e não é possível executar os comandos centrais. Se os músculos fatigados ou lesionados forem forçados a trabalhar, o resultado será uma lesão ainda pior.

Fusos tendinosos

Ao contrário dos fusos musculares, os tendinosos enviam um sinal inibitório que impede a contração do músculo. Os fusos tendinosos são receptores sensoriais encapsulados e localizam-se próximos ao local onde as fibras tendinosas se inserem nas musculares (Figura 4.6). Normalmente, de 5 a 25 fibras musculares ficam conectadas em um fuso tendinoso.

Enquanto os fusos musculares monitoram o comprimento das fibras musculares, os tendinosos são sensíveis à tensão no complexo músculo-tendinoso e servem como extensômetros, detectando alterações da tensão. Os fusos tendinosos são tão sensíveis que podem responder à contração de uma única fibra muscular. Esses receptores sensoriais inibitórios agem como protetores, pois reduzem o potencial para lesões.

Quando estimulados, os fusos tendinosos inibem os músculos que se contraem (agonistas) e ativam os músculos antagonistas. A coordenação entre músculos agonistas e antagonistas é essencial para manter o equilíbrio mecânico na articulação, bem como para proteger os músculos do estiramento excessivo.

Caso os músculos estejam fatigados ou sobrecarregados com o treinamento, tornam-se curtos e menos flexíveis, doloridos ou sensíveis à dor. Se esses sintomas forem ignorados e os músculos forem forçados a trabalhar, os músculos rígidos vão transferir o estresse para o tendão, resultando em tendinite. Isso indica que, no tratamento da tendinite, músculos e tendões devem ser tratados simultaneamente.

A Figura 4.6 ilustra uma situação em que os reflexos protegem músculos e tendões de lesões. Se o indivíduo movimentar um dos braços para trás rapidamente, a fim de estendê-lo ao máximo, na vigorosa tentativa de executar um lançamento, mas o movimento for muito brusco ou rápido, haverá risco de ruptura do músculo ou do tendão. Normalmente, os fusos musculares enviam um sinal de alerta e o músculo se contrai; o braço, então, para e volta à posição de descanso antes de alcançar a disposição crítica. Se os músculos estiverem fatigados ou lesionados, esse movimento não será controlado com precisão, sendo possível ocorrer esgarçamento ou ruptura de músculos ou tendões.

Quando um músculo se contrai, a tensão nos tendões aumenta. A Figura 4.7 mostra a direção das forças mantidas no tendão, indicando como duas forças conflitantes contribuem para a ocorrência de tendinite.

Outros órgãos sensoriais protetores

Outros órgãos sensoriais ao redor das articulações e nas cápsulas articulares transmitem informações que são usadas para ajustar os movimentos e proteger o corpo de lesões. A Figura 4.8 apresenta três diferentes órgãos sensoriais, cada um responsável por enviar informações sensoriais específicas: os corpúsculos de Pacini, sensíveis à pressão, os corpúsculos de Ruffini, sensíveis à posição e à velocidade, e as terminações nervosas livres, sensíveis à dor.

Esses órgãos sensoriais são distribuídos nas cápsulas, no perimísio ao redor do músculo e no periósteo ao redor dos ossos. Um chute na tíbia, por exemplo, pode causar dor intensa e imediata, mas, se não houver lesão, a dor vai desaparecer em até 10 s. Se ocorrer lesão, como uma contusão, as substâncias produtoras de dor serão sintetizadas e a dor deve continuar.

Respostas musculoesqueléticas ao estresse

As curvas exibidas na Figura 4.9 indicam as reações ao estresse em músculo, tendão e osso. O músculo é elástico e, em reação a um estresse relativamente pequeno, ele se estende dramaticamente. Os tendões são menos elásticos e mais resistentes ao estresse. Já os ossos fazem pequenos ajustes em resposta às ações de puxar e empurrar. No caso de cargas pesadas, todavia, tanto ossos como tendões podem ser alonga-

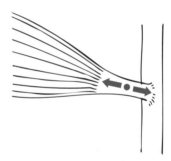

Figura 4.7 A direção das forças mantidas no tendão causa tendinite por conta do conflito de forças.

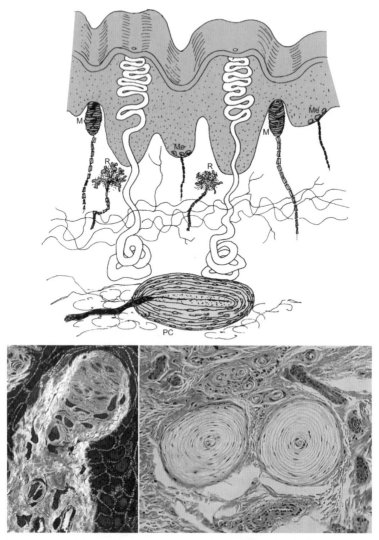

Figura 4.8 Cada um dos três diferentes órgãos sensoriais é responsável por enviar informações sensoriais específicas ao cérebro. Os corpúsculos de Pacini são sensíveis à pressão; já os corpúsculos de Ruffini são sensíveis à posição e à velocidade, enquanto as terminações nervosas livres são sensíveis à dor.
Fonte: Nolte, 2002; McMullen, 2002.

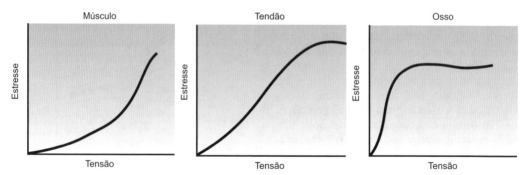

Figura 4.9 Reações ao estresse em músculo, tendão e osso.

dos até certo grau antes de ocorrer fissura ou ruptura. O músculo, ao contrário, torna-se progressivamente mais rígido à medida que a carga aumenta, antes de romper-se.

A experiência clínica demonstrou que, no caso de cargas pesadas, um músculo se rompe antes de haver ruptura do tendão ou fratura do osso. Um músculo rompido com frequência cura-se mais rapidamente do que um tendão rompido ou um osso fraturado; assim, desse ponto de vista, a lesão muscular é a menos perigosa das três.

Resumo

As propriedades mecânicas do sistema musculoesquelético humano foram revisadas brevemente, a fim de mostrar como esse sistema reage ao estresse mecânico e como ocorrem as lesões. Essa compreensão é necessária aos clínicos e serve de base teórica para o tratamento da disfunção de tecidos moles no caso de lesões desportivas. Mais importante ainda é que esse conhecimento auxilia clínicos no tratamento das partes do sistema musculoesquelético mais sujeitas à fadiga e a lesões desportivas em potencial, evitando danos reais no futuro.

Leitura complementar

Greene DP, Roberts SL, editors. Kinesiology: movement in the context of activity. 2.ed. St Louis: Elsevier, 2005.

Wirhed R. Athletic ability and the anatomy of motion. St Louis: Elsevier, 2006.

5

Síndrome do Treinamento Excessivo e Uso dos Músculos no Exercício Físico

No tratamento da disfunção de tecido mole, a fim de melhorar o desempenho muscular, evitar lesões ou acelerar a recuperação, o estudo da fisiologia muscular fornece orientações básicas, mas sua discussão detalhada foge ao escopo deste livro. Apesar disso, este capítulo faz uma análise resumida de alguns conceitos relevantes para a prática clínica.

Quando as pessoas se exercitam, todos os músculos do corpo – esqueléticos (ou estriados), cardíacos e lisos – são ativados e coordenados com o mesmo propósito: realizar um movimento bem-sucedido. Os músculos esqueléticos estão sob o controle da mente, de maneira consciente. A maioria deles (p. ex., deltoide, peitorais e bíceps) se junta e movimenta o esqueleto. O corpo humano contém mais de 600 músculos esqueléticos; só o polegar é controlado por nove músculos! Embora as estruturas físicas dos músculos lisos, cardíacos e esqueléticos apresentem diferenças, seus mecanismos de controle e princípios de ação têm semelhanças.

Músculo esquelético (ou estriado)

Esse músculo é circundado por uma camada de tecido conjuntivo chamada de *fáscia* ou *epimísio*, a qual é composta, principalmente, por fibras de colágeno. A fáscia é estruturada do mesmo modo que a camada externa de uma cápsula articular, proporcionando uma superfície sobre a qual os músculos circundantes podem deslizar e que confere forma aos músculos. Assim, o músculo e sua fáscia são anatômica e fisiologicamente interligados.

Quando um músculo fica fatigado, inflamado ou lesionado, ele se encurta e resiste a qualquer alongamento; o mesmo acontece com a fáscia. Na verdade, lesões na fáscia criam outros problemas. Uma fáscia inflamada pode aderir a outra, o que dificulta ou impossibilita o movimento muscular. Com isso, haverá formação de tecido cicatricial e a falta de mobilidade pode tornar-se permanente. Essa é uma das principais fontes de disfunção e dor crônicas de tecido mole.

Os músculos são formados, ainda, por pequenos feixes celulares, os *fascículos*. Cada fascículo é circundado por uma fina camada de tecido conjuntivo, o *perimísio* (feito de fibras elásticas e colágenas), no qual o nervo e os vasos sanguíneos se ramificam antes de finalmente atingirem as fibras musculares reais. Cada fascículo consiste em várias fibras ou células musculares. Cada fibra muscular é envolta por uma camada muito fina de tecido conjuntivo, o *endomísio* (Figura 5.1).

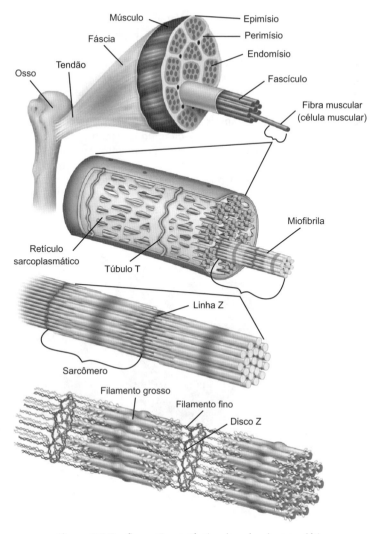

Figura 5.1 Configuração anatômica do músculo esquelético.

A estrutura e a função das fibras musculares são exploradas em livros-texto sobre fisiologia. O restante desta seção consiste apenas em uma breve revisão.

Uma fibra muscular é composta por pequenas estruturas conhecidas como *fibrilas musculares* ou *miofibrilas*. As fibrilas são dispostas em paralelo e conferem à célula muscular uma aparência estriada. São constituídas de componentes menores, alinhados regularmente, chamados de *miofilamentos*, os quais são cadeias de moléculas de proteínas. A aparência estriada é atribuída à presença de dois tipos de miofilamentos: actina e miosina. Quando o músculo se contrai, os filamentos de actina movem-se longitudinalmente entre os filamentos de miosina. Como resultado, as miofibrilas se encurtam e ficam espessas.

O tecido conjuntivo que circunda o músculo, o epimísio, estende-se e é contínuo com o tendão do músculo. Os músculos do corpo apresentam variadas formas (Figura 5.2). Quando o músculo se contrai, ele produz uma força, F, que afeta sua origem e sua inserção igualmente, mas em direções opostas. Se o músculo estiver fatigado, inflamado ou lesionado, ele e sua fáscia ficarão encurtados, o que pode criar uma força estática nos tecidos tanto da origem quanto da inserção. Caso o músculo encurtado seja forçado a alongar-se, ele produz uma dor de alerta e transmite o estresse do estiramento aos tendões tanto da origem quanto da inserção. A consequência é a tendinite, que afeta tendões, músculos e tecidos moles relacionados, incluindo nervos, vasos sanguíneos e fáscia. Essa condição pode se tornar mais séria em atletas caso se use medicação para bloquear ou suprimir os sinais dolorosos de alerta.

A estrutura do músculo é adequada às funções que ele deve exercer. Por exemplo, músculos em formato de faixa são encontrados nos locais onde são necessários para executar rapidamente movimentos de grande amplitude. Já músculos peniformes são ideais para movimentos de pequena amplitude, mas que exijam muita força.

Para avaliar o efeito de um músculo, o médico deve saber onde ele se insere em relação à articulação. O alinhamento da força de um músculo depende de sua secção transversal fisiológica. Dois fatores influem na capacidade do músculo de criar força para executar um movimento: sua secção transversal e sua posição em relação à articulação. Esse conhecimento é muito importante no tratamento de sintomas musculares relacionados com o movimento.

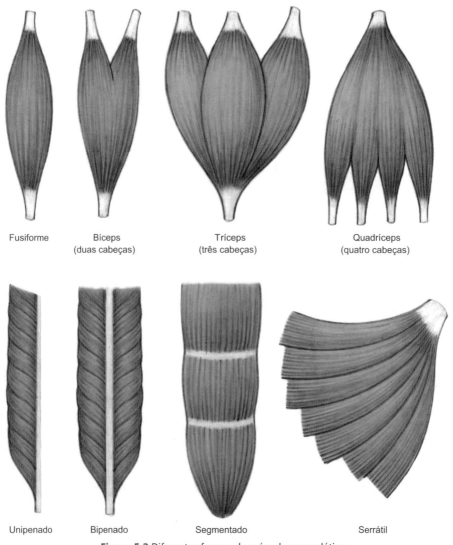

Figura 5.2 Diferentes formas de músculos esqueléticos.

Tipos de contração muscular

O músculo executa duas ações: dinâmica e estática. Na ação dinâmica, a origem e a inserção do músculo são afetadas por alterações em seu comprimento. Se, em virtude da força muscular, a origem e a inserção se movimentarem uma em direção à outra, ou se o músculo for encurtado e contraído, a ação dinâmica será *concêntrica*. Caso a força muscular seja exercida enquanto a origem e a inserção se movimentarem uma em direção à outra, o músculo executará uma ação dinâmica *excêntrica*, ou seja, ele tenta encurtar-se, mas, na verdade, é alongado por forças externas ao tentar deter um movimento em uma articulação.

Na ação estática (*isométrica*), o músculo se contrai mesmo que a articulação não se movimente. Ele pode alcançar a velocidade ou o movimento máximos se agir nas melhores condições possíveis. O desempenho muscular é consideravelmente reduzido na presença de qualquer condição patológica, incluindo aquelas que passam despercebidas, como sintomas de treinamento excessivo.

Sempre que os músculos se contraem, independentemente de a contração ser concêntrica, excêntrica ou isométrica, a força criada deve ser regulada para satisfazer às exigências da atividade. A intensidade da força produzida depende do número e do tipo de unidades motoras ativadas, da frequência de estimulação de cada unidade motora, do tamanho do músculo, do comprimento da fibra muscular e da velocidade de contração do músculo.

Tipos de fibras musculares

Um músculo deve realizar diferentes funções, algumas mais dinâmicas, que requerem velocidade e força, e outras mais estáticas, que exigem resistência. Um único músculo esquelético contém diversas fibras para diferentes velocidades de contração e graus de força: as de contração lenta (tipo I) e as de contração rápida (tipo II). As fibras de contração lenta levam, aproximadamente, 110 milésimos de segundo para alcançar a tensão máxima, quando estimuladas. Já as de contração rápida podem alcançar a tensão máxima em cerca de 50 milésimos de segundo.

Embora apenas uma forma de fibra do tipo I tenha sido identificada, as do tipo II ainda podem ser classificadas em duas formas principais: tipo IIa e tipo IIx. Um terceiro subtipo de fibra de contração rápida também foi identificado, o IIc.

A diferença entre os tipos IIa, IIx e IIc não é completamente esclarecida. As fibras do tipo I são exigidas com mais frequência do que as dos tipos IIa e IIx; as fibras do tipo IIc são as menos usadas. A maioria dos músculos é composta por, em média, 50% de fibras do tipo I e 25% de fibras do tipo IIa. Os 25% restantes são formados, principalmente, por fibras do tipo IIx; as fibras IIc compõem apenas 1 a 3% dos músculos. O conhecimento atual sobre as fibras do tipo IIc é muito limitado. A porcentagem exata de cada um desses tipos de fibras varia enormemente entre os músculos e, também, entre indivíduos, especialmente atletas de diferentes esportes. A Tabela 5.1 é baseada no conhecimento atual que se tem dessas fibras.

Como mencionado anteriormente, as porcentagens de fibras dos tipos I e II não são as mesmas em todos os músculos do corpo. Os músculos dos braços e das pernas têm, normalmente, composições similares dos tipos de fibras. Pessoas com predominância de fibras do tipo I nos músculos das pernas apresentam, provavelmente, alta porcentagem de fibras do tipo I nos músculos dos braços. Relação semelhante existe para as fibras do tipo II. O músculo sóleo é exceção: ele é composto por uma altíssima porcentagem de fibras do tipo I (em qualquer indivíduo).

Diferentes atividades desportivas e, também, outras tarefas requerem distintas funções musculares, as quais aplicam diferentes proporções das fibras dos tipos I e II.

Fibras do tipo I

Essas fibras são muito eficientes no que se refere à produção de trifosfato de adenosina (*adenosine triphosphate* – ATP) por meio da oxidação de carboidratos e gorduras. Enquanto houver oxidação, as fibras do tipo I continuam a produzir ATP, o que as mantém ativas. Assim, a capacidade de preservar a atividade muscular por um período prolongado (resistência muscular) depende das fibras do tipo I, as quais têm alta resistência aeróbica.

São exigidas, principalmente, em eventos de baixa intensidade, como corridas de maratona e atividades diárias (p. ex., caminhadas), que requerem pouca força muscular.

Tabela 5.1 Características dos tipos de fibras dos músculos esqueléticos.

Tipos de fibras	Tipo I (contração lenta)	Tipo IIa (contração rápida a)	Tipo IIx (contração rápida x)
Velocidade de contração	Lenta	Rápida	Rápida
Resistência à fadiga	Alta	Moderada	Baixa
Capacidade de oxidação	Alta	Moderadamente alta	Baixa
Capacidade de glicólise	Baixa	Alta	A mais alta
Força da unidade motora	Baixa	Alta	Alta

Fibras do tipo II

As fibras musculares do tipo II têm resistência aeróbica relativamente baixa em comparação com as fibras do tipo I. No tipo II, o ATP é formado por meio de trajetos anaeróbicos, não oxidativos, quando o suprimento de oxigênio é insuficiente. Unidades motoras do tipo IIa produzem consideravelmente mais força do que unidades motoras do tipo I, mas também apresentam fadiga mais facilmente. As fibras IIa parecem ser, portanto, as mais solicitadas em eventos que exijam resistência de curta duração e alta intensidade, como corridas de distâncias curtas ou nado livre de 400 m.

As fibras IIx não são facilmente ativadas pelo sistema nervoso, por isso são raramente exigidas em atividades de baixa intensidade, mas predominam em tarefas altamente explosivas, como corrida de 100 m rasos ou nado livre de 50 m. O conhecimento atual sobre as fibras IIx é bastante limitado.

A composição de fibras musculares em um indivíduo parece ser definida logo no início da vida, possivelmente nos primeiros anos. Os genes determinam os neurônios α-motores (ou neurônios motores alfa) que devem inervar as fibras musculares individuais. Após o estabelecimento da inervação, os sinais provenientes dos neurônios α-motores procedem à diferenciação dos tipos musculares.

O ambiente físico também afeta essa diferenciação. Há evidências de que os treinamentos de resistência e de força, assim como a inatividade muscular, podem causar mudanças nas isoformas de miosina. O treinamento pode induzir uma pequena mudança, talvez menos de 10%, na quantidade de fibras dos tipos I e II. Já ficou demonstrado que o treinamento de resistência reduz a porcentagem de fibras do tipo IIx e aumenta a proporção de fibras do tipo IIa.

Pesquisas também demonstraram que o envelhecimento altera a expressão genética das fibras musculares. Pessoas mais velhas tendem a perder unidades motoras do tipo II, o que aumenta a porcentagem de fibras do tipo I.

Atletas que participam de esportes de baixa intensidade e alta resistência apresentam alta porcentagem de fibras I, enquanto atletas que praticam atividades explosivas de alta intensidade e curta duração têm mais fibras II. Conforme citado anteriormente, em corredores de grandes distâncias, que contam com a resistência, os músculos das pernas têm predominância de fibras do tipo I (Tabela 5.2).[1]

A despeito de todos esses dados, é difícil determinar com precisão se as fibras I e II podem transformar-se uma na outra em virtude de treinamento intensivo prolongado. Cada tipo de fibra muscular é controlado por um neurônio motor específico. A inervação de certa fibra muscular por um neurônio motor pode não mudar. Após um período prolongado de treinamento de força, é possível que as fibras musculares – que necessitam de um suprimento completo de oxigênio – se adaptem a um suprimento menor. Presume-se que as fibras musculares do tipo II possam ser condicionadas a atuar com uma produção de energia mais consistente e melhor fluxo sanguíneo, portanto com melhor suprimento de oxigênio. Como resultado, produz-se menos ácido láctico e as fibras do tipo II podem trabalhar por mais tempo antes de haver sinais de exaustão.

É muito importante, desse modo, que os atletas se recuperem de qualquer estresse musculoesquelético ou de sintomas do treinamento excessivo o mais breve possível (ou pelo menos os atenuem) antes de dar início ao próximo evento, o que é possível por meio das técnicas de inserção de agulhas apresentadas neste livro.

Tabela 5.2 Porcentagem de fibras musculares em músculos selecionados de atletas (homens e mulheres).

Atleta	Gênero	Músculo	Tipo I (%)	Tipo II (%)
Velocista	Masculino	Gastrocnêmio	24	76
	Feminino	Gastrocnêmio	27	73
Fundista	Masculino	Gastrocnêmio	79	21
	Feminino	Gastrocnêmio	69	31
Ciclista	Masculino	Vasto lateral	57	43
	Feminino	Vasto lateral	51	49
Nadador	Masculino	Deltoide posterior	67	33
Halterofilista	Masculino	Gastrocnêmio	44	56
	Masculino	Deltoide	53	47
Triatleta	Masculino	Deltoide posterior	60	40
	Masculino	Vasto lateral	63	37
	Masculino	Gastrocnêmio	59	41
Canoísta	Masculino	Deltoide posterior	71	29
Arremessador de peso	Masculino	Gastrocnêmio	38	62
Não atleta	Masculino	Vasto lateral	47	53
	Feminino	Gastrocnêmio	52	48

Fonte: Wilmore JH, Costill DL, Kenney WL. Physiology of sports and exercise. Champaign, IL: Human Kinetics, 2008. p. 41.

Observou-se, assim, que as fibras do tipo I se alteram após uma atividade prolongada de intensidade relativamente baixa:

- A rede capilar no músculo ao redor das fibras do tipo I sofre aumento. Isso significa que também se amplia a capacidade de suprir as fibras em ação com oxigênio e substâncias fornecedoras de energia
- A quantidade de mitocôndrias e seu tamanho nas fibras aumentam. Isso significa que se amplia a capacidade de produzir energia no local necessário
- A resistência muscular com cargas submáximas sofre aumento. Isso significa que o indivíduo pode desempenhar o mesmo movimento muito mais vezes
- O tamanho das fibras muda muito pouco ou não muda. Isso significa que não há aumento da força.

O treinamento com cargas pesadas afeta, principalmente, as fibras do tipo II. As principais mudanças nos músculos do tipo II são as seguintes:

- O tamanho (área de secção transversa) das fibras aumenta e, assim, mais força pode ser produzida. O aumento da área de secção transversal é decorrente da criação de mais fibrilas na fibra; já o número de fibras não muda. Além disso, os genes para fibrilas são ativados

- Amplia-se a habilidade da fibra de trabalhar com menos oxigênio e, desse modo, ela produz menos ácido láctico.

Propriedades físicas do músculo: tônus, tensão, contratura, tixotropia e espasmo

Compreender as propriedades físicas do músculo é de grande importância para manter a função muscular ótima e tratar a disfunção de tecido mole. O tônus muscular depende de dois fatores: (1) as propriedades viscoelásticas básicas dos tecidos moles associados ao músculo e (2) o grau de ativação dos mecanismos contráteis do músculo.

A viscoelasticidade está relacionada com as propriedades biomecânicas dos tecidos conjuntivos, enquanto a contratilidade depende da contração fisiológica, que é controlada por neurônios motores na medula espinal, ou da contração endógena patológica, que não é. Essa contração endógena, definida como *contratura*, é geralmente a causa patológica de uma redução no nível e na qualidade do desempenho muscular.

O tônus muscular é conceituado como a rigidez elástica ou viscoelástica, ou ambas, na ausência de atividade contrátil (unidade motora e contratura).[2] Em algumas condições patológicas, o tônus muscular pode aumentar por qualquer razão. Essa hipertonia inclui uma variedade de condições, como espasticidade, rigidez, distonia e contratura muscular. As causas e os mecanismos dos diferentes tipos de hipertonia podem ser bastante diferentes. A hipotonia, de outro modo, é a condição de perda da rigidez elástica normal do músculo.

A atividade contrátil muscular pode ocorrer de três modos:[2]

- Rigidez ou contração eletrogênica, que é a tensão muscular resultante de contração muscular eletrogênica (determinada com base na atividade eletromiográfica observável) em músculos normais que não estão completamente relaxados. Sob essas condições, os neurônios α-motores e as funções neuromusculares são fisiologicamente ativos
- Espasmo eletrogênico, que é especificamente uma contração eletrogênica involuntária patológica
- Contratura, que surge por via endógena nas fibras musculares, independentemente da atividade eletromiográfica. Esse conceito é fundamental no tratamento da disfunção de tecido mole e no controle da dor de tecido mole, tanto para atividades desportivas como rotineiras.

Registros eletromiográficos identificam a contração eletrogênica resultante da atividade elétrica dos nervos motores e das fibras musculares, mas não conseguem identificar a contratura endógena do músculo esquelético, pois ela não depende da propagação dos potenciais de ação na fibra muscular. Contratura indica o encurtamento de origem endógena de algumas fibras musculares na ausência de neurônios α-motores da medula espinal, de acordo com a eletromiografia. Seus mecanismos moleculares são explicados por Mense e Simons.[2]

Quando um músculo é subitamente mobilizado, sua rigidez pode ser reduzida imediatamente sem a ativação de nenhum procedimento eletromiogênico. Esse processo fisiológico é chamado de *propriedade tixotrópica* do músculo esquelético. Os músculos posturais humanos não mostram uma atividade eletromiográfica sustentada, exceto por episódios corretivos mínimos ocasionais a fim de manter o equilíbrio. Isso indica que a tensão necessária aos músculos posturais para manter certa postura durante longos períodos é produzida pelas propriedades mecânicas dos músculos e de tecidos moles relacionados. Essa propriedade também explica como a rigidez muscular é amenizada ao aplicar a terapia de agulhamento nos músculos rígidos. A inserção súbita de agulhas pode reduzir a viscosidade tixotrópica dos músculos, de modo que músculos estáticos podem realizar movimentos menos restritos dos músculos e das articulações. Essa propriedade pode estar relacionada com mudanças na viscosidade mioplasmática e filamentos de conectina.[3]

Espasmo muscular é a contração involuntária de um músculo ou segmento de músculo, que pode ser causada pela irritação de uma raiz nervosa, de um plexo ou de um ramo nervoso periférico. O espasmo causado pela irritação de terminações nervosas em um músculo pode limitar-se ao próprio músculo envolvido ou espalhar-se para outros em razão de mecanismos reflexos.

O espasmo protetor pode ser consequência de lesão a uma estrutura de base, como o ligamento de um osso. Esse tipo de espasmo, comum após lesão nas costas, impede o movimento e provoca mais irritação da estrutura já lesionada. Já o espasmo muscular segmentar é a contração involuntária de um segmento não lesionado do músculo, como resultado de uma lesão. A contração desse segmento cria tensão na parte lesionada e distende o músculo. A dor associada à tensão pode limitar-se ao músculo ou ser mais difundida por conta de mecanismos reflexos ou do mecanismo da dor referida.

Vísceras doentes causam espasmo muscular em determinados locais. Esse espasmo reflexo pode ser observado em pacientes com infarto do miocárdio, apendicite, inflamação renal e pancreatite aguda. A terapia com inserção de agulhas é muito eficaz para amenizar esses espasmos.

Contratura é a condição fisiológica na qual todas ou algumas fibras de um músculo apresentam-se em atividade contrátil não acompanhada de atividade elétrica.[4] Algumas contraturas provocam encurtamento leve ou moderado do músculo, resultando em restrição da amplitude do movimento. Alguns casos de contratura são remediados por tratamento apropriado, em especial a terapia com agulhamento. Movimentos de alongamento podem danificar as estruturas dos tecidos se feitos inadequadamente. Normalmente, é necessário um período de várias semanas para restaurar a mobilidade do músculo que apresenta tensão moderada, mas, com o método de inserção de agulhas, essa recuperação pode ser obtida em alguns dias.

Indivíduos sedentários, que passam a maior parte do dia inativos, podem desenvolver encurtamento adaptativo dos músculos flexores da articulação única do quadril (iliopsoas). Permanecer sentado por muito tempo, com os joelhos parcialmente estendidos, mantém o pé na posição de flexão plantar, o que pode levar a encurtamento adaptativo do músculo solear (ou sóleo). O uso prolongado de salto alto também pode provocar encurtamento adaptativo do sóleo. Esse encurtamento adaptativo dos músculos posturais afeta o equilíbrio e o alinhamento; se não for corrigido, pode provocar uma contratura histológica irreversível.

A contratura de origem endógena é o sintoma que mais afeta o desempenho nos esportes, mas costuma ser ignorada por alguns clínicos da medicina desportiva. A inserção de agulhas constitui a terapia mais eficaz para evitar e tratar a contratura. O conhecimento detalhado dos mecanismos moleculares da contratura e de sua contribuição para a formação de ponto-gatilho é indispensável aos clínicos; sugere-se que os leitores consultem uma revisão do tema e outros materiais mais recentes.[2] Rigidez é outro modo de tensão fisiológica do músculo esquelético. Um músculo tenso resiste ao movimento passivo. A rigidez pode ser medida pela distância entre a origem e a inserção durante o movimento passivo.

Postura e desequilíbrio muscular

Postura é o estado de equilíbrio e coordenação dos sistemas musculoesquelético e visceral. Assimetria esquelética é uma fonte importante de distensão muscular, na medida em que o controle muscular compensatório é necessário para manter uma boa postura e os olhos em um bom nível. Por exemplo, a discrepância de comprimento entre os membros inferiores provoca uma reação em cadeia de sobrecargas musculares em todo o sistema musculoesquelético. Uma bacia inclinada requer a contração do músculo quadrado lombar para que a coluna lombar se curve, a fim de repousar o restante do corpo sobre a pelve. Consequentemente, a coluna acima desvia-se para o outro lado. Essa inclinação requer mais compensação dos músculos do pescoço, como o esternocleidomastóideo e o trapézio superior.

A contração mantida e a sobrecarga facilitam, assim, o desenvolvimento de pontos-gatilho nos músculos posturais, desde o gastrocnêmio, passando pelo sóleo e por adutores, banda iliotibial, músculos glúteos, piriforme, iliopsoas, quadrado lombar, músculos da cintura escapular, trapézio e músculos do pescoço. Qualquer um dos músculos dessa série pode levar a uma reação em cadeia similar, caso fique fatigado, rígido, encurtado ou lesionado. Essa reação em cadeia degrada a coordenação e a função do sistema musculoesquelético, resultando em dor musculoesquelética. Já foi demonstrado que os pontos-gatilho em um músculo podem inibir reflexivamente a atividade de outro músculo na mesma região, do ponto de vista funcional.[5]

A dor postural tem origem tanto em músculos quanto em ligamentos. O papel crítico da sobrecarga e da tensão muscular na dor musculoesquelética induzida pela postura merece a atenção clínica. Uma estrutura de ponto-gatilho desenvolve-se nos músculos afetados por sobrecarga episódica aguda, contração sustentada (como no caso de postura assimétrica), repetição excessiva de um movimento ou posição encurtada mantida por determinado tempo.

Além da dor causada pelos músculos, dados eletromiográficos demonstram que a tensão sustentada sobre a cápsula articular e sobre os ligamentos também pode causar dor.[6] Desse modo, a contratura endógena, assim como a estrutura de ponto-gatilho, desenvolve-se em cápsula articular e ligamentos. Ao conhecer esse processo fisiológico, os clínicos passam a compreender a razão pela qual atletas (e até pessoas saudáveis, mas não atletas) precisam ser submetidos à técnica de ISDN regularmente, a fim de recuperar e manter a fisiologia normal dos tecidos moles.

Fadiga do músculo e do sistema nervoso central durante o exercício físico

A fadiga atlética consiste na incapacidade de manter a potência necessária à continuidade do trabalho muscular a determinada intensidade. Ela apresenta um processo fisiológico extremamente complexo. O conhecimento atual da fadiga atlética envolve o sistema de energia dos músculos e o sistema nervoso central.

A fadiga pode resultar da depleção de glicogênio e fosfocreatina nos músculos, o que reduz a produção de ATP. Em exercícios de curta duração, como em corridas, ela é causada pela concentração aumentada de H⁺ pelo ácido láctico acumulado, o que prejudica a contração muscular e a produção de ATP.

O sistema nervoso central tem influência na maioria dos processos de fadiga. Algumas manifestações de fadiga resultam de uma falha na transmissão neural em uma junção neuromuscular, na qual o envio de impulsos nervosos para a membrana da fibra muscular é impedido em virtude da síntese reduzida de acetilcolina. A função das enzimas em uma junção neuromuscular, como a colinesterase, pode falhar em razão da baixa concentração ou da hipoatividade. Também pode haver metabolismo anormal do cálcio ou do potássio intracelulares, inibindo o relaxamento muscular.

Talvez o sistema nervoso central limite o desempenho do exercício físico como mecanismo de proteção. A fadiga percebida costuma preceder a fisiológica. As fadigas muscular e neural podem ser revertidas com eficácia se uma combinação de procedimentos for considerada, o que inclui repouso, nutrição adequada e terapia com agulhamento para os músculos fatigados. Caso a fadiga muscular não seja adequadamente tratada, os indivíduos afetados terão maior risco de sofrer lesão.

Dor muscular de início tardio (DMIT)

A dor muscular é um dos muitos sintomas que podem ser tratados com sucesso pelo agulhamento a seco, mesmo quando os procedimentos físicos usuais, como massagem, alongamento ou manipulação, não surtirem efeito. O músculo dolorido torna-se inflamado, encurtado e fraco, o que pode provocar tendinite, avulsão da inserção muscular ou crescimento ósseo anormal. O tratamento precoce por agulhamento, especialmente logo após os exercícios, é necessário e muito eficaz para evitar lesões em músculos e tecidos moles.

Exercício exaustivo, de alta intensidade ou repetitivo resulta em dor muscular. Normalmente, sente-se dor muscular branda durante ou imediatamente após o exercício físico; dor mais intensa é sentida 1 ou 2 dias depois e pode durar semanas (Figura 5.3).

A dor muscular aguda, manifestada durante e imediatamente após o exercício físico, pode ser decorrente do acúmulo de produtos

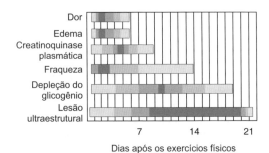

Figura 5.3 Respostas tardias à lesão muscular induzida por exercício físico. Esses dados importantes mostram que, sob condições naturais, são necessárias mais de 3 semanas para a recuperação histológica completa de uma lesão ultraestrutural (microtraumatismo e dilacerações microscópicas).

metabólicos finais dos exercícios, como H⁺, e do edema no tecido, causado pela transferência de plasma sanguíneo para o tecido quando a circulação venosa e a linfática se tornam insuficientes. Algumas vezes, a dor aguda desaparece algumas horas depois do exercício; outras, pode durar dias ou semanas, caso seja ignorada ou não tratada de maneira apropriada.

Quando a dor muscular não é sentida até 1 ou 2 dias após a prática de exercícios pesados, recebe o nome de dor muscular de início tardio (DMIT). De acordo com a experiência clínica do autor, os músculos que apresentam DMIT são mais sensíveis à terapia de agulhamento do que aqueles que não a apresentam. Assim, a terapia com agulhamento propicia diagnóstico e tratamento precoces da DMIT. O autor também observou que, se o atleta receber tratamento com ISDN imediatamente ou 1 dia após os exercícios físicos e de competição, os sintomas de DMIT serão significativamente reduzidos ou, mesmo, nem sentidos pelo atleta.

O conhecimento da DMIT é limitado, mas grande parte das pesquisas atuais demonstrou uma conexão entre DMIT e atividades musculares exageradas.[7] Os níveis de várias enzimas musculares específicas do sangue, incluindo a mioglobina, aumentam de 2 a 10 vezes após exercícios físicos intensivos. Esse dado sugere que algum dano estrutural pode ocorrer nas fibras musculares após um treinamento árduo.

Estudos[8] confirmam a ideia de que essas alterações podem indicar certo grau de esgotamento do tecido muscular. Exames de tecidos musculares das pernas de maratonistas revelaram dano considerável das fibras musculares depois de treinamento intensivo e competição. Micrografias eletrônicas fornecem evidências de dano à membrana das fibras musculares e a outras microestruturas celulares, como discos Z, ao término de uma corrida de maratona. Especialistas acreditam que esse dano seja responsável, em parte, pela dor muscular localizada, pela sensibilidade e pelo inchaço relacionados com a DMIT.

A DMIT também desencadeia uma reação inflamatória. Os níveis de glóbulos brancos tendem a aumentar depois de atividades que induzem dor muscular; por isso, alguns investigadores acreditam que a dor é resultante de reações inflamatórias no músculo. De fato, as substâncias liberadas por um músculo lesionado podem agir como mecanismos atrativos, iniciando processos inflamatórios típicos. Os monócitos no músculo são ativados pela lesão e enviam sinais químicos às células inflamatórias circulantes. Já os neutrófilos invadem o sítio da lesão e liberam citocinas, que são substâncias imunorreguladoras, atraindo e ativando células inflamatórias adicionais.

Os neutrófilos possivelmente liberam radicais livres de oxigênio que causam danos às membranas celulares. Ademais, os macrófagos invadem as fibras musculares danificadas e realizam a fagocitose dos detritos. Quando os tecidos mortos são removidos, a regeneração muscular procede à substituição das células lesionadas.

Está claro, assim, que a dor muscular resulta de lesão ou dano à fibra muscular e, possivelmente, ao plasmalema (ou membrana plasmática).[9] A lesão desencadeia uma série de eventos celulares a fim de ativar o processo de reparo, envolvendo fontes de energia, reações inflamatórias e outros mecanismos moleculares. A causa precisa do dano ao músculo esquelético e os mecanismos de reparo, entretanto, ainda não são bem compreendidos.

O edema, ou acúmulo de líquidos no compartimento muscular, também pode causar DMIT; ele é, provavelmente, resultado de lesão muscular. O acúmulo de líquido intracelular ou intersticial aumenta a pressão do líquido no tecido, no compartimento muscular, irritando os receptores de dor do músculo.

A DMIT e o edema relacionado levam à falha do processo acoplado de excitação e contração e à perda da proteína contrátil, o que reduz a capacidade de produzir força dos músculos afetados. A falha desse processo parece ser o evento mais importante, particularmente nos primeiros 5 dias após a lesão.

A ressíntese de glicogênio muscular também se torna deficiente quando um músculo é lesionado. Ela não é afetada nas primeiras 6 a 12 h subsequentes aos exercícios físicos, mas se encerra completamente à medida que o músculo passa pelo processo de reparo. Essa redistribuição de energia reduz a capacidade de armazenar combustível do músculo lesionado e, assim, torna-o fraco, de modo que pode haver necessidade de treinamento muscular. A capacidade de produzir força máxima é normalizada depois de alguns dias ou semanas.

Cãibras musculares associadas a exercício físico

Atletas podem sentir cãibras em músculos esqueléticos durante ou imediatamente após uma competição e à noite, durante o sono. Pesquisadores, entretanto, ainda não conseguiram identificar as causas. A maior parte das cãibras musculares induzidas ou associadas a exercícios físicos não tem relação com doenças ou distúrbios de saúde. Cãibras musculares ligadas a exercícios físicos são definidas como contrações dolorosas, espasmódicas e involuntárias dos músculos esqueléticos, as quais ocorrem durante ou imediatamente após os exercícios físicos.[10] As cãibras musculares noturnas podem ou não estar relacionadas com exercícios físicos.

Acreditava-se que as cãibras musculares fossem causadas por distúrbios do equilíbrio hidreletrolítico, particularmente o de sódio, em associação com elevada transpiração, como é o caso de cãibras pelo calor. Isso é verdadeiro para alguns tipos de cãibras musculares associadas a exercício físico. Pesquisas recentes sugerem que essas cãibras são provocadas pela atividade sustentada do neurônio α-motor, a qual é resultado do controle anômalo espinal.[10] A fadiga muscular parece levar a essa falta de controle por meio de um efeito sobre os órgãos tendinosos de Golgi e sobre os fusos musculares. No fuso muscular, a atividade aumenta; no órgão tendinoso, diminui.

Overreaching

Overreaching (sobrecarga) é a tentativa sistemática de sobrecarregar intencionalmente o corpo, a fim de que ele suporte o treino além do nível de capacidade obtido durante um período de sobrecarga aguda.[11] Ao adotar essa estratégia de treinamento, o desempenho sofre redução durante alguns dias ou semanas, havendo, em seguida, melhora da função fisiológica e do desempenho físico. O desafio nesse tipo de treinamento é obter resultados positivos enquanto se evitam possíveis efeitos negativos, como sintomas característicos de treinamento excessivo (descritos na próxima seção), pois a recuperação pode levar meses ou anos. Atletas que adotam o treinamento de *overreaching* devem considerar um programa de apoio, especialmente a terapia de agulhamento a seco (feita regularmente), para reduzir o estresse fisiológico do sistema musculoesquelético, bem como de outros sistemas.

Síndrome do treinamento excessivo

O treinamento excessivo de atletas provoca estresse em demasia; isso pode levar a consequências patológicas sistêmicas, que exigem meses ou anos de recuperação.

Alguns atletas podem desenvolver a síndrome do treinamento excessivo durante períodos de treino intenso com sobrecarga. Eles podem sentir um súbito declínio do desempenho sem nenhuma explicação aparente, além de disfunção fisiológica ou depressão psicológica que se estende por semanas, meses ou até anos. As causas precisas desses colapsos não estão bem esclarecidas; ademais, os sintomas variam conforme o tipo de treinamento, não podendo ser remediados por procedimentos normalmente considerados em caso de fadiga não patológica.

A fadiga não patológica que pode acompanhar uma ou mais sessões exaustivas de treinamento é aliviada, geralmente, ao reduzir a intensidade dos treinos durante alguns dias ou ao instituir repouso, além de uma dieta rica em carboidratos.

Os sintomas relacionados com a síndrome do treinamento excessivo são subjetivos e identificáveis apenas quando o desempenho e a função fisiológica do indivíduo começam a deteriorar-se. Com isso, torna-se muito difícil reconhecer que a queda no desempenho é causada por treinamento excessivo. Em geral, as principais causas da síndrome do treinamento

excessivo equivalem a uma combinação complexa de desequilíbrios emocionais e fisiológicos. Os principais sinais e sintomas são: [12]

* Fadiga geral
* Perda da força muscular, da coordenação e da capacidade de trabalho
* Mudanças no apetite
* Perda de peso
* Distúrbios do sono
* Irritabilidade, inquietação, excitabilidade ou ansiedade
* Perda da motivação e do vigor
* Falta de concentração
* Sentimentos de depressão
* Falta de interesse por situações consideradas, normalmente, agradáveis.

Hans Selye[13], que deu início às pesquisas sobre estresse, observou, em 1956, que a tolerância de uma pessoa ao estresse pode ser reduzida quando ocorre um aumento súbito de ansiedade ou de dor física. As exigências emocionais de uma competição, o desejo de vencer, o medo do fracasso, objetivos não realistas e a expectativa de terceiros podem ser fontes de estresse emocional intolerável, levando à perda da vontade de competir e do entusiasmo para treinar.

Armstrong e VanHeest[12] fizeram a importante observação de que a síndrome do treinamento excessivo e a depressão clínica compartilham sinais e sintomas, estruturas cerebrais, neurotransmissores, trajetos endócrinos e respostas imunológicas similares, o que determina alterações nos sistemas nervoso, endócrino e imunológico dos atletas afetados. Sintomas fisiológicos que acompanham o declínio do desempenho refletem, com frequência, alterações nos sistemas controlados pelos ramos simpático ou parassimpático do sistema nervoso autônomo.

Os sintomas decorrentes do treinamento excessivo podem incluir:

* Aumento dos batimentos cardíacos em repouso e da pressão arterial
* Índice metabólico basal elevado
* Perda de apetite
* Diminuição da massa corporal
* Distúrbio do sono
* Instabilidade emocional.

Atletas que adotam métodos de resistência altamente intensivos em seus treinos tendem a apresentar sintomas do sistema nervoso simpático. Já atletas de *endurance* são mais propensos a manifestar sintomas do sistema parassimpático na síndrome do treinamento excessivo, e os decréscimos de desempenho diferem acentuadamente dos decréscimos associados a sintomas decorrentes de treinamento excessivo simpático.

Os sintomas do sistema nervoso parassimpático relacionados com o treinamento excessivo são os seguintes:

- Fadiga precoce
- Diminuição da frequência cardíaca e da pressão arterial em repouso
- Rápida recuperação da frequência cardíaca após exercícios físicos.

Cada regime de treinamento e esporte tem seus próprios sintomas da síndrome do treinamento excessivo. Assim, os conceitos de treinamento excessivo "relacionado com a intensidade" e "relacionado com o volume" são usados para diferenciar fatores específicos de estresse associados ao treinamento, os quais produzem sinais e sintomas únicos.[14]

Nessas condições, o treinamento excessivo simpático é aquele cujos sintomas são os mais frequentemente observados. No entanto, algumas pessoas que não são submetidas a treinamento excessivo desenvolvem sintomas associados ao sistema nervoso autônomo. Por essa razão, a presença desses sinais nem sempre pode ser considerada resultante de treinamento excessivo.

O sistema endócrino está totalmente envolvido na resposta aos fatores de estresse do treinamento excessivo. Atletas que realizam treinos excessivos podem apresentar concentrações hormonais sanguíneas alteradas durante períodos de sobrecarga, situação sugestiva de uma reação da função endócrina em resposta ao estresse excessivo.

Quando há aumento do volume ou da intensidade do treinamento, as concentrações sanguíneas de tiroxina e testosterona normalmente diminuem, enquanto a de cortisol aumenta. Considera-se que a proporção entre testosterona e cortisol regula o processo anabólico na recuperação; a alteração dessa proporção é considerada, assim, um importante sinal relacionado com a síndrome do treinamento excessivo. A diminuição do nível de testosterona associada ao aumento do nível de cortisol resulta em mais catabolismo do que anabolismo de proteínas nas células. Além disso, a maior parte dos estudos sobre treinamento excessivo teve como base atletas de *endurance* treinados com exercícios aeróbicos.

A modificação hormonal durante o treinamento excessivo é complexa, havendo necessidade de mais pesquisas para sua interpretação em diferentes indivíduos e tipos de treinamento.[14] Muitos estudiosos acreditam que não existe nenhum marcador sanguíneo capaz de definir com precisão a síndrome do treinamento excessivo.

Segundo Armstrong e VanHeest[12], os fatores de estresse da síndrome do treinamento excessivo ativam os seguintes eixos hormonais, predominantemente envolvidos na resposta do corpo a esses fatores: eixo simpático-adrenérgico-medular (SAM), que envolve o ramo simpático do sistema nervoso autônomo, e eixo hipotalâmico-pituitário-adrenocortical (HPAC).

Esse conceito é ilustrado na Figura 5.4, que mostra as interações do cérebro e do sistema imunológico com esses dois eixos. É altamente provável, assim, que neurotransmissores cerebrais desempenhem um papel essencial na síndrome do treinamento excessivo. Os níveis de serotonina, importante neurotransmissor, ficam elevados e, portanto, são significativos no treinamento excessivo, embora suas concentrações plasmáticas não reflitam com precisão essas concentrações no cérebro.

Ainda com base no modelo de Armstrong e VanHeest[12], as citocinas também são muito influentes na síndrome do treinamento excessivo.[15] Trauma associado a treinamento excessivo em músculos, ossos e articulações causa inflamação e níveis elevados de citocina circulante, responsável pela resposta inflamatória a infecções e lesões. Estresse musculoesquelético excessivo decorrente de treinamento, se acompanhado de repouso e recuperação insuficientes, desencadeia uma série de eventos em que uma resposta inflamatória aguda evolui para inflamação crônica e, com o tempo, para inflamação sistêmica. Por sua vez, a inflamação sistêmica ativa monócitos circulantes, os quais, então, sintetizam grandes quantidades de citocinas. Estas agem, em seguida, nas funções cerebrais e corpóreas, induzindo sintomas consistentes com os da síndrome do treinamento excessivo.

O treinamento excessivo, quando causa estresse, certamente afeta as funções do sistema imunológico, o qual atua na defesa contra bactérias, parasitas, vírus e células tumorais, além de participar ativamente da regeneração tecidual pós-lesão. Ele depende da ação de células espe-

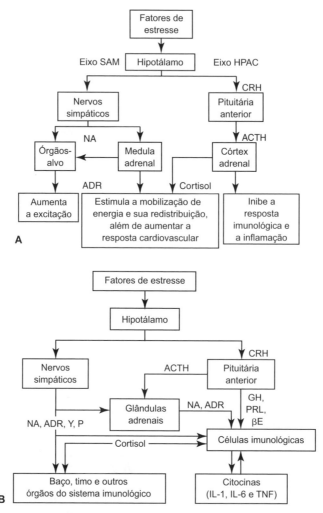

Figura 5.4 A. O hipotálamo divide o estresse do treinamento excessivo por meio de dois eixos: o eixo hipotalâmico-pituitário-adrenocortical (HPAC) e o eixo simpático-adrenérgico-medular (SAM). **B.** As interações entre cérebro e sistema imunológico mediam as respostas ao treinamento excessivo e as citocinas desempenham um papel potencialmente importante nos processos fisiológicos. ACTH: adrenocorticotrofina; ADR: adrenalina (epinefrina); CRH: hormônio liberador de corticotrofina (*corticotropin-releasing hormone*); βE: β-endorfina; GH: hormônio do crescimento (*growth hormone*); IL-1: interleucina 1; IL-6: interleucina 6; NA: noradrenalina; P: substância P; PRL: prolactina; TNF: fator de necrose tumoral (*tumor necrosis factor*); Y: neuropeptídio Y.

cializadas, como linfócitos, granulócitos e macrófagos, além de anticorpos, para neutralizar patógenos (invasores) que podem causar doenças.

Além disso, o treinamento excessivo suprime a função imunológica normal, o que aumenta a suscetibilidade a infecções e retarda a recuperação do organismo afetado por fadiga e lesões. Essa supressão imunológica caracteriza-se por concentrações excepcionalmente baixas de linfócitos e de anticorpos. Organismos invasores ou condições endógenas, como a flora bacteriana e os vírus alojados no corpo, tornam-se mais propensos a causar doenças quando as concentrações de células do sistema imunológico encontram-se baixas. Ademais, a prática de atividade física intensa durante o percurso da doença pode reduzir a capacidade de combate à infecção e aumentar o risco de complicações.[16]

A síndrome do treinamento excessivo é uma condição sistêmica e complexa, sendo difícil diagnosticá-la e tratá-la de modo eficaz por meio de procedimentos convencionais. Com a técnica ISDN, essa síndrome pode ser evitada ou tratada com mais eficiência, especialmente se o método for associado a outros procedimentos terapêuticos.

Resumo

A acupuntura com técnica de agulhamento a seco é uma terapia que normaliza a fisiopatologia dos tecidos moles, levando ao equilíbrio do sistema musculoesquelético e à restauração da homeostase. Por isso, é essencial que os clínicos entendam os processos fisiológicos e patológicos dos músculos durante o treinamento e saibam identificar lesões. Sintomas provocados por treinamento excessivo – ou a síndrome do treinamento excessivo – são comuns entre atletas. A técnica ISDN consiste em uma terapia eficaz para ajudar quem sofre dessas condições.

Referências bibliográficas

1. Costill DL, Daniels J, Evans W, Fink W, Krahenbuhl G, Saltin B. Skeletal enzymes and fiber composition in male and female track athletes. J Appl Physiol. 1976;40(2):149-54.
2. Mense S, Simons DG. Muscle pain: understanding its nature, diagnosis, and treatment. Philadelphia: Lippincott Williams & Wilkins, 2001.
3. Mutungi G, Ranatunga KW. The viscous, viscoelastic and elastic characteristics of resting fast and slow mammalian (rat) muscle fibers. J Physiol. 1996;496(Pt 3):827-36.
4. Layzer RB. Muscle pain cramps, and fatigue. In: Engel AG, Franzini-Armstrong C, editors. Myology. 2.ed. New York: McGraw-Hill, 1994. v. 2, p. 1754-68.
5. Headley BJ. Chronic pain management. In: O'Sullivan SB, Schmitz TJ, editors. Physical rehabilitation: assessment and treatment. 3.ed. Philadelphia: FA Davis, 1994, Cap. 27.
6. Harms-Ringdahl K, Ekholm J. Intensity and character of pain and muscular activity levels elicited by maintained extreme flexion position of the lower-cervical-upper-thoracic spine. Scand J Rehabil Med. 1986;18(3):117-26.

7. Schwane JA, Johnson SR, Vandenakker CB, Armstrong RB. Delayed-onset muscular soreness and plasma CPK and LDH activities after downhill running. Med Sci Sports Exerc. 1983;15(1):51-6.
8. Wilmore JH, Costill DL, Kenney WL. Physiology of sports and exercise. Champaign, IL: Human Kinetics, 2008. p. 41.
9. Armstrong RB, Warren GI, Warren JA. Mechanisms of exercise-induced muscle fiber injury. Sports Med. 1991;12(3):184-207.
10. Schwellnus MP. Skeletal muscle cramps during exercise. Phys Sportsmed. 1999;27(12):109-15.
11. Wilmore JH, Costill DL, Kenney WL. Physiology of sports and exercise. Champaign, IL: Human Kinetics, 2008. p. 301.
12. Armstrong IE, VanHeest JL. The unknown mechanism of the overtraining syndrome: clues from depression and psychoneuroimmunology. Sports Med. 2002;32(3):185-209.
13. Selye H. The stress of life. New York: McGraw-Hill, 1956.
14. Kraemer WJ, Ratamess NA. Endocrine responses and adaptations to strength and power training. In: Komi PV, editor. Strength and power in sports. Oxford, UK: Blackwell Scientific, 2003. p. 379-80.
15. Smith IL. Cytokine hypothesis of overtraining: a physiological adaptation to excessive stress? Med Sci Sports Exerc. 2000;32(2):317-31.
16. Nieman DC. Exercise, infection, and immunity. Int J Sports Med. 1994;15(Suppl 3):S131-41.

Leitura complementar

Wilmore JH, Costill DL, Kenney WL. Physiology of sports and exercise. 4.ed. Champaign, IL: Human Kinetics, 2008, *Training for sport*.

O Capítulo 13, *Training for Sport*, é uma excelente leitura; apresenta e discute o modelo de treinamento ideal e a síndrome do treinamento excessivo com dados de pesquisas recentes. O capítulo é uma ponte indispensável entre o conhecimento fisiopatológico do treinamento excessivo e a prática clínica relacionada ao tratamento de seus sintomas por meio do agulhamento a seco sistêmico integrado.

Mecanismos Clínicos do Agulhamento a Seco Sistêmico Integrado

6

Na prática do agulhamento a seco sistêmico integrado, nada é mais importante que compreender os mecanismos biológicos do agulhamento.

O ISDN é uma terapia única porque implica o uso de agulhas finas para inocular "traumatismos" intrusivos minúsculos, ou lesões, nos tecidos moles com o objetivo de ativar processos autocurativos. Quando uma agulha é inserida no corpo humano, ela rompe a pele – primeira linha de defesa do sistema imunológico – e, então, inocula lesões em todos os tecidos moles que encontra, incluindo fibras musculares, terminações nervosas e até periósteo. As lesões permanecem quando a agulha é removida. O sistema biológico humano ativa todos os mecanismos fisiológicos possíveis para reparar as lesões inoculadas pela inserção da agulha.

O reparo começa com uma reação inflamatória para destruir e eliminar o tecido lesionado e morto como resultado do agulhamento, e, então, a maquinaria genética é ativada para sintetizar um tecido novo para substituir o que foi danificado. Esses processos requerem uma coordenação de todos os sistemas fisiológicos, particularmente os sistemas nervoso, imunológico, endócrino e cardiovascular, envolvendo mecanismos centrais e periféricos. Esses são mecanismos biológicos de sobrevivência inerentes ao organismo. Independentemente de onde as agulhas sejam inseridas – face, pescoço, braço ou perna –, os mecanismos biológicos locais são os mesmos (Figura 6.1). Sintomas locais, como dor no tecido mole do ombro, ou sintomas não locais, como dor de cabeça, podem responder ao agulhamento nos braços ou nas pernas. Por causa disso, a terapia ISDN é não específica. Sintomas de diferentes processos patológicos melhoram ou são curados pelo mesmo mecanismo da "lesão". Entretanto, diferentes localizações do agulhamento podem resultar em níveis de eficácia terapêutica um pouco diferentes. Por exemplo, no tratamento de ombro congelado, a inserção de agulha na área dolorida do ombro é mais eficaz, na maioria dos casos, do que inserir agulhas nas pernas, embora se tenha observado, clinicamente, que o agulhamento nas pernas, no couro cabeludo, nas orelhas ou em outra parte do corpo pode produzir alívio no ombro em alguns casos, como resultado de mecanismos reflexos sistêmicos.

Esses mecanismos costumavam ser enigmáticos para os médicos e ainda o são, atualmente, para aqueles que comparam o ISDN com a terapia farmacêutica. Clínicos e cientistas eminentes já estabeleceram uma base fisiológica sólida de como e por que o ISDN funciona. Pomeranz,[1] famoso pesquisador no campo da analgesia pela acupuntura, disse: "Sabemos mais sobre a analgesia pela acupuntura do que sobre muitas substâncias químicas usadas de rotina".

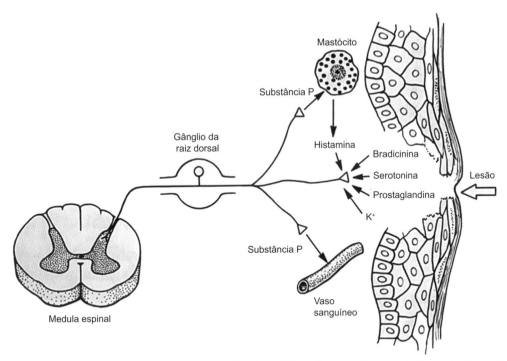

Figura 6.1 Mecanismos da lesão da terapia de agulhamento. A inserção da agulha insere lesão nos tecidos moles, estimula a fibra C que contém peptídios e provoca resposta reflexa do axônio. Os tecidos lesionados liberam fatores de sinalização química, conforme mostrado.

Entretanto, o conhecimento dos complexos processos biológicos que estão por trás do procedimento aparentemente simples do agulhamento ainda é inadequado. Para guiar a prática clínica, este capítulo dedica-se aos mecanismos periféricos. Esses mecanismos podem ser observados, previstos e provados por qualquer clínico que exerça o ISDN.

O fato de os mecanismos centrais não serem discutidos neste livro não significa que não sejam importantes; pelo contrário, são essenciais no ISDN porque as regulações centrais controlam e coordenam os mecanismos periféricos. Os estímulos do agulhamento são levados ao sistema nervoso central (SNC) pelas fibras nervosas sensoriais, inicialmente até a medula espinal e depois para diferentes níveis espinais; para o tronco encefálico, tálamo e hipotálamo; e até o córtex (Figura 6.2).

O agulhamento primeiro estimula o sistema somatossensorial, assim que a agulha toca a pele e penetra nos tecidos profundos, deixando lesões ali. Esse sistema tem muitas tarefas que variam da entrada para o reflexo motor até ordens mais elevadas de percepção, como compreensão cognitiva, percepção de nocicepção e dor e emoção.

O agulhamento induz a coordenação de todos os sistemas fisiológicos. Atualmente, com a possibilidade da Ressonância Magnética funcional (RMf; Figura 6.3), é possível localizar com precisão a parte do cérebro que é ativada pelo agulhamento. Entretanto, o conhecimento de como interpretar essas imagens ainda está se desenvolvendo. Uma discussão detalhada dos mecanismos centrais está além do objetivo deste livro e, por esta razão, os leitores podem consultar publicações mais atualizadas para mais informações.

Concluindo, o método de ISDN é uma terapia para tecido mole. De fato, muitas doenças diferentes, especialmente doenças crônicas, envolvem ou são causadas por disfunção de tecido mole. É muito importante à prática clínica que a natureza da disfunção do tecido mole seja bem compreendida.

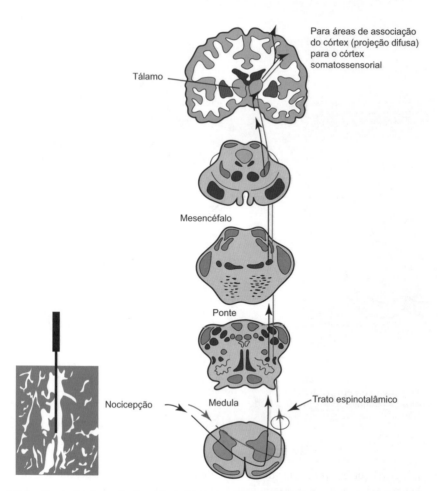

Figura 6.2 A estimulação da agulha leva sinais físicos e químicos por todo o trajeto, desde o local da inserção da agulha até o córtex.

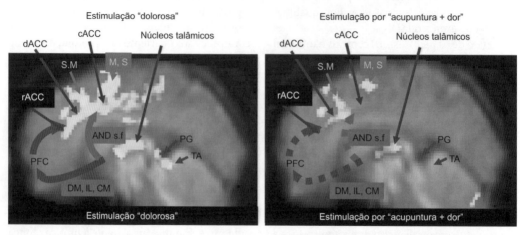

Figura 6.3 Ativação cortical resultante de "dor", primeiro, e do "agulhamento", em seguida. Significativa redução na ativação é observada na maioria das áreas de processamento do sinal doloroso, que incluem o córtex cingulado e o tálamo.

Por que pacientes respondem de modo diferente ao mesmo tratamento de ISDN

Conforme mencionado anteriormente, o ISDN ativa o mecanismo de sobrevivência implícito do corpo humano para obter autocura para muitas e diferentes condições patológicas. Desse modo, o ISDN é eficaz para quaisquer sintomas que possam ser parcial ou completamente curados por mecanismos biológicos reguladores do corpo.

Os seres humanos herdam um potencial de autocura para sobrevivência biológica. Entretanto, este potencial de autocura é consideravelmente afetado pelo nível do estresse, pela história médica, pela nutrição e pelo estilo de vida, bem como pela herança genética e pela idade. Cada pessoa, portanto, tem capacidade diferente de se autocurar e esse potencial também muda de modo dinâmico. Ele se deteriora em pessoas que abusam da saúde e melhora nas que se cuidam bem. A eficácia da terapia com ISDN, portanto, depende de dois fatores:

- Do potencial do corpo em autocurar-se
- Da capacidade dos sintomas ou doenças em particular de se autocurar.

Os potenciais individuais de cura dos pacientes são diferentes, assim como o estado de seus sintomas e o tipo de doença. Essa é a razão pela qual diferentes pacientes respondem de modo diferente ao mesmo tratamento de ISDN. Para dois pacientes com o mesmo diagnóstico médico, o paciente A pode apresentar resultados milagrosos com a terapia de ISDN por causa de seu potencial de cura saudável, e o paciente B pode ficar desapontado depois de muitas sessões de tratamento, em decorrência de seu potencial de cura fraco e prejudicado.

Usando um procedimento inovador, bem definido e confiável de avaliação apresentado neste livro, os clínicos poderão classificar os pacientes em quatro grupos de reagentes ao ISDN: excelentes, bons, medianos e fracos. Dung[2] descobriu esses importantes fenômenos clínicos depois de pesquisas nas quais ele examinou mais de 15.000 pacientes (comunicação pessoal).

Diagnósticos médicos modernos conseguem fornecer as informações necessárias sobre a natureza dos sintomas e das doenças, mas o potencial individual de autocura é, com frequência, ignorado na prática clínica.

Agulhamento como terapia de tecido mole

Clínicos observaram que a terapia de agulhamento pode ser usada com certa eficácia em quase todas as condições patológicas conhecidas, desde dor em tecido mole até doença de Parkinson, câncer e até síndrome da deficiência imunológica adquirida (AIDS), com resultados variáveis. O agulhamento não reverte muitas dessas condições, mas consegue melhorar alguns sintomas por algum tempo. Isso merece um esclarecimento específico.

Um dos conceitos mais importantes no ISDN é que os mecanismos inespecíficos do agulhamento não têm como meta direta nenhuma doença em particular. A medicina convencional tem como objetivo tratar condições patológicas específicas com diagnósticos e procedimentos específicos. Em quase todos os casos clínicos, o benefício do ISDN é a normalização da função do tecido mole. A única exceção é o uso ocasional de agulhamento para anestesia durante cirurgia, assunto não abordado nesta obra.

O tecido mole abrange músculos, tecidos conjuntivos e tecidos nervosos. Neste livro, o termo é usado para incluir músculos, ligamentos, tendões, bursas, cápsulas, fáscias, nervos periféricos, sangue e vasos linfáticos, assim como vísceras com seus tecidos moles associados, como pleura ou ligamentos e nervos. O SNC também é considerado tecido mole por algumas autoridades. O tecido mole é distribuído por todo o corpo e responde por 50% da massa corporal. Ele tem uma função em toda atividade humana, incluindo a atividade mental (que é auxiliada pelos vasos sanguíneos, por exemplo). Portanto, é compreensível que todas as condições patológicas envolvam tecido mole, e, em muitos casos, o próprio tecido mole é o foco patológico dos sintomas ou da doença: por exemplo, dor em tecido mole causada por prática de esporte e em atividade diária. Quando o agulhamento é usado para casos de dependência química, ele não propicia nenhum efeito farmacêutico contra a substância química propriamente dita, mas reduz a tensão nos tecidos moles que resulta da retirada da substância.

A experiência da acupuntura chinesa de mais de dois milênios de prática, bem como de evidências médicas modernas, confirma que o agulhamento promove a normalização dos tecidos moles disfuncionais e restaura a homeostase dos sistemas biológicos.

A disfunção de tecido mole se manifesta com os seguintes sintomas:

- Inflamação
- Contratura de tecidos moles contráteis, como músculos, fáscias, tendões e ligamentos
- Aderência entre diferentes tecidos moles
- Formação de tecido cicatricial dentro do mesmo tecido e entre tecidos diferentes após inflamação crônica ou lesão
- Condições linfáticas e do sangue, como microcirculação deficiente e edema
- Condições tróficas de tecidos moles
- Desequilíbrio dos sistemas musculoesqueléticos e inibição de reflexo.

Todas as doenças humanas envolvem algum tipo de disfunção de tecido mole. Muitos sintomas clínicos estão relacionados ou foram produzidos por alterações compensatórias no tecido mole. A eficácia da intervenção médica para tratar muitas lesões externas e disfunções internas depende de quanto o processo patológico do tecido mole – como inflamação, contratura, aderência, deficiência trófica, cicatriz e bloqueio da microcirculação local – pode ser remediado. Disfunção crônica de tecido mole é uma condição patológica resultante de todos esses processos patológicos no tecido mole após lesão aguda ou crônica. Pode haver ajuste compensatório para garantir a sobrevivência à custa de um sacrifício da homeostase sistêmica. Por exemplo, uma pessoa com um membro inferior mais curto continua a andar porque ajusta o equilíbrio musculoesquelético. Esse ajuste compensatório favorece a sobrevivência imediata, mas pode colocar em curso um desequilíbrio homeostático em longo prazo.

Portanto, disfunção e lesão de tecido mole podem ocorrer a qualquer momento e em qualquer ambiente como resultado de insultos externos ou de desequilíbrio interno, como infecção, anormalidades na alimentação, condições patológicas internas, procedimentos médicos agressivos ou inadequados, estresse emocional ou alterações no clima. Essa é a razão pela qual a incidência de doenças em tecidos moles nos seres humanos é tão elevada.

Depois do adequado tratamento de algumas disfunções agudas de tecido mole, ele fica curado e volta a funcionar normalmente. Algumas disfunções, entretanto, podem evoluir para condições crônicas. Em alguns casos, as disfunções ou lesões do tecido mole começam como doenças crônicas. Depois de lesões como dilacerações físicas externas ou inflamação, ou úlcera de tecido interno, o resultado pode ser contratura, aderência, cicatriz, bloqueio da circulação local e deformação do tecido, casos, todos, que levam a um ajuste compensatório. As alterações compensatórias podem se tornar irreversíveis; portanto, o tecido mole disfuncional desempenha importante papel na criação de sintomas crônicos e, gradualmente, sensibiliza o SNC. Portanto, o termo *síndrome crônica de tecido mole* é usado para designar uma variedade de condições crônicas.

Tipos de lesão de tecido mole

A destruição de tecido decorrente de deformação física, esgarçamento, ruptura, necrose e bloqueio da circulação, que resulta em disfunção e lesão do tecido mole, pode ser classificada com os seguintes tipos:

- Lesões físicas violentas: esmagamento, batida, queda, compressão e empurrar e puxar são as fontes comuns de contusões em esportes de contato com o corpo
- Lesões cumulativas: são lesões causadas por ações frequentes ou repetitivas do mesmo tecido
- Estresse emocional: pode causar dilatação ou constrição dos vasos sanguíneos e fortes contrações ou cãibras nos músculos, resultando em dano aos vasos sanguíneos. Depressão emocional induz desaceleração da circulação humoral e sanguínea, resultando em retenção de líquidos. Isso pode levar a inchaço ou aumento dos tecidos e órgãos, podendo haver compressão de outros tecidos ou órgãos, o que provoca lesão
- Lesões inconscientes: são lesões físicas pequenas quase não perceptíveis da vida diária
- Fadiga por sobrecarga: esse tipo de lesão inclui esforço excessivo (lesão aos membros e músculos), excesso de alimentação (lesão aos órgãos digestivos) e excesso de exercícios físicos (treinamento físico excessivo)
- Lesões por toxinas químicas: essas incluem uso excessivo de álcool e drogas ilícitas, cigarro, medicação excessiva e exposição a poluentes
- Lesões causadas por excesso de peso e obesidade: incluem lesão cardiovascular e complicações respiratórias
- Lesões pós-cirúrgicas: incluem úlceras, hemorragia interna e infecções nosocomiais

- Lesões relacionadas com doenças: um exemplo é a artrite reumatoide, que causa inflamação, edema e necrose de tecidos moles
- Lesões relacionadas com o ambiente: essas lesões são causadas por queimaduras ou extremos de temperaturas
- Lesões causadas por fisiologia anormal: essas lesões surgem do desequilíbrio entre os sistemas nervosos simpático e parassimpático.

Processo patológico de lesão e disfunção de tecido mole

Disfunções de tecidos moles – inflamação, contratura, aderência, cicatriz, bloqueio de circulação, atrofia e desequilíbrio musculoesquelético – levam a outras consequências patológicas.

Inflamação

Inflamação, ou resposta inflamatória, é o processo fisiológico de acúmulo local de líquido, proteínas plasmáticas e glóbulos brancos iniciado como resultado de lesão física, infecção ou resposta imunológica local. *Inflamação aguda* refere-se aos estágios iniciais e, com frequência, transitórios, enquanto inflamação crônica ocorre quando a infecção persiste ou quando há doença autoimune. A inflamação é um mecanismo de sobrevivência inerente do corpo para proteger o sistema de uma invasão estranha e para promover autocura depois de lesão de tecido. Entretanto, a inflamação pode ficar fora de controle, provocando dor ou lesão dos tecidos. Evidências clínicas mostram que a terapia de ISDN faz a inflamação retroceder ao nível em que pode ajudar no processo de cura. Deve-se ter em mente que o ISDN não suprime a inflamação, mas a deixa no nível fisiológico normal.

Contratura e cãibras

Contratura é contração muscular sem controle do SNC, conforme definido no Capítulo 5. Depois da fase inicial e aguda das lesões, alguns tecidos moles (músculos, tendões, ligamentos, fáscias) tornam-se contraídos e encurtados como uma maneira de proteção contra lesões adicionais. A contratura de tecido mole é designada como *cãibra* quando ocorre no contexto do exercício físico. Contratura muscular leva à contratura do tecido relacionado, como fáscias, tendões e ligamentos.

Aderência

Aderência é um tecido semelhante à cicatriz que se forma entre duas superfícies dentro do corpo, como consequência patológica de lesões de tecidos moles. Há dois tipos de aderência de tecido mole: uma causada por impacto físico externo e outra por agressão patológica interna. Aderências que se desenvolvem nos membros e na coluna causam mais sintomas por causa da grande quantidade de movimentos físicos nessas áreas. Menos sintomas são observados em aderências na face e no abdome.

Aderência causada por impacto físico externo

Força violenta, estresse cumulativo, impactos menores não percebidos na rotina diária, lesões por sobrecarga, condições de excesso de peso e anormalidades emocionais (estresse ou depressão) causam lesão de tecidos moles, como ruptura de capilares e de fibras. Durante a recuperação desse tipo de lesão, tecidos moles como músculos, ligamentos, vasos sanguíneos, nervos e ossos podem se aderir um ao outro.

Aderência causada por agressões físicas internas

Este tipo de aderência pode ser causado por processos patológicos internos, infecções invasivas, condições ambientais e lesões pós-cirúrgicas.

A aderência não pode ser detectada por instrumentos, sendo uma condição frequentemente negligenciada pelos profissionais médicos.

Cicatrização

Cicatrizes externas e internas são formadas durante o processo de cura do tecido mole se a lesão for grave o suficiente ou se envolver grandes áreas. Cicatrizes internas são, com frequência, fatores patológicos para disfunção crônica de tecido mole.

Bloqueio de circulação

Uma lesão de tecido mole pode incluir, frequentemente, algum tipo de dano, como rompimento de vasos sanguíneos e linfáticos, dilaceração de fibras, hemorragia e retenção de líquido. Durante o processo de cura, o tecido cicatricial e a fibrose podem bloquear os canais normais de circulação, resultando em retenção de líquido em uma área e circulação reduzida em outra. Esta condição pode se tornar causa de disfunção crônica de tecido mole.

Atrofia

Atrofia resulta em estrutura anatômica anormal. Depois de inflamações e lesões, o suprimento sanguíneo para os tecidos locais pode ficar muito reduzido, causando deficiência trófica. Com a atividade física reduzida, tecidos moles, como músculos e tendões, gradualmente se deformam.

Desequilíbrio musculoesquelético

Desequilíbrio musculoesquelético pode ser a consequência de qualquer um ou de todos os tipos de disfunção de tecido mole acima mencionados. Quando existem essas condições, o funcionamento biomecânico do sistema musculoesquelético e das articulações torna-se desequilibrado, resultando em má postura e em limitação de movimento.

Características histológicas das lesões de tecido mole

Contratura

Contratura é um mecanismo de autoproteção do tecido mole. Pode ser reversível ou irreversível. Quando o encurtamento do tecido fica dentro dos limites fisiológicos e é causado por excesso de uso, sobrecarga, uso inadequado ou agressões físicas, é reversível. Contraturas por lesões graves, nas quais quantidades substanciais de tecido são destruídas, são irreversíveis. Pode ser resultado de lesão física ou de cirurgia. Durante o processo de autocura que segue os procedimentos cirúrgicos, são formadas aderências e cicatrizes, e as contraturas decorrentes desses processos podem ser irreversíveis. Por exemplo, uma perna pode ficar permanentemente encurtada depois de lesão grave dos músculos ou tendões do jarrete (músculos isquiotibiais).

Aderência

Durante o processo de autocura que segue lesões agudas ou crônicas, a regeneração do tecido pode causar aderência entre tecidos vizinhos. Isso acontece entre epimísios, endomí-

sios, tendões e tecidos vizinhos, ligamentos e cápsulas articulares. Também pode ser encontrada entre periósteo e nervo e tecidos vizinhos, e entre órgãos e tecidos moles relacionados. É muito importante evitar a formação de aderências durante o processo de cura.

Cicatrização e fibrogênese

Depois de uma lesão, o processo de autocura ocorre em três estágios: inflamação, regeneração celular e diferenciação e substituição do tecido. Durante esse processo, são produzidos células primordiais e fibroblastos. Eles secretam fibrinogênio para a construção de fibras de tecido. Normalmente, a formação de fibras de tecido conjuntivo predomina sobre a formação de tecidos musculares, capilares e capsulares. Parte deste tecido cicatricial será absorvida e parte persistirá, podendo causar disfunção permanente dos órgãos e do tecido mole.

Deficiência circulatória ou bloqueio

Contratura, aderência e tecido cicatricial atrapalham, todos, a microcirculação local, tanto a sanguínea quanto a linfática, podendo causar isquemia, hipoxia, retenção de água e acúmulo de resíduos. Para melhorar a microcirculação, é igualmente importante aliviar a contratura e reduzir a aderência e a formação de tecido cicatricial.

Três estágios de autocura do tecido mole após lesão

Depois de uma lesão, os tecidos moles começam o processo de autocura, que ocorre em três estágios:

- Inflamação e reação imunológica: o processo de coagulação e a reação imunológica liberam fatores biológicos ativos, como fatores de crescimento plaquetário, e ativam células imunológicas, como leucócitos e macrófagos, que digerem os tecidos lesionados
- Regeneração e diferenciação celular: células primordiais se regeneram e, então, se diferenciam no mesmo tipo de células dos tecidos lesionados
- Reconstrução dos tecidos lesionados: células endoteliais migram para partes lesionadas e formam tecidos e capilares.

Síndrome de compressão de compartimento osteofascial (ou síndrome compartimental)

As lesões de tecidos moles aumentam a pressão dentro do espaço entre o osso e a fáscia como resultado de edema, contratura dos tecidos moles e consequente circulação deficiente. Tecidos vizinhos, como nervos, vasos sanguíneos e vasos linfáticos ficam adversamente afetados pela pressão física aumentada. Pode sobrevir edema, hipoxia, isquemia, contratura do tecido e necrose. Dados clínicos revelam que a síndrome de compressão de compartimento osteofascial ou síndrome compartimental (SC) ocorre quando a pressão compartimental aumenta para 30 mmHg. O ISDN propicia considerável alívio na maioria dos casos de SC por conta de sua eficácia em reduzir o edema.

Condições patológicas de órgãos humanos que envolvem disfunção crônica de tecido mole

A síndrome crônica de tecido mole não se limita ao tecido musculoesquelético. Disfunções compensatórias, como contratura, aderência, cicatriz e bloqueio da circulação também se desenvolvem após lesões viscerais. Aqui são apresentados alguns exemplos, mas, na base desses diferentes tipos de patologias viscerais, encontra-se a mesma síndrome crônica de tecido mole, causada por inflamação, contratura, aderência, cicatriz e bloqueio da microcirculação local. As informações apresentadas a seguir foram reunidas pelo autor a partir de pesquisas realizadas na China:

- Coração: muitas doenças cardiovasculares envolvem contratura ou hipertrofia das fibras musculares cardíacas, aderência das fibras, tecido cicatricial e bloqueio da circulação
- Pulmões: enfisema cria aderência dos alvéolos e bloqueio da circulação
- Estômago: gastrite ou úlcera gástrica resulta em contratura e aderência das células musculares com a membrana mucosa, acompanhadas por cicatrizes e bloqueio da circulação
- Intestino: inflamação crônica produz contratura e aderência dos tecidos moles com formação de cicatriz e bloqueio da circulação
- Bexiga: inflamação crônica causa úlceras menores, resultando em contratura e bloqueio da microcirculação.

Esporões ósseos e disfunção do tecido mole

O crescimento ósseo anormal quase sempre está relacionado com disfunção de tecido mole. A contratura, ou tecido encurtado, normalmente aplica uma força física aumentada ao osso. Isso resulta em um crescimento anormal do material ósseo para se ajustar à força de tração aumentada sobre a superfície óssea. Além disso, o encurtamento dos tecidos moles, aderências, cicatrizes e bloqueio causam alterações no ambiente bioquímico e esse tipo de anormalidade biofísica e bioquímica leva ao crescimento anormal de tecido ósseo.

Acupuntura elétrica

A acupuntura elétrica estimula nervos periféricos específicos, que enviam impulsos fortes para a coluna espinal e para o cérebro. Com diferentes frequências de estímulos, a acupuntura elétrica consegue induzir diferentes endorfinas em diferentes níveis do SNC. Endorfinas têm muitas funções fisiológicas, como modular os mecanismos dolorosos para aliviar a dor, relaxar o sistema cardiovascular e melhorar a atividade imunológica porque reduzem o estresse fisiológico. A estimulação pela acupuntura elétrica, portanto, resulta na aceleração do processo de autocura.

Os mecanismos da endorfina são inespecíficos. A acupuntura elétrica e a inserção de agulhas estimulam a secreção de endorfinas; entretanto, manipulação quiroprática, massagem, atividade física, meditação e tirar férias também podem propiciar o mesmo resultado até certo ponto. Porém, a acupuntura elétrica proporciona mecanismos clínicos especiais que melhoram muito os efeitos do ISDN. Quando uma agulha é inserida em tecido mole lesionado ou doente, o processo do agulhamento e as lesões induzidas pela agulha ativam uma resposta anti-inflamatória, relaxam a contratura do tecido mole e possibilitam a regeneração do tecido. Durante a inserção e a remoção das agulhas, o tecido fica apenas ligeiramente esticado. A manipulação da agulha pode aumentar esse efeito de esticar o tecido.[3]

Se já houve desenvolvimento de tecido cicatricial em decorrência de aderência, é preciso esticar ainda mais o tecido para reduzi-lo. A contração rítmica e a vibração criadas pela corrente elétrica facilitam a separação do tecido que está no processo de ficar aderido ou que já o tenha ficado. Essa contração rítmica também pode ter o efeito de soltar e quebrar o tecido cicatricial. Resumindo, o valor clínico da estimulação por acupuntura elétrica é que ela pode reduzir a aderência e evitar a formação de tecido cicatricial, bem como melhorar a circulação sanguínea e linfática porque submete os músculos a um movimento passivo.

A acupuntura elétrica deve ser aplicada com cautela. Como induz um movimento vigoroso nos músculos, existe potencial de contração excessiva, que pode lesionar as fibras musculares. Essa contração, pelo fato de aplicar uma tensão excessiva nos tendões de origem e de inserção, pode provocar tendinite ou até ruptura das fibras tendinosas. Os músculos contraídos podem provocar impacto físico entre os componentes de uma articulação, produzindo dor e lesionando a estrutura articular. Uma contração muscular muito forte pode até fraturar um osso. Tendo em vista essas possibilidades, a acupuntura elétrica deve ser usada com prudência em pacientes novos: baixa intensidade com mínimo movimento muscular observável. Deve começar com frequências de 2 a 10 Hz durante períodos curtos, 3 a 5 minutos. Assim que o paciente se sentir confortável com a acupuntura elétrica, os parâmetros podem ser modificados.

Sensação do agulhamento

O agulhamento é um processo de estimulação nociceptiva com efeitos mecânicos e bioquímicos. Os efeitos mecânicos incluem pressão física sobre e perturbação dos nociceptores das terminações nervosas sensoriais. Os efeitos biomecânicos incluem inflamação neurogênica induzida pela agulha e secreção de neuropeptídios das terminações nervosas e tecidos nociceptivos, de substância P, bradicinina, prostaglandinas, serotonina, somatostatina e peptídio relacionado com o gene da calcitonina (CGRP).

Agulhas de aço inoxidável esterilizadas e descartáveis com tubos plásticos que servem de guias encontram-se disponíveis atualmente, facilitando a inserção. Assim que a agulha toca ou penetra na superfície da pele, as respostas originadas dos nociceptores dos nervos sensoriais cutâneos são muito diversas. A sensação pode ser a de um choque no nervo que vai se espalhando nas direções proximal e distal, de dor aguda, de formigamento e, às vezes, de queimação ou urticante. Assim que a agulha

atinge tecidos mais profundos, como fáscia, músculos, vasos sanguíneos e periósteo, os nervos afetados são nervos musculares, em sua maioria, e nervos sensoriais, como terminações nervosas não mielinizadas (grupo IV ou fibras C) que inervam os vasos sanguíneos e outros tecidos moles. Quando os vasos sanguíneos são atingidos pela agulha, ocorre dor aguda, mas, caso contrário, as sensações podem incluir dor surda, pressão, peso, distensão, compressão, sensibilidade, formigamento, entorpecimento e choque neurálgico. A sensação depende do tipo de fibra nervosa que a agulha encontra e da condição do tecido ao redor, como existência de perfusão tecidual e mediadores inflamatórios.[4]

Qualquer coisa que tenha provocado lesão tecidual ou que ameace fazer isso em um futuro imediato pode ser definida como nociva e o tipo de axônio que responde seletivamente à qualidade nociva de um estímulo é, portanto, por definição, um nociceptor. Esses axônios não são receptores de dor porque nocicepção não é dor.

Uma importante ocorrência neurofisiológica durante o agulhamento nociceptivo é a atividade antidrômica dos nervos periféricos. O agulhamento como excitação nociceptiva estimula a liberação de substância P das terminações nervosas não mielinizadas, o que desencadeia uma cascata de eventos que resulta em inflamação neurogênica, uma inflamação estéril causada pela atividade neuronal antidrômica nas fibras nervosas sensoriais pela liberação de substâncias endógenas com ações vasculares e celulares. Quando a estimulação nociceptiva ocorre, o potencial de ação dos neurônios sensoriais viaja na periferia (não centralmente) e libera essas substâncias endógenas das terminações receptivas. Isso indica que um nociceptor não apenas é um sensor passivo de estímulos nocivos, como também é capaz de mudar a composição química de seu ambiente como parte de sua reação ao estímulo que ameaça o tecido (Figura 6.4).[5,6]

A estimulação de nociceptores ativa a liberação de substâncias armazenadas nas varicosidades da terminação nervosa.

O agulhamento nos membros produz breve sensação de choque elétrico que corre para cima ou para baixo ao longo de todo o comprimento do membro. Quando o torso é agulhado, a sensação pode ser vivenciada como resposta local. Alguns pacientes têm a sensação incomum de energia circulando a partir do sítio onde a agu-

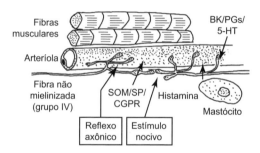

Figura 6.4 Atividade neuronal antidrômica durante estímulo que ameaça o tecido. Quando ocorre uma estimulação nociva, o nociceptor sensorial detecta a lesão ao tecido e libera substâncias endógenas que mudam o ambiente químico como parte da reação. Os potenciais de ação se propagam em sentido distal (contra a direção aferente), sensação frequente durante a terapia com agulhamento. As terminações nervosas livres terminam na parede de uma arteríola. Nas varicosidades da terminação nervosa, neuropeptídios como substância P (SP), somatostatina (SOM) e peptídios relacionados com o gene da calcitonina (CGRP) são armazenados. O estímulo mecânico também age indiretamente sobre a terminação, porque libera substâncias algésicas do sangue, como bradicinina (BK), prostaglandinas (PGs) ou serotonina (5-HT). A substância P causa vasodilatação, aumento na permeabilidade vascular e degranulação dos mastócitos, o que libera histamina como vasodilatador. Adaptada de Mense, 2001.

lha foi inserida, indo até a cabeça e descendo para os dedos dos pés. Isso pode acontecer por causa da combinação da condução nervosa cutânea e muscular.

A diversidade das sensações pode ser explicada pelos tipos de fibras nervosas estimuladas pelo agulhamento (Tabela 6.1). Os pacientes devem ser alertados de que algumas sensações provenientes do agulhamento, como dor ou sensibilidade, podem durar por 1 ou 2 dias.

A lesão induzida pelo agulhamento estimula a epiderme, a derme, os tecidos conjuntivos subjacentes (fibras elásticas, colágeno, lâmina basal, fáscia mais profunda), os tecidos musculares (músculos esqueléticos e músculos lisos dos vasos sanguíneos) e os tecidos nervosos (fibras nervosas dos neurônios sensoriais e neurônios pós-ganglionares). As células lesionadas pelo agulhamento serão substituídas por células novas do mesmo tipo sem formação de cicatriz.

Os mecanismos do agulhamento são tanto locais quanto sistêmicos:

- Reação cutânea local e mecanismo de microcorrente na pele
- Interação local entre a haste da agulha e os tecidos conjuntivos
- Relaxamento local da contratura e do encurtamento do músculo em questão, o que melhora a circulação local de sangue pelo reflexo autônomo
- Mecanismo neural: ativação neuronal nociceptiva e motora, atividade neuroendócrina mediada pelo SNC, trajetos segmentares e não segmentares
- Coagulação do sangue e circulação linfática
- Respostas imunológicas locais
- Síntese de DNA para substituir os tecidos lesionados e reparar as lesões.

Reação cutânea local e mecanismo de microcorrente cutâneo

A pele, com sua função neurovascular e imunológica, serve como linha de frente do sistema de defesa do organismo. Quando a agulha rompe a pele, ela desencadeia uma cascata de reações fisiológicas àquela intrusão. As agulhas encontram os seguintes componentes da pele:

- Fibras neuronais somáticas aferentes (fibras cutâneas Aδ e C) e fibras nervosas simpáticas (para controlar as glândulas sudoríparas e os vasos sanguíneos finos)

Tabela 6.1 Sensação pelo agulhamento e fibras nervosas relacionadas nos músculos.

Tipos de fibras nervosas aferentes	Velocidade (milissegundos^{-1})	Tipos de sensação
Tipo I (Aα) (fusos musculares e fusos tendinosos)	72 a 120	Nenhuma ou dormência
Tipo II (Aβ)	42 a 72	Dormência, pressão
Tipo III (Aδ)	12 a 36	Peso, distensão, pressão, compressão, dor
Tipo IV (não mielinizada, C)	0,5 a 1,2	Sensibilidade, formigamento e dor em queimação

- Vasos sanguíneos arteriais e venosos finos (suprimento de nutrição e regulação da temperatura)
- Tecido linfático, mastócitos (função imunológica)
- Tecidos conjuntivos (apoio estrutural e funcional).

Quando um ponto muda de fase latente para fase passiva, uma inflamação neurogênica local aumenta sua sensibilidade. Ao redor deste ponto sensível, a condução elétrica da pele aumenta e a resistência diminui, possivelmente por conta de líquido e íons que estão presentes como resultado da inflamação. A inserção de uma agulha neste ponto vai provocar uma resposta inflamatória local de defesa de todos os componentes da pele acima mencionados. O primeiro sinal visível é o rubor, que é a formação de vermelhidão (dilatação dos capilares) ao redor da agulha. Essa vasodilatação do sistema nervoso autônomo é mediada pela substância P, secretada pelos nervos sensoriais nociceptivos cutâneos. Em seguida, uma reação imunológica é desencadeada pelos mastócitos, que produzem histamina, fator de ativação plaquetária e leucotrienos. Ao mesmo tempo, a lesão induzida pela agulha promove a interação entre o sistema de coagulação sanguínea e o sistema complemento (do sistema imunológico).

A superfície do corpo sempre tem uma camada de carga elétrica porque o corpo humano está banhado no campo eletromagnético da Terra. Normalmente, a pele seca tem resistência de corrente direta (CD) de 200.000 a 2.000.000 ohms. Em um ponto sensível, essa resistência fica reduzida para 50.000 ohms.[7] Entretanto, Melzack e Katz[8] não observaram nenhuma diferença de condução entre pontos tradicionais usados no ISDN e pontos de controle vizinhos em pacientes com dor crônica. Esse fenômeno pode ser explicado pela natureza dinâmica dos tecidos sensíveis. É compreensível que a área de um tecido sensibilizado seja maior em pacientes com dor crônica, enquanto o mesmo local em pessoas saudáveis é menos sensível ou não apresenta nenhuma sensibilidade. Em uma pessoa saudável, a resistência da CD de pontos sensíveis é a mesma de outras áreas. Há de 20 a 90 mV de potencial de repouso pela pele humana íntegra, negativo na superfície externa e positivo na interna.[9] A maior parte dos pontos sensíveis mostra medição de 5 mV a mais em comparação a áreas que não são consideradas pontos de acupuntura.[7]

A inserção de uma agulha de metal provoca um curto-circuito na "bateria" da pele, criando, assim, uma microcorrente, chamada de *corrente de lesão*, que se movimenta de dentro para fora. A lesão minúscula criada pela agulha provoca um potencial negativo no sítio do agulhamento e produz 10 mA de corrente de lesão, o que beneficia o crescimento e a regeneração do tecido.[10] Essas microcorrentes induzidas pelo agulhamento não são suficientes para iniciar pulsos nervosos para a medula espinal, fazendo com que as microcorrentes não criem uma tolerância ao agulhamento da mesma maneira que se desenvolve tolerância a medicamentos como a morfina. Isso significa que o agulhamento repetitivo não terá efeito terapêutico diminuído. No caso da estimulação elétrica com a técnica de ISDN por mais de 3 h, entretanto, o efeito analgésico de fato diminui gradualmente. Han *et al.*[11] sugeriram que talvez a estimulação elétrica de longa duração aumente a liberação de colecistocinina octapeptídio (CCK-8), que é uma substância endógena antiopioide.[12] Esse efeito é a tentativa de o corpo manter o equilíbrio natural. Sem esse mecanismo de manutenção do equilíbrio, a estimulação elétrica positiva e seus resultados criariam efeitos colaterais negativos e, em última instância, destruiriam o organismo.

Manipulação da agulha: transdução do sinal mecânico através do tecido conjuntivo

A manipulação da agulha é uma importante técnica na acupuntura clássica, mas não no ISDN. Os antigos médicos chineses acreditavam que o agulhamento não poderia ser eficaz sem a manipulação da agulha. Evidências clínicas modernas indicam que esse não é o caso e que a eficácia terapêutica pode ser obtida sem qualquer manipulação, desde que sejam criadas lesões. Entretanto, a manipulação da agulha pode acrescentar valor ao tratamento com ISDN em muitos casos, se os mecanismos fisiológicos e mecânicos dessa manipulação forem compreendidos.

Uma equipe de pesquisadores da University of Vermont College of Medicine provou que a manipulação promove a cura do tecido porque tem efeitos biomecânicos, vasomotores e neuromoduladores sobre o tecido conjuntivo intersticial.[3]

Quando uma agulha é inserida no tecido do corpo, há um acoplamento inicial entre a haste de metal da agulha e as fibras elásticas e de colágeno. Essa afinidade é causada pela tensão da superfície e por uma atração entre o metal da agulha e a carga elétrica do tecido conjuntivo. Depois desse acoplamento, a força de fricção torna-se mais forte. Em seguida, a rotação da agulha aumenta a tensão das fibras porque estas são enroladas ao redor da agulha, o que puxa e realinha a rede de fibras conjuntivas.[12]

O profissional experiente detecta a resistência da agulha à rotação (força da agulha) e o paciente tem alguma sensação. Esse processo do "aperto da agulha" afeta a matriz extracelular, os fibroblastos presos às fibras de colágeno e, possivelmente, as células endoteliais capilares.

Como resposta a essa deformação física, as células iniciam uma cascata de eventos celulares e moleculares, incluindo reorganização citoesquelética intracelular, contração e migração celular, liberação autócrina de fatores de crescimento e ativação de trajetos intracelulares de sinais e proteínas de ligação nuclear que promovem a transcrição de genes específicos. Os efeitos acima mencionados levam à síntese e à liberação local de fatores de crescimento, citocinas, substâncias vasoativas, enzimas degradadoras e elementos da matriz estrutural. A liberação dessas substâncias muda os arredores extracelulares do tecido agulhado e resulta na promoção de cura nesse local. Esses resultados também podem afetar o tecido conjuntivo mais distante, espalhando, assim, o processo de cura com efeitos duradouros. É assim que os sinais mecânicos produzidos pela simples manipulação de uma agulha podem desencadear uma cascata de efeitos fisiológicos de cura.

De acordo com evidências clínicas, esse tipo de transdução dos sinais mecânicos, que resulta da manipulação correta da agulha (rotação ou movimento de pistão), é capaz de dessensibilizar receptores sensoriais e restaurar o limiar normal de dor. É muito comum, especialmente no caso de lesões agudas, que dor, sensibilidade e inchaço diminuam durante ou logo após o agulhamento.

O mistério da manipulação da agulha foi esclarecido por Langevin et al.[3,12], e a compreensão adequada desse mecanismo é indispensável aos clínicos. É importante entender que embora o sucesso do tratamento com ISDN não requeira a manipulação da agulha, a prática clínica é reforçada se o médico souber como essa técnica ajuda a reduzir o estresse do tecido e promover autocura.

Alívio local do encurtamento e da contratura muscular

O agulhamento propicia alívio local do encurtamento e da contratura muscular concomitantes. A dor muscular local estimula o músculo a criar pontos doloridos, contratura involuntária persistente e encurtamento das fibras musculares, resultando em tensão e rigidez muscular. Há quatro fontes comuns de dor muscular local: lesão mecânica, química ou física (p. ex., queimadura); esforço repetitivo, alongamento excessivo ou contração além dos limites naturais do músculo durante longo tempo; víscera doente que projeta dor na superfície do corpo, em parte por reflexos segmentares nervosos; e dor referida associada a articulação doente e suas estruturas acessórias.

Dor muscular local envolve fibras sensoriais aferentes (nociceptores), fibras musculares e vasos sanguíneos. As terminações nervosas das fibras sensoriais contêm neuropeptídios, substância P, CGRP e somatostatina. Sob condições patológicas, pode haver liberação de neuropeptídios das terminações nervosas sensoriais, que influenciam funções básicas do tecido, como excitabilidade neuronal, microcirculação local e metabolismo. Quando ocorre estímulo (mecânico, físico ou químico) que ameace o tecido (nocivo), são liberados neuropeptídios das terminações nervosas sensoriais, o que desencadeia uma cascata de eventos que levam à inflamação neurogênica. A substância P e os CGRP causam vasodilatação e aumentam a permeabilidade da microvasculatura. Os mastócitos, quando expostos à substância P, liberam histamina. Todas essas substâncias se difundem para tecidos vizinhos, expandindo a inflamação.

Assim que essa inflamação neurogênica se espalha, líquidos e proteínas saem dos vasos sanguíneos e vão para os espaços intersticiais vizinhos. Este processo libera substâncias vasoneuroativas: bradicinina de uma proteína (calidina) no plasma sanguíneo e serotonina (5-hidroxitriptamina [5-HT]) das plaquetas. Leucotrienos e prostaglandinas são liberados das células circunvizinhas do sítio lesionado. Todas essas substâncias aumentam a sensibilidade das terminações nervosas afetadas. Assim, os estímulos nocivos resultam em sensibilidade (nociceptores sensibilizados) da região localizada do músculo.

Quando os nociceptores são sensibilizados, seu limiar de disparo diminui. Depois desse tipo de alteração fisiológica, qualquer pequeno estímulo, como leve pressão, pode provocar o disparo de impulsos das terminações nervosas para o SNC. Esse mesmo grau de pressão não provocaria nenhuma resposta de terminações nervosas não mielinizadas normais. Se a sensibilização continuar a aumentar, pode diminuir também o limiar de disparo dos nociceptores, que podem enviar impulsos ao SNC espontaneamente, provocando sensação de dor.

O esforço repetitivo e o uso excessivo são tipos comuns de atividade muscular que causam dor local. Se os músculos forem usados em um movimento, repetidamente, sem tempo adequado de recuperação entre as repetições, ou se forem mantidos sob carga em uma posição relativamente fixa por períodos prolongados, como no caso de atividade física desequilibrada, então há desenvolvimento de desconforto, sensibilidade ou dor, com pico do desconforto durante o primeiro ou durante os dois primeiros dias. A dor faz com que os músculos fiquem sensíveis à palpação; ela restringe a extensão dos movimentos e, às vezes, provoca leve inchaço. Nesse tipo de lesão foi observada certa desorganização das estrias das fibras musculares e a falta de regeneração das miofibrilas pode durar até 10 dias.[13] Perceberam-se alterações nos perfis químicos sanguíneos, incluindo aumento nos níveis plasmáticos de interleucina-1, substâncias reativas ao ácido, desidrogenase láctica, creatinofosfoquinase sérica, aspartato aminotransferase e transaminase oxalacética glutâmica sérica. A maior parte dessas enzimas está envolvida no metabolismo muscular.

A literatura sobre acupuntura tradicional chinesa indica que vísceras doentes projetam dor para pontos ou áreas previsíveis na superfície do corpo. Isso é uma manifestação do mecanismo segmentar do reflexo neuronal viscerossomático. Por exemplo, um rim inflamado pode causar sensibilidade ou dor espasmódica na região lombar, resultando em lombalgia com pontos sensíveis palpáveis de T10 a L5 da musculatura lombar (músculo sacroiliolombar ou eretor da espinha). Para alguns pacientes

podem surgir outros pontos sensíveis no pescoço. Este mecanismo segmentar desempenha importante papel no tratamento de sintomas dolorosos e é discutido com maiores detalhes mais à frente neste capítulo. A inserção de agulhas nestes pontos doloridos que estão associados a órgãos doentes alivia a dor e outros sintomas, como cãibras, inflamação e úlceras.

Doença ou disfunção articular pode provocar dor muscular. Por causa do reflexo segmentar, a atividade dos nervos sensoriais influencia a atividade dos nervos eferentes dos neurônios motores do mesmo músculo. Entretanto, o músculo também é afetado pelos nervos sensoriais de músculos e articulações vizinhos. He et al.[14] descreveram como a estimulação de nociceptores da articulação do joelho excita neurônios motores aferentes dos músculos flexores e extensores. É possível que a entrada sensorial de uma articulação leve à contração de músculos vizinhos. Os músculos contraídos podem, por sua vez, provocar estresse sobre a articulação e suas estruturas acessórias, como cápsulas, ligamentos e discos. Todas essas estruturas produzirão dor sob essas circunstâncias porque são ricamente inervadas por nervos sensoriais.

Todos os tipos dos diferentes processos fisiopatológicos musculares convergem para uma consequência similar nos músculos que mantêm a postura: os músculos tornam-se tensos, rígidos e encurtados, e pontos doloridos e grandes nós de contração são formados dentro dos músculos. Alguns desses nós de contração, se não forem relaxados imediatamente, tornam-se uma contratura muscular persistente, resultando em condição crônica.

Pontos sensíveis também são encontrados em outros tecidos moles que sejam ricamente inervados por nervos sensoriais, como tendões, ligamentos, fáscias superficiais e profundas e, possivelmente, periósteos. Clínicos modernos chamam esses pontos sensíveis e essas contraturas de pontos-gatilho de *dermopontos*, *motopontos* (pontos da inserção neuromuscular), *nodos* e assim por diante. Todos eles mostram alguns aspectos dos pontos de acupuntura da acupuntura tradicional chinesa. Fisiologicamente, esses pontos podem ser chamados de *pontos reflexos*.

Os pontos doloridos (sensíveis) variam quanto à composição histológica e às fases fisiopatológicas. Alguns consistem, principalmente, em fibras nervosas sensibilizadas, enquanto outros, além dos receptores nervosos sensibilizados, contêm nós de músculo contraído. Fatores internos, como órgãos doentes e artrite, levam à criação de pontos sensíveis em todo o corpo. Suas localizações são, na verdade, altamente previsíveis, em parte por causa do mecanismo segmentar ou características especiais das fibras nervosas sensoriais. No caso de uma lesão aguda, pontos sensibilizados são formados de acordo com o tipo de lesão e com a anatomia do corpo envolvida. Por exemplo, uma distensão leve no tornozelo (lesão de inversão) causa estiramento dos ligamentos da face lateral do tornozelo, enquanto uma lesão grave no tornozelo pode romper os ligamentos entre a fíbula e a tíbia, bem como os ligamentos laterais. Com um bom conhecimento de anatomia, os clínicos conseguem encontrar os pontos sensíveis mais eficazes para tratamento.

Qualquer músculo, tensão ou fáscia que abrigue pontos sensíveis ou doloridos pode resistir ao estiramento e pode tornar-se tenso, rígido, encurtado e dolorido. A maioria dos pontos sensíveis usados para tratamentos de dor situa-se no músculo, mas os pontos encontrados em tendões, ligamentos e fáscias têm a mesma importância e não devem ser ignorados clinicamente.

Antes de o assunto sobre contratura patológica ser discutido, é importante revisar a despolarização da membrana e os cinco estágios da contração muscular saudável.

Despolarização pode ser descrita, simplesmente, da seguinte maneira: quando uma célula não está agitada (Figura 6.5), o lado de fora da membrana celular é eletricamente positivo e o lado de dentro é negativo. Quando impulsos elétricos ou moléculas bioativas estimulam uma célula, íons Na+ positivos fluem para dentro da membrana, fazendo com que o lado de fora torne-se menos positivo, o que significa que a eletricidade flui para dentro da célula. Então, íons K+ positivos fluem para fora para restaurar a polaridade do lado externo. Finalmente, íons Na+ são bombeados para fora e íons K+ são bombeados para dentro pelos canais moleculares, fazendo com que as concentrações externas de Na+ e internas de K+ sejam restauradas. Isso representa um ciclo de despolarização (Figuras 6.6 e 6.7). Essa despolarização consome energia metabólica.

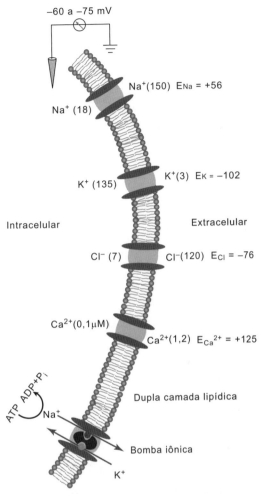

Figura 6.5 Diferença da distribuição de íons dentro e fora da membrana plasmática de neurônios e processos neuronais. São mostrados os canais iônicos para Na+, K+, Cl− e Ca2+. As concentrações de íons (entre parênteses) são apresentadas em milimoles, exceto para o Ca^{2+} intracelular. ADP: adenosina difosfato; ATP: adenosina trifosfato; E_{Ca2+}: cálcio extracelular; E_{Cl}: cloreto extracelular; E_{K}: potássio extracelular; E_{Na}: sódio extracelular; P_i: fosfato inorgânico.

Todos os cinco estágios da contração muscular estão relacionados com a despolarização e com o consumo de energia:

- Impulsos elétricos originados do SNC viajam ao longo da fibra do neurônio motor e alcançam o terminal nervoso para despolarizar a membrana terminal, fazendo com que o terminal (terminação nervosa) libere acetilcolina dentro do espaço da junção neuromuscular

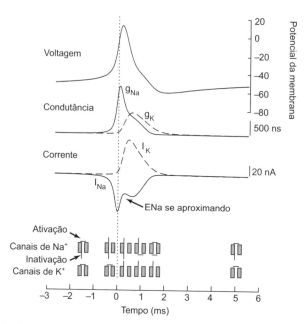

Figura 6.6 A despolarização, ou criação de potencial de ação, está associada a aumento da condutância de Na$^+$ e da corrente de K$^+$ na membrana. A ativação dos canais de Na$^+$ possibilita que o Na$^+$ entre na célula, despolarizando o potencial da membrana. E$_{Na}$: sódio extracelular; g$_K$: condutância de potássio; g$_{Na}$: condutância de sódio; I$_K$: potássio intracelular; I$_{Na}$: sódio intracelular.

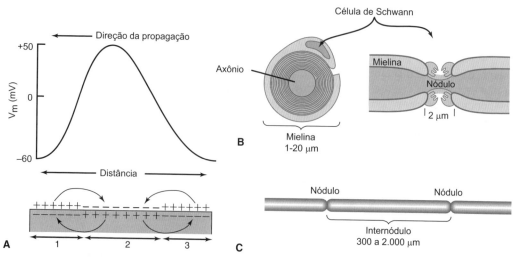

Figura 6.7 Propagação do potencial de ação em axônios não mielinizados (**A**) e mielinizados (**B** e **C**). **A.** A direção da despolarização vai da região 3 para a região 1. A região 3 começa a repolarização depois da despolarização. A região 2 está passando por despolarização. V$_m$: voltagem da membrana. **B.** Nos axônios mielinizados de vertebrados, o axônio fica exposto ao meio externo nos nódulos de Ranvier. **C.** O potencial de ação é criado nos nódulos de Ranvier, nos quais o canal de Na$^+$ é de alta densidade. A velocidade de condução é bastante aumentada nas fibras mielinizadas.

- A acetilcolina no espaço da junção despolariza a membrana da célula muscular (membrana pós-juncional)
- Na célula muscular, uma organela membranosa, o retículo sarcoplasmático, se insere à membrana celular e armazena cálcio. A despolarização da membrana celular provoca despolarização do retículo sarcoplasmático, resultando na liberação de cálcio dentro do plasma celular
- Alta concentração de cálcio citoplasmático estimula duas moléculas lineares longas, actina e miosina, a se movimentarem uma contra a outra, de modo que a célula muscular fique encurtada
- Depois dessa contração, íons de cálcio são bombeados de volta para dentro do retículo sarcoplasmático através de canais na membrana do retículo sarcoplasmático. A concentração de cálcio citoplasmático, então, diminui, levando ao desacoplamento da actina e da miosina. Desse modo, o músculo relaxa para seu comprimento original. Quando o indivíduo quiser manter a postura, ele, voluntariamente, enviará impulsos contínuos para os músculos relevantes a fim de manter o acoplamento de actina e miosina. Os músculos, assim, manterão essa contração até que o indivíduo pare de enviar esses impulsos.

Esses passos representam a contração fisiológica normal.

Os mesmos passos são comparados com o mecanismo da contração patológica no Capítulo 3, mas o assunto é revisado brevemente aqui porque é um mecanismo muito importante na prática clínica de ISDN. Simons[15] deu uma explicação muito boa a respeito desse processo com o nome de "hipótese da crise de energia". Sua hipótese é modificada da seguinte maneira (Figura 6.8):

- Quando há sensibilização de nervos sensoriais aferentes (o local apresenta-se sensível), são ativados nervos motores eferentes para liberarem acetilcolina no espaço da junção neuromuscular
- O excesso de acetilcolina prolonga a despolarização da membrana pós-juncional
- Isso resulta na despolarização mais prolongada da membrana do retículo sarcoplasmático e leva a um período maior de alta concentração do cálcio citoplasmático

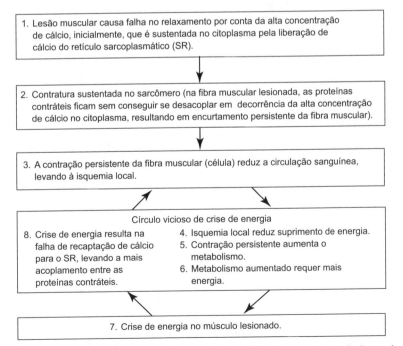

Figura 6.8 Hipótese de crise de energia (sugerida pelo Dr. David G. Simons). O metabolismo de energia e o processo celular da contratura da fibra muscular em um ponto reflexo de acupuntura sensível. SR: retículo sarcoplasmático.

- A alta concentração de cálcio citoplasmático prolonga o acoplamento actina-miosina. O encurtamento sustentado da célula muscular comprime vasos sanguíneos locais. Essa microcirculação comprimida (isquemia) obstrui a provisão de energia e reduz o suprimento de oxigênio
- O acoplamento actina-miosina continua porque a concentração de cálcio citoplasmático permanece alta e as bombas moleculares não conseguem colocar o cálcio de volta no retículo sarcoplasmático porque o suprimento de energia encontra-se baixo ou ausente.

É assim que isquemia, hipoxia, baixo suprimento de energia e encurtamento muscular continuam a se desenvolver em um círculo vicioso, a não ser que este seja interrompido por tratamento adequado. O músculo que se encontra contraído durante uma dessas crises de energia tem temperatura mais elevada do que a de um tecido muscular normal. Essa contração patológica é endógena, não iniciada por impulso voluntário e pode persistir por tempo indeterminado. De acordo com a experiência clínica, qualquer método que interrompa essa crise de energia ajuda a relaxar o músculo e reduz a dor. Agulhamento, estimulação elétrica, alongamento, exercício físico adequado e injeção de medicamentos apropriados são, todos, procedimentos que podem ser usados para separar a actina da miosina e, assim, relaxar o músculo encurtado, interrompendo esse círculo vicioso que consome energia.

Já foi sugerido anteriormente, neste capítulo, que a manipulação da agulha deforma as fibras conjuntivas e que essa sinalização mecânica induz a cura do tecido. De acordo com evidências clínicas, a manipulação também ajuda a alongar o músculo e interrompe a crise de energia em alguns pontos reflexos de acupuntura. O agulhamento é capaz de atingir o alvo com precisão e soltar a contratura endógena que se encontra bem internamente no músculo. Os processos descritos provam a eficácia do agulhamento para relaxar o músculo, restaurar a circulação de sangue local e promover a cura do tecido sem quaisquer efeitos colaterais. Se a sensibilização local ou a contratura endógena forem agudas e localizadas, o relaxamento muscular pode ser obtido imediatamente; caso contrário, são necessárias mais sessões de tratamento.

Mecanismos neuroquímicos da analgesia por acupuntura

Dor em tecido mole geralmente começa a diminuir imediatamente após o agulhamento e desaparece por completo em alguns dias. Depois do agulhamento, os mecanismos periféricos para a normalização da disfunção do tecido mole entram em ação. Sem comando central do cérebro e da medula espinal, entretanto, os órgãos periféricos não conseguem trabalhar sem coordenação central; portanto, o papel do SNC é importante. Apesar de este livro se dedicar aos parâmetros físicos clinicamente observáveis e mensuráveis, como o equilíbrio musculoesquelético, as bases do mecanismo central do agulhamento são essenciais para compreender os mecanismos periféricos.

Os mecanismos neuroquímicos da analgesia por acupuntura foram investigados extensivamente em muitas universidades chinesas, japonesas, sul-coreanas e americanas. O laboratório de Han,[11] na Beijing Medical University, e o laboratório de Pomeranz,[1,10] na University of Toronto, contribuíram com dados científicos sólidos que explicam os processos neuroquímicos da analgesia pela acupuntura.

A explicação da analgesia pela acupuntura é aqui simplificada tendo em vista o propósito deste livro. Por exemplo, depois que os impulsos dolorosos alcançam a medula espinal, pelo menos seis trajetos neurais transmitem esses impulsos da medula espinal até o córtex cerebral, havendo liberação de numerosas substâncias neuroquímicas em diferentes locais para modular os sinais dolorosos, incluindo três endorfinas diferentes (encefalina, β-endorfina e dinorfina), acetilcolina, colecistocinina, serotonina, hormônio adrenocorticotrófico (ACTH), somatostatina, substância P, peptídio intestinal vasoativo, neurotensina, CGRP, ácido gama-aminobutírico (GABA), epinefrina, norepinefrina e citocinas. É provável que outras substâncias sejam descobertas além dessa longa lista. Entretanto, uma descrição detalhada das interações entre as substâncias neuroquímicas está além do âmbito deste livro.

O propósito do tratamento com agulhamento é a integração dos sistemas fisiológicos. Essa integração é obtida pela normalização de toda disfunção causada por condição patológica local ou sistêmica.

Os mecanismos neuroquímicos do agulhamento propiciam analgesia (alívio da dor); promovem homeostase e cura do tecido; melhoram os sistemas imunológico, digestivo, cardiovascular e endócrino; e promovem ajuste psicológico à integração sistêmica. A natureza integrativa desses mecanismos explica a razão pela qual problemas tão variados como asma, tinidos, intestino irritável e úlcera gástrica são, todos, melhorados no curso do tratamento com agulhamento para o controle da dor. A terapia com agulhamento restaura o sistema de controle do organismo e promove autocura pela integração sistêmica que é suprimida durante doença ou lesão.

Admite-se que a integração sistêmica das funções fisiológicas e até anatômicas do corpo humano, obtida pela terapia do ISDN, resulte da ativação de circuitos reflexos em diferentes níveis do sistema nervoso: segmentos da medula espinal, tronco cerebral, hipotálamo e tálamo, parte superior do sistema límbico e córtex.

Revisão geral do reflexo do agulhamento

A Figura 6.9 ilustra os circuitos reflexos atualmente tidos como os mecanismos do agulhamento. Esta ilustração não é específica para o controle da dor. O agulhamento é inespecífico por natureza e este exemplo ilustra o processo fisiológico geral dessa terapia. As respostas dos reflexos induzidos pelo agulhamento ocorrem em diferentes níveis do sistema nervoso:

- Reflexo axônico segmentar, que consiste nos reflexos interneuronais espinais e reflexos dos neurônios motores, incluindo respostas de inibição e excitação interneuronais e reflexos nervosos autônomos
- Reflexos do tronco cerebral e da formação reticular da ponte, que medeiam a fisiologia visceral
- Reflexo da substância cinzenta periaquedutal do mesencéfalo, que medeia o controle descendente da dor
- Reflexos do tálamo e do hipotálamo, que medeiam a regulação da homeostase do sistema
- Reflexo do sistema límbico, que medeia a regulação do tálamo e do hipotálamo
- Envolvimento do córtex, incluindo processos psicológicos e modulação cognitiva das condições periféricas.

O conceito clássico dos trajetos do reflexo do agulhamento é ilustrado da seguinte maneira: dor ou lesão nos tecidos enviam mensagens para a medula espinal, que processa os sinais que chegam de modo bidirecional. Os circuitos espinais locais regulam os sinais pelo efeito bioquímico dos interneurônios e dos neurônios motores. Simultaneamente, os sinais periféricos que chegam são retransmitidos pelos trajetos para níveis supraespinais: tronco cerebral, tálamo, hipotálamo, sistema límbico e córtex.

Quando o agulhamento é usado para tratar dor, pontos sensíveis locais (circuito segmentar) e distais (circuito não segmentar) são selecionados. Qualquer que seja o local onde a agulha é inserida, ela estimula receptores sensoriais aferentes dos nervos de pequeno diâmetro na pele e no músculo, conforme discutido anteriormente: fibras cutâneas C e Aδ, fibras musculares tipo III (Aδ) e IV (C) e, às vezes, fibras musculares tipo II e fibras musculares Aβ.

Durante o agulhamento de um ponto localizado na área colorida, os impulsos viajam do ponto de acupuntura reflexo até a medula espinal para ativar neurônios espinais e secretar encefalina e dinorfina para inibir as mensagens dolorosas. Em seguida, os impulsos oriundos da agulha são retransmitidos por células espinais para o mesencéfalo e a hipófise. O mesencéfalo usa encefalina para ativar o sistema inibitório descendente da dor do núcleo magno da rafe.

O sistema inibitório da dor secreta monoamina, serotonina e norepinefrina para inibir a transmissão da dor de dois modos:

- Inibição das mensagens ascendentes da dor
- Ativação de neurônios da medula espinal para inibir, sinergicamente, a mensagem de dor que chega dos tecidos doloridos: a hipófise e o hipotálamo, ativados pelos sinais do agulhamento da medula espinal, liberam β-endorfina no sangue e no líquido cerebrospinal, promovendo analgesia fisiológica e homeostase de numerosos sistemas, incluindo o imunológico, o cardiovascular, o respiratório e o de cura do tecido.

Finalmente, os sinais do agulhamento provocam atividade neuronal na região mais alta do cérebro, a área neocortical.[16] Esse processamento cortical é responsável pela modulação da percepção de dor.

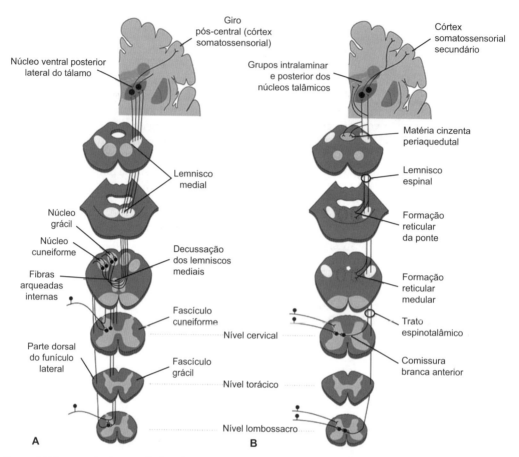

Figura 6.9 Representações anatômicas dos trajetos ascendentes que representam o reflexo do agulhamento em diferentes níveis (ver texto). **A.** Entrada do nervo. Nervos aferentes de diâmetro largo entram na medula espinal e terminam na primeira área somatossensorial do córtex cerebral por axônios talamocorticais. **B.** Organização do trato espinotalâmico e restante do sistema anterolateral. A medula espinal propriamente dita termina com axônios primários. Axônios de segunda ordem cruzam a linha média e ascendem através da medula espinal e do tronco cerebral para terminarem no tálamo. Extensões colaterais desses axônios terminam na formação reticular da ponte e da medula. Esta organização representa parte dos trajetos do agulhamento.

Quando pontos distais (circuitos não segmentares) são selecionados, os impulsos originados do agulhamento se desviam dos neurônios da medula espinal e viajam diretamente para o nível supraespinal: mesencéfalo e hipófise, hipotálamo e tálamo. Pontos locais (circuitos segmentares) ativam a medula espinal além do mesencéfalo, da hipófise e do hipotálamo. Para obter melhores resultados, os clínicos devem ativar os dois circuitos: segmentar e não segmentar.

Resumindo, pontos locais (sintomáticos) inibem diretamente as mensagens de dor, enquanto pontos distais (homeostáticos) promovem homeostase sistêmica. Juntos, eles intensificam, sinergicamente, o alívio da dor e promovem a cura.

Reflexo axônico segmentar da medula espinal

Do ponto de vista da prática clínica, as respostas fisiológicas locais merecem ser destacadas. O conhecimento sobre os processos fisiológicos da cura induzidos pela lesão vem crescendo cada vez mais.

A lesão criada artificialmente pela agulha imita uma lesão acidental, mas em uma escala mínima. Quando as lesões induzidas pela agulha se curam, não há formação de cicatriz. O conhecimento dos mecanismos básicos dessas lesões capacita os médicos a compreenderem melhor o reflexo axônico local induzido pelo agulhamento.

Depois que a agulha é inserida no tecido, a área ao redor fica hiperemiada. Esse rubor é acompanhado por edema ou inchaço, à medida que o tecido fica cheio de líquido. A região ao redor da lesão torna-se sensível por conta de reações químicas causadas por ela. Uma fibra C individual termina sobre uma área abrangente da pele e, por isso, a lesão induzida pelo agulhamento provavelmente afeta de modo direto apenas uma fração dos muitos ramos de uma fibra. O potencial de ação criado nos ramos diretamente envolvidos também alcança os outros ramos periféricos, bem como o axônio principal ou primário que conduz o sinal para o SNC. Em todos os terminais periféricos de uma fibra C são liberados a substância P e o CGRP em direção a dois alvos principais: os músculos lisos ao redor dos vasos sanguíneos periféricos e os mastócitos ricos em histamina. Isso faz com que os músculos lisos arteriais relaxem, aumentando o fluxo de sangue para a vizinhança do tecido lesionado. Dessa maneira, água e eletrólitos fluem dos capilares para o espaço extracelular; esse processo é chamado de *extravasamento*. A histamina liberada dos mastócitos desencadeia uma resposta inflamatória pronunciada. Tudo isso é importante para promover a infiltração do tecido lesionado com elementos celulares que vão proteger contra infecção e promover a reparação. As alterações químicas locais que resultam da lesão causam maior sensibilidade ao tecido circundante. Essas alterações sensibilizam os receptores de proteína inseridos nos axônios nociceptivos (Figura 6.10). A hiperalgesia primária provocada é resultado direto do reflexo axônico.

A resposta dos nociceptores é afetada pela histamina liberada pelos mastócitos e pelo edema resultante do extravasamento. A histamina interage seletivamente com apenas uma subclasse das fibras C de condução mais lenta nas quais os receptores da histamina estão inseridos nas membranas de seus terminais axônicos.[16] Esses receptores da histamina e, possivelmente, outros receptores independentes da histamina estão relacionados com o prurido, que pode ocorrer em alguns casos de lesão.

O edema provoca uma redução geral no pH do líquido extracelular, de 7,4 para abaixo de 6. Conforme mencionado antes, os receptores de proteína inseridos nos axônios nociceptivos são sensíveis à concentração de H^+. Portanto, a

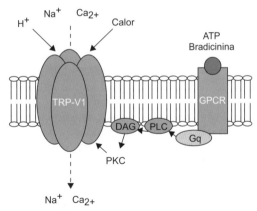

Figura 6.10 O nociceptor polimodal consiste em uma família de canais receptores chamados de receptores de potencial transitório (TRP). Os canais da subfamília TRP-V1 respondem a muitos estímulos nocivos diferentes, incluindo calor e H^+ produzidos em resposta ao inchaço do tecido. Os estímulos nocivos abrem um canal inespecífico de cátions que, por um influxo de Na^+, despolariza o axônio nociceptor. Trifosfato de adenosina (ATP) e bradicinina, os sinais de lesão tecidual, ligam-se a um receptor acoplado à proteína G (GPCR). Por uma série de passos, o TRP-V1 é fosforilado e leva a uma sensibilização do receptor. DAG: diacilglicerol; Gq: uma família de proteínas G; PKC: proteinoquinase C; PLC: fosfolipase C.

ativação de um ramo de uma fibra C aumenta a sensibilidade de todos os seus ramos e de todos os nociceptores vizinhos ao estímulo nocivo.

O tecido lesionado libera duas poderosas substâncias químicas indutoras de dor: prostaglandina e bradicinina. São lipídios da família da prostaglandina e o não peptídio bradicinina. Prostaglandinas são derivadas do ácido araquidônico, um ácido graxo da membrana que é importante componente da camada dupla de lipídios das membranas celulares. A lesão ao tecido e a ruptura resultante das membranas celulares provocam a liberação de ácido araquidônico no líquido extracelular, no qual é quebrado pela enzima ciclo-oxigenase (COX) para formar a prostaglandina.

Sistema de coagulação do sangue e sistema complemento do sistema imunológico

A ativação ou a normalização da função imunológica é um dos mais importantes processos fisiológicos do agulhamento. A promoção de ativação ou de normalização do sistema imunológico pelo agulhamento dependente do desempenho basal do sistema. Independentemente de a atividade imunológica ser suprimida, como ocorre na infecção, ou excessivamente ativada, como nos casos de inflamação, o agulhamento, gradualmente, faz com que a função imunológica volte aos seus níveis normais.

O agulhamento é usado com eficácia para inflamação aguda de tecidos moles causada por lesão proveniente de acidentes, esportes e todos os tipos de condições patológicas (p. ex., amigdalite; inflamação da glândula parótida, de vasos linfáticos e gânglios; apendicite; pancreatite; infecções pós-operatórias; disenteria bacteriana; hepatite B; nefrite; e outras reações hipoimunes). O ISDN também é usado para melhorar a resposta hiperimune em casos de inflamação crônica, como hipertireoidismo, tireoidite de Hashimoto, sinusite, asma, alergia, urticária, gastrite, artrite reumatoide, diabetes e a redução dos glóbulos brancos durante quimioterapia. O método do ISDN é uma terapia adjunta segura e benéfica para todas essas condições.

Pesquisas feitas em algumas universidades chinesas renderam mais conhecimento sobre os mecanismos moleculares da modulação imune mediados pelo agulhamento. O agulhamento produz um traumatismo mínimo às células e um pequeníssimo e invisível sangramento interno. Essa lesão ativa a resposta imune, promovendo a cura do tecido e a restauração do equilíbrio homeostático, que estimula os mecanismos de restauração e resulta na cura de todo o corpo.

Substâncias químicas originadas dos tecidos conjuntivos que foram agulhados, como fibras colágenas e mastócitos, ativam o fator XII de coagulação sanguínea (fator de Hageman). Além de promover coagulação sanguínea, o fator XII ativa outros fatores que atraem células imunológicas para o sítio do agulhamento. As células do tecido agulhado estimulam os mastócitos a produzirem peptídios como bradicinina e histamina, cuja função periférica inclui vasodilatação e aumento da permeabilidade vascular.

A vasodilatação aumentada dos capilares aumenta o fluxo sanguíneo para o sítio, possibilitando que células imunes passem da circulação sanguínea para desencadearem a reação imunológica de defesa ao redor da lesão. Cem substâncias químicas são liberadas para ativar as células imunes e excitarem fibras sensoriais nociceptivas.

Quando a agulha é removida, os processos para o reparo do tecido são estimulados, as células lesionadas são digeridas e a síntese de proteínas é mobilizada. A cura induzida pela lesão é dirigida por mecanismos neuro-hormonais sistêmicos. A hipófise começa a aumentar o volume sanguíneo de hormônio adrenocorticotrófico (ACTH), que dispara a síntese e a secreção de corticosteroides e outros hormônios fisiológicos. Esse processo protege o corpo de estresse, incluindo redução da reação inflamatória. Sistemas de controle neural descendentes provenientes do cérebro inibem e dessensibilizam os nervos nociceptivos tanto na medula espinal como no sistema nervoso periférico. Esses sistemas também equilibram o sistema nervoso autônomo, que normaliza o fluxo sanguíneo e o metabolismo de energia. Finalmente, a homeostase do corpo segue seu curso e é restaurada, acelerando a cura do tecido e o alívio da dor.

Resumo

A terapia com ISDN é uma inoculação inespecífica no corpo, que não requer medicamentos e que provoca lesões diminutas que, por sua vez, dão início a mecanismos de autocura, incluindo homeostase autônoma, cura do tecido e alívio da dor. No sítio do agulhamento é criado um circuito cutâneo de microcorrente que produz uma corrente de lesão (cerca de 10 mA) que estimula o crescimento do tecido. A estimulação mecânica pela agulha, especialmente pela manipulação da agulha, deforma as fibras elásticas e colágenas conjuntivas; isso provoca a transdução dos sinais para a cura do tecido e a transcrição de genes.

O agulhamento e sua lesão também induzem uma reação inflamatória local contra a intrusão. A contratura muscular endógena (involuntária), que cria uma crise de energia no músculo encurtado, pode ser relaxada pela inserção de agulha nos pontos reflexos de acupuntura correspondentes, restaurando a fisiologia normal do músculo. Isso ocorre por mecanismos neurais segmentares e não segmentares. Sinais provenientes do agulhamento de pontos locais (segmentares) são processados na medula espinal e nos centros supraespinais (mesencéfalo, tálamo, hipófise e córtex), enquanto sinais provenientes de pontos distantes (não segmentares) podem ser transmitidos diretamente para centros supraespinais. Esses mecanismos estimulam um ao outro para ativar sistemas de controle descendentes, que incluem a secreção de substâncias químicas e hormônios para o sangue e para o líquido cefalorraquidiano a fim de restaurar a homeostase e facilitar a modulação neural de alívio da dor.

As respostas às sessões de agulhamento variam por causa das diferenças fisiológicas entre os pacientes. De modo geral, em uma população clínica, cerca de 28% dos pacientes apresentam resposta vigorosa, 64% respondem de maneira adequada e 8% respondem fracamente.[2]

A diferenciação dos pacientes e o prognóstico previsível são partes importantes do procedimento terapêutico da terapia com ISDN. A compreensão dos mecanismos do agulhamento viabiliza o desenvolvimento de um protocolo prático para todos os sintomas de dor. O sistema de pontos reflexos neuromusculares apresentado neste livro simplifica o processo de seleção de pontos e garante controle da dor mais previsível e eficaz.

Neste capítulo, foram discutidos os efeitos periféricos da estimulação pelo agulhamento. Os mecanismos periféricos e centrais são resumidos a seguir.

Fica claro que a estimulação pela agulha, com efeitos centrais e periféricos, ativa os processos fisiológicos dos complexos mecanismos inatos de sobrevivência para restaurar e manter a homeostase. Os efeitos periféricos envolvem a criação de lesões induzidas pela agulha, microcorrente cutânea, transdução de sinal mecânico através dos tecidos conjuntivos, alívio local do encurtamento e da contratura muscular e outras reações locais.

Os efeitos centrais são um meio de resposta do SNC como resultado da estimulação sensorial periférica. Essa resposta inclui a interação neural-imunológica, os trajetos do sistema nervoso autônomo e do sistema humoral e os nervos eferentes presentes em outros circuitos neurais hipotalâmicos. Os efeitos periféricos e centrais da estimulação pela agulha são fisiologicamente inseparáveis.

Exames recentes de imagem molecular, como tomografia por emissão de pósitrons de alta resolução e de alta sensibilidade (PET) e ressonância magnética de alto campo capacitam os médicos a investigarem, *in vivo*, os mecanismos do cérebro humano, especialmente os mecanismos do cérebro superior (córtex), como as respostas neuroquímicas e hemodinâmicas

à estimulação do agulhamento.[17] As informações obtidas por meio desses instrumentos ajudam os médicos a compreenderem melhor os mecanismos do agulhamento e a selecionarem procedimentos clínicos mais eficazes, embora a interpretação desses dados precise se desenvolver ainda mais.

Os efeitos centrais da estimulação com agulha ativam os quatro fatores determinantes da homeostase: sistema nervoso, sistema imunológico, sistema endócrino e sistema cardiovascular. Eles também dependem de interações entre esses sistemas e entre os sistemas controlados pelos trajetos neurais, como o sistema nervoso autônomo.

Cada ponto reflexo produz um efeito local e um efeito sistêmico central. Achados de RM corroboram dados clínicos que demonstram que a estimulação de qualquer terminação nervosa sensorial produz efeitos analgésicos na medula espinal e no cérebro. Os clínicos fazem a diferença entre os estímulos em diferentes pontos reflexos de acordo com a necessidade de haver efeito mais local ou efeito mais sistêmico. Se a prioridade for um efeito local (como nos casos de dor localizada por inflamação de tecido mole), o tratamento pode ser voltado aos sintomas locais. Se o que se deseja for um efeito sistêmico (como nos casos de fibromialgia ou enxaqueca), o tratamento deve incluir tratamento local e sistêmico.

Por exemplo, pontos reflexos do cotovelo e pontos paravertebrais entre C4 e T1 são selecionados para tratar dor no cotovelo, enquanto pontos reflexos situados nos joelhos e pontos paravertebrais entre L2 e L5 são selecionados para tratar dor no joelho. Essas combinações de pontos reflexos sintomáticos (como no cotovelo e no joelho) com pontos reflexos paravertebrais são baseadas, simplesmente, na inervação segmentar dos nervos espinais. Entretanto, o pescoço e o ombro devem ser tratados juntos em alguns pacientes com dor no joelho porque essa dor pode mudar toda a postura e provocar desequilíbrio da coluna.

Referências bibliográficas

1. Pomeranz B: Acupuncture analgesia – basic research. In Stux G, Hammerschlag R, editors: Clinical ISDN: *scientific basis*, Berlin, 2001, Springer, p 17.
2. Dung HC: Physiology in acupuncture. In *Anatomical acupuncture*, San Antonio, TX, 1997, Antarctic Press, Chap 7.

3. Langevin HM, Yandow JA: Relationship of acupuncture points and meridians to connective tissue planes, *Anat Rec* 269:257-265, 2002.
4. Levine JD, Fields HL, Basbaum AI: Peptides and the primary afferent nociceptor, *J Neurosci* 13:2273-2286, 1993.
5. Gamse R, Posch M, Saria A, et al: Several mediators appear to interact in neurogenic inflammation, *Acta Physiol Hung* 69:343-354, 1987.
6. Lembeck F, Holzer P: Substance P as neurogenic mediator of antidromic vasodilation and neurogenic plasma extravasation, *Naunyn Schmiedebergs Arch Pharmacol* 310:175-183, 1979.
7. Becker O, Reichmanis M, Marino AA, et al: Electrophysiological correlates of acupuncture points and meridians, *Psychoenerg Syst* 1:195-212, 1976.
8. Melzack R, Katz J: Auriculotherapy fails to relieve chronic pain, *JAMA* 251:1041-1043, 1984.
9. Jaffe L, Barker AT, Vanable AW Jr: The glabrous epidermis of cavies contains a powerful battery, *Am J Physiol* 242:R358-R366, 1982.
10. Pomeranz B: Effects of applied DC fields on sensory nerve sprouting and motor nerve regeneration in adult rats. In Nuccitelli R, editor: *Ionic currents in development*, New York, 1986, Liss, pp 251-258.
11. Han JS, Tang J, Huang BS: Acupuncture tolerance in rats: Antiopiate substrates implicated, *Chin Med J* 92:625-627, 1979.
12. Langevin HM, Churchill DL, Cipolia M: Mechanical signaling through connective tissue: a mechanism of the therapeutic effect of ISDN, *FASEB J* 15:2275-2282, 2001.
13. O'Reilly KP, Warhol MJ, Fielding RA, et al: Eccentric exercise-induced muscle damage impairs muscle glycogen repletion, *J Appl Physiol* 63:252-256, 1987.
14. He X, Proske U, Schaible H-G, et al: Acute inflammation of the knee joint in the cat alters responses of flexor motoneurons to leg movements, *J Neurophysiol* 59: 326-340, 1988.
15. Simons DG: Referred phenomena of myofacial trigger points. In Vecchiet L, Albe-Fessard D, Lindblom U, editors: *Pain research and clinical management: new trends in referred pain and hyperalgesia*, vol 27, Amsterdam, 1993, Elsevier, Chap 28.
16. Cho Z-H, Na C-S, Wang EK, et al: Functional magnetic resonance imaging of the brain in the investigation of acupuncture. In Stux G, Hammerschlag R, editors: *Clinical acupuncture: scientific basis*, Berlin, 2001, Springer, pp 83-96.
17. Dubner R, Ruda MA: Activity dependent neuronal plasticity following tissue injury and inflammation, *Trends Neurosci* 15:96-103,1992.

7

Fisiologia dos Pontos Reflexos

O reflexo de um axônio sensorial é a primeira resposta do corpo ao agulhamento, que desencadeia respostas reflexas em diferentes níveis, desde o segmento espinal até o córtex. Para obter resultados específicos de um agulhamento inespecífico, a seleção dos melhores pontos reflexos para uma condição em particular é o procedimento primário.

"Pontos" reflexos de axônios sensoriais estão distribuídos por todo o corpo (exceto unhas, cabelos e parte da córnea; essa é a razão pela qual ninguém sente dor quando corta unhas e cabelos). O agulhamento induz estímulos mecânicos e estímulos criados pela lesão no corpo, resultando em respostas reflexas locais e sistêmicas. Sempre que a saúde declina, alguns nervos sensoriais periféricos tornam-se sensibilizados. Essa sensibilização pode ser causada por agressões patológicas periféricas, como lesão, por patologia visceral, ou por sensibilização central, como alterações patológicas na anatomia e/ou no perfil funcional e neuroquímico do sistema nervoso central.

Se essa sensibilização, especialmente quando periférica, não for neutralizada, o nervo reflexo sensibilizado vai sensibilizar outros nervos periféricos, possivelmente pela sensibilização central e pela interconexão funcional entre diferentes partes do corpo. Por exemplo, quando ocorre lombalgia no nível de L2-L5, pode-se observar que os nervos cluneal superior, glúteo inferior, poplíteo e sural já se encontram sensibilizados. Se a dor persistir, os nervos peitoral lateral e peitoral medial também vão ficar sensibilizados. A razão pela qual isso acontece com esse padrão interconectado é pouco compreendida, e o que se sabe atualmente é a ponta de um *iceberg*. Entretanto, o conhecimento limitado dessas interconexões já proporcionou orientação na prática clínica: um método sistêmico para restaurar a homeostase. Por exemplo, quando condições patológicas do sistema central (p. ex., lombalgia) são tratadas, os nervos periféricos interconectados dos membros inferiores serão tratados ao mesmo tempo. Ou quando se trata dor no joelho, os sistemas centrais, como lombalgia e até cervicalgia, não são ignorados.

Portanto, um médico competente deve ter compreensão analítica e sintética da anatomia humana, da condição patológica que está sendo examinada no momento, e, particularmente no caso de medicina desportiva, da natureza do movimento humano. Este capítulo dá as noções básicas para essa compreensão.

Os antigos médicos chineses perceberam estas interconexões funcionais sistêmicas entre diferentes partes do corpo humano pelo menos 3.000 anos atrás e criaram a "teoria dos meridianos" para explicar essas interconexões. Com o conhecimento científico moderno do corpo humano e de sua patologia, os clínicos estão substituindo a prática empírica pela prática científica com base em evidências. Os profissionais médicos modernos do ocidente descobriram, de maneira independente e com uma compreensão analítica mais profunda, técnicas similares para tratar disfunção de tecido mole, como o método do ponto-gatilho de Janet Travell e o método da estimulação intramuscular de C. Chan Gunn.

A terapia do agulhamento, apresentada como agulhamento a seco sistêmico integrado (ISDN) neste livro, é uma integração dos métodos modernos com o agulhamento. Ela representa uma síntese das teorias e das técnicas de Janet Travell e de C. Chan Gunn e de outras técnicas de agulhamento a seco e da acupuntura clássica. De acordo com a formação médica moderna, não há nenhum conflito entre essas terapias de agulhamento, e cada uma tem suas vantagens e limitações. Esta síntese integra as diferentes sabedorias clínicas e, assim, capacita os clínicos a irem além das limitações de cada modalidade.

Cada nervo periférico, seja muscular ou cutâneo, tem uma relação fisiológica com outros nervos periféricos distais, conforme descrito anteriormente. O nervo tibial sensibilizado na perna, por exemplo, pode afetar o nervo occipital maior do ramo posterior de CII. Assim, todos os nervos periféricos formam uma rede fisiológica de grande importância clínica, particularmente para explicar o processo e o padrão de desenvolvimento dos processos patológicos crônicos, especialmente dor crônica.

As origens de dor muscular podem ser classificadas em cinco tipos:

- Pontos-gatilho
- Tensão muscular
- Espasmos musculares
- Deficiência muscular (fraqueza)
- Disfunção de tecido mole, como de fáscia, tendão ou ligamento.

Todas essas disfunções sensibilizam os nervos periféricos, local e até sistemicamente.

Toda a rede nervosa periférica é um sistema que inclui os pontos-gatilho modernos e os pontos reflexos de acupuntura clássicos. Esse sistema é o sistema de ponto reflexo neuromuscular integrado (SPRNI). Tem base fisiológica e definição neuroanatômica. Uma compreensão básica da correspondência entre o sistema nervoso humano (especialmente os nervos periféricos) e esses pontos-gatilho, ou pontos reflexos, é crucial para a interpretação fisiológica do SPRNI. Muitos autores reivindicam a descoberta dos "meridianos tradicionais". En-

tretanto, tendo em vista a relação entre o sistema nervoso periférico e os pontos reflexos, essa revelação, na verdade, não envolve características anatômicas e nem fisiológicas do sistema nervoso humano.

Neste capítulo, a fisiologia e a anatomia do SPRNI são descritas detalhadamente. O propósito é fornecer conhecimento anatômico e fisiológico do sistema de ponto reflexo, necessário à prática clínica.

Fatores fisiopatológicos que convertem pontos reflexos latentes em pontos passivos

Dor muscular associada a pontos reflexos passivos pode ser causada por ampla variedade de condições clínicas. Doenças inflamatórias do músculo são a causa mais comum de dor muscular, e miopatias hereditárias são outra possível fonte de sintomas musculares. Além disso, condições comportamentais que não têm origem fisiopatológica, como postura estressante e uso exagerado e repetitivo dos músculos, podem causar miopatias.

Algumas possíveis condições são brevemente revistas quando consideramos casos clínicos. Essa revisão apresenta origens complicadas de dor muscular e a necessidade de métodos multidisciplinares para muitos pacientes.

As causas de dor muscular e o surgimento de pontos reflexos passivos podem ser mecânicas, patológicas (causadas por doenças crônicas) ou iatrogênicas (causadas por medicamentos). As causas mecânicas de dor muscular podem ser subdivididas em síndromes de dor ergonômica, estrutural e postural. O estresse ergonômico inclui exercício físico excêntrico desconhecido, excesso de exercícios e exercício repetitivo. Essas são as principais causas de dor muscular para a maioria dos atletas. A seguir são citados alguns dos estresses mecânicos mais comuns.

A dor muscular de início tardio (DMIT) ocorre depois de exercício excêntrico e também depois de exercício de um músculo isquêmico.[1] Atividade física sob essas condições causa lesão na fibra muscular com consequente dor muscular. A cura natural pode levar 3 semanas para ocorrer. A destruição da fibra muscular depois de uma contração excêntrica máxima ocorre de modo semelhante às mudanças observadas em um músculo isquêmico exercitado.[2-4]

Exercício excêntrico sem treinamento também produz lesão imediata ao músculo e dor muscular tardia nos dias que se sucedem. Dor muscular é resultado de lesão muscular local, inflamação e sensibilização de nociceptor.[5] Exercício repetitivo pode acarretar contrações excêntricas repetidas ou alongamentos durante a contração. O teclado do computador, por exemplo, tem sido causa de dor no antebraço e de epicondilalgia lateral. A lesão no caso de epicondilalgia lateral ocorre durante a fase de "descida", ou de alongamento, do movimento. Ao bater no teclado, o dedo é fletido enquanto o punho permanece mantido em uma posição estendida, fazendo com que o extensor do dedo seja alongado enquanto contraído.

Síndromes de hipermobilidade também provocam pontos reflexos passivos e dor muscular. Essas síndromes produzem múltiplos estresses mecânicos. Quando os ligamentos estão frouxos demais para manter a estabilidade articular, os músculos são recrutados para manter a integridade da articulação; isso resulta em estresse estrutural. O mecanismo da lesão parece ser o estresse muscular ou a sobrecarga que surge do esforço necessário para manter a integridade da articulação.

A postura com a cabeça projetada para a frente é uma causa comum de dor no pescoço, no ombro, nas articulações faciais e nas costas. Essa postura coloca tensão sobre os músculos extensores do pescoço e do ombro (músculos longo do pescoço, semiespinal da cabeça, semiespinal do pescoço, esplênio da cabeça, esplênio do pescoço, músculos suboccipitais da base do crânio e músculos trapézio e levantador da escápula). Essa postura frequentemente está associada a deslocamento posterior da mandíbula e dor na articulação temporomandibular. Síndromes miálgicas dos músculos posteriores do pescoço e do ombro estão, portanto, geralmente associadas à dor na cabeça e à enxaqueca. A dor de cabeça miálgica é, com frequência, resultado de tensão postural ou ergonômica sobre os músculos dos ombros e do pescoço.[6]

Dor pélvica relacionada com torção está associada a encurtamento dos músculos da perna ou à pseudodesigualdade do comprimento da perna, e também pode estar associada a miopatia lombar ou miopatia do assoalho pélvico. Na torção pélvica, a rotação do osso ilíaco da pelve provoca um posicionamento alto da espinha ilíaca superior posterior ipsilateral e um posicionamento baixo da espinha ilíaca anterossuperior, resultando em desigualdade do comprimento da perna. A escoliose que resulta de torção pélvica produz uma assimetria na altura do ombro e estresse mecânico no pescoço e nos ombros, o que pode causar dor de cabeça, dor no pescoço e dor no ombro de origem miálgica.[7-11]

Disfunção da articulação sacroilíaca, ou hipomobilidade da articulação sacroilíaca, é outro problema comum de muitos atletas. Pode causar disfunção pélvica e da coluna, resultando em dor muscular axial generalizada. A dor pode ser sentida na região da articulação sacroilíaca tanto do lado que tem mobilidade reduzida quanto do lado normal, e pode irradiar para região lombar, ombros e pescoço, e também para as pernas.

Disfunção somática, ou disfunção do músculo e da articulação (lesão osteopática), é uma limitação da extensão do movimento causada por restrição muscular do movimento articular. Essas restrições podem ser dolorosas e quase sempre estão associadas a pontos reflexos passivos palpáveis.

Ocorre sobrecarga estática quando posições mecanicamente estressantes são mantidas por períodos prolongados de tempo. Os músculos ativos, gradualmente, vão ficando fatigados. Uma postura fixa mantida por muito tempo causa dor nos músculos posturais. Outro problema de postura comum no dia a dia é o hábito da mão ou do olho dominante: a cabeça é girada para trazer o olho dominante mais perto do material de leitura, que fica no lado contralateral da mão dominante. Outro exemplo é dor nas costas frequentemente relacionada com o hábito de carregar uma criança em um quadril, comumente observado em mães.

A compressão da raiz nervosa produz dor miofascial aguda ou crônica, causando sensibilização de pontos-gatilho, tensão ou espasmo muscular e deficiência muscular. Pontos reflexos passivos podem ter evolução aguda quando ocorre hérnia de disco aguda e isso pode preceder um distúrbio neurológico, como fraqueza, parestesia, perda sensorial ou inibição de reflexos. Esse tipo de distúrbio neurológico sempre ocorre após alguns dias do início da dor muscular. O agulhamento pode aliviar a dor, mas por poucos dias ou horas. Nesses casos, o paciente deve ser encaminhado a um neurologista, mas o tratamento com agulhamento deve ser mantido.

Desequilíbrio muscular também é uma causa comum de dor muscular. Normalmente um desequilíbrio causado por fraqueza muscular leva a assimetrias mecânicas, como síndrome da desigualdade do comprimento da perna e dor lombar. Além de tratamento médico, como agulhamento, a correção física pelo uso de palmilhas deve ser considerada.

As causas de dor muscular discutidas anteriormente estão relacionadas com mecânica musculoesquelética anormal. A segunda categoria de causas de dor muscular está associada a doenças como distúrbios autoimunes, doenças infecciosas, alergias, deficiências hormonais e nutricionais, síndromes de dor visceral somática e síndromes de dor muscular iatrogênica induzida por medicamentos. A relação de algumas dessas condições com dor muscular é mais difícil de ser confirmada. Quando uma doença dessas é identificada e tratada, a dor muscular é reduzida ou resolvida, mas os médicos devem ter cautela ao presumirem uma relação causal.[12]

Doenças autoimunes, particularmente doenças do tecido conjuntivo, também criam pontos reflexos passivos. Para qualquer dor muscular da cabeça, do pescoço ou do ombro, a possibilidade de uma polimialgia reumática certamente deve ser considerada. Mesmo que o agulhamento alivie a dor, é importante que um médico faça os exames necessários nesses casos.

Doenças infecciosas provocam pontos reflexos passivos. A doença de Lyme talvez seja a mais comum das doenças infecciosas que estão associadas à dor miofascial. Em alguns pacientes, dor muscular generalizada intratável e fadiga crônica foram associadas positivamente com doença de Lyme (nos quais títulos elevados de imunoglobulina G e títulos normais de imunoglobulina M são indicativos de exposição passada, não recente). Alguns pacientes afetados desenvolvem dor articular. A síndrome pós-doença de Lyme caracteriza-se por dor muscular e articular difusa, fadiga e dificuldade cognitiva subjetiva.[13] Outras doenças infecciosas ou parasitárias também se manifestam com dor generalizada e se assemelham à doença de Lyme.

Alergias podem causar dor muscular generalizada, como é o caso da alergia a alimentos. A terapia com agulhamento pode oferecer alívio tanto da alergia como da dor muscular.

Síndromes de dor visceral somática ocorrem quando existem distúrbios viscerais. Os órgãos internos estão associados a síndromes de dor referida segmentar somática. Endometriose, por exemplo, está associada à dor miofascial abdominal. Cistite intersticial e síndrome do cólon irritável estão associadas à síndrome de dor pélvica crônica. Doença do fígado pode causar dor abdominal local e dor referida no ombro, que se manifesta como síndrome de dor regional.

Deficiências nutricionais também causam dor muscular. Deficiência de vitamina D é extremamente comum entre pacientes com dor musculoesquelética.[14] A deficiência de ferro também está associada à síndrome das pernas inquietas; assim, pode causar uma agravação secundária da dor muscular.

Muitos medicamentos podem induzir dor muscular e, nesse caso, a dor é generalizada e difusa. Os medicamentos hipoglicemiantes da família das estatinas são um exemplo.[15]

Esta breve revisão não está completa, mas fica evidente que dor muscular e surgimento de pontos reflexos passivos relacionados podem ocorrer por muitas condições patológicas diferentes e as mencionadas aqui não formam uma lista completa. Deve-se sempre estar atento e considerar diferentes modalidades médicas nos casos complexos.

Fisiologia dinâmica dos pontos reflexos

Pontos reflexos têm diferentes características anatômicas nas diversas partes do corpo humano. Entretanto, todos os pontos reflexos têm um elemento em comum: eles se tornam sensibilizados, ou até dolorosos, quando há condições patológicas, como lesão externa ou doença interna. Dados provenientes de pesquisas e observações clínicas aperfeiçoaram o conhecimento da razão pela qual os pontos reflexos tornam-se sensíveis.[16,17] A Tabela 7.1 apresenta várias substâncias produtoras de dor que aparecem em pontos sensíveis. Um exame do ambiente bioquímico desses pontos sensibilizados revela que as substâncias produtoras de dor são quase as mesmas substâncias químicas liberadas de um tecido lesionado, conforme mencionado no capítulo anterior. A semelhança bioquímica entre pontos reflexos sensíveis e tecido lesionado indica uma correspondência

Tabela 7.1 Parâmetros fisiológicos dos pontos reflexos sensibilizados.

Medida das substâncias bioquímicas	PGs ativos* em comparação com PGs latentes e músculos normais
Limiar de dor à pressão	↓ P < 0,08
pH	↓ P < 0,03
Substância P	↑ P < 0,01
Peptídio relacionado com o gene da calcitonina	↑ P < 0,01
Bradicinina	↑ P < 0,01
Serotonina	↑ P < 0,01
Norepinefrina	↑ P < 0,01
Fator α de necrose tumoral	↑ P < 0,001
Interleucina 1β	↑ P < 0,001

*PG = pontos-gatilho.
Fonte: Shah JP, Philips T, Danoff J et al. Novel microanalytical technique distinguishes three clinically distinct groups: (1) subject without pain and without myofascial trigger points; (2) subject without pain with myofascial trigger points; (3) subject with pain and myofascial trigger points [Abstract] *Am J Phys Med Rehabil* 83:231, 2004.

entre essas duas condições e é possível que a sensibilização dos pontos reflexos seja causada por mecanismos inflamatórios similares aos que causam lesão no tecido.

Pelo fato de os pontos reflexos estarem distribuídos por todo o corpo, suas configurações anatômicas são variadas e dependem de sua localização. Por exemplo, alguns pontos reflexos são, eles próprios, pontos motores; portanto, são de natureza neuromuscular. Alguns estão associados a troncos nervosos e vasos sanguíneos; portanto, podem ser considerados de natureza neurovascular. Alguns ficam localizados em forames ósseos com nervos e vasos sanguíneos e alguns estão associados a ligamentos e tendões inervados por fibras nervosas motoras e sensoriais. Por conta dessas configurações diversas, receberam vários nomes diferentes, como *pontos-gatilho*[2], *pontos reflexos*, *neuropontos* e *dermopontos*. Do ponto de vista clínico da terapia com agulhamento, todos os pontos são denominados *pontos reflexos* porque o agulhamento acarreta respostas dos reflexos axônicos em diferentes níveis do sistema nervoso. Assim, a medicina biomédica moderna com

base nos pontos-gatilho e a sabedoria empírica da acupuntura tradicional são combinadas no SPRNI.

Três fases dinâmicas dos pontos reflexos

A sensibilização dos pontos reflexos é um processo fisiológico dinâmico que consiste em três fases: latente, passiva e ativa.

Pontos reflexos latentes representam tecidos normais, que não foram sensibilizados. Pontos reflexos passivos têm limiar mecânico menor que o do tecido normal e começam a disparar impulsos para a medula espinal e para o cérebro sob pressão normal. A mesma intensidade de pressão não induz impulsos nos pontos latentes. Pontos reflexos ativos têm o menor limiar mecânico e continuamente disparam impulsos para a medula espinal e para o cérebro mesmo sem pressão e esse disparo contínuo pode, finalmente, sensibilizar os neurônios na medula espinal e no cérebro. À medida que o limiar mecânico diminui, o tamanho físico de um ponto reflexo sensibilizado aumenta. A transição da fase latente para a fase passiva ou da fase passiva para a fase ativa é um processo *contínuo* sem nenhuma demarcação clara, fazendo com que não haja nenhuma medida quantitativa para diferenciar pontos reflexos de diferentes fases. A pressão usada para palpar os pontos reflexos normalmente é de 0,9 a 1,4 kg. Em seu consultório, o autor usa o dedo polegar para pressionar os pontos; a pressão é de aproximadamente 0,9 a 1,4 kg quando a unha do dedo polegar muda de rosa para esbranquiçada. Entretanto, não existe nenhuma pressão padronizada para o exame dos pontos reflexos. A pressão usada na palpação pode precisar ser ajustada, já que alguns pacientes são menos tolerantes à pressão em razão de seus pontos reflexos estarem sensíveis ou doloridos, mesmo antes de ser aplicada qualquer pressão.

Em pessoas saudáveis, a maioria dos pontos reflexos é latente. Na presença de distúrbios fisiopatológicos, como lesão muscular, dor crônica ou doença, os pontos reflexos que não estão sensíveis (latentes) vão, gradualmente, se transformando em pontos reflexos sensíveis (passivos). Quase todas as pessoas têm vários pontos reflexos passivos, mas não têm consciência deles até que um profissional experiente palpe esses pontos com intensidade apropriada de pressão, em cuja ocasião esses locais podem estar sensíveis ou doloridos. A maioria dos pontos reflexos encontrados na prática clínica é passiva.

À medida que o distúrbio patológico continua a evoluir no corpo, a dor torna-se mais intensa e, finalmente, os pontos acu-reflexos passivos tornam-se ativos. Pontos acu-reflexos ativos são doloridos sem nenhuma palpação e os pacientes conseguem apontar a localização precisa desses pontos ou áreas.

De acordo com os casos clínicos, eventos diretos e indiretos estimulam ou ativam a transição de pontos reflexos da fase latente para a fase passiva e da fase passiva para a fase ativa. Lesões agudas, fadiga por excesso de uso, movimento repetitivo, compressão de nervos, como radiculopatia e disfunções articulares, como artrite, sensibilizam *diretamente* os pontos reflexos. Febre, resfriado, doenças viscerais (p. ex., doenças do coração, pulmão, vesícula biliar e estômago) e distúrbios emocionais sensibilizam *indiretamente* os pontos reflexos.

Propriedades físicas dos pontos reflexos

As propriedades físicas dos pontos reflexos afetam sua representação física em termos de qualidade (sensibilidade) e quantidade (tamanho e número).

As propriedades físicas dos pontos reflexos incluem três parâmetros: sensibilidade, especificidade e sequência.[3] Essas propriedades indicam a gravidade ou cronicidade dos sintomas dolorosos e dos processos patológicos viscerais, o *status* da sensibilidade central e o processo de envelhecimento.

Sensibilidade

Pontos reflexos passivos podem doer ou se apresentar sensíveis ou doloridos quando palpados com pressão adequada (aproximadamente 0,9 a 1,4 kg, feita com a ponta do dedo, variando conforme discutido anteriormente). A intensidade da sensação é chamada *sensibilidade*. Alguns pacientes descrevem sua reação à palpação como "um pouquinho sensível", enquanto outros podem dar um grito por conta da dor intolerável. Esses últimos pacientes claramente sentem mais dor a partir da mesma palpação

e seus sintomas são ou mais graves ou mais crônicos. Eles podem precisar de mais sessões de tratamento do que os pacientes com pontos reflexos menos sensíveis para o alívio da dor. Em outras palavras, o grau de sensibilidade de um ponto reflexo é proporcional à intensidade da dor. Quanto mais sensíveis forem os pontos reflexos, mais dor o paciente sente, mais sessões de tratamento serão necessárias e maior a probabilidade de os sintomas voltarem.

Especificidade

Especificidade refere-se ao tamanho e à localização precisa de um ponto reflexo passivo. No começo da fase passiva, o tamanho da área ou da superfície de um ponto reflexo sensível é relativamente pequeno e o ponto é difícil de ser localizado, o que é uma indicação do estágio inicial da transição da fase latente para a fase passiva. Esta condição é chamada de *alta especificidade*. Quando os sintomas ficam mais graves, a sensibilidade dos pontos reflexos se espalha pelos tecidos vizinhos; como consequência, o tamanho da superfície do ponto reflexo passivo cresce e o ponto se torna mais facilmente palpável. Esta condição é chamada de *baixa especificidade*. Alguns médicos constataram que a palpação cuidadosa revela grandes regiões sensíveis, de 16 a 200 cm^2 de diâmetro, ao redor de um ponto sensível.[4]

É mais difícil localizar um ponto reflexo menor, menos sensível ou mais específico que um ponto maior, mais sensível e menos específico. Portanto, o ponto reflexo menor é definido como mais específico. Um ponto reflexo é mais específico quando está limitado a uma área pequena e menos específico quando é maior e cobre uma área mais ampla. A especificidade é inversamente proporcional à sensibilidade: a especificidade diminui quando a sensibilidade aumenta, e vice-versa.

Sequência

Pontos reflexos surgem no corpo humano de acordo com dois modelos: sistêmico ou sintomático.

Todas as pessoas física e fisiologicamente saudáveis têm menos pontos reflexos que pessoas que não estão saudáveis. Se uma pessoa inicialmente saudável começar a desenvolver problemas crônicos, como doenças crônicas, problemas degenerativos relacionados com idade, alimentação inadequada, má postura ou falta de atividade física, surgirão mais pontos simetricamente passivos em todo o corpo. Este fenômeno – formação de pontos reflexos passivos que surgem em todo o corpo em locais determinados quando a homeostase declina – é chamado de padrão ou modelo sistêmico de *formação de ponto reflexo*. O mais importante é que, no modelo sistêmico, todos os pontos reflexos passivos são formados em locais previsíveis e em uma sequência previsível. A sequência previsível determina qual ponto reflexo se torna sensibilizado primeiro e qual ponto vai ficar sensibilizado em seguida. Esta previsibilidade em todas as pessoas, saudáveis ou doentes, proporciona uma base quantitativa para avaliação da saúde de um paciente e possibilita o desenvolvimento de um protocolo de tratamento padronizado para terapia com acupuntura, cujo propósito é restaurar a homeostase. Esses pontos reflexos previsíveis são chamados de *pontos reflexos homeostáticos*, na medida em que estão relacionados com declínio homeostático. Uma vez restaurada a homeostase, os pontos reflexos homeostáticos são gradualmente dessensibilizados e, com o tempo, desaparecem, embora alguns possam permanecer para o resto da vida do paciente.

Se uma pessoa saudável mantém uma lesão aguda, como no caso de acidentes automobilísticos ou desportivos, ou está acometida por doença aguda, como resfriado ou entorse muscular, surgem pontos sensíveis ao redor da área lesionada ou nos segmentos cutâneo ou muscular relacionados. Esses pontos sensíveis locais são chamados *pontos reflexos sintomáticos*. Lesão aguda é um exemplo do modelo sintomático de formação de ponto reflexo. O surgimento local de pontos reflexos sintomáticos reflete as características individuais da lesão ou doença aguda específica. Cada paciente pode exibir um padrão particular de sensibilização de pontos reflexos sintomáticos.

Em corpos fisicamente saudáveis, os pontos reflexos homeostáticos se transformam da fase latente para a fase passiva de acordo com um padrão altamente previsível. Por exemplo, o ponto radial profundo H1 (localizado no nervo radial profundo onde o nervo penetra no aspecto lateral do antebraço para inervar os músculos extensores do punho e dos dedos das mãos) é sempre o primeiro a ficar sensível em todas as pessoas.

O número de pontos reflexos homeostáticos sensíveis no corpo serve como indicador quantitativo da saúde do paciente. Normalmente, uma pessoa saudável tem poucos pontos reflexos homeostáticos sensíveis. Se uma pessoa saudável apresentar dor aguda, algumas sessões de tratamento aliviarão a dor. Pessoas menos saudáveis apresentam mais pontos reflexos sensíveis e, portanto, precisam de um número maior de sessões para obter alívio de dor aguda até menos intensa. Portanto, o número de pontos reflexos homeostáticos sensíveis no corpo é o indicador quantitativo de:

- Estado de saúde
- Capacidade de autocura (pessoas saudáveis se curam com mais facilidade e mais rapidamente)
- Número de sessões necessárias para obter alívio do sintoma.

Esse indicador quantitativo fornece aos médicos um método razoavelmente objetivo para avaliar os pacientes e prever o resultado do tratamento.

Vamos supor que dois pacientes se queixem de sintomas similares de lombalgia, mas o paciente A tem 20 pontos reflexos homeostáticos passivos, enquanto o paciente B tem mais de 40. Para obter alívio da dor, o paciente A provavelmente vai precisar de duas sessões de tratamento, enquanto o paciente B pode precisar de oito. Além disso, o paciente A, provavelmente, vai desfrutar de um alívio duradouro ou permanente da dor depois de duas sessões de tratamento, enquanto é muito provável que o paciente B apresente recorrência dos sintomas alguns meses depois das oito sessões iniciais de tratamento. Pelo fato de o paciente A ser mais saudável que o B, o paciente A vai ter resultados terapêuticos mais rápidos com número inferior de sessões de agulhamento, desfrutar do alívio da dor por mais tempo e de maneira mais completa, e ter menor probabilidade de apresentar recorrência do sintoma da mesma dor.

Eletrofisiologia dos pontos reflexos

Músculos e nervos são tecidos excitáveis que causam sinais elétricos quando estimulados. Quando estão em repouso e não são perturbados, ficam eletricamente silenciosos. Barlas et al.[1] investigaram a atividade elétrica nos pontos-gatilho e descobriram dois componentes significativos:

- Pulsos intermitentes de grande amplitude de potencial elétrico
- Registros semelhantes a ruídos contínuos de menor amplitude, que denominaram de *atividade elétrica espontânea*.

O autor descobriu atividade elétrica semelhante em resposta à dor periférica nos neurônios da medula espinal e do mesencéfalo (substância cinzenta periaquedutal) em ratos. Em tecidos normais, os neurônios na medula espinal e na substância cinzenta periaquedutal são silenciosos. Quando há dor ou inflamação nos músculos, surgem pulsos e atividade elétrica espontânea na medula espinal e na substância cinzenta periaquedutal. Conforme aumenta a intensidade da dor, a frequência dos pulsos aumenta, podendo chegar a mais de 200 por segundo. A frequência de pulsos no sistema de sinalização nervosa se traduz, eletrofisiologicamente, em intensidade de dor.

Agulhamento e restauração do metabolismo normal de energia no tecido mole disfuncional

Weinstein e Britchkov[13] demonstraram que os nós de contração muscular são as características histopatológicas dos pontos-gatilho. Gunn[18] também sugeriu uma estrutura histológica semelhante de músculos encurtados com faixas ou pontos sensíveis ou doloridos (Figura 7.1).

O exame cuidadoso da atividade patológica em pontos reflexos passivos ou ativos e nos músculos que abrigam esses pontos revela que, além de sintomas pronunciados de dor, pelo menos dois outros fenômenos estão presentes:

- A temperatura da superfície da maioria dos pontos reflexos é um pouco mais alta do que a dos tecidos normais (0,3 a 0,5 °C). Isso pode ser sinal de inflamação. Temperaturas mais frias em alguns pontos reflexos e ao redor deles também foram relatadas, possivelmente atribuíveis à constrição vascular em alguns casos
- Os músculos afetados são tensos e resistem ao alongamento.

Em 1950, o cientista médico Y. Nakatani, da Universidade de Kyoto, no Japão, descobriu que pontos reflexos na pele têm alto nível de condutividade elétrica. Além disso, a condutividade elétrica de alguns pontos reflexos aumenta, significativamente, durante uma doença. Ele encontrou 370 desses pontos, incorporou-os no sistema clássico de meridianos e denominou-os de pontos *ryodoraku*. *Ryodoraku*, tanto na língua japonesa como na chinesa, quer dizer "ponto do meridiano com boa condutividade elétrica".

Em 1977, Nakatani percebeu que os pontos *ryodoraku* ficavam situados em áreas que continham glândulas sudoríparas e deduziu que a maior condutividade elétrica dos pontos *ryodoraku* é causada pela alta condutividade das glândulas sudoríparas. A teoria moderna sobre os pontos *ryodoraku* se concentra nas interações entre o sistema nervoso simpático e o sistema nervoso somático.[6]

Em fibras (células) musculares esqueléticas saudáveis, o cálcio é armazenado no retículo sarcoplasmático. Quando uma fibra nervosa motora envia impulsos aos músculos, os impulsos iniciam um potencial de ação na membrana da fibra muscular. Esse potencial de ação se espalha no retículo sarcoplasmático (cuja membrana é contígua com a membrana muscular), resultando na liberação de cálcio para o citoplasma. Alta concentração de cálcio citoplasmático dispara o acoplamento entre duas proteínas lineares (actina e miosina). Depois de acopladas, essas duas proteínas lineares deslizam uma contra a outra, levando ao encurtamento da fibra muscular. Esse acoplamento e o deslizamento entre as duas moléculas de proteí-

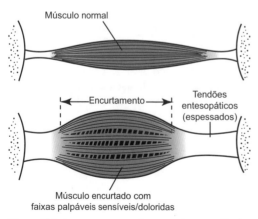

Figura 7.1 Contratura muscular causada por radiculopatia ou outras lesões musculares.

nas consomem grande quantidade de energia. Se não houver outros impulsos da fibra motora após o encurtamento inicial, o retículo sarcoplasmático retoma o cálcio para ser armazenado e a concentração de cálcio citoplasmático cai de modo correspondente. Baixo nível de cálcio citoplasmático provoca o desacoplamento das duas proteínas contráteis (actina e miosina), relaxando a fibra muscular.

Se uma fibra muscular estiver lesionada, o retículo sarcoplasmático fica incapaz de retomar o cálcio citoplasmático para ser armazenado. As duas moléculas contráteis de proteínas não conseguem se desacoplar por conta de alta concentração de cálcio citoplasmático. Isso resulta na contração persistente da fibra muscular, mesmo sem qualquer outro impulso originado do nervo motor. Se esse processo consumidor de energia (crise de energia) continuar, haverá formação de faixas musculares sensíveis ou de pontos reflexos. As faixas sensíveis, ou os pontos-gatilho, podem tornar-se uma contratura permanente caso a crise de energia persista por muito tempo.

Pelo fato de a acupuntura criar uma lesão minúscula, com sangramento no tecido, o músculo contraído relaxa imediatamente e a circulação sanguínea melhora. Portanto, o agulhamento da acupuntura quebra o círculo vicioso da crise de energia nos pontos-gatilho dentro do músculo.

A lesão criada pela agulha perturba o tecido ao redor e cria uma corrente elétrica de 500 mA/cm, chamada de *corrente de lesão*.[8] Além disso, o pequeno sangramento local causado pela lesão estimula a secreção de numerosos fatores de crescimento, como fatores de crescimento derivados das plaquetas e fatores neurotróficos.[9]

A corrente elétrica e o sangramento promovem cura e regeneração dos tecidos lesionados e induzem síntese de DNA de novas proteínas e de colágeno que reparam as organelas celulares danificadas e restauram a função normal. Uma lesão pode durar no mínimo 2 dias, até ser curada pelo corpo, o que significa que os estímulos causados pela lesão também podem durar o mesmo tempo. Durante o período de cura, as células com lesões são digeridas e substituídas por células novas do mesmo tipo do tecido. Isso explica por que a acupuntura é capaz de obter resultados duradouros. Depois que as agulhas são removidas, as lesões induzidas pela agulha mantêm o trabalho por pelo menos 2 dias.

Os pontos reflexos são compostos, principalmente, de receptores de nervos sensoriais sensibilizados. Essa condição de sensibilização é um processo dinâmico: os pontos reflexos surgem e se desenvolvem quando a saúde se deteriora e podem desaparecer conforme a saúde é restaurada. A homeostase fisiológica normal reduz a sensibilidade dos pontos reflexos, enquanto lesões agudas ou doenças crônicas os sensibilizam.

Lesões agudas e doenças agudas criam pontos sensíveis locais. Esses pontos são chamados de *pontos reflexos sintomáticos* e surgem em diferentes locais em pacientes individuais, dependendo da lesão ou da doença de cada paciente.

Alguns pontos reflexos latentes ou ativos surgem como resultado do círculo vicioso da crise de energia metabólica. Esses pontos reflexos mantêm uma temperatura mais elevada do que a dos tecidos circundantes por causa da contração muscular sustentada. A contração muscular é, em si, um processo que demanda energia, mas quando se mantém, é criado um ambiente de baixa energia e baixo teor de oxigênio (hipoxia) como resultado da circulação sanguínea reduzida. O agulhamento é capaz de relaxar o músculo, fazendo com que o círculo vicioso seja quebrado e restaurando a circulação sanguínea normal (Figura 7.2).[19]

Dez características anatômicas básicas dos pontos reflexos

Nervos são os principais componentes dos pontos reflexos, mas cada ponto tem uma configuração neural particular. Por exemplo, diferentes pontos reflexos podem consistir em nervos cutâneos, musculares, α-motores e γ-motores; alguns contêm fibras aferentes e fibras eferentes; e alguns contêm nervos e vasos sanguíneos. Essas diferentes configurações neurais resultam em diferentes mecanismos fisiológicos de sensibilização. O Dr. H. C. Dung, professor de anatomia no University of Texas Health Science Center em San Antonio, resumiu dez características anatômicas básicas dos pontos reflexos, a partir de suas pesquisas laboratoriais de sua experiência clínica.[20] Por exemplo, um ponto reflexo com grande tronco nervoso se sensibiliza mais rápido do que aquele com nervo superficial; um ponto reflexo na fáscia profunda vai se sensibilizar mais lentamente do que aquele com nervo superficial. A configuração anatômica contribui

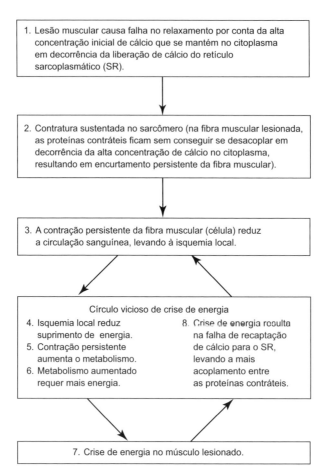

Figura 7.2 Hipótese de crise de energia (sugerida pelo Dr. David G. Simons). O metabolismo de energia e o processo celular da contratura da fibra muscular em um ponto reflexo de acupuntura sensível. SR: retículo sarcoplasmático.

para a sequência previsível e para a localização da sensibilização do ponto reflexo. Além dessas configurações, a anatomia funcional, como mecânica postural, pode afetar o mecanismo fisiológico da sensibilização.

Característica 1 | Tamanho do tronco nervoso

Os pontos reflexos estão sempre associados a nervos, cutâneos ou musculares. Os pontos reflexos associados a um tronco nervoso maior têm mais probabilidade de se tornarem sensibilizados do que os associados a um tronco nervoso menor. Os sinais elétricos viajam mais rapidamente ao longo de fibras nervosas mais espessas. Por exemplo, em pacientes com cefaleia, o ponto reflexo do nervo infraorbitário (ramo V2 do trigêmeo), invariavelmente, fica sensibilizado antes do ponto reflexo do nervo supraorbitário (ramo V1 do trigêmeo), e isso é explicado pelo fato de o nervo infraorbitário ser maior que o nervo supraorbitário (Figura 7.3). Entretanto, o tamanho do nervo pode não ser o único fator a ditar a dinâmica fisiopatológica dos pontos reflexos quando outros determinantes anatômicos estão envolvidos.

Característica 2 | Profundidade do nervo

Há formação de um número maior de pontos reflexos ao longo de troncos nervosos superficiais do que ao longo de troncos profundos. Os receptores do nervo superficial tornam-se sen-

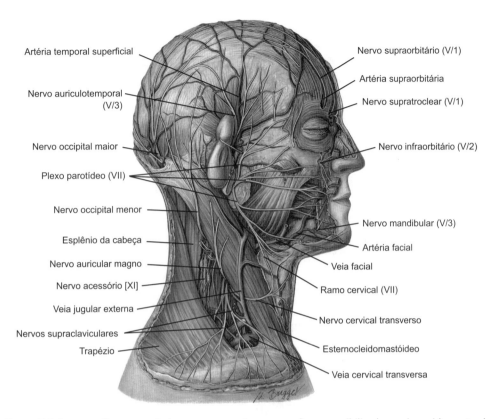

Figura 7.3 Pontos reflexos associados a nervos mais espessos ficam sensibilizados mais rapidamente do que aqueles associados a nervos mais finos. Assim, por exemplo, o nervo infraorbitário fica sensibilizado mais rapidamente do que o nervo supraorbitário.

sibilizados mais facilmente do que os receptores dos nervos localizados mais profundamente no tecido. Por exemplo, o nervo ciático é o maior tronco nervoso do corpo humano, mas pouquíssimos pontos reflexos podem ser atribuídos a esse grande nervo no glúteo e na região da coxa porque aí o nervo localiza-se, profundamente, sob os músculos do glúteo e músculos isquiotibiais. Conforme o nervo ciático penetra no compartimento posterior da coxa e na fossa poplítea e chega à perna, ele emerge superficialmente e forma ramos. Um número maior de pontos reflexos é encontrado ao longo dos ramos do nervo na perna. O mesmo princípio se aplica a outros troncos nervosos.

O padrão da formação de ponto reflexo é o mesmo tanto para a extremidade superior como para a extremidade inferior. Troncos nervosos nos membros superiores ficam localizados ou profundamente, sob os músculos, ou dentro do compartimento neurovascular.

Como resultado, pouquíssimos pontos reflexos são formados na parte superior do braço. No trajeto para o antebraço, os troncos nervosos emergem para mais perto da superfície e, portanto, surgem mais pontos reflexos nessa região. Essa é a razão pela qual há mais pontos reflexos abaixo dos cotovelos e dos joelhos do que acima deles.

A maneira como a formação de um ponto reflexo é afetada pela profundidade de um nervo é ilustrada a seguir: o nervo radial profundo tem origem a partir do plexo braquial e passa pela parte superior do braço sem formar qualquer ponto reflexo importante. Quando o nervo emerge da fáscia profunda para a fáscia superficial no antebraço, ele forma o ponto reflexo mais importante do corpo (H1 nervo radial profundo) (Figura 7.4).

Pontos reflexos superficiais tornam-se sensíveis com maior frequência que os pontos reflexos localizados mais profundamente por

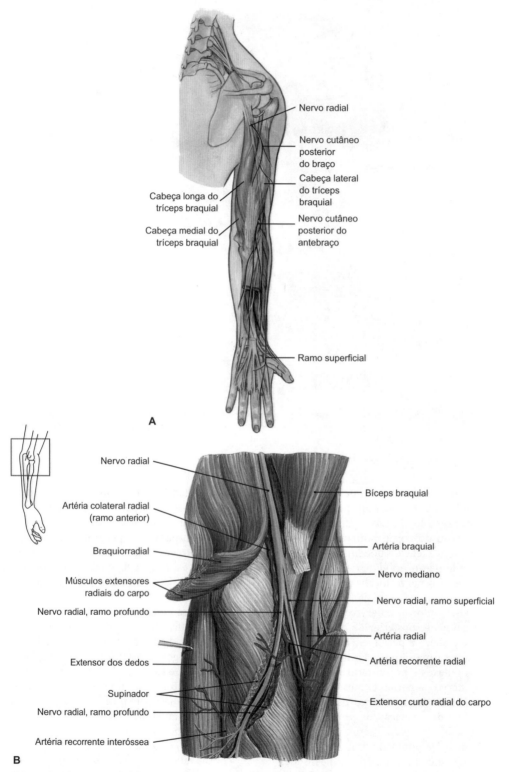

Figura 7.4 O nervo radial forma um importante ponto reflexo (H1) no sítio do antebraço, onde ele penetra na fáscia.

conta da abundância de receptores sensoriais ao redor do local onde eles são formados. Um interessante fato neurológico é que a parte dos membros que fica abaixo dos cotovelos e dos joelhos ocupa áreas mais largas no giro sensorial no cérebro. Portanto, os pontos reflexos abaixo dos cotovelos e dos joelhos também ocupam uma parte maior da representação cortical no giro sensorial pós-central no cérebro. Isso pode explicar a razão pela qual pontos reflexos abaixo dos cotovelos e dos joelhos contêm mais receptores sensoriais e porque a estimulação desses pontos pela agulha pode induzir uma reação e uma atividade mais fortes no cérebro.

Característica 3 | Penetração da fáscia profunda

O termo *fáscia* é aplicado livremente na anatomia. As fáscias, de modo geral, são compostas de camadas de tecido conjuntivo e dispostas em camadas ou tubos entre ou ao redor de estruturas anatômicas. A fáscia superficial é um estofamento conectado com a derme e localizado acima da fáscia profunda. A fáscia profunda fica sob a fáscia superficial e, geralmente, forma a camada conjuntiva externa ou o envoltório das estruturas que estão embaixo, como vasos sanguíneos, nervos ou músculos. Os pontos de acupuntura são formados em locais onde um tronco nervoso passa através da fáscia profunda e emerge próximo à superfície (Figura 7.5).

Característica 4 | Passagem através do forame ósseo

Os pontos reflexos são encontrados em forames ósseos onde os troncos nervosos emergem para se distribuir na pele. Os ramos cutâneos do nervo trigêmeo (V) dão origem a esse tipo de ponto reflexo nos forames infraorbitário (V2), supraorbitário (V1) e mandibular (V3) (ver Figura 7.3.).

Característica 5 | Inserções neuromusculares

Pontos reflexos são formados em locais onde troncos nervosos penetram no músculo. Troncos nervosos musculares contêm fibras aferentes (sensoriais), eferentes (motoras) e simpáticas.

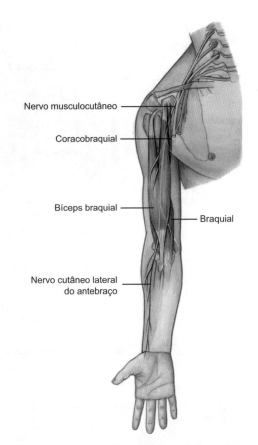

Figura 7.5 O nervo cutâneo antebraquial lateral, ramo do nervo musculocutâneo, forma um ponto reflexo (H9) no aspecto lateral do cotovelo, onde penetra na fáscia.

Dois pontos reflexos formados dessa maneira podem ser encontrados nos centros das fossas supraespinhosa e infraespinhosa, onde o nervo supraescapular penetra nos músculos supraespinhoso e infraespinhoso (Figura 7.6). Nesse exemplo, um nervo forma duas inserções com dois músculos, mas a inserção infraespinhosa é mais superficial porque o músculo é mais fino; portanto, este local (H8, infraespinhoso) normalmente fica sensível antes do ponto supraespinhoso, na medida em que este último se situa mais profundamente abaixo do músculo supraespinhoso, que é redondo e espesso.

Em teoria, cada músculo tem pelo menos uma inserção neuromuscular. Entretanto, a maioria das inserções similares não forma pontos reflexos porque as inserções situam-se profundamente nas massas musculares e não se tornam sensíveis com muita frequência.

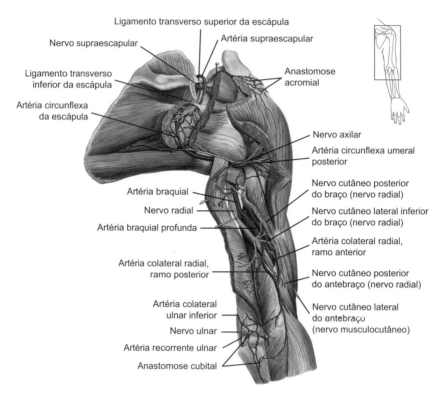

Figura 7.6 O nervo supraescapular inerva o infraespinal e o supraespinal. O ponto reflexo é formado no local da inserção neuromuscular.

Característica 6 | Vasos sanguíneos concomitantes

Artérias e veias cursam ao longo dos troncos nervosos para formar feixes neurovasculares e alcançar as inserções musculares. Pontos reflexos associados a feixes neurovasculares tendem a se tornarem sensíveis mais rapidamente do que pontos reflexos associados a nervos cutâneos, porque os nervos cutâneos não são acompanhados por vasos sanguíneos concomitantes.

O nervo radial profundo é um exemplo claro de como um ponto reflexo é formado por vasos sanguíneos e nervos concomitantes. Na superfície lateral da porção proximal do antebraço, o nervo radial profundo fica enterrado dentro do septo intermuscular, entre os músculos braquiorradial e extensor radial longo. Tanto o nervo radial profundo quanto o nervo cutâneo antebraquial lateral ficam localizados em uma profundidade similar e têm tamanho similar, exceto pelo fato de o nervo radial profundo ser rico em vasos sanguíneos concomitantes. O ponto reflexo H1 (radial profundo) que surge nesse local sempre fica sensível antes do ponto reflexo H9 (cutâneo antebraquial lateral) associado ao nervo cutâneo antebraquial lateral (ver Figura 7.4).

O papel fisiológico dos vasos sanguíneos na formação de pontos reflexos é desconhecido. Presume-se que outros receptores sensoriais sejam formados onde o nervo inerva os músculos lisos do vaso sanguíneo.

Característica 7 | Composição da fibra nervosa

Um nervo cutâneo contém apenas fibras aferentes (sensoriais) e fibras simpáticas pós-ganglionares, enquanto um nervo muscular contém esses dois tipos de fibras e também fibras eferentes (motoras) que se conectam com os músculos esqueléticos. Portanto, nervos cutâneos e musculares diferem quanto à composição da fibra.

Quando todas as outras características anatômicas são similares, os pontos acu-reflexos associados a troncos nervosos contendo mais fibras nervosas ficam mais suscetíveis a ficarem sensibilizados do que aqueles associados a troncos nervosos com menos fibras nervosas.

Fibras aferentes (sensoriais) fornecem receptores sensoriais inseridos nos vasos sanguíneos, nas fibras musculares, nos fusos musculares, nos tendões e na pele. As fibras sensoriais coletam informações sensoriais de todas essas estruturas.

Fibras eferentes (motoras) inervam músculos esqueléticos e músculos lisos. Fibras simpáticas pós-ganglionares inervam glândulas na pele e órgãos internos. As fibras motoras ativam a contração muscular e as fibras simpáticas controlam as atividades das glândulas e dos órgãos internos.

Característica 8 | Pontos de bifurcação

Pontos reflexos são encontrados em locais onde um tronco nervoso largo se ramifica em dois ou mais ramos menores. Por exemplo, são encontrados pontos reflexos nas porções distais dos quatro membros, particularmente nas superfícies dorsais da mão e do pé (Figura 7.7).

Característica 9 | Estruturas ligamentosas sensíveis

Locais sensíveis podem se tornar pontos reflexos. Estruturas ligamentosas sensíveis incluem ligamentos, tendões musculares, retináculos ósseos, lâminas fasciais espessas, cápsulas articulares e ligamentos colaterais. Todas essas estruturas são formadas por tecido conjuntivo fibroso denso e são sensíveis à pressão, à palpação e ao alongamento por conta da grande quantidade de receptores nervosos aferentes nos tecidos. Por exemplo, vários pontos sensíveis ou até doloridos podem ser encontrados nos ligamentos colaterais quando o joelho dói.

Característica 10 | Linhas de sutura do crânio

Pontos reflexos são formados ao longo das linhas de sutura do crânio. Os pontos reflexos podem ser palpados ao longo das suturas coronal, sagital, lambdoide e outras. Esses pontos acu-reflexos surgem no násio, na fontanela, no bregma e no ptério. Quando uma dor de cabeça crônica não é tratada adequadamente, com o tempo surgem pontos sensíveis nesses locais.

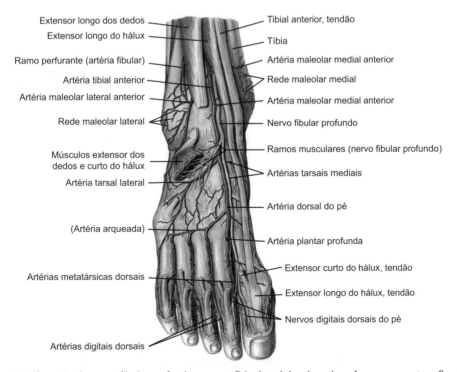

Figura 7.7 Bifurcação do nervo fibular profundo na superfície dorsal do pé, onde se forma um ponto reflexo (H5).

Resumo das características anatômicas dos pontos reflexos

As dez características neuroanatômicas dos pontos reflexos fornecem uma base sólida para compreender a natureza da sua configuração estrutural, sua dinâmica fisiopatológica e sua importância clínica para avaliar e selecionar os pontos durante o tratamento, pelo uso do SINPR.

Outras estruturas também podem contribuir para a formação de pontos reflexos. Pesquisadores japoneses, por exemplo, sugeriram íntima associação entre pontos reflexos e canais linfáticos.[10]

Cada ponto reflexo pode ter uma ou mais das dez características anatômicas básicas. Conforme discutido anteriormente, as configurações neurais dos pontos foram numeradas de acordo com sua relativa propensão a se tornarem sensíveis. Pontos reflexos com menores números (p. ex., sítio do tronco nervoso, número 1) normalmente ficam sensíveis antes e mais rapidamente do que pontos reflexos com números maiores (p. ex., linhas das suturas do crânio, número dez).

Portanto, o ponto reflexo do nervo radial profundo no antebraço (H1, radial profundo, com característica 1) sempre fica sensível antes do ponto do nervo radial superficial na mão (H12, radial superficial com característica 8). O ponto precedente deve ser selecionado primeiro para ser agulhado porque ele envia mais sinais terapêuticos.

Todos os pontos reflexos sensíveis, não importa onde surjam, são, invariavelmente, formados em associação a nervos sensoriais. Nervos sensoriais estão extensivamente distribuídos nas estruturas de tecido mole, como pele, músculos, ligamentos, cápsulas articulares, fáscias, vasos sanguíneos e ossos.

A sensibilidade dos pontos reflexos surge de condições patológicas que afetam fibras nervosas periféricas ou neurônios centrais. As fibras nervosas periféricas podem ficar sensibilizadas formando, pontos sensíveis por meio de substâncias químicas que se extravasam dos tecidos lesionados. Os neurônios na medula espinal podem ficar sensibilizados pela estimulação sustentada dos impulsos nervosos originados de receptores periféricos, como ocorre em casos de dor crônica ou de trauma cumulativo.[12]

Dor crônica não é como a dor aguda prolongada porque os mecanismos da dor envolvidos são diferentes. Dor aguda é o sinal de alerta de lesão de tecido que está restrita a um local, enquanto a dor crônica é uma doença que envolve sensibilização periférica e central.

Alguns pontos sensíveis podem indicar lesão local na área afetada, mas a lesão local pode, ao mesmo tempo, produzir dor a distância pelo mecanismo de dor referida. Um exemplo de dor referida é angina do peito, em que alguns pontos reflexos palpados no aspecto medial do braço esquerdo, na parte superior do dorso e no maxilar inferior encontram-se sensíveis.

Pontos sensíveis podem representar qualquer tipo de lesão de um tecido inervado por nervos sensoriais. Por exemplo, cinco pontos reflexos na área lombar e nos membros inferiores normalmente estão sensíveis no caso de dor lombar, mas a causa da sensibilidade pode ser qualquer um entre vários fatores: lesão nervosa; infecção ou inflamação da dura-máter das raízes nervosas; contração muscular (principalmente de músculos grandes, como eretores da espinha, embora, às vezes, músculos pequenos também possam estar envolvidos); problemas patológicos com fáscias, cápsulas articulares ou ligamentos; discos herniados; fraturas ósseas; artrite; infecções; tumores; distúrbios emocionais; e anormalidades mecânicas entre vértebras.

Resumo

Do ponto de vista neuroanatômico, as características dos pontos reflexos podem ser resumidas da seguinte maneira:

- Pontos reflexos existem junto com nervos sensoriais ou tecidos inervados por nervos sensoriais. As fibras nervosas sensoriais estão extensivamente distribuídas por todo o corpo, com exceção de unhas, cabelos e parte da córnea. Onde quer que haja fibras nervosas sensoriais, também há pontos reflexos
- A estrutura anatômica dos pontos reflexos varia de acordo com sua localização no corpo, mas o elemento estrutural comum de todos os pontos reflexos são os receptores nervosos sensoriais
- A configuração neuroanatômica dos pontos reflexos determina sua dinâmica fisiopatológica; assim, alguns pontos reflexos têm maior probabilidade de se tornarem sensíveis do que outros

- Pontos reflexos não são pontos distintos, estáticos; ao contrário, são estruturas dinamicamente em transformação. Surgem e crescem em certas condições fisiopatológicas. Depois que a cura é concluída, alguns deles permanecem, embora com sensibilidade reduzida, e alguns desaparecem
- Sensibilidade de pontos reflexos pode indicar lesão de tecidos periféricos, como inflamação de nervos, músculos, ligamentos, cápsulas articulares e ossos, ou pode indicar que neurônios sensibilizados no sistema nervoso central provocaram sensibilidade na periferia
- O padrão de acordo com o qual surgem pontos reflexos está relacionado à distribuição anatômica dos troncos nervosos periféricos (nos membros) e das fibras nervosas. Portanto, os pontos reflexos no braço ou na perna ficam sensíveis, seguindo um padrão linear ao longo do tronco nervoso, basicamente ao longo dos nervos cutâneos, enquanto os pontos reflexos no dorso ou na face tornam-se sensíveis em uma área que segue as terminações nervosas de diferentes ramos nervosos.

Do ponto de vista fisiopatológico, há três tipos de pontos reflexos:

- Pontos reflexos homeostáticos (HA)
- Pontos reflexos sintomáticos (SA)
- Pontos reflexos paravertebrais (PA).

Cada tipo de ponto reflexo tem seu próprio mecanismo patológico. Entretanto, o modo como cada tipo foi definido não é absoluto. Um ponto reflexo homeostático também pode ser um ponto sintomático. Por exemplo, o ponto reflexo infraespinal H8 (ver descrição sob o título "Característica 5") é um ponto homeostático, mas em pacientes com dor no ombro fica mais sensível e torna-se claramente um ponto reflexo sintomático.

Pontos reflexos paravertebrais merecem uma atenção especial. Eles ficam localizados ao longo dos dois lados da coluna nos músculos dorsais, desde a base do crânio até a área sacral. Esses pontos consistem em fibras nervosas originadas dos ramos primários posteriores dos nervos espinais. Os pontos reflexos paravertebrais estão mais próximos às raízes dos nervos espinais e aos gânglios do tronco simpático. De acordo com evidências clínicas, esses pontos reflexos podem ser mais eficazes do que outros para equilibrar a atividade do sistema nervoso autônomo, mesmo sabendo que todo ponto acu-reflexo no corpo equilibra a atividade autônoma até certo grau. O agulhamento dos pontos acu-reflexos paravertebrais também relaxa os músculos dorsais, o que alivia a pressão nas articulações vertebrais. Essa função traz benefício para a maioria dos sintomas relacionados com os músculos dorsais e da coluna, como radiculopatia e osteoporose. Às vezes um agrupamento em particular de pontos acu-reflexos paravertebrais pode ficar sensível, e assim os pontos nessa seção também podem ser considerados sintomáticos. Por exemplo, em um paciente com úlcera gástrica são encontrados pontos sensíveis palpáveis ao redor do processo xifoide na parte anterior, mas também podem surgir pontos sensíveis em um ou nos dois lados da coluna, de T7 a T12.

Do ponto de vista clínico, os pontos acu-reflexos paravertebrais não têm localização exata, como é o caso dos pontos acu-reflexos homeostáticos e dos pontos acu-reflexos sintomáticos, porque os ramos cutâneos dos nervos espinais vizinhos se sobrepõem um ao outro. Para obter os melhores resultados do agulhamento, é melhor agulhar todos os nervos espinais vizinhos. Por exemplo, se uma dor pós-herpética estiver relacionada com nervos espinais de T5 a T6, recomenda-se agulhar de T4 a T7.

Referências bibliográficas

1. Barlas P, Walsh DM, Baxter GD et al.: Delayed onset muscle soreness: effect of an ischemic block upon mechanical allodynia in humans, *Pain* 87:221-225, 2000.
2. Crenshaw AG, Thornell LE, Friden J: Intramuscular pressure, torque and swelling for exercise-induced sore vastus lateralis muscle, *Acta Physiol Scand* 152:265-277, 1994.
3. Stauber WT, Clarkson DM, Fritz VK et al.: Extracellular matrix disruption and pain after eccentric muscle action, *J Applied Physiol* 69:868-874, 2002.
4. Trappe TA, Carrithers JA, White F et al.: Titin and nebulin content in human skeletal muscle following eccentric resistance exercise, *Muscle Nerve* 25:289-292, 2002.
5. Proske V, Morgan DC: Muscle damage from eccentric exercise: mechanisms, mechanical signs, adaptation and clinical application, *J Physiol* 537:333-345, 2001.
6. Rocabado M, Iglarsh AZ: *Musculoskeletal approach to maxillofacial pain*, Philadelphia, 1991, Lippincott, pp 136-137.

7. Jarrell J, Robert M: Myofascial dysfunction and pelvic pain, *Can J CME* (Feb) 107 a 116, 2003.
8. Weiss JM: Pelvic floor myofascial trigger points: manual therapy for interstitial cystitis and the urgency-frequency syndrome, *J Urol* 166:2226-2231, 2001.
9. Wiygul RD, Wiygul JP: Interstitial cystitis, pelvic pain, and the relationship to myofascial pain and dysfunction: a report on four patients, *World J Urol* 20:310-314, 2002.
10. Hetrick DC, Ciol MA, Rothman I *et al.*: Musculoskeletal dysfunction in men with chronic pelvic pain syndrome type III: a case-control study, *J Urol* 170:828-831, 2003.
11. Zermann DH, Ishigooka M, Doggweiler R *et al.*: Chronic prostatitis: a myofascial pain syndrome? *Infect Urol* 12:84-92, 1999.
12. Shah JP, Philips T, Danoff J *et al.*: Novel microanalytical technique distinguishes three clinically distinct groups: (1) subject without pain and without myofascial trigger points; (2) subject without pain with myofascial trigger points; (3) subject with pain and myofascial trigger points [Abstract], *Am J Phys Med Rehabil* 83:231, 2004.
13. Weinstein A, Britchkov M: Lyme arthritis and post–Lyme disease syndrome, *Curr Opin Rheumatol* 14:383-387, 2002.
14. Plotnikoff GA, Guigley JM: Prevalence of severe hypovitaminosis D in patients with persistent nonspecific musculoskeletal pain, *Mayo Clin Proc* 78:1463-1470, 2003.
15. Thompson PD, Clarkson P, Karas RH: Statin-associated myopathy, *JAMA* 289:1681-1690, 2003.
16. Gerwin RD, Gambel J, Shannon S *et al.*: A comparison of two possible perpetuating factors in a military and civilian population [Abstract], *J Musculoskel Pain* 9 (Suppl 5):83, 2001.
17. Gambel J, Shannon S, Rubertone ML *et al.*: Comparison of biochemical markers between active duty U.S. service members with chronic myofascial pain and matched controls [Abstract], *J Musculoskel Pain* 9 (Suppl 5):85, 2001.
18. Gunn CC: *Gunn approach to the treatment of chronic pain: intramuscular stimulation for myofascial pain of radiculopathic origin*, ed 2, Edinburgh, 1996, Churchill Livingstone.
19. Simons DG: Referred phenomena of myofacial trigger points. In Vecchiet L, Albe-Fessard D, Lindblom U, editors: *Pain research and clinical management: new trends in referred pain and hyperalgesia*, vol 27, Amsterdam, 1993, Elsevier, Chap 28.
20. Dung HC: *Anatomical acupuncture*, San Antonio, Tex, 1997, Antarctic Press, Chap 5.

8
Neuroanatomia dos Pontos Reflexos

Estudo anatômico dos pontos reflexos homeostáticos

O sistema nervoso humano se desenvolve em segmentos, e os pontos reflexos (PR) se distribuem por todo o corpo de acordo com os segmentos neurais. Os segmentos da cabeça são fundidos juntos e se expandem para formar os hemisférios cerebrais e o tronco cerebral. Doze pares de nervos craniais saem desses segmentos.

Os nervos espinais se originam dos segmentos da medula espinal. Cada segmento dá origem a raízes nervosas sensoriais e motoras de cada lado do corpo (Figura 8.1). Através de todos os segmentos da medula espinal, os sistemas motores tendem a ser mais ventrais e os sistemas sensoriais tendem a ser mais dorsais. Por causa deste esquema, as raízes nervosas dorsais transmitem, principalmente, informações sensoriais aferentes para a medula espinal dorsal, enquanto as raízes nervosas ventrais carregam, principalmente, sinais motores eferentes da medula espinal ventral para a periferia. Os segmentos e as raízes nervosas da medula espinal são denominados de acordo com o nível de onde saem no canal vertebral ósseo: raízes nervosas cervicais, torácicas, lombares e sacras.

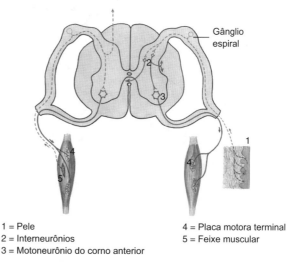

1 = Pele
2 = Interneurônios
3 = Motoneurônio do corno anterior
4 = Placa motora terminal
5 = Feixe muscular

Figura 8.1 Reflexo na medula espinal. *Esquerdo*: reflexo monossináptico, reflexo bineuronal, reflexo do tendão patelar e do tendão do calcâneo. *Direito*: reflexo polineuronal, reflexo abdominal e plantar.

Um nervo espinal se divide em dois ramos primários: ramo dorsal (posterior) e ramo ventral (anterior). O ramo curto (posterior), com seus dois ramos terminais, inerva os músculos e a pele das costas. O ramo primário ventral (anterior) viaja dentro da parede do corpo para inervar a pele e os músculos dos aspectos lateral e anterior do corpo (Figura 8.2).

Durante o desenvolvimento, o canal vertebral ósseo aumenta em comprimento mais rapidamente do que a medula espinal; como resultado, a medula espinal termina no nível do primeiro ou do segundo osso da coluna lombar (L1 ou L2). Abaixo desse nível, o canal vertebral contém uma coleção de raízes nervosas conhecida como *cauda equina*. As raízes nervosas sensoriais e motoras se juntam a uma curta distância fora da medula espinal e formam um nervo espinal sensorial e espinal misto.

A distribuição dos PR segue o mesmo esquema segmentar dos nervos periféricos. Depois que saem da medula espinal, muitas fibras das raízes nervosas, tanto sensoriais quanto motoras, são misturadas e formam uma malha que é chamada de *plexo* (Figura 8.3).

PR faciais são formados por nervos craniais. Os nervos craniais clinicamente importantes que formam os pontos faciais são o nervo trigêmeo (Figura 8.4) e o nervo facial (Figura 8.5). Os PR do pescoço são inervados pelo plexo cervical, de C1 a C5 (Figura 8.6).

Braços e pernas, por sua importância para o movimento, fornecem um fluxo de sinais muito maior para o sistema nervoso central e, portanto, requerem mais controle neural e coordenação que os músculos do tórax e do abdome. Portanto, os segmentos aumentados de C5 a T1 dão origem ao plexo braquial para o braço (Figura 8.7) e o plexo lombossacro de T12 ou L1 a S3 para a perna (Figura 8.8).

Além dos trajetos sensoriais e motores, o sistema nervoso periférico inclui alguns neurônios especializados envolvidos no controle de funções autônomas, como frequência cardíaca, peristalse, transpiração e contração de músculo liso nas paredes dos vasos sanguíneos,

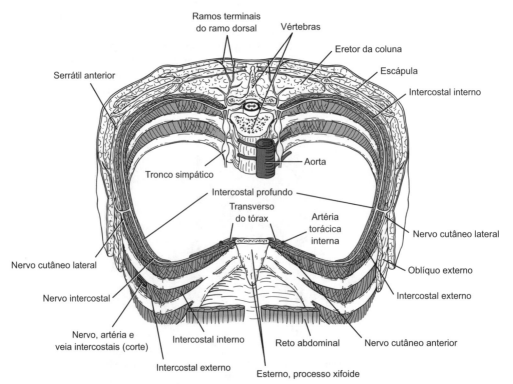

Figura 8.2 Diagrama de uma secção de nervo espinal. Um nervo espinal se divide em dois ramos primários: ramo dorsal (posterior) e ramo ventral (anterior). O ramo dorsal primário curto com seus dois ramos terminais inerva os músculos e a pele das costas. O ramo ventral primário percorre a parede do corpo para inervar a pele e os músculos dos aspectos lateral e anterior do corpo.

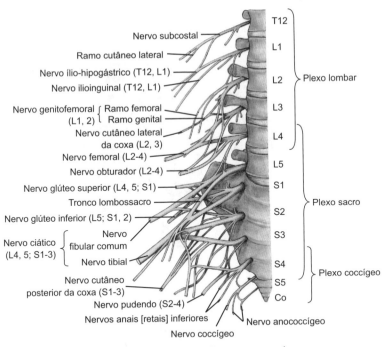

Figura 8.3 Plexos lombossacro e coccígeo.

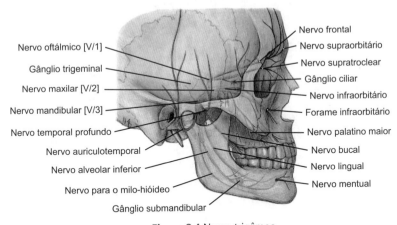

Figura 8.4 Nervo trigêmeo.

dos brônquios, órgãos sexuais, pupilas e outras áreas. Esses neurônios são parte do sistema nervoso autônomo.

O sistema nervoso autônomo fornece a integração em nível de tecido, de órgão e de sistema dos processos fisiológicos do corpo para obter homeostase e manter as atividades do comportamento humano. Junto com o sistema endócrino, o sistema nervoso autônomo coordena os ajustes contínuos na química do sangue, na respiração, na circulação, na digestão, no estado reprodutor, na temperatura do corpo, na eliminação dos resíduos metabólicos e nas respostas imunológicas que protegem a homeostase. O sistema nervoso autônomo também coordena, ativamente, a função dos músculos esqueléticos envolvidos no comportamento.

A disfunção do sistema nervoso autônomo resulta na perda da capacidade de mobilizar respostas fisiológicas e adaptações aos desafios para haver homeostase.

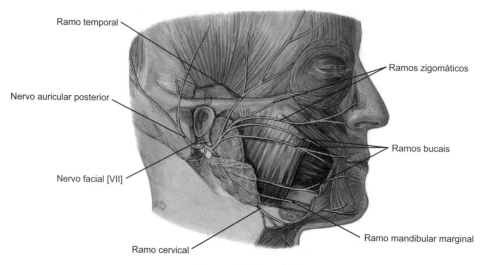

Figura 8.5 Nervo facial.

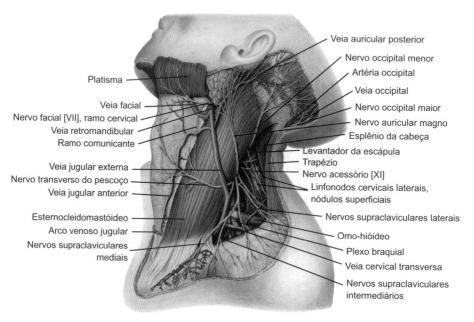

Figura 8.6 Plexo cervical. Pontos reflexos são formados por nervo auricular magno, nervo occipital menor, nervo cervical transverso e nervos supraclaviculares.

O sistema nervoso autônomo tem duas divisões principais. A divisão simpática surge dos nervos espinais torácicos e lombares entre T1 e L2 (divisão toracolombar; Figura 8.9). Essa divisão libera o neurotransmissor norepinefrina para órgãos-alvo e está envolvida em atividades relacionadas com o estresse, como a resposta de "lutar ou fugir" e suas funções, como aumento da frequência cardíaca e da pressão arterial, dilatação dos brônquios e dilatação da pupila. A divisão parassimpática, ao contrário, surge dos nervos cranianos e dos níveis espinais sacrais entre S2 e S4 (divisão craniossacral). Ela libera acetilcolina em órgãos-alvo

Capítulo 8 | Neuroanatomia dos Pontos Reflexos

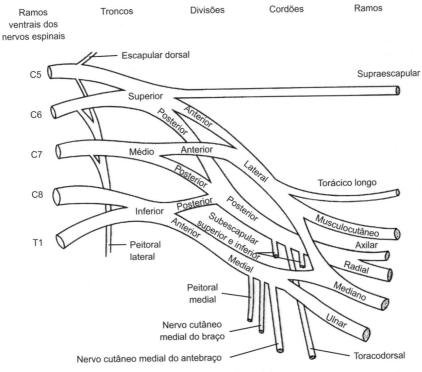

Figura 8.7 Plexo braquial.

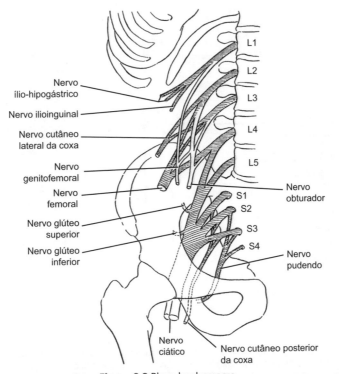

Figura 8.8 Plexo lombossacro.

e está envolvida em funções mais sedentárias e que conservam energia, como aumento das secreções gástricas e da peristalse, diminuição do ritmo cardíaco e constrição da pupila (Figura 8.10).

Os trajetos simpático e parassimpático são controlados pelos centros mais altos no hipotálamo e no sistema límbico, conforme descrito em capítulos anteriores, bem como por informações sensoriais aferentes do corpo. De acordo com dados originados de pesquisas com ressonância magnética funcional, o agulhamento da acupuntura provoca respostas tanto no hipotálamo quanto no sistema límbico. A interpretação molecular dessas respostas ainda não é completamente compreendida, mas dados clínicos indicam que o agulhamento ajuda a restaurar a homeostase.

O sistema nervoso entérico é considerado uma terceira divisão autônoma; consiste em um plexo neural que fica dentro das paredes do intestino e que está envolvido no controle da peristalse e das secreções gastrintestinais.

A seguir, a anatomia geral de cada nervo é descrita primeiro e, depois, o foco vai para os 24 PR homeostáticos primários.

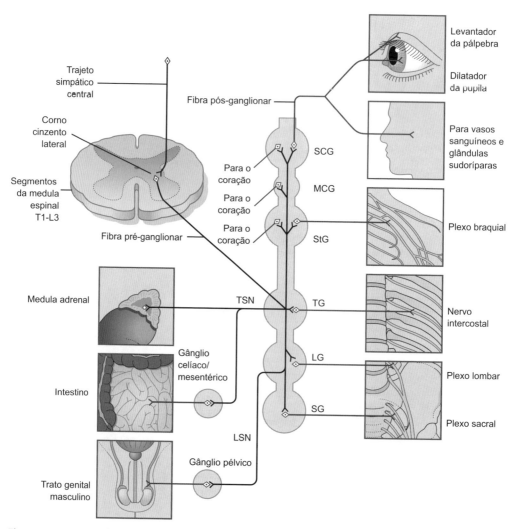

Figura 8.9 Esquema geral do sistema nervoso simpático. Neurônios pré-ganglionares estão localizados no corno cinzento lateral da medula espinal. LG: gânglio lombar; LSN: nervo esplâncnico lombar; MCG: gânglio cervical médio; SCG: gânglio cervical superior; SG: gânglio sacral; StG: gânglio estrelado; TSN: nervo esplâncnico torácico.

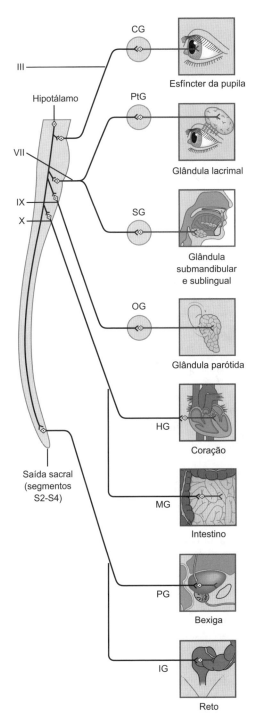

Pontos reflexos cutâneos e musculares

Um nervo sensorial cutâneo inerva grande área da pele; por exemplo, o nervo cutâneo antebraquial lateral no antebraço inerva a superfície da pele ao longo do trajeto que se estende do cotovelo até o punho. Quando esse nervo é estimulado, a sensação pode se propagar ao longo de toda a zona (Figura 8.11). Um nervo muscular inerva, especificamente, determinado músculo. Quando um nervo muscular é estimulado, a sensação e a resposta muscular podem se limitar apenas àquele músculo em particular. Entretanto, quando uma agulha é inserida em um PR, ela penetra na pele e em diferentes camadas de músculo e fáscia. Portanto, o resultado é complexo e inclui respostas cutâneas e musculares.

Dos 24 PR primários, alguns são pontos de nervo cutâneo, alguns são pontos de nervo muscular e alguns pontos não são nem cutâneos nem musculares (p. ex., ponto H1 do nervo radial profundo, que é formado na ramificação do nervo radial profundo).

Os 24 PR homeostáticos primários estão representados na Figura 8.12. As origens neurais e as segmentações dos PR estão listadas na Tabela 8.1.

Pontos reflexos homeostáticos na face | Nervos trigêmeo e facial

Estudo anatômico

Todos os PR faciais estão relacionados com nervos cranianos. Na terapia com agulhamento, os nervos cranianos mais importantes, do ponto de vista clínico, são os nervos trigêmeo e facial.

Nervo trigêmeo (nervo cranial V)

O nervo trigêmeo forma dois PR primários na face, sendo suas localizações facilmente definidas. Entretanto, o nervo trigêmeo é um dos nervos periféricos mais complicados. Uma descrição abrangente de suas características fisiológicas funcionais e anatômicas é útil para compreender sua relação com os processos patológicos faciais.

O nervo trigêmeo fornece inervação sensorial para a face. Também tem uma pequena raiz motora branquial que segue com a divisão man-

Figura 8.10 Esquema geral do sistema nervoso parassimpático. Neurônios pré-ganglionares localizam-se no corno cinzento lateral da medula espinal. CG: gânglio ciliar; HG: gânglio cardíaco; IG: gânglio intramural; MG: gânglios mientéricos; OG: gânglio ótico; PG: gânglio pélvico; PtG: gânglio pterigopalatino; SG: gânglio submandibular.

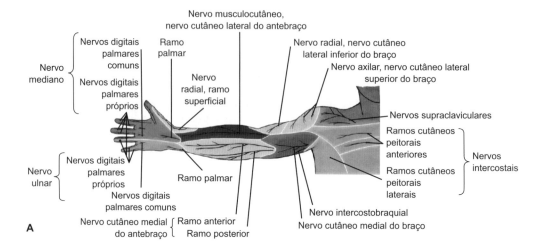

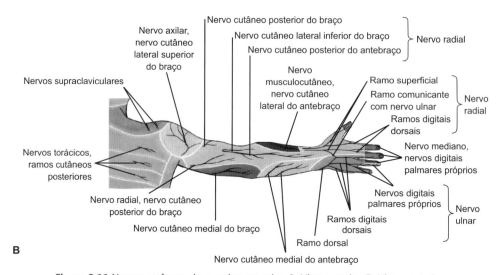

Figura 8.11 Nervos cutâneos do membro superior. **A.** Vista anterior. **B.** Vista posterior.

dibular e é responsável por controlar os músculos da mastigação e alguns outros músculos menores. Deve ser distinguido do nervo facial, que controla os músculos da expressão facial.

O nervo trigêmeo sai do tronco cerebral a partir da ponte ventrolateral e penetra em uma pequena fossa logo atrás, abaixo e ao lado do seio cavernoso, chamado *caverna de Meckel*. O gânglio trigeminal fica na caverna de Meckel e é um gânglio sensorial. A divisão oftálmica (V1) segue através da parte inferior do seio cavernoso e sai do crânio através da fissura orbitária superior, onde um PR é formado (H23). A divisão maxilar (V2) sai através do forame rotundo e penetra no forame orbitário inferior, onde outro PR é formado. A divisão mandibular (V3) sai através do forame oval e segue até a face, pelo forame mentual, onde o terceiro PR do nervo sensorial trigeminal se localiza. Os territórios sensoriais dos três ramos são mostrados na Figura 8.4. O nervo trigêmeo também transmite sensação de tato e dor para os seios nasais, para o interior do nariz e da boca e para os dois terços anteriores da língua.

Os núcleos trigeminais recebem estímulos sensoriais somáticos gerais do próprio estímulo do nervo e de outros nervos cranianos. Estímulos menores do nervo facial (VII), do nervo glossofaríngeo (IX) e do nervo vago (X) transmitem sensações para parte da orelha externa.

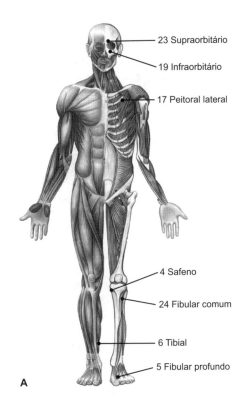
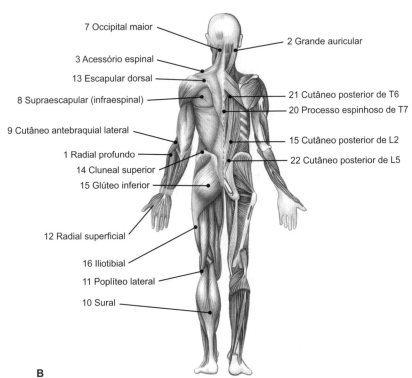

Figura 8.12 Vinte e quatro pontos reflexos. **A.** Vista anterior. **B.** Vista posterior.

Tabela 8.1 Origens neurais e segmentação dos pontos acu-reflexos.

Localização anatômica dos pontos acu-reflexos	Origens neurais
Face	Nervos craniais, particularmente trigêmeo (V) e facial (VII)
Pescoço Aspecto lateral e anterior do pescoço Aspecto posterior do pescoço (pontos reflexos paravertebrais)	Plexo cervical (C1-C4), ramos anteriores C1-C8, ramos posteriores
Torso Lateral e anterior Posterior (pontos reflexos paravertebrais)	Ramos anteriores de T1-T12 Ramos posteriores de T1-S4
Ombro e membro superior	Plexo braquial (C5-T1), ramos anteriores
Região lombar, quadril e membro inferior	Plexo lombossacro (L2-S3), ramos anteriores

O complexo nuclear trigeminal corre do mesencéfalo até a parte superior da medula espinal cervical e contém três núcleos: mesencefálico, sensorial principal e núcleo espinal trigeminal. O núcleo mesencefálico é o único em que os neurônios sensoriais primários ficam dentro do sistema nervoso central em vez de estarem no gânglio periférico. Este núcleo transmite estímulos proprioceptivos dos músculos da mastigação e, provavelmente, da língua e dos músculos extraoculares. Os outros dois núcleos servem como sistemas sensoriais principais para tato fino e tato, pressão, dor e temperatura.

Nervo facial (nervo cranial VII)

O nervo facial controla os músculos da expressão facial. Entretanto, um ramo menor do nervo facial, o nervo intermédio, carrega fibras para o sistema nervoso parassimpático (lágrimas e salivação), para o paladar e para funções sensoriais somáticas gerais.

O núcleo facial localiza-se na coluna motora branquial, mais caudalmente na ponte do que o núcleo motor trigeminal. O nervo sai do tronco cerebral em sentido ventrolateral, na junção pontomedular. A principal por-

ção do nervo facial sai do crânio pelo forame estilomastóideo. Em seguida passa através da glândula parótida e se divide em cinco ramos motores branquiais principais para controlar os músculos da expressão facial: ramos temporal, zigomático, bucal, mandibular e cervical (Figura 8.5). Outros ramos motores branquiais menores inervam os músculos estapédio e occipital, o ventre posterior do músculo digástrico e o músculo estilo-hióideo.

As fibras parassimpáticas pré-ganglionares do nervo facial surgem do núcleo salivatório superior e seguem em dois ramos pequenos que saem do tronco principal do nervo facial. No joelho do nervo facial, o nervo petrosal maior se ramifica, chegando ao gânglio esfenopalatino (pterigopalatino), onde neurônios parassimpáticos pós-ganglionares inervam as glândulas lacrimais e a mucosa nasal. O nervo corda do tímpano se ramifica a partir do nervo facial e sai do crânio na fissura petrotimpânica, situada medial e posteriormente à articulação temporomandibular. O nervo corda do tímpano, então, se junta ao nervo lingual (um ramo do nervo trigêmeo), chegando ao gânglio submandibular, onde nascem trajetos parassimpáticos pós-ganglionares para suprir as glândulas salivares submandibulares e submaxilares.

Um pequeno ramo do nervo facial fornece sensação somática geral ao redor do meato acústico externo, e os nervos glossofaríngeo (IX) e vago (X) também inervam essa região. Todas as fibras sensoriais somáticas para os nervos trigêmeo, facial, glossofaríngeo e vago fazem sinapse nos núcleos trigeminais.

São conhecidos, aproximadamente, 20 músculos da expressão facial. Cada músculo tem pelo menos um ponto de inserção neuromuscular. Portanto, quando os terapeutas tratam condições faciais como sinusite ou paralisia de Bell, os músculos afetados devem ser cuidadosamente detectados em cada caso. Já que todas as inserções neuromusculares dos músculos da expressão facial podem ficar sensibilizadas quando os músculos são afetados, esses pontos podem ser usados para terapia com agulhamento.

H19 infraorbitário (cutâneo)

Este PR localiza-se exatamente no forame infraorbitário (Figura 8.13). O nervo infraorbitário, ramo cutâneo originado do ramo maxilar (V2)

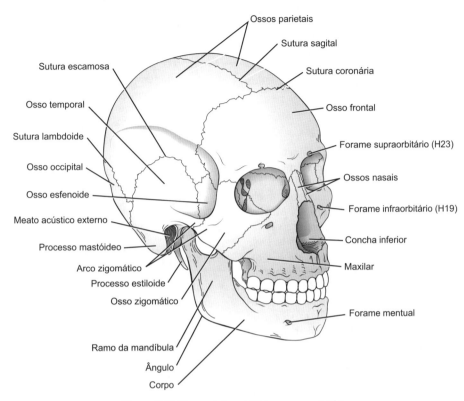

Figura 8.13 Nervos infraorbitário e supraorbitário.

do nervo trigêmeo, passa no forame e inerva a pele da face. Para evitar hematoma ao agulhar essa área, o médico deve usar agulhas de calibre 38 ou 36 (0,18 ou 0,20 mm de diâmetro, respectivamente). A profundidade da inserção da agulha varia entre 2 e 5 mm.

O PR H19 infraorbitário é sempre o primeiro PR na face a ficar sensível, porque o nervo infraorbitário é o maior nervo cutâneo na face. Além do declínio homeostático, todos os sintomas relacionados com a face e com a cabeça podem sensibilizar ainda mais esse ponto. Portanto, a sensibilidade e o tamanho do ponto fornecem informações úteis sobre a gravidade ou a cronicidade dos sintomas. Sintomas comuns que podem sensibilizar esse PR são: neuralgias cranianas; todos os tipos de dor de cabeça; distúrbios faciais, miofasciais e temporomandibulares; dor de dente e intraoral; dor ocular e periocular; dor de ouvido; sinusite; resfriado; alergia e paralisia facial. O PR H19 infraorbitário deve ser usado para todos esses sintomas. Dor causada por câncer da cabeça e do pescoço também sensibiliza esse ponto.

H23 supraorbitário (cutâneo)

Este PR é formado bem em cima da chanfradura supraorbitária, que é a passagem para o nervo supraorbitário (ver Figura 8.13). Esse nervo cutâneo originado do ramo oftálmico (V1) do nervo trigêmeo se estende para o topo da cabeça. O método de agulhar esse ponto é semelhante ao método de agulhar o H19 infraorbitário.

O nervo supraorbitário é menor do que o nervo infraorbitário; portanto, o ponto H23 supraorbitário fica sensível depois do H19 infraorbitário. Por exemplo, o ponto H19 infraorbitário sempre está sensível em um paciente com dor de cabeça leve. Se a dor de cabeça se prolongar, o ponto H23 supraorbitário também ficará sensível. Se a dor de cabeça continuar por mais tempo, outros pontos na face – como o nervo mandibular (V3), o nervo zigomático facial (V2) e o nervo zigomático temporal – também ficam sensíveis. Quanto maior o número de pontos sensíveis, mais crônico e mais grave é o sintoma e mais sessões de tratamento são necessárias.

No tratamento de pacientes com problemas faciais, como dor temporomandibular, sinusite crônica ou paralisia facial, outros pontos inervados pelo nervo facial (VII) devem ser cuidadosamente palpados e seletivamente agulhados de acordo com os sintomas individuais.

Outros pontos reflexos faciais

O nervo trigêmeo contém nervos sensoriais (aferentes) e nervos motores (eferentes) e é responsável pela sensação geral da pele da face e da parte anterior da cabeça, bem como pelo controle dos músculos da mastigação. Músculos da mastigação e músculos da expressão facial são os dois tipos de músculos faciais. Dois importantes músculos da mastigação, o temporal e o masseter, são inervados pelos nervos motores do nervo trigêmeo. Os PR formados nesses dois músculos são essenciais ao tratamento de alguns tipos de dor de cabeça e de sintomas faciais, como síndrome da articulação temporomandibular e paralisia facial.

Os cinco ramos do complicado nervo facial inervam os 20 músculos conhecidos da expressão facial e outras estruturas, incluindo a língua (Tabela 8.2). Lesão no nervo facial ou em alguns de seus ramos leva à paresia (fraqueza) ou à paralisia (perda do movimento voluntário) de todos ou de alguns dos músculos faciais no lado afetado. As lesões podem ser causadas por friagem na face, inflamação, infecção na orelha média, fraturas e tumor. O agulhamento apropriado dos músculos afetados ajuda a reduzir a inflamação e acelera a cura em muitos sintomas faciais, incluindo paralisia de Bell.

Pontos reflexos formados no plexo cervical

O pescoço é uma das partes mais importantes do corpo na terapia com acupuntura. Por conta de seu envolvimento crítico tanto para a homeostase postural quanto para a fisiológica, ele deve ser examinado em todos os casos e tratado na maioria deles. O plexo cervical não recebe atenção especial na maioria dos livros-texto sobre anatomia, mas nunca é demais enfatizar sua importância neste caso. Este plexo nervoso é resumidamente descrito aqui para que os leitores compreendam seu esquema anatômico. Alguns dos PR mais importantes do pescoço também são ilustrados (Figura 8.6).

Os ramos do plexo cervical são os seguintes:

- Cutâneo: nervos occipital menor, auricular magno, cutâneo transverso e supraclavicular
- Ramos musculares dos músculos do pescoço
  - Músculos pré-vertebrais: esternocleidomastóideo (proprioceptivo; surgindo de C2 e C3), levantador da escápula (surgindo de C3 e C4) e trapézio (proprioceptivo; surgindo de C3 e C4)
  - Músculos omo-hióideo, esterno-hióideo e esternotireóideo (surgindo de C1 a C3)
  - Tíreo-hióideo e gênio-hióideo (surgindo de C1)
- Nervo frênico para o diafragma: C3 a C5.

Os ramos primários ventrais dos nervos espinais de C1 até C4, com uma pequena contribuição de C5, formam o plexo nervoso cervical. Os nervos do plexo nervoso cervical inervam a

Tabela 8.2 Nervos que formam os importantes pontos reflexos faciais.

Nervo	Categorias funcionais	Funções
Nervo trigêmeo	Sensação somática geral	Sensação de tato, dor, temperatura, posição da articulação e vibração para face, boca, dois terços anteriores da língua, seios da face e meninges
	Motor branquial	Músculos da mastigação e músculo tensor do tímpano
Nervo facial	Motor branquial	Músculos da expressão facial, músculo estapédio e parte do músculo digástrico
	Parassimpático	Função parassimpática para glândulas lacrimais, glândulas salivares submaxilares e submandibulares e outras glândulas salivares, exceto glândula parótida
	Sensorial visceral (especial)	Paladar dos dois terços anteriores da língua
	Sensorial somático geral	Sensação de uma pequena região próxima ao meato acústico externo

maior parte dos músculos anteriores e laterais do pescoço e suas fibras sensoriais sustentam a maior parte do pescoço e parte da cabeça. Os leitores devem compreender a inervação deste plexo porque ele está conectado com muitas condições patológicas do pescoço e com outros sistemas fisiológicos.

A rede do plexo nervoso cervical é formada por comunicações entre os ramos ventrais de C1 até C5 (Figura 8.6). O plexo situa-se profundamente em relação à veia jugular interna e ao músculo esternocleidomastóideo. Ramos cutâneos do plexo emergem ao redor do meio da borda posterior do esternocleidomastóideo para suprir a pele do pescoço e do couro cabeludo, entre a aurícula e a protuberância occipital externa. Os ramos ventrais de C2 a C4 do plexo nervoso cervical dão origem aos nervos auricular magno, occipital menor, cervical transverso, supraclavicular e frênico.

Depois dos ramos comunicantes de C2 e C3, o tronco principal do nervo auricular magno circunda o ponto médio da borda posterior do músculo esternocleidomastóideo e sobe, verticalmente, em direção à glândula parótida. Ele fornece ramos para a pele do pescoço e depois se divide em ramos anteriores e posteriores, que suprem a pele na parte inferior da aurícula, tanto da superfície anterior quanto da superfície posterior e uma área que vai da mandíbula até o processo mastóideo.

O nervo occipital menor, que surge de C2 e, às vezes, de C3, sobe uma distância curta ao longo da borda posterior do músculo esternocleidomastóideo e, então, se divide em vários ramos que suprem a pele do pescoço e do couro cabeludo atrás da orelha e a parte superior da aurícula.

O nervo cervical transverso, que surge de C2 e C3, também rodeia a borda posterior do músculo esternocleidomastóideo próximo ao seu ponto médio, e então passa transversalmente por ele. Seus ramos suprem a pele sobre o triângulo anterior do pescoço.

O nervo supraclavicular surge de C3 e C4 como tronco único e se divide em ramos medial, intermédio e lateral. Os ramos pequenos originados desse nervo viajam para a pele do pescoço e, então, penetram na fáscia profunda, logo acima da clavícula, para suprir a pele sobre o aspecto anterior do tórax e do

ombro. Os nervos supraclaviculares medial e lateral também suprem as articulações esternoclavicular e acromioclavicular.

O nervo frênico, que surge de C3 a C5, circunda a borda lateral do músculo escaleno anterior e, então, desce obliquamente através da sua superfície anterior, indo bem fundo, para as artérias cervical transversa e supraescapular. O nervo frênico penetra no tórax, cruzando a origem das artérias torácicas internas, entre a artéria subclávia e a veia subclávia. O nervo frênico é o único nervo motor que supre o diafragma.

H2 auricular magno (cutâneo)

O nervo auricular magno é sítio de um dos mais importantes PR do corpo humano. Sua localização é crucial ao equilíbrio do peso da cabeça e, portanto, ao equilíbrio de toda a cabeça. A importância deste nervo pode ser compreendida por sua relação com a homeostase tanto da postura mecânica quanto da fisiologia sistêmica. Entretanto, a vasculatura relacionada com esse ponto desafia os clínicos por conta de questões de segurança.

O ponto está localizado logo atrás do lóbulo da orelha e na borda anterior do músculo esternocleidomastóideo. É um dos quatro ramos do plexo nervoso cervical. Quatro ramos cutâneos do plexo cervical emergem ao redor do ponto médio da borda posterior do músculo esternocleidomastóideo (Figura 8.14).

O nervo auricular magno sobe em sentido oblíquo, em direção ao lóbulo da orelha e ao ângulo da mandíbula. Esse feixe nervoso emerge através da fáscia envoltória, logo abaixo do lóbulo da orelha, e se divide em ramos para suprir a pele da parte inferior da orelha e a área que vai da mandíbula até o processo mastóideo.

O PR H2 auricular magno encontra-se sensível em quase todos os pacientes. Entretanto, a inserção de agulha neste ponto frequentemente causa sangramento, porque a veia jugular externa desce logo ao lado do nervo auricular magno. Se a veia jugular externa estiver proeminente por todo o seu curso, esse é um sinal de que a pressão venosa está elevada em decorrência de problemas cardíacos; nesses casos, para evitar um acidente como embolia gasosa por via venosa, o ponto não deve ser agulhado. Uma agulha fina de calibre 36 ou 38 (0,20 ou 0,18 mm de diâmetro) pode ser usada para agulhar este ponto, com profundidade de inserção de aproximadamente 5 a 8 mm.

Outros pontos reflexos do pescoço

Vários PR no pescoço são formados por três outros nervos derivados do plexo cervical:

- O nervo occipital menor: para o qual um PR localiza-se nas inserções entre os músculos esternocleidomastóideo e trapézio no osso occipital
- O nervo cervical transverso: que circunda o ponto médio da borda posterior do esternocleidomastóideo e, então, passa transversalmente para a borda anterior do mesmo músculo (vários PR são formados sobre o triângulo anterior do pescoço)
- O nervo supraclavicular: que se divide em ramos medial, intermédio e lateral.

Esses nervos enviam pequenos ramos para a pele do pescoço e, então, emergem da fáscia profunda, situada bem acima da clavícula, para suprir a pele sobre o aspecto anterior do tórax e do ombro. Ao agulhar PR sensíveis nessa área, o terapeuta sempre deve prestar atenção na direção e na profundidade da agulha para não perfurar o pulmão.

H3 acessório espinal (muscular)

Este ponto contém os nervos espinal e acessório, conforme seu nome indica. O nervo acessório espinal (XI) se origina das raízes craniais (núcleo ambíguo na medula) e das raízes espinais (C1 a C6) e contém fibras aferentes (sensoriais) e eferentes (motoras). Um ramo do nervo acessório espinal penetra no músculo trapézio, no ponto médio da margem frontal superior, no ponto sobre a área entre o pescoço e o ombro. Esse é um ponto de inserção neuromuscular. O PR H3 acessório espinal apresenta-se sensível em mais de 98% da população. O autor usa uma agulha de não mais que 2,5 cm de comprimento e a insere perpendicularmente à pele. Os profissionais devem ser extremamente cuidadosos ao agulhar esse ponto porque o ápice do pulmão fica logo abaixo dele (Figura 8.14).

Outro ramo do nervo acessório espinal também inerva o músculo esternocleidomastóideo.

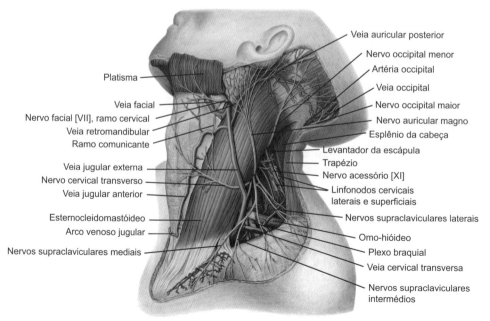

Figura 8.14 Pontos reflexos formados pelo plexo cervical (C1 a C4). Os terapeutas devem prestar atenção especial nos nervos auricular magno, acessório e cervical transverso.

Pontos reflexos formados pelo plexo braquial

O plexo braquial penetra no membro superior para fornecer funções sensoriais e motoras, que incluem:

- Inervação sensorial para pele e articulações
- Inervação motora para os músculos
- Influência sobre os diâmetros dos vasos sanguíneos através dos nervos vasomotores simpáticos
- Suprimento secretomotor para as glândulas sudoríparas.

O plexo braquial surge logo ao lado do músculo escaleno anterior. Os ramos ventrais de C5 a C8 e a maior parte de T1, além de um circuito comunicante de C4 a C5 e um de T2 (sensoriais) a T1, formam as cinco raízes, os três troncos, as seis divisões (três anteriores e três posteriores), os três cordões e os cinco ramos terminais (Figura 8.7).

As divisões anteriores formam os cordões laterais e mediais, que dão origem a seus nervos periféricos que inervam os músculos anteriores ou flexores da extremidade superior. As divisões posteriores formam um cordão posterior, que dá origem a seus nervos periféricos que inervam os músculos posteriores ou extensores da extremidade superior. Com este esquema 5-3-6-3-5, fica mais fácil entender a configuração lógica do plexo braquial.

As cinco raízes formam os três troncos: superior, médio e inferior. O tronco superior consiste em ramos ventrais conjuntos de fibras de C5 e C6. O tronco médio contém fibras de C7. O tronco inferior contém fibras conjuntas de C8 e T1. Cada um dos três troncos se divide em dois ramos: as divisões anterior e posterior para músculos flexores (pré-axiais) e extensores (pós-axiais), respectivamente.

Os três cordões – lateral, medial e posterior – são formados pelas seis divisões. As divisões anteriores dos troncos superior e médio, compostas de fibras de C5 a C7, unem-se para formar o cordão lateral. A divisão anterior do tronco inferior, composta de fibras de C8 e T1, forma o cordão médio. As divisões posteriores de todos os três troncos, compostas de fibras indo de C5 a C8, se unem para formar o cordão posterior.

Os cordões, então, se dividem e se reúnem novamente em ramos que se tornam nervos periféricos. O cordão posterior se ramifica nos nervos axilar e radial. O cordão medial, depois de receber um ramo do cordão lateral, termina como nervo ulnar. Um ramo do cordão lateral se torna o nervo musculocutâneo; o outro ramo se une com um originado do cordão medial para formar o nervo mediano.

O plexo braquial se estende do pescoço e vai até a axila, situando-se parcialmente no pescoço e parcialmente na axila. A parte supraclavicular (ramos e troncos com seus ramos) fica no triângulo posterior do pescoço, e sua parte infraclavicular (cordões e seus ramos) fica na axila (Figura 8.15). Nervos periféricos que inervam músculos do ombro e alguns músculos da parte superior do braço saem diretamente de vários componentes do plexo.

É necessário um estudo geral da anatomia do membro superior para se compreender melhor a inervação e a configuração do plexo braquial. O membro superior é o órgão da atividade manual. Consiste em duas partes: o ombro (junção do braço com o tronco) e o braço livre. O braço livre inclui quatro partes: o braço (*brachium*, entre o ombro e o cotovelo), o antebraço (*antebrachium*, entre o cotovelo e o punho), o punho (*carpus*) e a mão (*manus*). Os ossos do membro superior são a clavícula e a escápula, no ombro; o úmero, no braço; o rádio e a ulna, no antebraço; os oito ossos carpianos, no punho; os cinco ossos metacarpianos, na mão; e as 14 falanges, nos dedos de uma mão. Mais de 50 músculos pequenos e grandes estão inseridos nos ossos do membro superior.

Considera-se que a cintura escapular e seus músculos, como peitoral, romboide, supraespinal e infraespinal, nas paredes anterior e posterior do tórax, pertençam ao membro superior. Com exceção de uma pequena área da pele no ombro, o plexo braquial supre a inervação para a pele dessas regiões e para todos os músculos do membro superior.

As divisões anteriores inervam dois músculos peitorais na região torácica anterior, os músculos do compartimento anterior do braço, os músculos do compartimento medial do antebraço e os músculos intrínsecos das palmas das mãos. As divisões posteriores inervam o levantador da escápula, o romboide maior e menor, o supraespinal e o infraespinal no ombro e regiões torácicas posteriores, os músculos no compartimento posterior do braço e os músculos no compartimento lateral do antebraço.

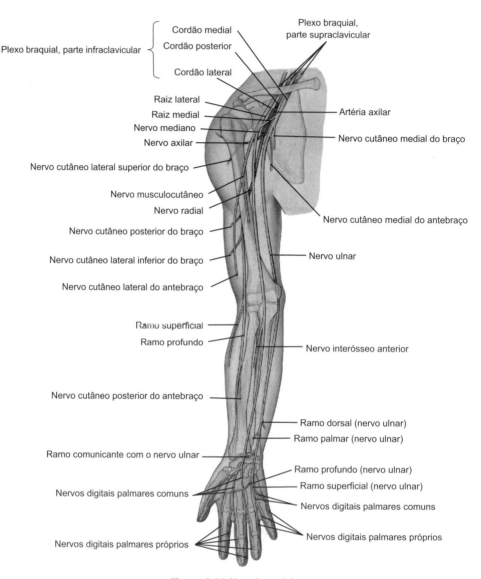

Figura 8.15 Plexo braquial.

Os ramos cutâneos derivados do plexo têm configuração similar. Os nervos cutâneos derivados da divisão anterior incluem o cutâneo braquial medial, o cutâneo antebraquial medial e o cutâneo antebraquial lateral. As divisões posteriores dão origem a ramos do cutâneo braquial posterior, do cutâneo antebraquial posterior e do nervo radial superficial. Todos os PR atribuídos ao plexo braquial são formados ao longo desses nervos, de modo que os pontos são denominados de acordo com os nervos que os inervam.

Pontos reflexos homeostáticos do membro superior

A musculatura do braço é simples porque movimenta uma articulação. O braço é dividido em dois compartimentos: anterior e posterior, separados um do outro pelo úmero e pelos septos intramusculares medial e lateral. Os grandes músculos flexores e extensores ocupam esses compartimentos. Entre esses músculos, a artéria braquial, acompanhada pelo nervo mediano e pelo nervo ulnar, se aproxima do cotovelo no compartimento anterior, no aspecto medial do braço. Nenhum dos nervos dá ramos no braço; os dois inervam apenas o antebraço e a mão. Emergindo da axila, os nervos musculocutâneo e radial seguem através dos compartimentos flexor e extensor, respectivamente (Figura 8.16)

Quase 20 músculos estão contidos no antebraço. O antebraço, que também consiste em compartimentos anterior (flexor) e posterior (extensor), é muito mais complexo do que o braço, porque contém força motriz para várias articulações. Esses músculos são dispostos em camadas em cada compartimento. Depois de entrar no antebraço, os nervos radial, mediano e ulnar passam para a mão por baixo dos músculos superficiais do compartimento anterior (Tabela 8.3). Eles dão origem à maior parte de seus ramos para os músculos superficiais na região do cotovelo. Um ramo profundo do nervo mediano, o nervo interósseo anterior, inerva os músculos profundos no aspecto anterior. O ramo profundo do nervo radial e seu ramo interósseo posterior suprem os músculos restantes na parte posterior do antebraço. Os nervos radial e ulnar descem para o punho, acompanhados pelas artérias que seguem para o punho no compartimento anterior.

O membro superior tem seis PR homeostáticos primários: do nervo peitoral lateral, no tórax, dos nervos supraescapular e escapular dorsais, no ombro, do cutâneo antebraquial lateral e do nervo radial profundo, no antebraço, e do nervo radial superficial, na mão.

Conforme enfatizado anteriormente, cada PR contém um nervo periférico principal, que é responsável pela fisiologia dinâmica do ponto. Além disso, diferentes nervos também inervam diferentes tecidos em várias camadas do mesmo ponto. Apenas os principais nervos que afetam a fisiologia dos PR homeostáticos primários serão discutidos aqui.

Inervação pré-axial

Dois PR homeostáticos primários são formados pelos dois ramos terminais: o nervo peitoral lateral, derivado diretamente do cordão lateral proximal, suprindo o músculo peitoral maior, e o nervo cutâneo antebraquial lateral, derivado do nervo cutâneo muscular, que inerva a pele do aspecto lateral do cotovelo.

H17 peitoral lateral (muscular)

Sendo um dos pequenos ramos terminais do cordão lateral, o nervo peitoral lateral (surgindo de C5 a C7) perfura a fáscia clavipeitoral

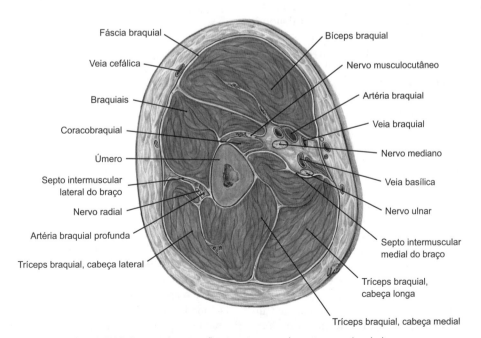

Figura 8.16 Compartimentos flexor e extensor da parte superior do braço.

e penetra no músculo peitoral maior em um ponto situado aproximadamente 4 a 5 cm abaixo do ponto médio do osso clavicular.

Um PR é formado nessa inserção neuromuscular, que é comumente agulhada para sintomas do tórax e da parte superior das costas. O médico deve ser cauteloso ao agulhar esse ponto, porque o pulmão fica logo abaixo dele. O autor usa técnicas específicas nessa área para minimizar o risco. Primeiro, o músculo peitoral maior é palpado. Em seguida, uma das duas técnicas é aplicada:

- Em pacientes magros, uma agulha de 1,5 cm de comprimento é inserida perpendicularmente na pele, com cuidado para a agulha não perfurar o pulmão
- Em pacientes com músculo peitoral maior bem desenvolvido, uma agulha de 4 cm de comprimento é inserida direcionada horizontalmente e para baixo. A agulha deve ficar fora da caixa torácica para não perfurar o pulmão.

O autor desta obra desenvolveu outro método, a vacuoterapia elétrica, para substituir a inserção de agulha em um PR quando o risco de pneumotórax é alto.

O nervo peitoral lateral envia um ramo lateralmente para o nervo peitoral medial, que supre o músculo peitoral menor e forma outro PR. O nervo peitoral lateral é assim denominado porque surge do cordão lateral do plexo braquial. Observe que o PR H17 peitoral lateral localiza-se medialmente sobre o músculo peitoral maior, enquanto o nervo peitoral medial fica sobre o músculo peitoral menor, ao lado do PR H17 peitoral lateral.

H9 cutâneo antebraquial lateral (cutâneo)

Este PR localiza-se na extremidade lateral da crista da pele da articulação do cotovelo, sendo fácil de ser detectado quando o antebraço é fletido em um ângulo de 90° (Figura 8.17). O nervo musculocutâneo (que surge de C5 a C7) originado do cordão lateral do plexo braquial segue ao longo do aspecto lateral do braço e penetra na fáscia profunda na borda lateral da fossa cubital, tornando-se o nervo cutâneo antebraquial lateral. Um PR é formado no local onde o nervo penetra na fáscia profunda.

Tabela 8.3 Cinco nervos importantes do braço.

Nervo	Função motora
Nervo radial	Extensão de todo o braço, antebraço, punho e articulações dos dedos Supinação do antebraço Abdução do polegar com mão espalmada
Nervo mediano	Flexão e oposição do polegar Flexão dos dedos 2 e 3 Flexão e abdução do punho Pronação do antebraço
Nervo ulnar	Adução e abdução dos dedos, com exceção do polegar Adução do polegar Flexão dos dedos 4 e 5 Flexão e adução do punho
Nervo axilar	Abdução do braço no nível do ombro além de 15°
Nervo musculocutâneo	Flexão do braço no nível do cotovelo Supinação do antebraço

Inervação pós-axial

O nervo radial se ramifica em dois nervos, o radial profundo e o radial superficial no antebraço. No local da ramificação de cada um desses dois nervos localiza-se um PR homeostático primário.

Os dois PR homeostáticos primários nos músculos posteriores do ombro são supridos pelos ramos posteriores do tronco superior do plexo nervoso braquial: o nervo escapular dorsal e o nervo supraescapular.

H13 escapular dorsal (muscular)

O nervo escapular dorsal se ramifica a partir do ramo ventral de C5 e desce da região cervical para a borda medial da escápula. Ele inerva três músculos: o levantador da escápula, o romboide maior e o romboide menor. O nervo penetra no músculo levantador da escápula aproximadamente 1 cm acima da base da espinha da escápula (Figura 8.18). O PR H13 escapular dorsal é formado nessa inserção neuromuscular.

Ele é agulhado para todos os sintomas relacionados à cabeça, ao pescoço, ao ombro, ao braço e à parte superior das costas. Todos os três músculos – levantador da escápula, rom-

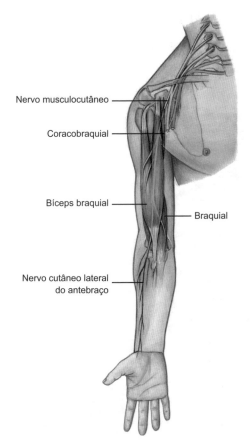

Figura 8.17 Nervo musculocutâneo e seu ramo, o nervo cutâneo antebraquial lateral.

ou cinco agulhas de 1,5 cm de comprimento. Este método alternativo é menos eficaz, porém mais seguro quando se lida com pacientes magros
- Em pacientes com musculatura comum, uma agulha de 2,5 cm de comprimento é direcionada perpendicularmente nesse ponto
- Para um tratamento mais eficaz, o antebraço do paciente fica embaixo das costas com flexão de 90° para elevar a escápula. Uma agulha de 4 cm de comprimento é inserida lateralmente ao ponto. O mesmo método pode ser usado para agulhar os músculos romboides e o músculo subescapular, que ficam na superfície costal da escápula.

H8 infraespinal (muscular)

O PR infraespinal (Figura 8.19) tem esse nome porque se localiza sobre o músculo infraespinal. Entretanto, os músculos infraespinal e supraespinal são, todos, inervados pelo mesmo nervo: o nervo supraescapular.

O nervo supraescapular recebe fibras de C5 e C6 e nasce da divisão posterior do tronco superior do plexo braquial. Ele supre os músculos supraescapular e infraescapular e a articulação do ombro. Esse nervo desce do pescoço, envia um ramo para o músculo supraespinal e circunda a incisura escapular para alcançar o músculo infraespinal. O nervo penetra no músculo infraespinal a partir de baixo, do centro da fossa infraespinal, e o PR é formado nessa inserção neuromuscular. É fácil palpar esse ponto sensível, na medida em que fica bem no centro da fossa infraescapular.

Embora seja fácil encontrar esse ponto e seguro agulhá-lo porque fica bem sobre o osso escapular, ainda assim é preciso ter cuidado. Se o paciente posicionar seus braços de determinada maneira, a escápula se movimenta lateralmente e o pulmão fica exposto. Por motivo de segurança, os profissionais sempre devem ter certeza de que o PR esteja sobre a fossa infraespinal do osso.

Alguns pacientes têm o músculo infraespinal espesso, de modo que a agulha pode ser direcionada perpendicularmente para o PR e inserida até o osso. Para pacientes com músculo infraespinal fino, a agulha pode ser inclinada em um ângulo apropriado, de acordo com a espessura do músculo.

boide maior e romboide menor – são inervados pelo nervo escapular dorsal e encontram-se sensíveis ou doloridos na maioria dos pacientes com esses sintomas. Esses músculos devem ser tratados na maioria dos pacientes. Entretanto, o agulhamento é bastante complicado porque o pulmão situa-se diretamente sob esse PR e sob os dois músculos romboides. O autor sugere os métodos de agulhamento a seguir, mas o profissional deve garantir que a agulha esteja sempre fora da caixa torácica:

- Em um paciente mais magro, uma agulha de 2,5 cm de comprimento é inserida horizontalmente para baixo ou para o lado, a fim de garantir a penetração no músculo, mas permanecendo fora da caixa torácica. Se isso for difícil, o método alternativo é agulhar esse ponto perpendicularmente com quatro

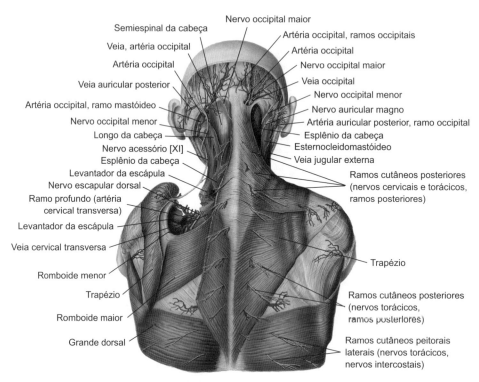

Figura 8.18 O nervo escapular dorsal se ramifica do ramo ventral de C5 e desce da região cervical para a borda média da escápula. Ele inerva três músculos: levantador da escápula e romboides maior e menor. Esse nervo penetra no músculo levantador da escápula aproximadamente 1 cm acima da base da espinha da escápula. O ponto H13 escapular dorsal é formado nessa inserção neuromuscular. O músculo levantador da escápula está cortado nesta ilustração para mostrar o nervo escapular dorsal.

H1 radial profundo

Este é o PR mais importante, porque sua sensibilidade é evidente em mais de 99% da população. O nervo radial profundo (que nasce de C5 a C8 e de T1) é um dos ramos terminais do cordão posterior do plexo nervoso braquial (Figura 8.20). Esse nervo fornece o principal suprimento nervoso para os músculos extensores do membro superior: tríceps, ancôneo, braquiorradial e todos os músculos extensores do antebraço. Também fornece sensação cutânea para a pele da região extensora, incluindo a mão.

O nervo radial sai da axila e segue posterior, inferior e lateralmente entre as cabeças longa e medial do músculo tríceps. Ele penetra no sulco do nervo radial, no úmero. O nervo radial penetra no septo intermuscular lateral do braço e se divide em dois ramos terminais: os nervos radiais profundo e superficial. O PR homeostático primário do corpo se localiza no ponto de ramificação, que fica aproximadamente a 4 cm de distância do epicôndilo lateral, entre os músculos braquiorradial e extensor radial longo do carpo. Nesse local, o nervo radial profundo é acompanhado pela artéria radial e pela veia radial e seus tributários. Conforme o nervo radial profundo segue em sentido distal para o punho a partir desse ponto, ele, em sequência, fornece ramos para nove músculos.

O ponto H1 radial profundo é o primeiro PR a ficar sensível no corpo humano. Entretanto, seu valor clínico é mais utilizado para diagnóstico. Conforme dito anteriormente, a eficácia e o prognóstico da terapia com acupuntura dependem da capacidade de autocura do corpo. À medida que a homeostase declina, o potencial de se autocurar do corpo diminui e mais pontos, gradualmente, tornam-se sensíveis junto com o nervo radial profundo em sentido distal, a partir do ponto H1 radial profundo. Portanto, o número de pontos sensíveis que surgem no nervo radial profundo fornece informações quantitativas sobre a homeostase do corpo e sobre o potencial de autocura.

Capítulo 8 | Neuroanatomia dos Pontos Reflexos 113

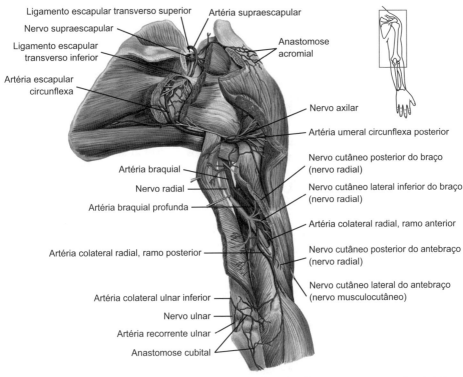

Figura 8.19 O ponto reflexo infraespinal tem esse nome porque se localiza exatamente no músculo infraespinal. Os músculos infraespinal e supraespinal são inervados pelo nervo supraescapular.

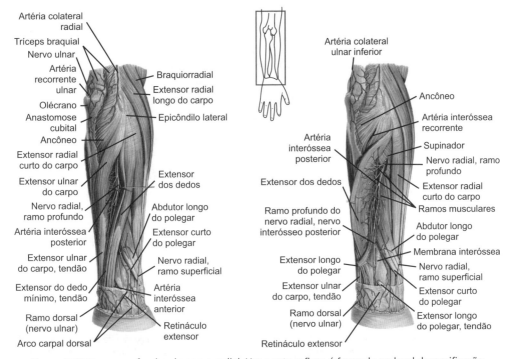

Figura 8.20 Ramos profundos do nervo radial. Um ponto reflexo é formado no local de ramificação.

O PR H1 radial profundo pode ser agulhado por toda a sua profundidade, até o osso abaixo.

H12 radial superficial (cutâneo)

Depois de se ramificar do nervo radial profundo, logo abaixo do cotovelo, o nervo radial superficial segue sob o músculo braquiorradial e emerge para a superfície na porção distal do rádio. Esse nervo começa a se ramificar, inicialmente, na tabaqueira anatômica e, depois, na membrana entre o polegar e o dedo indicador. O PR H12 radial superficial se localiza no segundo ponto de ramificação (Figura 8.21).

Pontos reflexos homeostáticos do membro inferior

As principais funções dos membros inferiores são locomover-se, suportar peso e manter o equilíbrio. O membro inferior consiste em quatro partes principais: quadril, coxa, perna e pé.

O membro inferior tem oito PR homeostáticos primários; um no quadril, um na coxa, cinco na perna e um no pé.

O membro inferior, incluindo seus ossos, articulações, músculos e pele, é inervado pelos nervos originados do plexo nervoso lombar e do plexo nervoso sacral. Todos os nervos espinais têm ramos dorsais e ventrais, conforme descrito previamente, mas apenas os ramos ventrais dos nervos espinais lombares e sacrais estão interconectados para formar o plexo lombar e o plexo sacral. Coletivamente, são chamados de plexo nervoso lombossacro (Figura 8.22). À semelhança do plexo nervoso braquial, o plexo lombossacro se ramifica nas divisões anterior e posterior. A divisão posterior tem dois nervos principais: nervo femoral e nervo fibular comum. A divisão anterior, da mesma maneira, tem dois nervos principais: nervo obturador e nervo tibial. O nervo tibial tem dois ramos terminais: nervo plantar medial e nervo plantar lateral.

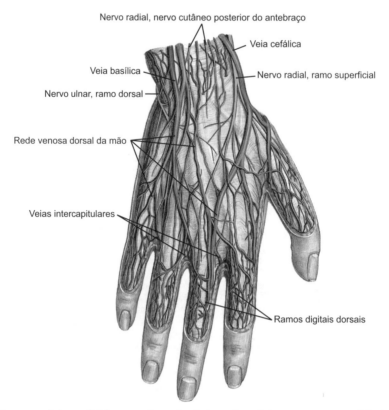

Figura 8.21 O nervo radial superficial segue sob o músculo braquiorradial e emerge na superfície da porção distal do rádio. Esse nervo se ramifica, inicialmente, na tabaqueira anatômica e, depois, na membrana entre o polegar e o dedo indicador. O ponto da segunda ramificação é o local do ponto H12 radial superficial.

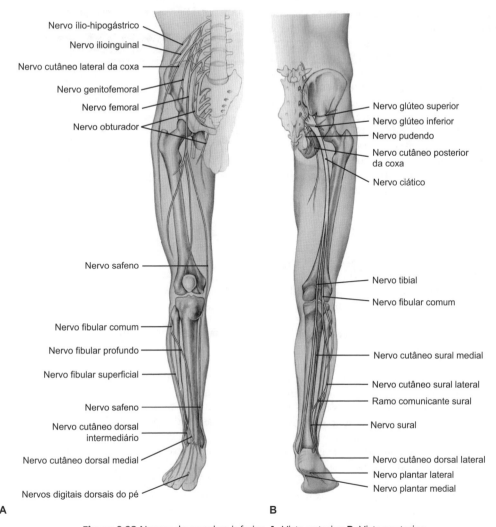

Figura 8.22 Nervos do membro inferior. **A.** Vista anterior. **B.** Vista posterior.

Na região da perna, o nervo safeno é o ramo mais longo do nervo femoral. Ramos provenientes do nervo tibial (medial) e do nervo fibular comum se unem para formar o nervo sural.

O plexo nervoso lombossacro supre o membro inferior. A parte lombar está localizada no abdome e a parte sacral, na pelve. Os principais nervos que suprem o membro inferior são derivados dos ramos anteriores dos nervos espinais de L2 a S3. L1 e S4 normalmente suprem apenas uma área limitada da pele na região inguinal (L1) e na região perianal (S4) (Figura 8.8).

Apenas os nervos terminais que formam os PR homeostáticos primários no membro inferior serão discutidos nas seções seguintes.

Plexo lombar

O plexo lombossacro consiste nos plexos lombar e sacral. Imediatamente depois que as raízes de L2, L3 e L4 do plexo lombar se dividem de seus nervos espinais e emergem dos forames intervertebrais, elas são embutidas no músculo psoas maior porque ele fica anexado às superfícies laterais e aos processos transversos das vértebras lombares. Dentro do músculo psoas maior, as raízes se dividem em divisões anteriores e posteriores, que, então, se reúnem para formar os ramos do plexo lombossacro. As divisões posteriores emergem do músculo ao longo da sua borda lateral ou medial. O nervo femoral, formado pelas divisões posteriores de L2, L3 e L4, desce a partir do plexo, lateralmente ao músculo psoas. As divisões anteriores das mesmas raízes se unem para formar o nervo obturador, o outro ramo importante da parte lombar do plexo. O nervo obturador sai do músculo psoas maior medialmente. Apenas uma porção do ramo anterior de L4 contribui para o plexo lombar; a parte menor remanescente, junto com a raiz de L5, forma o tronco lombossacro, que desce para a pelve e se junta ao plexo sacral. O tronco lombossacro e o nervo obturador penetram na pelve sobre a asa do sacro, medialmente ao músculo psoas maior (Figura 8.8).

Plexo sacral

Os ramos anteriores de S1, S2 e S3 emergem dos forames anteriores (pélvicos) do sacro e seguem lateralmente pela superfície anterior do músculo piriforme. O tronco lombossacro se une às raízes sacrais e se funde com S1. O plexo nervoso sacral fica na parede posterior da cavidade pélvica (Figura 8.8).

Todas as raízes, incluindo L4 e L5 (contidas no tronco lombossacro), se dividem nas divisões anteriores e posteriores. Entretanto, a separação dessas divisões pode ser observada apenas por meio de dissecção cuidadosa de cadáveres. As divisões anteriores e posteriores convergem lateralmente para formar o nervo ciático. Esse grande tronco nervoso sai da pelve através do forame ciático maior. O nervo ciático é, na verdade, composto de dois nervos, o fibular comum e o tibial, que normalmente se separam um do outro logo acima do joelho (Tabela 8.4). Às vezes, entretanto, esses dois nervos podem sair de modo independente do plexo e saem da pelve na forma de nervos distintos. As divisões posteriores de L4, L5, S1 e S2 formam o nervo fibular comum e as divisões anteriores correspondentes, mais a divisão anterior de S3, formam o nervo tibial. A divisão posterior de S3 é representada em ramos cutâneos menores do plexo.

H16 glúteo inferior (muscular)

O PR H16 glúteo inferior se localiza bem no centro da região glútea (Figura 8.23). O nervo glúteo inferior se origina das divisões posteriores dos ramos ventrais de L5, S1 e S2. Ele sai da pelve através da parte inferior do forame ciático maior e sob o músculo piriforme, acom-

Tabela 8.4 Nervos importantes que têm ramos periféricos na perna.

Nervo	Funções motoras
Nervo femoral (L2-L4)	Flexão da perna no nível do quadril
Nervo safeno	Extensão da perna no nível do joelho
Nervo obturador (L2-L4)	Adução da coxa
Nervo ciático (L4-S2)	Flexão da perna no nível do joelho
Nervo tibial (S1-S2)	Flexão e inversão plantar do pé, flexão do dedo do pé
Nervo fibular superficial (L5-S1)	Eversão do pé
Nervo fibular profundo (L5-S1)	Dorsoflexão do pé, extensão do pé

panhado pela artéria glútea. O nervo entra no músculo glúteo máximo, vindo profundamente de baixo dele.

Esse PR encontra-se sensível em todos os pacientes com dor lombar, ciatalgia ou síndrome do músculo piriforme. Normalmente as agulhas usadas para esse PR têm de 7 a 10 cm de comprimento e são inseridas até o osso.

Em muitos pacientes com dor lombar crônica e com dor no membro inferior, podem ser encontrados mais pontos sensíveis ao redor do PR H16 glúteo inferior nos músculos glúteo médio e glúteo mínimo. Esses pontos sensíveis devem ser tratados junto com o PR H16 glúteo inferior.

H18 iliotibial (cutâneo)

Este PR fica localizado na superfície lateral da coxa, aproximadamente no ponto médio entre o quadril e o joelho, no trato iliotibial. O nervo ciático pode enviar ramos cutâneos para inervar o trato iliotibial.

O ponto H18 iliotibial é usado para tratar problemas da região lombar e dos membros inferiores. À medida que os sintomas se tornam piores ou crônicos, surge maior número de pontos sensíveis no trato iliotibial. Esses pontos secundários ou terciários devem ser palpados e agulhados para obter resultados melhores e mais rápidos. A profundidade da inserção da agulha pode ser toda por extensão até o osso.

H11 poplíteo medial lateral

O PR H11 poplíteo lateral localiza-se no aspecto lateral do tendão do músculo semitendinoso ou no aspecto medial do tendão do bíceps femoral. A sensibilidade desses pontos pode estar evidente na maioria dos pacientes no aspecto lateral, em alguns no aspecto medial, ou nos dois aspectos.

A inervação desses pontos não está clara, mas pode estar relacionada com a inervação da origem da cabeça medial ou lateral do gastrocnêmio. Esses pontos encontram-se sensíveis em 93% dos pacientes do autor e podem surgir lateral ou medialmente ou nos dois lados, em cujo caso ainda devem ser tratados como um PR. Em pacientes com problemas nas costas ou problemas ciáticos, esse PR fica definitivamente sensível. O autor sugere que uma agulha de 4 cm de comprimento seja direcionada perpendicularmente neste ponto. Ou, então, a agulha pode ser ligeiramente inclinada em direção à linha média da fossa poplítea. Muitos pacientes podem sentir uma sensação de formigamento se movendo ao longo do nervo peroneiro, descendo até o tornozelo, quando esse ponto é agulhado.

H4 safeno (cutâneo)

O ponto H4 safeno é facilmente encontrado no aspecto medial do joelho, abaixo do côndilo medial da tíbia (Figura 8.24). Esse ponto encontra-se sensível em quase todos os pacientes.

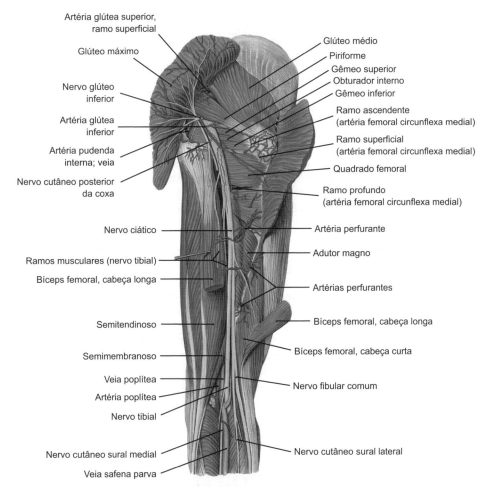

Figura 8.23 Nervo glúteo inferior, que inerva o músculo glúteo máximo. O trato iliotibial é inervado por ramos cutâneos do nervo ciático. O ponto reflexo poplíteo aparece na fossa poplítea e a inervação real não está clara.

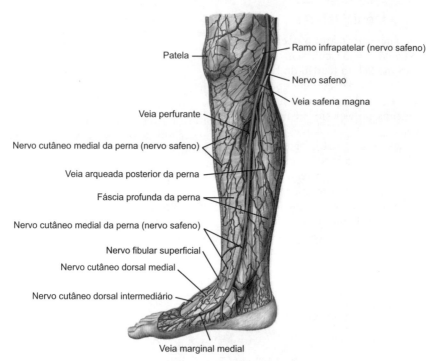

Figura 8.24 Nervo safeno, ramo cutâneo do nervo femoral.

O ponto H4 safeno é formado exatamente no local onde o nervo safeno emerge da fáscia profunda. O nervo safeno é um ramo cutâneo do nervo femoral que desce através do triângulo femoral. Ele acompanha a artéria femoral e a veia femoral e seus ramos fornecem inervação para a pele e a fáscia das superfícies anterior e medial do joelho e da perna até o maléolo medial.

O nervo femoral, do qual se ramifica o nervo safeno, é o maior ramo do plexo nervoso lombar (surgindo de L2 a L4). O nervo femoral se forma no abdome e penetra no membro inferior através da pelve, indo para o ponto médio do ligamento inguinal. Depois de seguir em sentido distal no triângulo femoral, o nervo femoral se divide em vários ramos terminais para fornecer inervação para as articulações do quadril e do joelho e para a pele do aspecto anteromedial da perna.

À semelhança do PR H1 radial profundo no antebraço, o PR H4 safeno é útil para tratar e avaliar a saúde. À medida que a homeostase declina, gradualmente vai havendo desenvolvimento de sensibilidade ao longo do nervo safeno de modo distal ao ponto H4 safeno. Portanto, o nervo safeno fornece informações quantitativas sobre o potencial de cura e o prognóstico do tratamento. As informações provenientes do PR H4 safeno e do PR H1 radial profundo constituem a base para uma avaliação quantitativa do potencial de cura.

H24 fibular comum

O PR H24 fibular comum fica em frente e abaixo da cabeça da fíbula (Figura 8.25). O nervo fibular comum é um dos dois ramos terminais do nervo ciático. O nervo ciático, que tem a grossura de um dedo, é o maior nervo do corpo. É formado por ramos ventrais de L4 a S3. Ele sai da pelve através do forame ciático maior e segue em sentido inferolateral para bem fundo no glúteo máximo. Conforme desce pela linha média da coxa, este nervo é sobreposto, posteriormente, pelas margens adjacentes dos músculos bíceps femoral e semimembranoso. No terço inferior da coxa, ele se divide nos nervos tibial e fibular comum.

O nervo fibular comum entra na fossa poplítea ao longo da borda medial do músculo bíceps. Ele sai da fossa cruzando superficialmente a cabeça lateral do músculo gastrocnêmio. Em

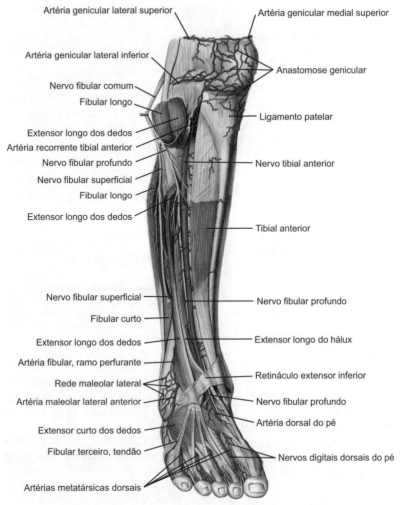

Figura 8.25 Nervo fibular comum, ramo do nervo ciático.

seguida, passa por trás da cabeça da fíbula, gira lateralmente ao redor do colo do osso, penetra no músculo fibular longo e se divide em dois nervos terminais: nervos fibulares superficial e profundo. O ponto H24 fibular comum é formado no sítio de ramificação.

Esse PR é inervado pelo ramo terminal do nervo ciático; portanto, é agulhado para tratar sintomas relacionados com a região lombar e com o nervo ciático. À semelhança do nervo radial profundo e do nervo safeno, o nervo fibular comum tem curso linear pela perna abaixo, seguindo medialmente ao osso fibular. À medida que a homeostase do corpo declina, outros pontos sensíveis surgem ao longo do nervo fibular distalmente do ponto H24 fibular comum.

H10 sural (cutâneo)

Este PR se localiza ao redor do ponto médio do aspecto posterior da perna, entre as duas cabeças do músculo gastrocnêmio (Figura 8.26). Conforme mencionado anteriormente, o nervo ciático contém dois nervos: nervo fibular comum e nervo tibial. Esses dois nervos se separam antes de penetrarem na fossa poplítea. Na fossa poplítea, o nervo fibular comum se ramifica no nervo sural lateral e o nervo tibial se ramifica no nervo sural medial. Esses dois ramos descem e se unem entre as duas cabeças do músculo gastrocnêmio para formar o nervo sural. O nervo sural perfura a fáscia profunda ao redor do ponto médio da parte posterior da

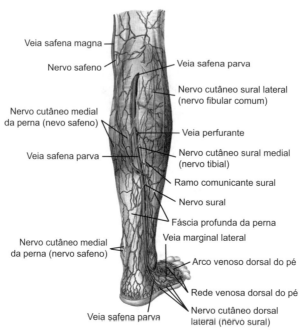

Figura 8.26 Nervo sural, ramo cutâneo do nervo ciático.

perna, onde o PR é formado. O nervo sural, em seguida, se une ao ramo comunicante fibular do nervo fibular comum.

O nervo sural supre a pele no aspecto lateral e posterior do terço inferior da perna. Ele penetra no pé atrás do maléolo lateral e supre a pele ao longo da margem lateral do pé e do aspecto lateral do quinto dedo do pé.

H6 tibial (cutâneo)

Este PR se localiza no aspecto medial da perna, aproximadamente 6 a 8 cm acima do maléolo medial. O nervo tibial é o maior ramo terminal do nervo ciático (L4 a S3). O nervo tibial desce através do meio da fossa poplítea, diretamente para baixo pelo aspecto medial da panturrilha, entrando profundamente para o músculo solear. Ele supre todos os músculos do compartimento posterior da perna. Além disso, o nervo tibial dá um ramo cutâneo para formar o nervo sural (descrito na seção anterior). O nervo tibial chega perto da pele do aspecto medial, aproximadamente 6 a 8 cm acima do maléolo medial. É onde o importantíssimo PR H6 tibial é formado. A partir desse ponto, o nervo tibial desce e passa no fundo do retináculo flexor, entre o maléolo medial e o calcâneo. Em seguida, o nervo tibial se divide nos nervos plantares medial e lateral e nos ramos calcâneos, que suprem a pele da sola do pé e do calcanhar (Figura 8.27).

O PR H6 tibial apresenta-se sensível em quase todos os pacientes. Esse ponto é muito superficial em pacientes com pernas de músculos finos. Para que o agulhamento seja mais eficaz nesses pacientes, uma agulha de 4 cm de comprimento pode ser inclinada para baixo para haver melhor contato entre a agulha e os tecidos.

H5 fibular profundo (cutâneo)

Este PR se localiza a aproximadamente 2 cm de distância em sentido proximal da membrana, entre o primeiro e o segundo dedos do pé. É um ponto que se apresenta sensível em quase todos os pacientes.

Conforme mencionado na discussão do ponto H24 fibular comum, o nervo fibular profundo é um dos dois ramos terminais do nervo fibular comum. O nervo fibular profundo desce pela perna e dá ramos para as artérias, para a articulação do tornozelo e para outras articulações. Esse nervo torna-se cutâneo aproximadamente a 2 cm em sentido proximal da membrana entre o primeiro e o segundo dedos do pé, onde o PR é formado (Figura 8.28).

Capítulo 8 | Neuroanatomia dos Pontos Reflexos

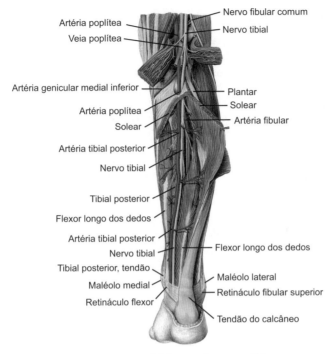

Figura 8.27 Nervo tibial, ramo do nervo ciático.

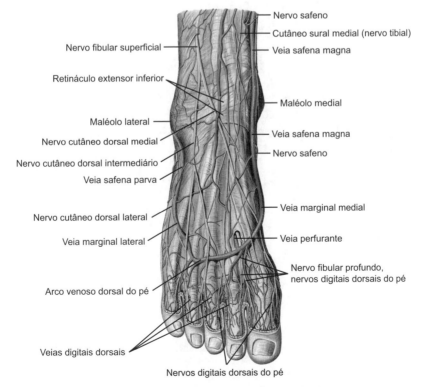

Figura 8.28 Nervo fibular profundo, ramo do nervo fibular comum.

Pontos reflexos cutâneos do torso

Todo nervo espinal se divide em dois ramos primários: posterior (dorsal) e anterior (ventral). O ramo primário anterior dá origem a dois ramos: nervo cutâneo lateral e nervo cutâneo anterior. Cada nervo cutâneo se separa em dois ramos terminais para suprir os aspectos lateral e anterior do mesmo dermátomo. Portanto, os PR laterais e os PR anteriores são formados em cada nervo espinal de T2 a T12 (Figura 8.29).

Pontos reflexos homeostáticos formados pelos ramos posteriores dos nervos espinais

Todos os PR faciais são formados nos nervos craniais e todos os PR do corpo estão associados aos nervos espinais. Assim que o nervo espinal sai do forame intervertebral, ele se divide em dois ramos principais: o ramo primário anterior e o ramo primário posterior.

A pele e os músculos das costas são supridos de modo segmentar pelos ramos posteriores dos 33 pares de nervos espinais, 8 das vértebras cervicais (C1 a C8), 12 das vértebras torácicas (T1 a T12), 5 das vértebras lombares (L1 a L5), 4 das vértebras sacrais (S1 a S4) e 4 (ou 3, em alguns casos) dos ossos coccígeos. Os nervos espinais coccígeos são muito pequenos e são agulhados apenas para tratar dor na região coccígea.

Os ramos posteriores de C1, C6, C7, C8, L4 e L5 suprem inervação para músculos profundos, mas não para a pele. O ramo posterior de C2 sobe por sobre a parte posterior da cabeça e supre a pele do couro cabeludo, e um PR muito importante é formado aí.

Os ramos posteriores seguem para baixo e lateralmente e inervam uma faixa de pele em um nível mais abaixo do que o forame intervertebral do qual emergem. Isso pode ser com-

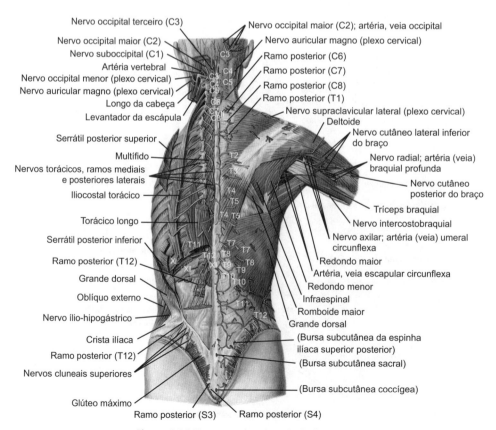

Figura 8.29 Nervos cutâneos espinais das costas.

preendido tendo-se em mente o esquema dos dermátomos nas costas. O suprimento nervoso da pele se sobrepõe consideravelmente.

Conforme descrito, o ramo primário posterior de um nervo espinal vai para as costas e se divide em dois ramos terminais: o ramo medial e o ramo lateral. Na região torácica, o ramo medial supre a pele e o ramo lateral supre os músculos; já na área lombar, o ramo medial supre músculos e o ramo lateral supre a pele. O ramo primário posterior também envia pequenos ramos para inervar as articulações da coluna.

Os ramos posteriores do nervo espinal formam os PR paravertebrais. Às vezes, os PR paravertebrais são fisiologicamente diferentes dos pontos homeostáticos ou sintomáticos. O autor seleciona e agulha os PR sintomáticos e homeostáticos porque são patologicamente sensíveis. Os PR paravertebrais são selecionados e agulhados porque estão localizados perto das raízes nervosas dos PR sintomáticos. Os PR paravertebrais não se apresentam necessariamente sensíveis durante a sessão de agulhamento. Em outras palavras, tanto os PR paravertebrais quanto os PR sintomáticos são inervados por fibras de nervos espinais e compartilham a mesma organização segmentar. A estimulação dos PR paravertebrais pelo agulhamento vai dessensibilizar os PR sintomáticos por meio do reflexo segmentar fisiológico. O alívio do estresse dos músculos centrais também tem demonstrado ajudar a coordenação neuromuscular dos membros.

Há evidências clínicas de que muitos resultados bem-sucedidos foram obtidos apenas pelo agulhamento de PR paravertebrais em pacientes com síndrome de dor regional complexa.

Para localizar os PR paravertebrais, o autor começa com a palpação da linha média (processos espinhosos). A localização precisa dos PR não é essencial por causa da sobreposição da inervação da segmentação cutânea dos nervos espinais, mas é preferível localizar um ponto no mesmo nível do processo espinhoso da vértebra correspondente porque esse ponto pode estar mais próximo ao ramo primário do nervo espinal. Os dois lados da coluna são agulhados para garantir que os músculos dos dois lados fiquem relaxados, o que ajuda a realinhar as articulações vertebrais e propiciar estimulação suficiente para as terminações nervosas. Os pontos a serem agulhados normalmente ficam de 2 a 3 cm distantes da linha média.

Existem cinco PR homeostáticos primários nas costas.

H7 occiptal maior (cutâneo)

Este PR se localiza na base da região occipital, a 2 ou 3 cm de distância da linha média (Figura 8.30). Ele pode ser facilmente localizado porque é sensível em mais de 95% dos pacientes do autor. Os ramos dorsais do nervo espinal C2 formam o nervo occipital maior. Esse nervo emerge entre o arco posterior do atlas (C1) e a lâmina do áxis (C2), abaixo do músculo oblíquo inferior da cabeça. O nervo occipital maior

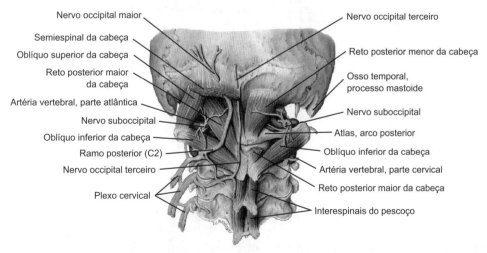

Figura 8.30 Nervo occipital maior.

emerge para suprir a pele da região occipital e a parte posterior do crânio (Figura 8.30). O PR H7 occipital maior é usado com frequência porque muitos sintomas podem ser decorrentes de problemas no pescoço, que serão discutidos em detalhes em capítulos posteriores. Para tratamento eficaz, o autor normalmente usa agulhas de calibre 34 (0,22 mm de diâmetro). A profundidade varia entre 2 e 5 cm, dependendo da espessura dos tecidos do pescoço do paciente.

H20 processo espinhoso de T7 (cutâneo)

Este PR se localiza bem no processo espinhoso de T7. Este ponto apresenta-se sensível em 80% dos pacientes do autor. Os tecidos deste PR são inervados, principalmente, por pequenos ramos provenientes do ramo primário posterior do sétimo nervo espinal torácico.

Dois métodos podem ser usados para localizar esse PR. O primeiro método é palpar o processo espinhoso de C7, que é o processo mais proeminente da base do pescoço. A partir de C7, o médico pode ir palpando para baixo até chegar em T7. O segundo método é mais rápido: esse PR fica no mesmo nível do ângulo inferior da escápula, de modo que o médico pode localizar a escápula e seu ângulo inferior primeiro (Figura 8.31).

Ainda não está claro, sob o ponto de vista neuroanatômico, a razão pela qual esse PR se torna mais sensível do que a maior parte dos outros pontos do corpo. T7, localizado na margem inferior da escápula, pode servir como eixo mecânico entre a coluna torácica superior e a coluna torácica inferior. Por causa da escápula, as articulações intervertebrais de T1 a T6 são menos flexíveis. Como eixo mecânico, T7 fica mais vulnerável ao desgaste mecânico. Além disso, o centro de gravidade da cabeça e da cintura escapular, incluindo os membros superiores, se localiza bem em frente de T7, o que faz dele um importante ponto de estresse para manter a postura.

Outra razão possível para que o processo espinhoso de T7 fique sensibilizado antes dos outros processos espinhosos é que o centro de gravidade do membro superior e da cabeça se localiza logo à frente do corpo vertebral de T7. Isso pode criar estresse físico no nível de T7 à

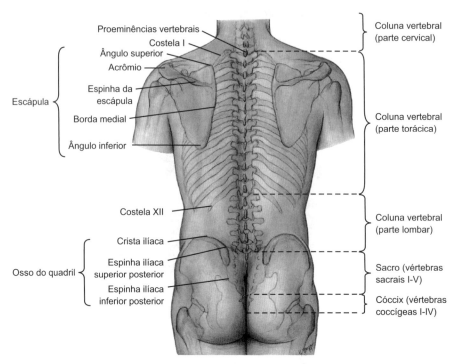

Figura 8.31 Marcadores esqueléticos para o ponto H20 processo espinhoso de T7 e para o ponto H15 cutâneo posterior de L2.

medida que os músculos e os ligamentos têm de manter o equilíbrio postural da parte superior da coluna.

Para agulhar esse ponto, o autor insere uma agulha de 5 cm de comprimento em sentido diagonal ao ligamento situado entre os processos espinhosos de T7 e T8 até sentir uma resistência.

De T1 a T9, o processo espinhoso de T7 é sempre o primeiro ponto a estar sensível. O segundo processo espinhoso sensível normalmente é T5. Conforme a homeostase declina, surgem mais pontos sensíveis entre T1 e T9. Portanto, o número de processos espinhosos sensíveis entre T1 e T9 fornece informações quantitativas sobre o nível da homeostase de uma pessoa. A palpação manual dos processos espinhosos entre T1 e T9 deve ser incluída na prática de rotina para avaliar o potencial de cura do paciente.

H21 cutâneo posterior de T6 (cutâneo)

Este PR se localiza, aproximadamente, a 3 cm de distância lateralmente ao processo espinhoso de C6. Apresenta-se sensível em 80% dos pacientes do autor. É suprido pelos ramos cutâneo e medial do ramo primário posterior do nervo espinal de T6.

Uma agulha de 2,5 cm de comprimento é inclinada em direção à linha média e inserida a uma profundidade de cerca de 2 cm.

H15 cutâneo posterior de L2 (cutâneo)

Este PR mostra-se sensível em 90% dos pacientes do autor. Para a maioria dos pacientes, ele fica na borda lateral do músculo da região lombar (eretor da espinha), no nível da parte mais estreita da cintura. Em pacientes com muita gordura subcutânea, o profissional pode palpar as margens da caixa torácica dos dois lados e traçar uma linha imaginária entre elas. O PR fica no ponto de cruzamento dessa linha com a borda lateral do músculo eretor da espinha. Um profissional experiente consegue, com facilidade, localizar o processo espinhoso de L2 e encontrar o PR bem rapidamente palpando o músculo eretor da espinha na região lombar.

Esse PR é suprido pelo ramo cutâneo do ramo posterior primário de L2 (Figura 8.31). Cada ramo primário posterior dá origem a dois ramos terminais: o medial e o lateral. Na região torácica, o ramo medial é cutâneo e o ramo lateral é muscular. Na região lombar, o ramo medial é muscular e o ramo lateral é cutâneo. Portanto, na região lombar, a palpação é importante quando se trata de localizar o ponto sensível real.

Esse ponto é extremamente sensível, especialmente em pacientes com problemas na região lombar, na perna e ginecológicos. Uma agulha de 4 a 5 cm de comprimento é inserida ligeiramente inclinada e voltada para a linha média. A profundidade da inserção varia de 3 a 5 cm.

H22 cutâneo posterior de L5 (cutâneo)

Para localizar este ponto é melhor localizar, primeiro, o PR H15 cutâneo posterior de L2 ou o processo espinhoso de L2, ou ambos, e depois palpar para baixo até localizar os processos espinhosos de L4 e L5. Esse PR se localiza, aproximadamente, a 3 cm do processo espinhoso de L5, na parte mais alta do músculo eretor da espinha. Em algumas pessoas, fica mais perto de L4; em outras, fica mais perto de L5. É inervado pelo ramo muscular do ramo primário posterior do nervo espinal de L5.

Esse é um importante PR no tratamento de lombalgia. Os métodos de inserção de agulha são os mesmos que para o PR H15 cutâneo posterior de L2, mas a agulha deve ser inserida perpendicularmente para baixo.

H14 cluneal superior (cutâneo)

Este ponto se localiza no ponto mais alto da crista ilíaca. A crista ilíaca é palpada, primeiro, para localizar o PR, que se mostra sensível em 90% dos pacientes. Os ramos laterais dos ramos primários posteriores dos três primeiros nervos lombares se unem para formar os nervos cluneais superiores. Os nervos cluneais superiores tomam um curso oblíquo para baixo para a região da nádega e emergem da fáscia profunda logo acima da crista ilíaca. Esses nervos suprem a pele dos dois terços superiores da nádega (Figura 8.32).

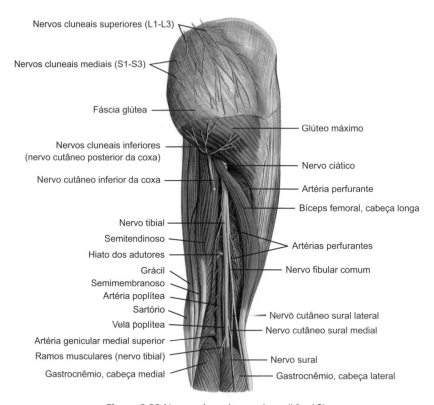

Figura 8.32 Nervos cluneais superiores (L1 a L3).

Uma agulha de 5 a 7 cm de comprimento é inserida perpendicularmente ou voltada para baixo, logo acima da crista ilíaca. No caso de dor aguda da região lombar ou da perna, uma grande área ao redor da crista ilíaca pode se apresentar sensível e dolorida, e de três a cinco agulhas podem ser utilizadas. Algumas agulhas podem ser direcionadas para baixo, no músculo glúteo médio, que se insere na superfície externa do ílio.

Pontos reflexos sintomáticos e sua identificação em cada caso

A inserção de agulha nos PR homeostáticos cria uma estimulação geral que melhora a coordenação fisiológica e mecânica e restaura a homeostase. Essa recuperação da homeostase não é específica; em outras palavras, a melhora na coordenação é a mesma em cada caso, a despeito do processo patológico específico. O processo patológico específico sensibiliza determinado ponto do corpo e os PR relacionados com aquela condição tornam-se sensíveis. Portanto, os próprios PR homeostáticos são, com frequência, envolvidos e se tornam sintomáticos. Por exemplo, os PR homeostáticos lombares H15, H14, H22 e H16 estão sempre sensíveis em pacientes com lombalgia. Nesses casos, os PR homeostáticos também são PR sintomáticos.

O autor desta obra agulha PR locais sensíveis para dessensibilizá-los porque esses pontos sensibilizados normalmente estão relacionados com dor ou causam dor. Para compreender a natureza dos PR sintomáticos, os profissionais precisam compreender a organização de um segmento da medula espinal. O corpo de um neurônio sensorial é abrigado no gânglio da raiz dorsal (posterior), que fica fora da medula espinal. Esse neurônio sensorial envia um axônio (a fibra nervosa periférica) para a pele ou para o músculo, ou para ambos, e para um dendrito que se situa centralmente à matéria cinzenta da medula espinal.

A matéria cinzenta da medula espinal contém diferentes neurônios e é dividida em três partes: corno dorsal (posterior), corno lateral e corno ventral (anterior). Os neurônios do corno dorsal (posterior) se conectam com os dendritos dos neurônios sensoriais do gânglio da raiz dorsal.

Os neurônios do corno dorsal podem inibir, facilitar ou retransmitir sinais sensoriais para o corno lateral e para o corno ventral, ou para outros segmentos da medula espinal e para o cérebro. Os sinais processados dos neurônios do corno dorsal modulam as atividades fisiológicas dos neurônios do corno lateral e do corno ventral.

Os neurônios do corno lateral controlam as atividades fisiológicas autônomas dos órgãos internos, vasos sanguíneos e glândulas. Os neurônios do corno ventral são neurônios motores que controlam a atividade muscular.

Os centros cerebrais, depois de serem ativados pelos sinais ascendentes oriundos dos neurônios sensoriais, podem enviar sinais para o segmento a fim de afetar neurônios da medula espinal. Portanto, os sinais oriundos das fibras nervosas sensoriais influenciam os neurônios do corno lateral, os do corno ventral, outros segmentos espinais e o cérebro.

Neurônios do corno lateral regulam a atividade autônoma dos sistemas de órgãos (Figura 8.33), dos vasos sanguíneos, das articulações, dos músculos e da pele. Por exemplo, a pele pode ficar pálida e fria em consequência de vasoconstrição (constrição dos vasos sanguíneos). Um músculo pode apresentar capacidade reduzida de alongar por conta de alterações tróficas causadas por má circulação sanguínea. Falta de circulação de sangue significa baixo suprimento de nutrição e de oxigênio para as articulações. Como consequência de alterações tróficas dos ligamentos, as articulações terão restrição do alcance de movimento.

O corno ventral motor controla o movimento muscular. É importante ter em mente que as fibras sensoriais sensibilizadas irão, por sua vez, sensibilizar os neurônios motores, que provocarão encurtamento ou rigidez do músculo. Músculos encurtados nas costas podem levar a articulações vertebrais bloqueadas, resultando em rigidez do pescoço e das costas, ou em lesões de outros músculos esqueléticos encurtados, além de restringir a força do movimento normal.

Todo PR sensível contém fibras nervosas sensoriais sensibilizadas. Se a sensibilidade do nervo sensorial ficar alta por um período prolongado de tempo, o nervo sensibilizado vai sensibilizar os neurônios no corno lateral e no corno anterior da medula espinal em direção retrógrada. Como consequência dessa sensibilização retrógrada proveniente dos nervos periféricos, a anatomia, as atividades fisiológicas e o perfil bioquímico da medula espinal ficam anormais.

A sensibilização espinal provoca atividade simpática aumentada, afetando os nervos motores e os nervos pós-ganglionares. Esse processo leva à vasoconstrição e à tensão muscular. Uma vez estabelecido esse círculo vicioso, as fibras nervosas locais tornam-se sensíveis, afetam mais fibras nervosas e outros tecidos moles e, finalmente, fazem com que os tecidos locais reajam de modo anormal aos estímulos mecânicos, térmicos e químicos.

Esse fenômeno patológico periférico é conhecido como *hiperalgesia* (dor) ou *hiperestesia* (desconforto). Os pontos locais tornam-se sensíveis pelo início agudo de doenças ou lesões ou por doenças crônicas. Os pontos sensíveis relacionados com doença ou lesão são defini-

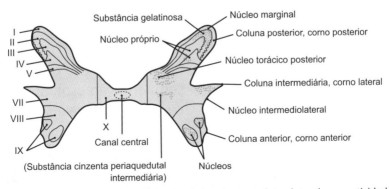

Figura 8.33 Organização da medula espinal. Os neurônios do corno lateral regulam as atividades fisiológicas autônomas.

dos como PR sintomáticos, segmentares ou locais, de acordo com sua natureza fisiológica. Por exemplo, lesões do membro superior, como cotovelo de tenista ou síndrome do túnel do carpo, criam pontos sensíveis no membro superior. Esses pontos são chamados pontos *sintomáticos* se os sintomas das lesões estiverem sendo discutidos.

Esses pontos sensíveis do membro superior podem ser rastreados, pelo trajeto de seu nervo periférico, aos segmentos espinais C5 a T1. Esses mesmos pontos são chamados *pontos segmentares* se a ênfase estiver na origem neural dos segmentos espinais.

O surgimento de pontos sintomáticos é um processo muito individual porque não existem dois pacientes idênticos em termos de constituição física, estrutura genética, história patológica pregressa ou tolerância ao agulhamento. O surgimento de pontos sintomáticos em cada caso é, portanto, um processo único.

Como, então, um profissional localiza os pontos sintomáticos em cada paciente? Para decidir quais PR sintomáticos devem ser agulhados no tratamento corrente, o profissional precisa obter a história patológica pregressa do paciente, especialmente dados de exames médicos (incluindo testes laboratoriais e exames de imagem) e informações sobre todas as lesões sofridas pelo paciente e os eventos relacionados. Se houver indicação de acupuntura para o caso, o exame visual deve ser realizado primeiro.

Os primeiros dados são reunidos a partir da descrição que o paciente faz de sua queixa e da história patológica pregressa. Em seguida, os dados físicos devem ser considerados. O paciente despido fica relaxado de modo que o profissional possa checar postura, equilíbrio muscular tridimensional e estrutura da coluna. Esses dados visuais ajudam a revelar pontos sintomáticos. Em seguida, o terapeuta deve realizar exame minucioso do corpo por palpação manual para observar se os dados apresentados pelo paciente combinam com os dados visuais. Esse processo capacita o médico a determinar o seguinte:

- Quais estruturas estão envolvidas na lesão ou estão relacionadas com os sintomas
- Onde os pontos sintomáticos estão localizados

- O estado físico e psicológico do paciente (alguns pacientes são psicológica ou fisicamente menos tolerantes ao agulhamento)
- O possível resultado do tratamento.

Não é clinicamente difícil relacionar pontos sintomáticos particulares com seus segmentos espinais correspondentes. A razão é simples: os sintomas podem variar de um caso para outro, mas cada sintoma está relacionado com nervos espinais de uma ou duas porções da medula espinal. Esta pode ser dividida em cinco porções; cervical (C1 a C7), dorsal superior (C7 a T7), dorsal média (T5 a L2), lombar (T12 a L5) e sacral (L5 a S4). (Como a inervação das áreas espinais circunvizinhas sempre se superpõe, há algum grau de sobreposição entre essas porções.) Pontos paravertebrais cervicais devem ser selecionados quando são tratados problemas da cabeça ou da face. No tratamento de qualquer problema no membro superior, os pontos paravertebrais de C5 e T1 devem ser agulhados. Pontos paravertebrais lombares e sacrais devem ser considerados no tratamento de qualquer problema associado à região lombar e aos membros inferiores, incluindo lombalgia e problemas ginecológicos, urinários e do intestino grosso. Os pontos paravertebrais do pescoço e da parte superior das costas devem ser agulhados para melhorar sintomas relacionados com o equilíbrio muscular e com a postura, com doença cardíaca e sintomas respiratórios, como tosse e asma, e com pressão arterial. As funções do estômago, do intestino delgado e da vesícula biliar estão relacionadas com segmentos espinais da parte média do dorso. Para cada tratamento, dois a sete pontos de cada lado da coluna podem ser agulhados. O número de pontos paravertebrais selecionados depende da gravidade dos sintomas e da tolerância física ou patológica ao agulhamento.

Princípios do uso da segmentação espinal na terapia com acupuntura

A inervação de pele, músculos, ossos e até das vísceras é segmentar em termos de nervos espinais. Compreendendo os princípios básicos dessa segmentação espinal, o médico poderá selecionar os PR paravertebrais apropriados para combinar com PR sintomáticos individuais.

Como selecionar pontos reflexos paravertebrais

Os princípios para selecionar PR paravertebrais para combinar com os PR sintomáticos de acordo com a segmentação espinal estão descritos nas seções seguintes. Na maioria dos casos, esses princípios são simples e óbvios. Por exemplo, para sintomas do membro superior, PR paravertebrais de C4 a T1 são agulhados. Para distúrbios do membro inferior, PR paravertebrais ao longo de L2 a S3 são agulhados. PR paravertebrais ao longo de T1 a T7 são agulhados para problemas na parte superior do dorso e no tórax, e PR paravertebrais de T8 a L1 são agulhados para problemas da região abdominal.

Segmentação da estrutura do corpo

A descrição seguinte da segmentação do corpo tem como objetivo ajudar os médicos a relacionar em pontos sintomáticos e pontos segmentares com seus segmentos espinais correspondentes. Para fins de acupuntura clínica, não é essencial encontrar o segmento com precisão porque o campo inervado de um nervo espinal se sobrepõe a campos inervados dos dois nervos espinais vizinhos.

As inervações segmentares de pele, músculos, vísceras e ossos são chamadas de *dermátomo, miótomo, viscerótomo e esclerótomo*, respectivamente. A descrição da segmentação do suprimento neural tem como objetivo simplesmente ajudar a compreender a relação segmentar entre pontos locais e suas segmentações espinais correspondentes.

Inervação segmentar da pele | Dermátomos

No tronco, a segmentação cutânea é disposta em faixas regulares de T2 a L1 (Figura 8.34).

Algumas marcas do corpo podem ajudar os médicos a lembrar os dermátomos: T2 fica no ângulo esternal, T10 fica no nível do umbigo e L1 fica na região da virilha. Conforme mencionado anteriormente, há considerável superposição entre dermátomos vizinhos no tronco. Portanto, para simplicidade e eficácia clínica, é importante tratar os dois dermátomos afeta-

dos e os dermátomos vizinhos. Por exemplo, se uma neuralgia pós-herpética estiver associada a T5 e T6, os dermátomos de T4 a T7 devem ser agulhados juntos, incluindo PR paravertebrais de T4 a T7.

Inervação segmentar da musculatura | Miótomos

A inervação dos músculos do tronco tem um padrão estritamente segmentar de T1 a L1. Os ramos posteriores suprem os músculos torácicos e lombares (extensores espinais) e seus ramos anteriores inervam os músculos intercostais, os músculos do flanco abdominal e o músculo reto abdominal de maneira segmentar regular.

O padrão segmentar dos músculos nos membros tem disposição mais funcional. Os grupos de músculos que agem para funções primárias similares geralmente são inervados por nervos espinais adjacentes. Por exemplo, os músculos flexores do cotovelo são inervados por C5 e C6, enquanto os músculos extensores do cotovelo são inervados por C7 e C8.

Para fins de praticidade e eficácia clínica, os acupunturistas não precisam lembrar qual músculo é suprido por tal nervo segmentar, mas precisam, sim, saber qual porção dos segmentos está relacionada com os músculos em particular. Por exemplo, os flexores do cotovelo são inervados por C5 e C6 e os extensores por C7 e C8. Quando estiver sendo tratada dor no cotovelo ou, ainda, qualquer problema no membro superior, os acupunturistas simplesmente devem agulhar PR paravertebrais de C4 até T1. A Tabela 8.5, destinada à praticidade clínica, apresenta a inervação segmentar dos músculos. Mais detalhes sobre os miótomos podem ser encontrados em livros-texto de neuroanatomia.

Inervação segmentar do sistema esquelético | Esclerótomos

Alguns pacientes buscam tratamento com acupuntura para dor nos ossos. Um exemplo comum é dor na tíbia. Saber reconhecer o suprimento segmentar fornecido pelos nervos espinais (Tabela 8.6) ajuda o médico a selecionar os PR paravertebrais apropriados para serem agulhados. O princípio para usar esclerótomos é muito similar ao dos miótomos.

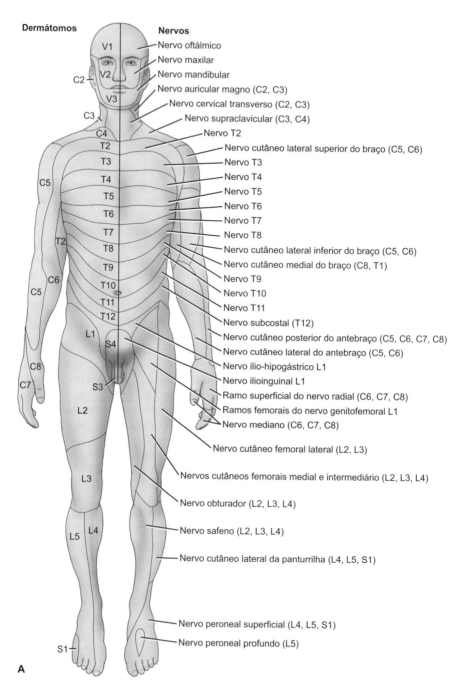

Figura 8.34 Padrão do dermátomo no adulto. **A.** Vista anterior (*continua*).

Capítulo 8 | Neuroanatomia dos Pontos Reflexos

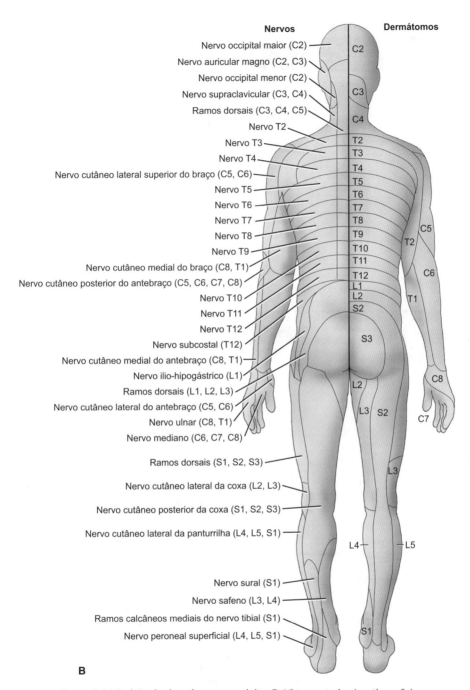

Figura 8.34 Padrão do dermátomo no adulto. **B.** Vista posterior (*continuação*).

Tabela 8.5 Inervação segmentar dos músculos.

Musculatura da região do corpo	Segmentos da medula espinal
Face	Nervos craniais
Pescoço	Plexo cervical C1-C4
Membro superior (incluindo ombro)	C5-T1
Membro inferior (incluindo quadril)	T12-S3
Tronco: Diafragma Outros músculos do tronco e do abdome	C1-C5 Padrão segmentar regular de C5 a S2

Tabela 8.6 Inervação segmentar do sistema esquelético.

Ossos da região do corpo	Segmentos da medula espinal
Vértebras cervicais	C1-C8
Membro superior (incluindo ombro)	C4-T1
Membro inferior (incluindo quadril)	T12-S3
Tronco: Costelas	Padrão regular de T1 a T12
Vértebras torácicas e lombares	Padrão segmentar regular de T1 a L5

Inervação segmentar dos órgãos internos | Viscerótomos

Alguns pacientes podem se queixar de dor relacionada com um órgão interno, como rim ou vesícula biliar. Esses pacientes devem ser encaminhados para especialistas em medicina interna (internistas). Entretanto, o conhecimento da inervação segmentar dos órgãos internos ajuda os profissionais a agulharem os PR paravertebrais corretos para aliviar a dor ou o espasmo muscular dos órgãos internos.

A Figura 8.35 mostra que os órgãos internos mais importantes são inervados pelos nervos espinais cervical e torácico (incluindo os rins). Portanto, é importante agulhar os PR paravertebrais cervicais ao se tratar distúrbios desses órgãos.

Resumo

Mudanças na homeostase, doenças crônicas e lesões agudas convertem PR latentes em PR passivos. Existem três tipos de PR: sintomáticos, homeostáticos e paravertebrais. Do ponto de vista fisiopatológico, dois tipos de PR são considerados: os sintomáticos e os homeostáticos. À medida que a homeostase declina, PR homeostáticos surgem de modo não segmentado em todo o corpo, seguindo sequência e padrão previsíveis. PR sintomáticos estão, segmentadamente, associados a lesões externas ou doenças internas. O terceiro tipo, os PR paravertebrais, ajuda a equilibrar as atividades do

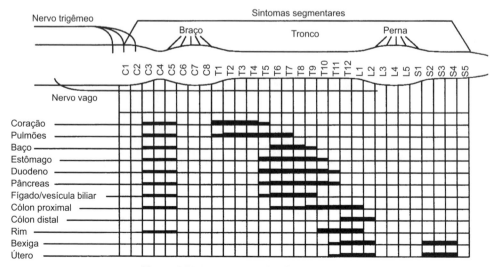

Figura 8.35 Segmentação dos órgãos internos.

sistema nervoso autônomo. Para tratamentos eficazes, os três tipos de PR devem ser adequadamente combinados.

Os 24 PR homeostáticos são usados para tratar *todos* os sintomas porque a inserção de agulha nesses pontos melhora a homeostase. Todos os outros PR homeostáticos podem se desenvolver em alguns padrões relacionados com esses 24 PR homeostáticos. Quando os acupunturistas sabem os locais dos 24 PR homeostáticos, eles conseguem prever onde encontrar outros PR homeostáticos, onde a inserção de agulha é necessária ao tratamento em particular.

PR sintomáticos são usados para tratar sintomas específicos. O modo de surgimento desses PR normalmente é local e segmentar e menos previsível. O profissional deve palpar cuidadosamente o corpo do paciente para localizar esses pontos em cada sessão de tratamento.

PR paravertebrais devem ser selecionados para facilitar a eficácia terapêutica dos PR sintomáticos que estão sendo usados. Os PR paravertebrais e os PR sintomáticos devem ser inervados pelos nervos espinais do mesmo segmento espinal.

No caso de dor, sintomas agudos sensibilizam apenas neurônios periféricos, enquanto doenças crônicas sensibilizam neurônios periféricos e centrais. Sintomas agudos podem ser facilmente dessensibilizados com algumas sessões de tratamento. Doenças crônicas necessitam de tratamento mais holístico a fim de dessensibilizar os neurônios periféricos e centrais; nesses casos, os sintomas de dor tendem a reaparecer como resultado de nova sensibilização, mesmo depois de se ter obtido alguma melhora.

A Tabela 8.7 é um resumo dos nervos periféricos e sua inervação muscular.

Tabela 8.7 Resumo dos nervos periféricos, músculos e raízes nervosas nas extremidades superiores e inferiores.*

Nervo	Músculo inervado	Função do músculo	Origem do nervo
Nervo acessório espinal	Trapézio	Eleva o ombro e o braço; fixa a escápula	XI, C3, C4
Nervo frênico	Diafragma	Inspiração	C3, C4, C5
Nervo escapular dorsal	Romboide	Movimenta a escápula para cima e para dentro	C4, **C5**, C6
	Levantador da escápula	Eleva a escápula	C3, C4, C5
Nervo torácico longo	Serrátil anterior	Fixa a escápula quando o braço é erguido	C5, C6, C7
Nervo peitoral lateral	Peitoral maior (cabeça clavicular)	Puxa o ombro para frente	C5, C6
Nervo peitoral medial	Peitoral maior (cabeça esternal)	Aduz e roda medialmente o braço	C6, C7, C8, T1
	Peitoral menor	Solta a escápula e puxa o ombro para a frente	C6, C7, C8
Nervo supraescapular	Supraespinhal	Abduz o úmero de 0 a 15°	**C5**, C6
	Infraespinhal	Gira o úmero externamente	**C5**, C6
Nervo subescapular	Subescapular	Gira o úmero internamente	C5, C6
	Redondo maior	Aduz e gira o úmero internamente	C5, C6
Nervo toracodorsal	Longo dorsal	Aduz e gira o úmero internamente	C6, C7, C8
Nervo axilar	Redondo menor	Aduz e gira o úmero internamente	C5, C6
	Deltoide	Aduz o úmero além de 15°	**C5**, C6
Nervo musculocutâneo	Bíceps braquial	Flexiona e supina o braço e o antebraço	C5, C6
	Braquial	Flexiona o antebraço	C5, C6
Nervo radial	Tríceps	Estende o antebraço	C6, **C7**, C8
	Braquiorradial	Flexiona o antebraço	C5, **C6**
	Extensor radial do carpo (longo e curto)	Estende o punho; abduz a mão	C5, **C6**

(continua)

Tabela 8.7 Resumo dos nervos periféricos, músculos e raízes nervosas nas extremidades superiores e inferiores.* (*continuação*)

Nervo	Músculo inervado	Função do músculo	Origem do nervo
Nervo interósseo posterior (ramo do nervo radial)	Supinador	Supina o antebraço	C6, C7
	Extensor ulnar do carpo	Estende o punho; aduz a mão	**C7**, C8
	Extensor (comum) dos dedos	Estende os dedos	**C7**, C8
	Extensor do quinto dedo	Estende o quinto dedo	C7, C8
	Abdutor longo do polegar	Abduz o polegar com a mão espalmada	C7, C8
	Extensor (longo e curto) do polegar	Estende o polegar	C7, C8
	Extensor próprio do indicador	Estende o dedo indicador	C7, C8
Nervo mediano	Pronador redondo	Pronação e flexão do antebraço	C6, C7
	Flexor radial do carpo	Flexiona o punho; abduz a mão	C6, C7
	Palmar longo	Flexiona o punho	C7, **C8**, T1
	Flexor superficial dos dedos	Flexiona as articulações metacarpofalangeanas e as interfalangeanas proximais	C7, **C8**, T1
	Lumbricais (I, II)	Para os dedos 2 e 3, flexiona as articulações metacarpofalangeanas; estende as outras articulações	C8, **T1**
	Oponente do polegar	Flexiona e opõe o polegar	C8, **T1**
	Abdutor curto do polegar	Abduz o polegar perpendicularmente ao plano da mão	C8, **T1**
	Flexor curto do polegar (cabeça superficial)	Flexiona a primeira falange do polegar	C8, **T1**
Nervo interósseo anterior (ramo do nervo mediano)	Flexor profundo dos dedos (dedos 2 e 3)	Flexiona os dedos 2 e 3	C7, **C8**
	Flexor longo do polegar	Flexiona a falange distal do polegar	C7, **C8**
	Pronador quadrado	Pronação do antebraço	C7, **C8**
Nervo ulnar	Flexor ulnar do carpo	Flexiona o punho; aduz a mão	C7, **C8**, T1
	Flexor profundo dos dedos (dedos 4 e 5)	Flexiona os dedos 4 e 5	C7, **C8**
	Lumbricais (III, IV)	Para os dedos 4 e 5, flexiona as articulações metacarpofalangeanas; estende as outras articulações	C8, **T1**
	Interósseos palmares	Aduz os dedos; flexiona as articulações metacarpofalangeanas; estende as outras articulações	C8, **T1**
	Interósseos dorsais	Abduz os dedos; flexiona as articulações metacarpofalangeanas; estende as outras articulações	C8, **T1**
	Flexor curto do polegar (cabeça profunda)	Flexiona e aduz o polegar	C8, **T1**
	Adutor do polegar	Aduz o polegar	C8, **T1**
	Músculos da eminência hipotenar		
	Oponente do dedo mínimo	Gira internamente o dedo mínimo (dedo 5)	C8, **T1**
	Abdutor do dedo mínimo	Abduz o dedo mínimo (dedo 5)	C8, **T1**
	Flexor do dedo mínimo	Flexiona o dedo mínimo (dedo 5) na articulação metacarpofalangeana	C8, **T1**

(*continua*)

Capítulo 8 | Neuroanatomia dos Pontos Reflexos 135

Tabela 8.7 Resumo dos nervos periféricos, músculos e raízes nervosas nas extremidades superiores e inferiores.* (*continuação*)

Nervo	Músculo inervado	Função do músculo	Origem do nervo
Nervo glúteo superior	Glúteo médio Glúteo mínimo Tensor da fáscia lata	Abduz e gira medialmente a coxa Abduz e gira medialmente a coxa Abduz e gira medialmente a coxa	**L4, L5**, S1 **L4, L5**, S1 **L4, L5**, S1
Nervo glúteo inferior	Glúteo máximo	Estende, abduz e gira lateralmente a coxa; estende a parte inferior do tronco	**L5, S1**, S2
Nervo obturador	Obturador externo Adutor longo Adutor magno Adutor curto Grácil	Aduz e gira a perna para fora Aduz a coxa Aduz a coxa Aduz a coxa Aduz a coxa	**L2, L3**, L4 **L2, L3**, L4 **L2, L3**, L4 **L2, L3**, L4 **L2, L3**, L4
Nervo femoral	Iliopsoas Ilíaco Psoas Quadríceps femoral Reto femoral Vasto lateral Vasto intermédio Vasto medial Pectíneo Sartório	 Flexiona a perna na altura do quadril Flexiona a perna na altura do quadril Estende a perna na altura do joelho; flexiona o quadril Estende a perna na altura do joelho Estende a perna na altura do joelho Estende a perna na altura do joelho Aduz a coxa Gira a perna para dentro; flexiona o quadril e o joelho	 L2, L3, **L4** L2, L3, L4 L2, L3, **L4** L2, L3, **L4** L2, L3, **L4** **L2, L3**, L4 **L2, L3**, L4
Nervo ciático	Adutor magno Músculos do jarrete (isquiotibiais) Semitendinoso Semimembranoso Bíceps femoral	Aduz a coxa Flexiona o joelho; gira medialmente a coxa; estende o quadril Flexiona o joelho; gira medialmente a coxa; estende o quadril Flexiona o joelho; estende o quadril	L4, L5, S1 L5, **S1**, S2 L5, **S1**, S2 L5, **S1**, S2
Nervo tibial (ramo do nervo ciático)	Tríceps sural Gastrocnêmio Solear	 Flexão plantar do tornozelo Flexão plantar do tornozelo	 S1, S2 S1, S2
Nervo poplíteo	Tibial posterior Plantar Flexor longo dos dedos Flexor longo do hálux Músculos pequenos do pé	Flexão plantar e inverte o pé Expande, junta e flexiona as falanges proximais Flexiona as falanges distais, auxilia a flexão plantar Flexiona o dedo grande do pé; auxilia a flexão plantar Movimento de taça da planta do pé	L4, L5 L4, L5, S1 L5, **S1, S2** L5, **S1, S2** S1, S2
Nervo fibular superficial (ramo do nervo ciático)	Fibular longo Fibular curto	Flexão plantar e eversão do pé Flexão plantar e eversão do pé	L5, S1 L5, S1

(continua)

Tabela 8.7 Resumo dos nervos periféricos, músculos e raízes nervosas nas extremidades superiores e inferiores.* (*continuação*)

Nervo	Músculo inervado	Função do músculo	Origem do nervo
Nervo fibular profundo (ramo do nervo ciático)	Tibial anterior	Dorsiflexão e inversão do pé	L4, L5
	Fibular terceiro	Flexão plantar em pronação	L4, **L5**, S1
	Extensor longo dos dedos	Estende as falanges; dorsiflexão do pé	**L5**, S1
	Extensor longo do hálux	Estende o primeiro dedo do pé; auxilia a dorsiflexão	**L5**, S1
	Extensor curto dos dedos	Estende os dedos do pé	**L5**, S1

Adaptada de Devinsky O, Feldmann E: Examination of the cranial and peripheral nerves, New York, 1998, Churchill Livingstone.
* **Negrito** indica a raiz nervosa clinicamente importante relacionada com os pontos reflexos primários.

Leitura complementar

1. Dung HC: *Anatomical acupuncture*, San Antonio, Tex 1997, Antarctic Press, pp 125-155.
2. Mens S, Simons DG: *Muscle pain*, Philadelphia, 2001, Lippincott Williams & Wilkins.
3. Kellgren HJ: The distribution of pain arising from deep somatic structures with charts of segmental pain areas, *Clin Sci* 4:35-46, 1939.
4. Dung HC, Clogston CP, Dunn JW: *Acupuncture: an anatomical approach*, Boca Raton, Fla, 2004, CRC Press.
5. Macdonald AJR: Acupuncture's non-segmental and segmental analgesic effects: the point of meridians. In Filshie J, White A, editors: *Medical acupuncture*, Churchill Livingston, 1998, Edinburgh, pp 93.
6. Simons DG, Travell JG, Simons LS: *Travell & Simons' myofascial pain and dysfunction: the trigger point manual, Volume 1: Upper half of body*, Philadelphia, 1999, Lippincott Williams & Wilkins, pp 59.
7. Simons DG, Travell JG, Simons LS: *Travell & Simons' myofascial pain and dysfunction: the trigger point manual, Volume 1: Upper half of body*, Philadelphia, 1999, Lippincott Williams & Wilkins, pp 58-69.
8. Nakatani Y, Yamashita K: *Ryodoraku acupuncture*, Osaka, 1977, Ryodoraku Research Institute.
9. Simons DG, Travell JG, Simons LS: *Travell & Simons' myofascial pain and dysfunction: the trigger point manual, Volume 1: Upper half of body*, Philadelphia, 1999, Lippincott Williams & Wilkins, p 71.
10. Jaffe LF: Extracellular current measurements with a vibrating probe, *Trends Neurosci* 8:517-521, 1985.
11. Ross R, Vogel A: The platelet-derived growth factor, *Cell* 14:203-210, 1978.

9

Sistema de Ponto Reflexo Homeostático

Padrão sistêmico da sensibilização do ponto reflexo

Do ponto de vista fisiológico, há dois tipos de pontos reflexos (PR): homeostáticos e sintomáticos. Os PR paravertebrais, sendo PR clinicamente importantes, podem ser homeostáticos ou sintomáticos. De acordo com a experiência clínica e com pesquisas, a sensibilização dos PR homeostáticos segue padrão e sequência anatomicamente previsíveis. Esse padrão de sensibilização é encontrado, igualmente, em todos os seres humanos por pelo menos duas razões, de acordo com o conhecimento atual: primeira, PR são neuroanatômica e patologicamente dependentes; segunda, a sensibilização dos PR homeostáticos está relacionada com o comportamento humano: com a maneira que usamos nosso corpo para andar, trabalhar e sentar. Se a pessoa está empenhada em determinado comportamento, como o uso excessivo de determinados músculos em uma atividade desportiva, ocorre um novo padrão de sensibilização de um PR, que, com o tempo, causa a transformação de PR homeostáticos em PR sintomáticos. Esse fenômeno é examinado com mais profundidade neste capítulo.

A configuração anatômica dos PR, independentemente de serem homeostáticos ou sintomáticos, varia nas diferentes partes do corpo humano. Conforme descrito em capítulos anteriores, os componentes comuns de todos os PR são fibras nervosas periféricas, que podem incluir fibras nervosas sensoriais ou pós-ganglionares, ou ambas, e fibras nervosas motoras, como fusos musculares ou tendinosos. Componentes secundários incluem outros tecidos moles, como vasos sanguíneos, vasos linfáticos e tendões ou fáscias. Os nervos nos quais os pontos se formam podem ser muito diferentes, de acordo com sua localização; alguns são feitos de terminações nervosas, alguns estão associados a grandes troncos nervosos e outros contêm uma variedade de diferentes fibras nervosas. As profundidades anatômicas da formação dos pontos também variam. Dez características anatômicas de formação de PR foram discutidas com detalhes no Capítulo 7. Todas essas características afetam a formação, o desenvolvimento e o surgimento dos PR passivos quando a homeostase declina ou a sensibilização central aumenta. De modo geral, a sensibilização dos PR homeostáticos humanos tem padrão previsível no que se refere à localização e à sequência da sensibilização. Isso é muito importante nos processos fisiopatológicos do sistema nervoso e tem grande significado clínico tanto para a prevenção como para o tratamento de doenças, e também para a desaceleração do processo de envelhecimento.

Padrão sintomático de sensibilização do ponto reflexo

Quando afetada por determinados fatores patológicos, qualquer fibra nervosa sensorial, em qualquer lugar do corpo, pode ficar sensibilizada. Esse é o padrão aleatório de formação de um PR. Por exemplo, órgãos viscerais doentes acima do diafragma – como coração, pulmão ou esôfago – sensibilizarão PR na parte superior do corpo e nos membros superiores, enquanto órgãos viscerais doentes abaixo do diafragma sensibilizarão PR na parte inferior do corpo e nos membros inferiores. Órgãos localizados no nível do diafragma – como estômago, fígado, vesícula biliar, pâncreas e baço – sensibilizarão PR nas partes superior e inferior do corpo e nos membros superiores e inferiores. Doença hepática pode provocar sensibilização de PR do fígado no lado direito do corpo.

É comum a coexistência de PR de padrão aleatório e de padrão previsível. Por exemplo, o PR homeostático primário H1 radial profundo encontra-se sensibilizado em todas as pessoas, saudáveis e não saudáveis. Entretanto, pacientes com dor no pescoço, ombro, cotovelo, punho e mão também exibem pontos adicionais sensibilizados aleatoriamente ao redor do PR H1 radial profundo. Nesses casos, o ponto H1 tornou-se um ponto sintomático.

Os PR têm natureza física e patológica dinâmica. Todos têm três fases: latente (não sensível), passiva (sensível) e ativa (hipersensível). As três fases revelam as dinâmicas quantitativa e qualitativa de um PR: quando afetado por fatores patológicos, a sensibilidade e o tamanho de um PR aumentam. Com tratamento apropriado, a sensibilidade de um PR fica reduzida, aliviada ou até normalizada. Na ausência de tratamento apropriado, ou quando o potencial de autocura está deficiente, o PR aumenta de tamanho e pode tornar-se uma estrutura patológica permanente.

Sistema de ponto reflexo neuromuscular integrado como orientação clínica para tratamento

De acordo com evidências clínicas e com pesquisas anatômicas, os PR mais frequentemente utilizados e mais eficazes do ponto de vista terapêutico estão associados a nervos periféricos maiores. A localização de todos os PR pode ser claramente definida em termos de sua disposição neuroanatômica. Com uma formação básica em anatomia humana, o clínico é capaz de localizar facilmente cada ponto.

Os PR tornam-se sensíveis em associação a certas estruturas anatômicas e determinados processos fisiológicos. Por exemplo, o uso excessivo e repetitivo ou abusivo lesiona determinados músculos e tecidos moles, levando à sensibilização de PR específicos. Assim, esses PR estão especificamente relacionados com a condição anormal. O agulhamento direto desses PR sintomáticos é mais eficaz do que o tratamento indireto de pontos não sintomáticos na maioria dos casos, embora, às vezes, o tratamento indireto também propicie resultados satisfatórios quando há potencial de cura elevado. A seleção de PR sintomáticos específicos, portanto, é essencial. O sistema de PR homeostático, ou sistema de ponto reflexo neuromuscular integrado (SPRNI), proporciona orientação fisiológica e patológica para encontrar os PR sintomáticos mais importantes em cada caso. Portanto, é importante compreender as implicações fisiológicas e patológicas desse sistema.

No cenário clínico, o SPRNI proporciona informações importantes: o grau de saúde em que uma pessoa se encontra ou como a pessoa vai responder a qualquer intervenção médica. Além disso, o SPRNI fornece orientação confiável para o tratamento com acupuntura.

O agulhamento é uma terapia não medicamentosa e inespecífica e sua eficácia depende, em parte, da condição da saúde, ou do potencial de cura, de cada caso. Saúde, definida pelo *Dorland's Illustrated Medical Dictionary*, 30ª edição[1], é "um estado de bem-estar físico, mental e social; a ideia popular de ser meramente uma ausência de doença e enfermidade não é completa". Saúde fisiológica é, definitivamente, a base da saúde física e mental. O SPRNI é um sistema quantitativo que pode ser usado para definir ou medir mais objetivamente a condição de saúde de cada indivíduo.

Compreende-se, atualmente, que todos os fatores fisiopatológicos interagem com o sistema nervoso central. As condições patológicas periféricas, ou sensibilização periférica, levam à sensibilização dos neurônios dentro do sistema nervoso central. Esses neurônios sensibilizados, então, sensibilizam nervos periféricos segmentares e PR sensibilizados são formados nos nervos periféricos sensibilizados. Portanto, a sensibilização central representa saúde fisiológica periférica: quanto menos saudável é uma pessoa, mais sensibilização central existe, maior a probabilidade de ocorrer sensibilização periférica e mais PR sensíveis vão surgir, tanto qualitativa (sensibilidade), como quantitativamente (quantidade de pontos no total), em todo o corpo. Desse modo, o estado de saúde pode ser medido pelo número de PR sensíveis ou passivos no corpo. Neste capítulo são apresentados os conceitos e o método de medir a sensibilização periférica.

Revisão histórica

Antigos médicos chineses perceberam que as agressões patológicas criavam pontos sensíveis ou doloridos em determinadas partes da superfície do corpo. Eles tracejaram esses pontos e formaram os clássicos mapas de meridianos, que incluíram 361 pontos de meridianos e vários pontos não situados em meridianos.

Na década de 1940, Janet Travell descobriu, de modo independente, os pontos-gatilho miofasciais. Foi divulgado, mais tarde, que 80% dos pontos-gatilho coincidiam com pontos de acupuntura situados nos meridianos.[2] A. E. Sola, médico militar que trabalhava na Base da Força Aérea de Lackland, San Antonio, Texas, na década de 1950, percebeu que recrutas jovens desenvolviam pontos sensíveis em determinados músculos depois de treinamento intensivo. Ele escreveu: "Essas observações questionaram a possível existência de pontos-gatilho latentes em um indivíduo assintomático, os quais, após serem submetidos a insulto fisiológico de esforço, fadiga crônica, calafrios ou outros fatores irritantes, podem ter servido de fonte de sintomas clínicos.[3]" Suas observações revelam a fisiologia dinâmica desses pontos-gatilho.

H. C. Dung, professor de anatomia humana no University of Texas Health Science Center, de San Antonio, estudou a anatomia de pontos reflexos e descobriu, na década de 1970, uma dinâmica fisiológica sistemática desses PR.[4] Dung e o autor desta obra colaboraram em dois livros que apresentaram esses conceitos aos acupunturistas chineses. A despeito dos resultados obtidos por Dung, são necessárias mais pesquisas para aprofundar a compreensão do comportamento sistêmico dos PR no corpo humano. A seção seguinte descreve o trabalho pioneiro de Dung na década de 1970 para determinar a distribuição e a sequência da sensibilização dos PR.

Mapa do sistema de ponto reflexo

Depois de fazer uma pesquisa cuidadosa sobre os pontos dos meridianos da acupuntura clássica e sobre os pontos-gatilho modernos, Dung selecionou 110 pontos dos dois sistemas de acordo com a anatomia neuromuscular. Os pontos selecionados representam as diferentes configurações anatômicas, a distribuição anatômica e a frequência clínica do uso desses pontos. Uma listagem com todos os 110 pontos foi feita para registrar a sensibilidade de cada ponto.

Depois que os pontos foram selecionados e o mapa elaborado, 221 pessoas com vários sintomas de dor foram recrutadas para estudo (Tabela 9.1). Desses sujeitos, 130 (58,8%) eram mulheres e 91 (41,2%), homens. Pacientes entre 40 e 69 anos de idade constituíam 63,8%. Apenas dois pacientes tinham menos de 19 anos de idade. Alguns sujeitos eram jovens saudáveis estudantes de medicina. Não houve nenhum empenho para diferenciar os tipos de problemas de saúde existentes. Todos os 110 pontos foram palpados em cada sujeito e sua sensibilidade registrada. Também todos os sujeitos foram examinados pelo próprio H. C. Dung. De acordo com seus próprios relatos, a maioria deles sofria de dor em tecido mole, como lombalgia, artrite de várias maneiras, dor articular e dor de cabeça.

Se um ponto estivesse sensível em todos os sujeitos, a frequência de sensibilização daquele ponto era designada como sendo de 100%. Se um ponto estivesse sensível em 70% dos pacientes, a frequência daquele ponto era de 70%. Os dados foram processados para produzir a porcentagem de frequência de todos os 110 pontos. Assim, a dor física ou fisiológica de cada paciente foi quantificada pelo número de PR sensíveis.

Nos 30 anos seguintes, esses dados foram aplicados repetidamente a cada paciente em clínicas nos EUA, incluindo a clínica de Dung, a clínica do autor e as clínicas de alguns outros médicos. A dor quantificada em cada paciente foi comparada com os resultados do tratamento, e descobriu-se que quanto menos pontos sensíveis um paciente tinha, menos sessões de tratamentos o paciente precisava e mais duradouro era o alívio da dor. Isso torna possível quantificar, para cada paciente, a dor, o número de sessões de tratamento e o prognóstico.

Tabela 9.1 Distribuição por idade e por sexo dos pacientes examinados para pontos reflexos passivos.

Idade (anos)	Pacientes mulheres		Pacientes homens		Total de pacientes	
	Número	%	Número	%	Número	%
10 a 19	0	0	2	2,2	2	0,9
20 a 29	8	6,2	7	7,7	15	6,8
30 a 39	17	13,1	14	15,4	31	14
40 a 49	25	19,2	11	12,1	36	16,3
50 a 59	32	24,6	18	19,8	50	22,6
60 a 69	31	23,8	24	26,4	55	24,9
70 a 79	15	11,5	14	15,4	29	13,1
80 a 89	2	1,5	1	1,1	3	1,4
Total	130	100	91	100	221	100

Fonte: modificada de Dung, 1997.

A partir de dados empíricos – número de PR sensíveis que apresentam – os pacientes podem ser classificados de acordo com o nível da dor que sentem. Como procedimento clínico, a quantificação deve ser simples, rápida e confiável em suas predições.

Existem duas maneiras de classificar os pacientes: o método ABCD ou o método de 12°. No método ABCD, os 110 pontos são divididos em quatro grupos: grupo A (0 a 24 pontos), grupo B (25 a 50 pontos), grupo C (51 a 80 pontos) e grupo D (81 a 110 pontos). Pacientes do grupo A têm menos de 24 PR sensíveis; os do grupo B, entre 25 e 50; os do grupo C, entre 51 e 80; e os do grupo D, mais de 80. No método de 12°, cada um dos grupos A, B, C e D é dividido em três subgrupos; por exemplo, dos pacientes do grupo A, aqueles com menos de 8 PR sensíveis são classificados como de primeiro grau, e aqueles com 16 a 24 pontos sensíveis são classificados de terceiro grau. Aqueles com mais de 100 PR sensíveis têm dor de 12°. Neste livro, o método utilizado é o ABCD (Tabelas 9.2 a 9.5 e Figuras 9.1 a 9.4).

O autor e colegas desenvolveram um procedimento simples e confiável para classificar os pacientes nos grupos ABCD. O procedimento leva cerca de 5 min e é apresentado neste capítulo.

Algumas palavras merecem ser ditas sobre as pesquisas das quais esse método se originou. Primeiro, o significado fisiopatológico desses dados empíricos precisa ser explorado com mais profundidade. Em segundo lugar, o padrão de desenvolvimento da sensibilidade de um PR varia e não se restringe exatamente a um ponto. Quando a sensibilidade começa a surgir, fica restrita a um local bem específico, asso-ciado a um nervo sensorial, e esse local pode ser considerado um ponto. Conforme a sensibilidade vai se desenvolvendo, a área sensível aumenta de tamanho, tornando-se um grande "ponto". Se esse "ponto" estiver localizado nos membros, a sensibilização contínua se desenvolve ao longo do tronco nervoso em um padrão linear; assim, todos os "pontos" sensíveis do mesmo tronco nervoso ficam conectados, e não distintos. Se o "ponto" sensível estiver localizado na face ou no torso, ele se desenvolve, aumentando em área. É óbvio que a diferença nos padrões de desenvolvimento dos pontos sensíveis está relacionada com as terminações nervosas periféricas nos membros e na face ou no torso (Figura 9.5).

Agrupamento ABCD ou quantificação dos pacientes | Método dos 16 pontos

O suprimento de energia é limitado em cada corpo humano e a cura requer energia. O agrupamento ABCD é, de fato, uma divisão em diferentes níveis de energia que propicia a base para prever a resposta ao resultado e o resultado do tratamento. Toda condição patológica, incluindo a sensibilização periférica e o estresse mental, consome energia. Quanto maior o número de problemas de saúde que uma pessoa tem, mais lentamente cada um dos seus problemas será curado. Por exemplo, lombalgia se cura muito mais rapidamente em uma pessoa saudável do que em uma pessoa que tenha muitos problemas de saúde, com dor em diferentes partes do corpo.

Capítulo 9 | Sistema de Ponto Reflexo Homeostático 141

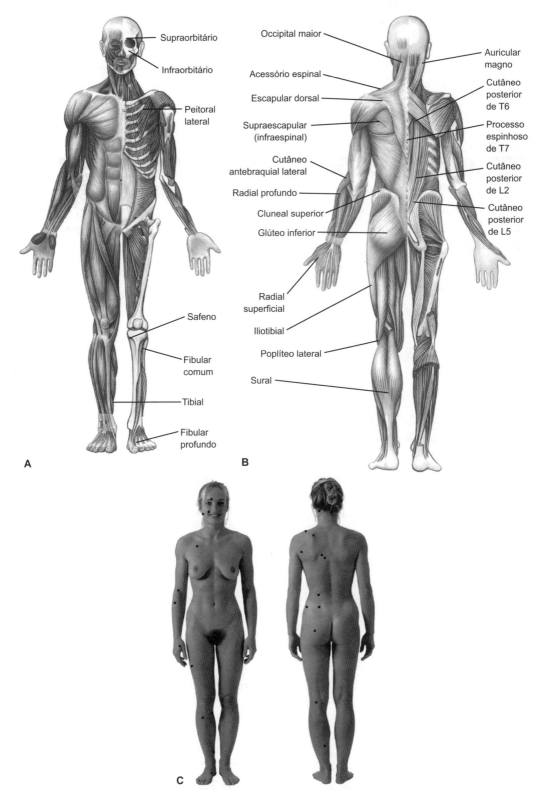

Figura 9.1 Os 24 pontos reflexos primários. **A.** Vista anterior. **B.** Vista posterior. **C.** Anatomia superficial dos pontos homeostáticos primários.

Tabela 9.2 Pontos reflexos homeostáticos primários.

Sequência	Nome do ponto	Frequência	%
1	Radial profundo – I *	220	99,5
2	Auricular magno	219	99,1
3	Acessório espinal – I	217	98,2
4	Safeno – I	216	97,7
5	Fibular profundo	215	97,3
6	Tibial	214	96,8
7	Occipital maior	213	96,4
8	Supraescapular (infraespinal)	212	95,9
9	Cutâneo antebraquial lateral	211	95,5
10	Sural – I	209	94,6
11	Poplíteo medial ou lateral	207	93,7
12	Radial superficial	203	91,9
13	Escapular dorsal	201	91,0
14	Cluneal superior	198	89,6
15	Cutâneo posterior de L2	196	88,7
16	Glúteo inferior	195	88,2
17	Peitoral lateral	192	86,9
18	Iliotibial – I	185	83,7
19	Infraorbitário	184	83,3
20	Processo espinhoso de T7	178	80,5
21	Cutâneo posterior de T6	172	77,8
22	Cutâneo posterior de L5	168	76,0
23	Supraorbitário	167	75,6
24	Fibular comum	165	74,7

* O sufixo I denota ponto homeostático primário no sítio em particular.

Capítulo 9 | Sistema de Ponto Reflexo Homeostático 143

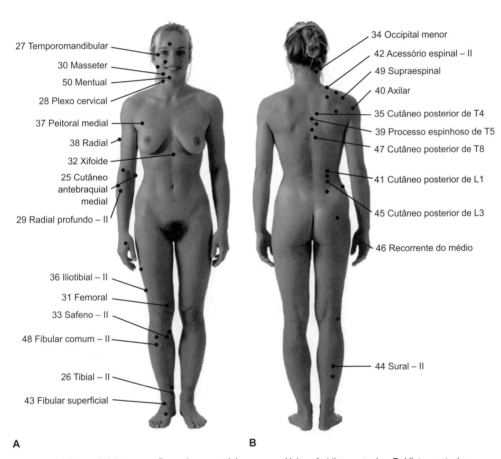

A **B**

Figura 9.2 Pontos reflexos homeostáticos secundários. **A.** Vista anterior. **B.** Vista posterior.

Tabela 9.3 Pontos reflexos homeostáticos secundários.

Sequência	Nome do ponto	Frequência	%
25	Cutâneo antebraquial medial	164	74,6
26	Tibial – II*	164	74,6
27	Temporomandibular	164	74,6
28	Plexo cervical	163	74,2
29	Radial profundo – II	163	74,2
30	Masseter	162	73,6
31	Femoral	161	72,9
32	Xifoide	160	72,4
33	Safeno – II	156	70,6
34	Occipital menor	152	68,8
35	Cutâneo posterior de T5	148	67,0
36	Iliotibial – II	147	66,5
37	Peitoral medial	146	66,1
38	Radial	143	64,7
39	Processo espinhoso de T5	142	64,3
40	Axilar	138	62,4
41	Cutâneo posterior de L1	138	62,4
42	Acessório espinal – II	135	61,1
43	Fibular superficial	134	60,6
44	Sural – II	132	59,7
45	Cutâneo posterior de L3	128	57,9
46	Ramo recorrente do mediano	123	55,7
47	Cutâneo posterior de T8	122	55,2
48	Fibular comum – II	114	51,6
49	Supraescapular – II	111	50,2
50	Mentual	110	49,8

* O sufixo II denota o ponto homeostático secundário no sítio em particular.

Capítulo 9 | Sistema de Ponto Reflexo Homeostático 145

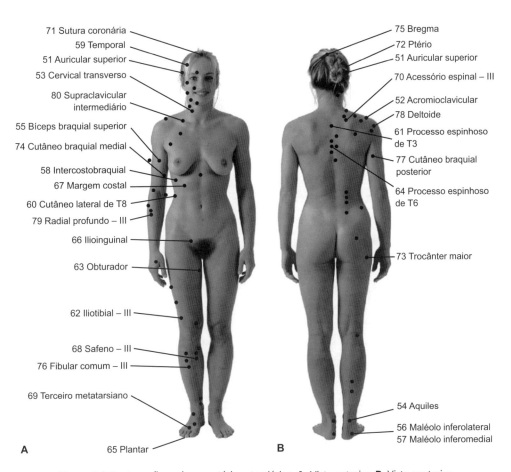

Figura 9.3 Pontos reflexos homeostáticos terciários. **A.** Vista anterior. **B.** Vista posterior.

146 Acupuntura no Esporte e na Reabilitação | Técnica de Agulhamento a Seco

Tabela 9.4 Pontos reflexos homeostáticos terciários.

Sequência	Nome do ponto	Frequência	%
51	Auricular superior	108	48,8
52	Acromioclavicular	108	48,8
53	Cervical transverso	108	48,8
54	Aquiles	107	48,4
55	Bíceps braquial superior	105	47,5
56	Maléolo inferolateral	104	47,1
57	Maléolo inferomedial	104	47,1
58	Intercostobraquial	102	46,2
59	Temporal	102	46,2
60	Cutâneo lateral de T8	100	45,2
61	Processo espinhoso de T3	95	43,0
62	Iliotibial – III*	93	42,1
63	Obturador	91	41,2
64	Processo espinhoso de T6	83	37,6
65	Plantar	81	36,7
66	Ilioinguinal	79	35,8
67	Margem costal	78	35,3
68	Safeno – III	76	34,4
69	Terceiro metatarsiano	73	33,0
70	Acessório espinal – III	72	32,6
71	Sutura coronária	71	32,1
72	Ptério	71	32,1
73	Trocânter maior	70	31,7
74	Cutâneo braquial medial	69	31,2
75	Bregma	67	30,3
76	Fibular comum	65	29,4
77	Cutâneo braquial posterior	63	28,5
78	Deltoide	63	28,5
79	Radial profundo – III	61	27,7
80	Supraclavicular intermediário	61	27,7

* O sufixo III denota o ponto homeostático terciário no sítio em particular.

Capítulo 9 | Sistema de Ponto Reflexo Homeostático 147

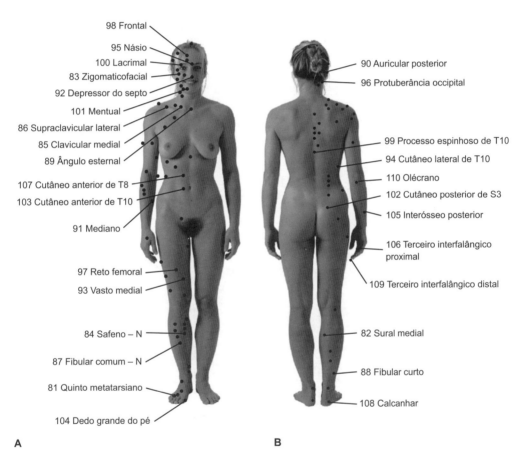

Figura 9.4 Pontos reflexos homeostáticos não específicos. **A.** Vista anterior. **B.** Vista posterior.

Tabela 9.5 Pontos reflexos não específicos.*

Sequência	Nome do ponto	Frequência	%
81	Quinto metatársico	60	27,1
82	Sural medial	58	26,2
83	Zigomaticofacial	55	24,9
84	Safeno – N	51	23,1
85	Supraclavicular medial	48	21,7
86	Supraclavicular lateral	44	19,9
87	Fibular comum – N	41	18,6
88	Fibular curto	39	17,6
89	Ângulo esternal	37	16,7
90	Auricular posterior	35	15,8
91	Mediano – N	34	15,4
92	Depressor do septo	32	14,5
93	Vasto medial	28	12,7
94	Cutâneo lateral de T10	26	11,8
95	Násio	24	10,9
96	Protuberância occipital	21	9,5
97	Reto femoral	20	9,0
98	Frontal	18	8,1
99	Processo espinhoso de T10	17	7,6
100	Lacrimal	16	7,2
101	Mentual	15	6,8
102	Cutâneo posterior de S3	14	6,3
103	Cutâneo anterior de T10	13	5,9
104	Dedo grande do pé	12	5,4
105	Interósseo posterior	11	5,0
106	Terceiro interfalângico proximal	9	4,0
107	Cutâneo anterior de T8	8	3,6
108	Calcanhar	7	3,2
109	Terceiro interfalângico distal	6	2,7
110	Olécrano	3	1,4

* O sufixo "N" denota o ponto homeostático não específico no sítio em particular.

Capítulo 9 | Sistema de Ponto Reflexo Homeostático 149

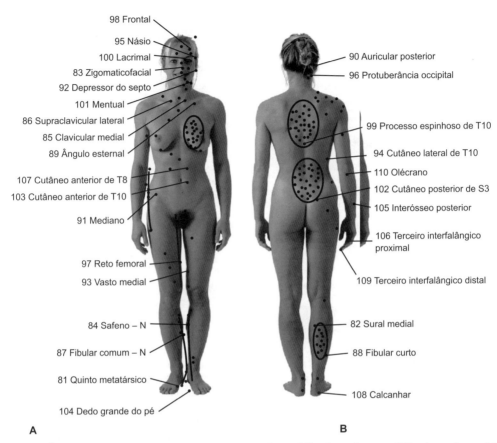

Figura 9.5 À medida que os pontos reflexos se tornam mais sensibilizados, a área sensibilizada ou de sensibilização de cada ponto reflexo aumenta, e, finalmente, todos os pontos vizinhos tornam-se sensibilizados em uma grande área (no torso e na face) ou em uma zona linear nos membros. **A.** Vista anterior. **B.** Vista posterior.

A natureza da sensibilização periférica difere entre casos crônicos e casos agudos. Por exemplo, uma pessoa saudável que sofre de dor lombar aguda pode ter dor apenas na região lombar, enquanto um paciente com dor lombar crônica também pode ter dor na parte superior das costas ou nas pernas, ou nos dois locais. Com o mesmo tratamento, o primeiro paciente vai se recuperar em alguns dias, enquanto a recuperação do segundo pode levar meses. A cura de condições patológicas locais depende da condição geral de saúde, ou, em outras palavras, do nível geral de energia de cura do corpo. A mesma dor lombar se cura mais rápido e melhor em um corpo saudável e mais jovem, portanto, é importante conhecer o potencial geral de cura do corpo para prever o resultado de cada caso.

O mapa com os 110 pontos reflexos pode ser usado para desenvolver vários métodos de agrupar os pacientes porque o sistema de PR homeostático representa um padrão regular de sensibilização. Como princípio clínico, o agrupamento ou procedimento de quantificação deve ser simples, confiável e reprodutível. Depois de mais de uma década de prática clínica e de experiência com formação de alunos, o autor desta obra e colegas usaram dois pontos, H1 radial profundo e H4 safeno, com o propósito de quantificar ou de agrupar (Figura 9.6). Em cada paciente, H1 e seus pontos secundários, terciários e não específicos são palpados nos dois membros superiores, e H4 e seus pontos secundários, terciários e não específicos são palpados nos dois membros inferiores. A distância entre dois pontos é de aproximadamente a largura da unha do polegar. Dezesseis PR, no total, são palpados. Para avaliar a energia geral de cura – ou seja, para classificar um paciente nos grupos A, B, C ou D –, todos os pontos sensíveis devem ser somados juntos (Tabela 9.6).

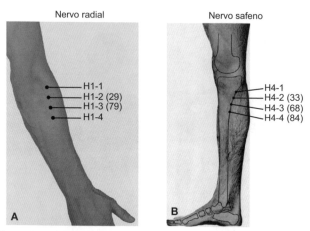

Figura 9.6 Pontos reflexos para avaliação no braço (**A**) e na perna (**B**).

Tabela 9.6 Agrupamento ABCD com método de 16 pontos.

Classificação do grupo	Número de pontos reflexos sensíveis
A	0 a 4
B	5 a 8
C	9 a 12
D	≥ 13

Pelo fato de a sensibilização se desenvolver linearmente ao longo do tronco nervoso, o que se mede não são pontos isolados ou distintos, mas a extensão do desenvolvimento da sensibilidade dos nervos radial profundo e safeno.

Previsão do resultado do tratamento

Mesmo a cura de uma dor que esteja confinada em uma pequena área local envolve muitos sistemas do corpo e é um processo bastante complicado; o resultado está relacionado com a história médica pregressa pessoal, a constituição genética e o comportamento social. O tratamento correto pode produzir dois resultados – cura ou alívio – ou pode falhar. O mesmo tratamento para a mesma condição patológica produz diferentes resultados em diferentes pacientes por conta dos diferentes níveis de energia de cura (saúde) e das diferenças de genética, histórico e comportamento. Para obter uma previsão do resultado do tratamento mais confiável, o autor e colegas se concentram na dor do tecido mole. A maioria das dores de tecidos moles, conforme discutido anteriormente, está relacionada com disfunção desse tecido. Pela experiência clínica do autor, adquirida desde a década de 1970, está claro que cada grupo precisa de um número diferente de sessões de tratamento e vai vivenciar períodos de tempo diferentes de alívio da queixa (Tabela 9.7).

Tabela 9.7 Quantificação da dor e prognóstico.

Características	Grupo			
	A	B	C	D
Número de pontos reflexos passivos encontrados em um paciente	< 24	24 a 50	51 a 80	> 80
Porcentagem da população de pacientes	28%	34%	30%	8%
Número de sessões de tratamento necessárias para alívio da dor	4 a 8	8 a 16	16 a 32	> 32
Período de tempo até haver recorrência da mesma dor	Anos	Meses a anos	Semanas a meses	Dias a semanas

Fonte: modificada de Dung, 1997.

Referências bibliográficas

1. Anderson D, ed: *Dorland's Illustrated Medical Dictionary*. ed 30, Philadelphia, 2003, Saunders.
2. Melzack R, Stillwell DM, Fox EJ: Trigger points and acupuncture points for pain: correlations and implications. *Pain* 3:3-23, 1977.
3. Sola AE, Rodenberger ML, Gettys BB, Incidence of hypersensitive areas in posterior shoulder muscles; a survey of two hundred young adults. *Am J Phys Med* 34:585, 1955.
4. Dung HC, Anatomical features contributing to the formation of acupuncture points. *Am J Acupunct* 12:139, 1984.

10

Pontos-gatilho e Sistema de Ponto Reflexo Neuromuscular Integrado

A terapia de ponto-gatilho foi desenvolvida nos tempos modernos como uma técnica clínica para a síndrome de dor miofascial. O jovem médico britânico John Kellgren, que trabalhava como assistente de pesquisa sob a orientação de *Sir* Thomas Lewis, no University College Hospital, em 1938 – e que depois seria professor de reumatologia na Manchester University do Reino Unido –, observou, que a dor, no caso de mialgia, ou no que atualmente é conhecido como síndrome de dor miofascial, se origina em pequenos pontos circunscritos extremamente doloridos no músculo. Ele descobriu que era capaz de reproduzir essa dor que ocorria espontaneamente aplicando uma pressão contínua nesses pontos e que era capaz de aliviar a dor injetando cloridrato de procaína (novocaína). Ele também observou que essa dor normalmente não é sentida no ponto dolorido propriamente dito, mas se dirige a uma área do corpo localizada a certa distância do ponto de origem.[1] O trabalho de Kellgren motivou Janet Travell a estudar pacientes com dor musculoesquelética. Ela logo descobriu que essa dor distante do ponto de origem, ou referida, é desencadeada pela hiperatividade neural nos pontos do músculo e na fáscia circundante que Kellgren tinha denominado "pontos doloridos"; ela os denominou *pontos-gatilho*. Ela apresentou os termos *dor miofascial* e *zonas de dor referida* e também batizou o distúrbio de *síndrome de dor miofascial*.

Mais tarde, Travell e David G. Simons publicaram um trabalho com dois volumes, *Myofascial Pain and Dysfunction: The Trigger Point Manual,* que, atualmente, é o manual clínico clássico da medicina com base nos pontos-gatilho. Embora esse livro seja digno de todo crédito em seu campo, a observação de Simons[2] é digna de nota:

> A despeito do fato de que um número cada vez maior de médicos e cientistas acredita que a maioria das dores musculoesqueléticas comuns enigmáticas e inexplicáveis se origine de pontos-gatilho, a medicina convencional ainda tem que aceitar e incorporar esse conceito como parte integral de seu aprendizado, de suas pesquisas e de sua prática.
>
> Atualmente temos consciência dos vários fatores que podem ser responsáveis por esse lento progresso.
>
> Embora o núcleo dos pontos-gatilho se situe no músculo esquelético, todos os ramos do sistema nervoso e vários sistemas endócrinos interagem com eles. Em outras palavras, os pontos-gatilho são bastante complexos.

Três fatores parecem ser importantes:

1. Não há nenhuma explicação aceita de modo geral da fisiopatologia dos pontos-gatilho, o que impede o estabelecimento de critérios diagnósticos oficiais e isso, por sua vez, inibe as pesquisas

2. No momento, não há nenhum teste laboratorial reconhecido ou técnica de imagem que sirvam de padrão objetivo para diagnosticar os pontos-gatilho. O diagnóstico pode ser feito apenas por meio do exame físico e da história do paciente

3. Na ausência de um teste diagnóstico com padrão de excelência estabelecido, os testes diagnósticos específicos adequados e os critérios diagnósticos adequados permanecem controversos e não resolvidos. Isso ocorre, em parte, porque os médicos dependem fortemente da história, como também do exame físico, mas estudos com confiabilidade entre os avaliadores até agora abordaram apenas o exame físico. Esses estudos com confiabilidade entre os avaliadores deixam claro que, para muitos médicos, é necessário treinamento e muita experiência para desenvolver as habilidades adequadas para adquirir confiabilidade diagnóstica e competência terapêutica. A concordância sobre os critérios diagnósticos também fica confusa tendo em conta as muitas variações na estrutura e no acesso de alguns dos 500 músculos individuais; nem sempre o mesmo exame se aplica a todos os músculos.[2]

Embora essas observações ainda se apliquem, atualmente, um número cada vez maior de médicos de diferentes especialidades médicas vem tratando a síndrome de dor miofascial com sucesso utilizando o agulhamento a seco.

Outra importante observação clínica deve ser mencionada. No livro *Myofascial Pain and Dysfunction: The Trigger Point Manual*, Volume 1, Travell e Simons afirmaram:

> Em estudos comparativos[3,4], observou-se que o agulhamento a seco foi tão eficaz quanto a injeção de solução anestésica, como procaína ou lidocaína em termos de inativação imediata do ponto-gatilho. No estudo feito por Hong[3] sobre a resposta de pontos-gatilho situados no trapézio à lidocaína a 0,5% e ao agulhamento a seco, os dois grupos experimentaram, essencialmente, o mesmo grau de melhora imediatamente e 2 semanas depois. Entretanto, depois de 2 a 8 h, 42% dos pacientes que receberam injeção de lidocaína e 100% dos pacientes que receberam agulhamento a seco desenvolveram dor local. A dor sentida pelos pacientes tratados por agulhamento a seco era de intensidade significativamente maior e de maior duração do que a dor dos pacientes que haviam recebido injeção de lidocaína.

Esses resultados indicam que o fator terapêutico crítico nos dois casos é o rompimento mecânico feito por agulha. Isso é consistente com a compreensão de que o rompimento dos nós de contração dos pontos-gatilho pelo agulhamento termina com a crise de energia local e com a sensibilização dos nervos próximos que ela causa.

No estudo feito por Hong[3], mencionado nessa citação, os dois grupos de pacientes, os que receberam injeção de lidocaína e os que receberam agulhamento a seco, podem ter sido submetidos ao mesmo tamanho de agulhas de seringa. Na prática clínica, menos pacientes experimentam dor após o agulhamento quando são usadas agulhas mais finas.

Etiologia dos pontos-gatilho

Simons[2] sugeriu três principais características etiológicas dos pontos-gatilho que explicam as principais características amplamente reconhecidas dos seus mecanismos clínicos fisiopatológicos. Essas características estão relacionadas entre si em um ciclo de *feedback* positivo que se autoperpetua uma vez que tenha sido iniciado, mas que pode ser interrompido em vários pontos no ciclo e de várias formas. Embora a compreensão dos trajetos entre eles não esteja bem estabelecida[5–8], evidências substanciais confirmam essa hipótese. As três características são as seguintes:

- Aumento da liberação de acetilcolina na junção neuromuscular (placa motora)
- Tensão aumentada das fibras musculares que passam através do ponto-gatilho, que produz uma faixa retesada palpável
- Presença de substâncias sensibilizadoras no tecido muscular do ponto-gatilho capazes de produzir dor.

A seguir, uma breve descrição dessas três características. O autor acredita que essa explicação dos mecanismos fisiológicos dos pontos-gatilho também retrata as características clínicas mais comuns da maioria, senão de todos, os pontos reflexos.

Liberação de acetilcolina

Pesquisas sobre a fisiologia básica dos pontos-gatilho revelaram atividade elétrica aumentada na placa motora terminal. Esse "ruído" na placa terminal está associado à liberação grandemente aumentada do transmissor da acetilcolina. Outros processos fisiopatológicos também podem ser responsáveis por esses efeitos. Por exemplo, se uma reação imunológica tivesse que bloquear a inativação normalmente imediata da acetilcolina pela colinesterase dentro da fenda sináptica, os receptores da acetilcolina na membrana pós-juncional continuariam a produzir níveis excessivos de potenciais mínimos na placa terminal (ruído na placa terminal).

O peptídio relacionado com o gene da calcitonina inibe a expressão da colinesterase em experimentos com vertebrados.[5] Esse processo possibilita que o índice maior de acetilcolina afete os receptores na membrana pós-juncional, produzindo um resultado comparável ao causado pela liberação aumentada de acetilcolina. Além disso, o peptídio pode induzir a expressão do receptor da acetilcolina, o que também aumentaria o número de potenciais mínimos da placa terminal.

Tensão aumentada na fibra

Os mecanismos específicos responsáveis pelas faixas retesadas ainda estão sendo investigados. Clinicamente, elas são consideradas uma característica essencial dos pontos-gatilho, e resultados eficazes foram obtidos pela inserção de agulha nessas faixas retesadas. Estudos histológicos revelaram tensão aumentada em fibras musculares afetadas e evidências de elementos contráteis desfeitos.[5] Regiões locais de fibras excessivamente contraídas são observadas na forma de nós de contração ou discos de contração que aumentam a tensão nessas fibras. Sarcômeros encurtados com regiões adjacentes de alongamento compensatório dos sarcômeros nessas fibras são observados. Uma estrutura assim aumentaria ainda mais a tensão na fibra por causa da resistência elástica dos sarcômeros ao alongamento passivo, especialmente quando alongados além do seu comprimento de repouso. Essas observações ajudam a explicar a tensão física aumentada e o sofrimento do tecido nos músculos que abrigam pontos-gatilho. São necessárias mais pesquisas para esclarecer a origem da tensão aumentada que constitui as faixas retesadas palpáveis.

Substâncias sensibilizadoras nos pontos-gatilho

Pesquisadores demonstraram quantidades mensuráveis de substâncias sensibilizadoras nos pontos-gatilho. Shah *et al.*[6] fizeram um estudo do meio tecidual dos pontos-gatilho em nove sujeitos: três normais, três com pontos-gatilho latentes e três com pontos-gatilho ativos. Eles usaram uma agulha nova de microdiálise do tamanho da agulha de acupuntura para colher amostras de tecido normal e de pontos-gatilho na parte superior do músculo trapézio. A agulha de acupuntura continha tubos coletores que terminavam em uma membrana dialisadora colocada a 0,2 mm da ponta de abertura da agulha. Os resultados estão resumidos na Tabela 10.1. Esses dados indicam com convicção o meio físico e histopatológico de um ponto-gatilho no músculo, sendo distinto do tecido normal.

A diferença significativa nos níveis dessas substâncias entre tecido muscular normal e sítios de pontos-gatilho indica que os pontos-gatilho têm características histopatológicas demonstráveis e complexas. A significativa diferença histoquímica entre pontos-gatilho latentes e ativos fornece uma distinção clínica mensurável entre os dois tipos de ponto. Tudo isso propiciou o avanço da compreensão do processo fisiológico da formação e do tratamento dos pontos-gatilho.

Tabela 10.1 Comparação fisiológica das quantidades relativas de substâncias algogênicas evidenciadas por amostras colhidas por microdiálise de pontos-gatilho latentes e ativos.

Medida	Pontos-gatilho ativos comparados com pontos-gatilho latentes e músculos normais
Limiar de dor à pressão	↓ $P < 0,08$
pH	↓ $P < 0,03$
Substância P	↑ $P < 0,08$
Peptídio relacionado com o gene da calcitonina	↑ $P < 0,08$
Bradicinina	↑ $P < 0,08$
Serotonina	↑ $P < 0,08$
Norepinefrina	↑ $P < 0,08$
Fator de necrose tumoral α	↑ $P < 0,08$
Interleucina – 1β	↑ $P < 0,08$

Interações dos pontos-gatilho miofasciais

Disfunção neuromuscular do músculo esquelético parece ser a principal manifestação clínica dos pontos-gatilho, mas seus processos fisiopatológicos são inacreditavelmente complexos. Dentro do contexto de dor e de outros problemas internos, os pontos-gatilho interagem com todos os principais componentes do sistema nervoso central, com o sistema endócrino e com o sistema imunológico. Um músculo contendo pontos-gatilho ativos fica mais curto e mais fraco. O músculo afetado resiste ao alongamento e qualquer tentativa de estendê-lo resulta em dor. Os processos fisiológicos do músculo podem mudar quando há desenvolvimento de pontos-gatilho. Alterações como pele arrepiada, transpiração localizada e frio intenso na parte distal de um membro foram observadas. Todas essas observações mostram que o desenvolvimento de pontos-gatilho nos músculos não representa uma estrutura histológica isolada.

Ainda não está muito claro como esses pontos estão inter-relacionados com os sistemas fisiológicos humanos e com a homeostase. Por exemplo, é comum a existência de pontos-gatilho em aglomerados envolvendo uma função regional. Lewit[7] reconheceu a tendência de surgirem pontos-gatilho em cadeias de músculos relacionados do ponto de vista funcional, particularmente os estabilizadores profundos da parte inferior do torso e, em especial, no diafragma e nos músculos do assoalho pélvico. A importância dos músculos estabilizadores do centro está sendo reconhecida atualmente, mas a do diafragma frequentemente é negligenciada.[8] A surpreendente observação de que pontos-gatilho nesses músculos do centro costumam ser um fator importante de dor de cabeça é um lembrete de que os sistemas centrais estão envolvidos, bem como pontos-gatilho de músculos individuais. Evidências de pesquisas indicam a importância de tratar os sistemas centrais ao mesmo tempo em que se trabalha nos problemas periféricos, como os dos membros.[9]

Nociceptores do ponto-gatilho

A síndrome de dor miofascial se desenvolve como resultado da ativação e da sensibilização de nociceptores em locais de pontos-gatilho no músculo. Dois tipos de nociceptores são relevantes nessa discussão: cutâneos e musculares. Na pele existem nociceptores termomecânicos A∂ de alto limiar e nociceptores polimodais C. No músculo, os nociceptores correspondentes são do grupo III e do grupo IV, respectivamente.

O agulhamento na superfície da pele provoca ativação dos nociceptores termomecânicos A∂, que, por sua vez, provocam dor transitória e, em seguida, a ativação dos nociceptores polimodais C cutâneos, o que dá origem à dor persistente, surda, às vezes em queimação ou com ardência. É possível que o efeito do trauma no músculo seja similar, ativando nociceptores termomecânicos A∂ (grupo III) e polimodais C (grupo IV).

Pelo fato de o tipo de dor persistente e surda presente na síndrome de dor miofascial ser semelhante em todos os aspectos à dor que surge quando nociceptores cutâneos das fibras aferentes C são ativados, entretanto, parece razoável relacionar essa dor à ativação de nociceptores de fibras aferentes C (grupo IV) nos sítios de pontos-gatilho no músculo. Esse ponto de vista é confirmado pela observação de que a dor nesse distúrbio pode ser eliminada pela estimulação de fibras nervosas termomecânicas A∂ cutâneas e subcutâneas com agulhas secas.

Embora o trauma muscular seja o principal fator etiológico para o desenvolvimento de pontos-gatilho passivos e ativos, condições patológicas de vísceras internas também podem provocar o desenvolvimento de pontos-gatilho nos músculos esqueléticos. Um músculo também pode sofrer uma lesão direta e tornar-se agudamente sobrecarregado, crônica ou recorrentemente, com pontos-gatilho sensibilizados. Além disso, músculos podem ficar sujeitos a microtraumatismos repetidos, como lesão por esforço repetitivo, encontrada em pacientes com determinadas ocupações. Alguns desses traumatismos ou lesões podem ser evitados se devida atenção for dada à manutenção regular da saúde muscular.

Locais de pontos-gatilho miofasciais

Pontos-gatilho surgem normalmente em locais associados a certas configurações neurais, conforme discutido em capítulos anteriores.

Em geral, eles são encontrados nos ventres musculares, especialmente na região de pontos motores musculares, onde os nervos penetram nos músculos. Pontos-gatilho também são formados nos sítios de inserção muscular por causa do estresse físico e da rica inervação dos tecidos conjuntivos densos. Alguns pontos-gatilho, como os situados no músculo esternocleidomastóideo, se desenvolvem nas bordas livres dos músculos, onde os nervos penetram na fáscia profunda, e emergem na superfície para dar origem a ramos.

Faixas retesadas palpáveis frequentemente são detectadas em músculos doloridos, em especial no pescoço e na parte superior das costas. Essas faixas retesadas normalmente abrigam pontos-gatilho. Os pacientes relatam alívio temporário da dor quando esses pontos-gatilho nas faixas retesadas são agulhados.

Alguns padrões de dor miofascial causada por pontos-gatilho

Alguns padrões de dor causada por pontos-gatilho comuns estão representados na Figura 10.1. Deve-se dar atenção especial à relação entre a localização dos pontos-gatilho, os tipos de dor com que eles estão relacionados e sua inervação neural. Os padrões de dor são discutidos a seguir, tendo como base as regiões para maior conveniência:

- Padrões de dor na cabeça e na face envolvem quatro músculos: esternocleidomastóideo, esplênio da cabeça, temporal e masseter (Tabela 10.2)
- Padrões de dor no pescoço, no ombro e em membros superiores envolvem oito músculos: escaleno, trapézio, levantador da escápula, infraespinhoso, supraespinhoso, subescapular, deltoide e peitoral (Tabela 10.3)
- Padrões de dor na coluna lombar, no quadril e em membros inferiores envolvem treze músculos: glúteo máximo, glúteo médio, glúteo mínimo, piriforme, vasto lateral, vasto intermédio, vasto medial, bíceps femoral, gastrocnêmio, solear, fibular longo, extensor longo dos dedos e tibial anterior (Tabela 10.4).

Os padrões dos pontos-gatilho e dos pontos reflexos homeostáticos coincidem bastante. Os leitores observadores verão que o sistema de ponto reflexo homeostático fornece uma compreensão lógica dos padrões de dor dos pontos-gatilho (Figuras 10.2 a 10.5).

Dor miofascial que está relacionada com ou que é causada por pontos-gatilho é um tipo de dor de tecido mole. Caracteriza-se pelo desenvolvimento de locais sensíveis ou doloridos dentro de músculos ou de outros tecidos moles, como fáscias, ligamentos ou tendões, e esses locais são conhecidos como pontos-gatilho.

Travell e Simons definiram um ponto-gatilho miofascial (PGM) como um "local excessivamente irritável dentro de uma faixa retesada de músculo esquelético, localizado no tecido muscular ou em sua fáscia associada".[10] PGM podem surgir alguns dias após esforço agudo de um músculo ou seu início pode ser gradual, como efeito cumulativo de uso excessivo repetido de um músculo. Alguns PGM estão relacionados com doenças viscerais agudas ou crônicas, como as que podem se desenvolver nos músculos peitorais como resultado de doença cardíaca, ou em músculos abdominais, após gastrenterite ou diarreia. Tensão mental constante, vivenciada como ansiedade ou estresse, pode causar contração prolongada de músculos esqueléticos, resultando no desenvolvimento de PGM. Além disso, postura errada, condicionamento físico deficiente, estresse emocional ou deficiência nutricional podem perpetuar os PGM. Algumas pacientes queixam-se de PGM mais doloridos imediatamente antes da ou durante a menstruação. Atletas apresentam maior grau de tensão muscular e, consequentemente, número maior de PGM sensíveis durante e após treinamento no tempo frio.

Os sintomas clínicos relacionados com PGM podem incluir dor profunda, rigidez dos músculos e restrição do movimento. A dor pode se dirigir dos PGM para outras áreas (dor referida) e a área de dor referida pode até nem ter PGM; ou seja, o paciente pode sentir dor apenas na área de dor referida, e não nos PGM propriamente ditos. O padrão de dor referida normalmente é consistente para cada músculo, de modo que a localização dos PGM relevantes pode ser facilmente determinada. O sistema de ponto reflexo homeostático primário do autor fornece um mapa para localizar os PGM ocultos.

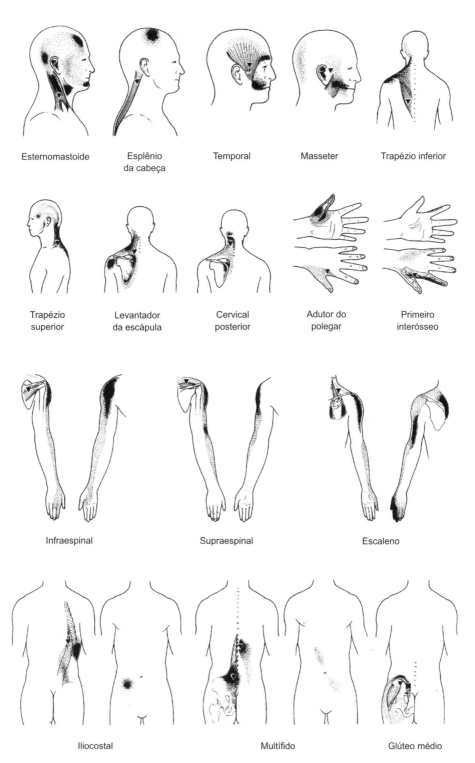

Figura 10.1 A. Pontos-gatilho mais comumente encontrados e suas áreas de referência. (*continua*)

Figura 10.1 B. Pontos-gatilho mais comumente encontrados e suas áreas de referência. (*continuação*)

Capítulo 10 | Pontos-gatilho e Sistema de Ponto Reflexo Neuromuscular Integrado **159**

Tabela 10.2 Padrões da dor dos principais pontos-gatilho dos músculos da cabeça e do pescoço.

Músculo	Origem	Inserção	Inervação	Principal função	Padrões da dor referida dos pontos-gatilho do músculo
Esternocleidomastóideo*	Superfície lateral do processo mastóideo do osso temporal; metade lateral da linha superior da nuca do osso occipital	*Cabeça esternal:* inserida na superfície anterior do manúbrio do esterno e lateral à incisura jugular por meio de um tendão arredondado *Cabeça clavicular:* superfície superior do terço médio da clavícula	Raiz espinal do nervo acessório (XI) e ramos do plexo cervical (C2-C3)	*Ação unilateral:* flexiona lateralmente o pescoço, gira a face para o lado contralateral *Ação bilateral:* flexiona o pescoço, facilita a inalação	*Divisão esternal:* vértice; occipício; através do pescoço; sobre o olho, garganta e esterno Sintomas autônomos: olhos e seios da face *Divisão clavicular:* dor de cabeça frontal e dor de ouvido; tontura
Esplênio da cabeça	Metade inferior do ligamento da nuca e processos espinhosos das seis vértebras torácicas superiores	Aspecto lateral do processo mastóideo e terço lateral da linha superior da nuca	Ramos dorsais de C2-C4	Flexiona lateralmente e gira a cabeça e o pescoço para o mesmo lado; estende a cabeça e o pescoço quando atua dos dois lados	Vértice da cabeça, occipício e difusamente através do crânio, parte posterior da órbita, às vezes desce até a parte inferior do pescoço e o ombro
Temporal	Assoalho da fossa temporal e superfície profunda da fáscia temporal	Ponta e superfície medial do processo coronoide e borda anterior do ramo da mandíbula	Ramos temporais profundos do nervo mandibular (V3)	Eleva a mandíbula, cerrando os maxilares; suas fibras posteriores revertem a mandíbula após protrusão	Região temporal (dor de cabeça temporal), sobrancelha, dentes superiores; ocasionalmente, dentes maxilares e ATM
Masseter†	Borda inferior e superfície medial do arco zigomático Partes superficiais, incluindo camadas superficiais e intermediárias	Superfície lateral do ramo da mandíbula e seu processo coronoide	Nervo mandibular (V3) através do nervo massetérico que penetra na sua superfície profunda	Eleva e faz protrusão da mandíbula para cerrar os maxilares; fibras profundas revertem isso Camadas superficiais e profundas têm, de certa maneira, funções diferentes	*Camada superficial:* sobrancelha, maxilar, parte anterior da mandíbula e dentes molares superiores ou inferiores *Camada profunda:* região da ATM e dentro do ouvido

* Divisões esternais e claviculares têm diferentes funções.
† Camadas superficiais e profundas apresentam direções das fibras com ângulos diferentes.
ATM: articulação temporomandibular.

Tabela 10.3 Principais padrões dolorosos de pontos-gatilho do pescoço, ombro e membro superior.

Músculo	Origem (inserção proximal ou medial)	Inserção (distal ou lateral)	Inervação	Principal função	Padrões de dor referida dos pontos-gatilho do músculo
Escaleno	–	–	–	–	A dor referida pode se irradiar a partir de todos os três escalenos
Escaleno posterior	Tubérculos posteriores dos processos transversos das vértebras C4-C6	Borda esternal da segunda costela	Nervos cervicais de C7-C8	Flexiona o pescoço lateralmente; eleva a segunda costela durante a inspiração forçada	Vertebral superior da escápula
Escaleno médio	Tubérculos posteriores dos processos transversos das vértebras C2-C7	Superfície superior da primeira costela, atrás do sulco para a artéria subclávia	Nervos cervicais de C3-C8	Flexiona o pescoço lateralmente; eleva a primeira costela durante a inspiração forçada	Desce pelo aspecto anterior e posterior do braço e pelo aspecto radial do antebraço; pode estender o polegar e o dedo indicador
Escaleno anterior	Tubérculos anteriores dos processos transversos das vértebras C3-C6	Tubérculo escaleno na borda interna da primeira costela e crista da superfície superior da primeira costela	Nervos cervicais de C4-C6	Ajuda a levantar a primeira costela; flexiona lateralmente e gira a parte cervical da coluna vertebral	Região peitoral
Trapézio	Terço medial da linha superior da nuca; protuberância occipital externa, ligamento da nuca, processos espinhosos das vértebras C7-T12, processos espinhosos lombares e sacrais	Terço lateral da clavícula, acrômio e espinha da escápula	Raiz espinal do nervo acessório (XI) e C3 e C4	A escápula é elevada por fibras superiores, retraída por fibras médias e deprimida por fibras inferiores. As fibras superiores e inferiores agem juntas na rotação superior da escápula	*Fibras superiores*: posterolateralmente ao longo do pescoço, atrás da orelha até a têmpora. *Fibras inferiores*: aspecto posterior do pescoço e adjacente à área do mastóideo; região supraescapular e interescapular
Levantador da escápula	Tubérculos posteriores dos processos transversos de C1-C4	Parte superior da borda medial da escápula	Nervo escapular dorsal (C5) e plexo cervical (C3-C4)	Levanta a escápula e inclina sua cavidade glenóidea para baixo, girando a escápula	Concentra-se no ângulo do pescoço e ao longo da borda vertebral da escápula
Supraespinal	Fossa supraespinal da escápula	Faceta superior do tubérculo maior do úmero	Nervo supraescapular (C4, C5 e C6)	Ajuda o músculo deltoide a abduzir o braço e trabalha com os músculos da coifa dos rotadores	Região média do deltoide; pode descer pelo braço, epicôndilo lateral e punho

(continua)

Tabela 10.3 Principais padrões dolorosos de pontos-gatilho do pescoço, do ombro e do membro superior. (*continuação*)

Músculo	Origem (inserção proximal ou medial)	Inserção (distal ou lateral)	Inervação	Principal função	Padrões de dor referida dos pontos-gatilho do músculo
Infraespinal	Fossa infraespinal da escápula	Faceta média no tubérculo maior do úmero	Nervo supraescapular (C5 e C6)	Gira lateralmente o braço; ajuda a manter a cabeça umeral na cavidade glenóidea da escápula	Profundamente no deltoide anterior e na articulação do ombro; desce pelos aspectos anterior e lateral do braço e do antebraço; áreas suboccipital e cervical posterior
Subescapular	Fossa subescapular	Tubérculo menor do úmero	Nervos subescapulares superior e inferior (C5, C6 e C7)	Gira medialmente e aduz o braço; ajuda a manter a cabeça umeral na cavidade glenóidea	Área deltoide posterior, medialmente sobre a escápula, desce pelo aspecto posterior do braço, punho
Deltoide	Terço lateral da clavícula, acrômio e espinha da escápula	Tuberosidade deltoide do úmero	Nervo axilar (C5 e C6)	*Fibras anteriores*: flexiona e gira medialmente o braço *Fibras médias*: abduz o braço *Fibras posteriores*: estende e gira lateralmente o braço	Região local do músculo deltoide afetada
Peitorais					
Peitoral maior	*Cabeça clavicular*: superfície anterior da metade medial da clavícula *Cabeça esternocostal*: superfície anterior do esterno, seis cartilagens costais superiores e aponeurose do músculo oblíquo externo	Borda lateral do sulco intertubercular do úmero	Nervos peitorais lateral e medial *Cabeça clavicular*: C5 e C6 *Cabeça esternocostal*: C7, C8 e T1	Aduz e gira medialmente o úmero *Ação isolada*: cabeça clavicular flexiona o úmero; cabeça esternocostal estende o úmero	Aspecto anterior do tórax e mamas, desce pelo aspecto ulnar do braço até o quarto e o quinto dedos
Peitoral menor	Costelas 3 a 5 próximas às suas cartilagens costais	Borda medial e superfície superior do processo coracoide da escápula	Nervo peitoral médio (C8 e T1)	Estabiliza a escápula puxando-a para baixo e para a frente contra a parede torácica	Parte anterior do tórax, parte anterior do ombro, desce pelo aspecto ulnar do braço, antebraço e dedos

Tabela 10.4 Principais padrões de dor de pontos-gatilho dos músculos do membro inferior.

Músculo	Origem (inserção proximal ou medial)	Inserção (distal ou lateral)	Inervação	Principal função	Padrões de dor referida de pontos-gatilho do músculo
Glúteo máximo	Superfície externa da asa do ilíaco, crista ilíaca, superfície dorsal do sacro e do cóccix e ligamento sacrotuberoso	A maioria das fibras termina no trato iliotibial; algumas se inserem na tuberosidade glútea do fêmur	Nervo glúteo inferior (L5, S1 e S2)	Estende a coxa e ajuda em sua rotação lateral; estabiliza a coxa e ajuda a levantar o tronco da posição fletida	Aspectos medial, lateral e inferior da nádega
Glúteo médio	Superfície lateral do ílio, entre as linhas anterior e posterior do glúteo	Superfície lateral do trocânter maior do fêmur	Nervo glúteo superior (L5 e S1)	Abduz e gira medialmente a coxa; estabiliza a pelve	Ao longo da crista ilíaca posterior, até o sacro, até o aspecto posterior e lateral da nádega e a parte superior da coxa
Glúteo mínimo	Superfície lateral do ílio, entre as linhas anterior e inferior do glúteo	Superfície anterior do trocânter maior do fêmur	Nervo glúteo superior (L5 e S1)	Abduz e gira medialmente a coxa; estabiliza a pelve	*Fibras anteriores*: parte inferior e lateral da nádega; desce pela lateral da coxa, joelho e perna até o tornozelo *Fibras posteriores*: similar às fibras anteriores, mas um padrão mais posterior ou medial
Piriforme	Superfície anterior do sacro e ligamento sacrotuberoso	Borda superior do trocânter maior do fêmur	Ramos ventrais de S1 e S2	Gira lateralmente a coxa estendida e abduz a coxa fletida; estabiliza a cabeça femoral no acetábulo	Região sacroilíaca, região posterior do quadril, dois terços proximais do aspecto posterior da coxa
Vasto lateral	Trocânter maior e borda da linha áspera do fêmur	Base da patela e através do ligamento patelar, na tuberosidade tibial	Nervo femoral (L2, L3 e L4)	Estende a perna no nível da articulação do joelho	Ao longo da lateral da coxa, a partir da pelve e do trocânter maior, até a região lateral do joelho
Vasto medial	Linha intertrocantérica e borda medial da linha áspera do fêmur	Base da patela e através do ligamento patelar, na tuberosidade tibial	Nervo femoral (L2, L3 e L4)	Estende a perna no nível da articulação do joelho	Aspecto anteromedial do joelho; aspecto anteromedial superior da coxa
Vasto intermédio	Superfícies anterior e lateral do corpo do fêmur	Base da patela e através do ligamento patelar, na tuberosidade tibial	Nervo femoral (L2, L3 e L4)	Estende a perna no nível da articulação do joelho	Porção média da parte anterior da coxa

(continua)

Tabela 10.4 Principais padrões de dor de pontos-gatilho dos músculos do membro inferior. (*continuação*)

Músculo	Origem (inserção proximal ou medial)	Inserção (distal ou lateral)	Inervação	Principal função	Padrões de dor referida de pontos-gatilho do músculo
Bíceps femoral	*Cabeça longa*: tuberosidade isquiática *Cabeça curta*: borda lateral da linha áspera e linha supracondilar lateral	Aspecto lateral da cabeça da fíbula; tendão se divide neste ponto pelo ligamento colateral fibular	*Cabeça longa*: divisão tibial do nervo ciático (L5, S1 e S2) *Cabeça curta*: divisão fibular comum do nervo ciático (L5, S1 e S2)	Flexiona e gira a perna lateralmente; a cabeça longa estende a coxa	Parte posterior do joelho, pode se estender para a área posterolateral da coxa, chegando à parte inferior da nádega
Gastrocnêmio	*Cabeça lateral*: aspecto lateral do côndilo lateral do fêmur *Cabeça medial*: superfície poplítea do fêmur, acima do côndilo medial	Superfície posterior do calcâneo, através do tendão do calcâneo	Nervo tibial (S1 e S2)	Flexão plantar do pé, ergue o calcanhar durante o andar e flexiona a articulação do joelho	Sobre a parte posterior do tornozelo, panturrilha e parte posterior do joelho, subindo até a parte posterior da coxa e na parte média do ventre do músculo
Solear	Aspecto posterior da cabeça da fíbula; quarto superior da superfície posterior da fíbula; linha solear; e borda medial da tíbia	Superfície posterior do calcâneo através do tendão do calcâneo	Nervo tibial (S1 e S2)	Flexão plantar do pé e estabiliza a perna no pé	Superfícies posterior e plantar do calcanhar; sobre a parte posterior da panturrilha; parte distal do tendão do calcâneo; articulação sacroilíaca
Fibular longo	Cabeça e dois terços superiores da superfície lateral da tíbia	Base do primeiro osso metatársico e osso cuneiforme medial	Nervo fibular superficial (L5, S1 e S2)	Eversão do pé e flexão plantar suave do pé	Acima, abaixo e atrás do maléolo lateral
Extensor longo dos dedos (Figura 10.5A)	Côndilo lateral da tíbia, três quartos superiores da superfície anterior da fíbula e membrana interóssea	Falanges médias e distais dos quatro dedos laterais	Nervo fibular profundo (L5 e S1)	Extensão dos quatro dedos laterais e flexão dorsal do pé	No músculo propriamente dito, aspecto dorsolateral do pé, até as pontas dos três dedos médios do pé
Tibial anterior	Côndilo lateral e metade superior da superfície lateral da tíbia	Superfícies medial e inferior do osso cuneiforme medial e base do primeiro osso metatársico	Nervo fibular profundo (L4 e L5)	Flexão dorsal e inversão do pé	Aspecto anteromedial do tornozelo e nas superfícies dorsal e medial do dedo grande do pé

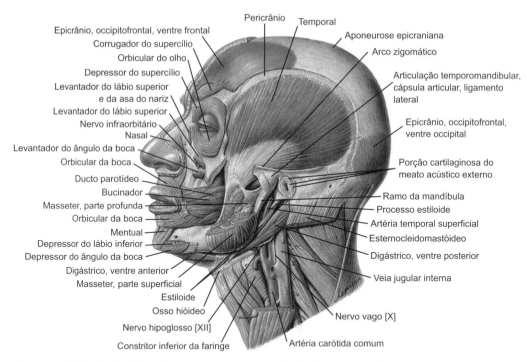

Figura 10.2 Músculos faciais e da mastigação. Pontos-gatilho faciais que normalmente se desenvolvem nesses músculos.

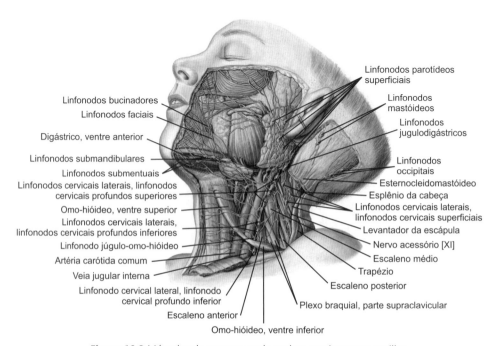

Figura 10.3 Músculos do pescoço onde podem surgir pontos-gatilho.

Capítulo 10 | Pontos-gatilho e Sistema de Ponto Reflexo Neuromuscular Integrado

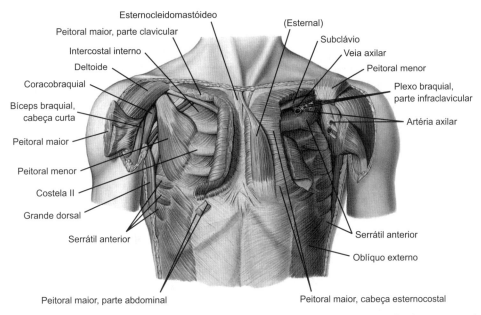

Figura 10.4 Músculos do tórax onde pontos-gatilho se desenvolvem, devendo ser agulhados com cautela.

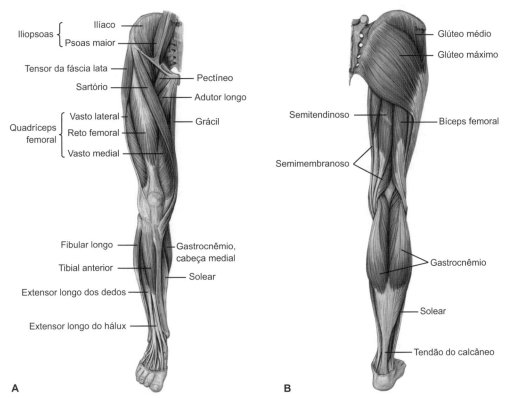

Figura 10.5 Músculos do membro inferior em que alguns pontos-gatilho se ocultam em tecidos profundos. **A.** Vista anterior. **B.** Vista posterior.

Palpação

A palpação é a técnica clínica usada para localizar PGM. Um ponto-gatilho pode se manifestar na forma de faixa retesada de tamanhos variados em um músculo plano, como trapézio, infraespinal ou romboide. O médico pode pressionar os dedos pelas fibras do paciente para sentir a faixa retesada abaixo da pele. Quando a faixa retesada é identificada, o polegar e o dedo indicador do médico podem ser usados para levantar gentilmente o músculo do tecido subjacente e apalpá-lo para encontrar a área mais sensível da faixa. A dor relatada pelo paciente pode, então, ser reproduzida pressionando-se a área sensível por alguns segundos.

Nos músculos espessos, como glúteo máximo, ou nos profundos, como piriforme, os pontos-gatilho podem não ser acessíveis à palpação. O médico pode usar o polegar ou as pontas de dois dedos para pressionar o músculo e localizar a área sensível.

Resposta de contração

O desenvolvimento de PGM produz músculos contraídos ou doloridos e pode reduzir ou até inibir completamente a resposta ao controle neural de contração muscular. Em atletas, quaisquer músculos que estejam sobrecarregados respondem mais lentamente ao controle neural, o que prejudica seu desempenho físico.

Às vezes as fibras contraídas dos músculos relaxam subitamente quando se aplica palpação física ou agulhamento na área sensível. Isso se manifesta como breve contração sob a pele. Esse súbito relaxamento muscular, a resposta de contração local (LTR), produz enorme alívio da tensão muscular. Portanto, a obtenção de LTR é considerada por muitos clínicos como um objetivo terapêutico da sessão de tratamento.

Para obter LTR, a agulha deve tocar ou penetrar com precisão o tecido sensível da contratura dentro do músculo. Em alguns músculos, a LTR é imediata. Se o agulhamento direto não produzir a resposta desejada, o médico pode agarrar a área do agulhamento com o polegar e o dedo indicador ao mesmo tempo em que manipula a agulha com a outra mão. A manipulação pode ser um movimento suave de pistão para cima e para baixo, enquanto a agulha é girada em direções alternadas ou retirada apenas até a camada subcutânea, e novamente inserida em um ângulo ligeiramente diferente. Este último procedimento pode ser mais dolorido do que alguns pacientes conseguem tolerar.

Há diferença de opiniões sobre a LTR como objetivo terapêutico. Pelo fato de a LTR propiciar, imediatamente, enorme alívio da tensão, alguns médicos acreditam que essa resposta é uma necessidade para curar a tensão muscular. Outros acreditam que o alívio da dor e da tensão pode ser obtido pelo simples agulhamento, sem manipular e produzir LTR. Bons resultados clínicos foram obtidos por outras técnicas de agulhamento, como agulhamento distante, agulhamento no couro cabeludo e outros estilos de agulhamento, frequentemente sem produzir LTR perceptível. Além disso, o alívio da dor no tecido mole envolve diversas variáveis distintas de condições fisiológicas musculares, como contratura, inflamação, microcirculação sanguínea e linfática, condições tróficas, aderências teciduais, mecânica articular e tecido cicatricial. Parece que lesões musculares agudas envolvem, principalmente, contratura e inflamação da fibra, enquanto problemas musculares crônicos são afetados por todos os fatores acima mencionados. Portanto, a LTR realmente propicia alívio enorme e imediato para dor muscular aguda, mas leva mais tempo para produzir alívio perceptível no caso de dor muscular crônica, podendo não ser importante para cada sessão desde que a lesão induzida pelo agulhamento seja feita na área sensível ou dolorida do músculo. Pacientes que não sentem nenhuma LTR podem, apesar de tudo, relatar alívio da dor algumas horas ou 1 dia após a sessão de tratamento.

O autor acredita que os dois pontos de vista são fundamentados na experiência clínica e que, portanto, mais pesquisas são necessárias para esclarecer as diferenças entre eles. Até que haja mais dados esclarecedores, portanto, o profissional deve ter conhecimento de técnicas variadas de agulhamento e ser capaz de selecionar a técnica adequada para uma condição em particular a fim de obter os melhores resultados.

Conforme descrito nos capítulos anteriores, os pontos reflexos homeostáticos surgem, gradualmente, em padrões simétricos, sistêmicos e previsíveis. O padrão e a sequência dessa sensibilização são universais nos seres humanos. Esta sequência universal de sensibilização também reflete as características anatômicas particulares de cada ponto reflexo homeostático. O desenvolvimento do sistema de ponto reflexo homeostático também está relacionado com a biomecânica funcional do sistema musculoesquelético humano. Por exemplo, a maioria dos 24 pontos reflexos homeostáticos primários está relacionada com o equilíbrio mecânico do sistema central musculoesquelético, incluindo pescoço, parte superior da coluna, coluna lombar e quadris. Esses pontos também estão relacionados com a homeostase visceral. Lesões musculares agudas ou desequilíbrio mecânico crônico sensibilizam os pontos reflexos homeostáticos primários e os pontos-gatilho recentemente desenvolvidos. Todos os pontos sensibilizados são pontos sintomáticos e normalmente surgem como pontos locais e unilaterais.

Tratamento e prognóstico

Agulhamento direto nos pontos-gatilho sensíveis ou no tecido sensível normalmente produz alívio rápido da contratura do músculo ou dos músculos afetados. Além do agulhamento local, recomenda-se o tratamento sistêmico de acordo com o sistema de ponto reflexo neuromuscular integrado (SPRNI). Depois de uma sessão de agulhamento, a terapia física suave pode ajudar a reabilitar os músculos para restaurar a homeostase fisiológica e funcional.

O prognóstico do tratamento depende do potencial de cura do corpo e da história médica da lesão. O método de avaliação do potencial de cura foi apresentado no Capítulo 9. Em pacientes saudáveis ou naqueles com condições agudas, é possível obter alívio duradouro com algumas sessões de tratamento. Pelo fato de não ser possível dissipar os PGM permanentemente, eles serão, na maioria dos casos, revertidos para PGM latentes após o tratamento e podem se tornar ativos, novamente, dentro de alguns meses, como resultado do comportamento do paciente e da sensibilização central. O autor desta obra e colegas desenvolveram a terapia a vácuo, em que uma área de pressão negativa é criada dentro dos músculos ou ao redor dos pontos-gatilho. Essa pressão negativa dentro do tecido alonga fisicamente as fibras musculares, reduz a aderência entre as camadas de tecidos (microexplosão), melhora a microcirculação sanguínea e linfática e restaura o equilíbrio biomecânico. A terapia a vácuo melhora enormemente os efeitos do agulhamento.

Referências bibliográficas

1. Kellgren JH: Observations on referred pain arising from muscle, *Clin Sci* 3:175-190, 1938.
2. Simons DG: New aspects of myofascial trigger points: etiological and clinical. In Pongratz DE, Mense S, Spaeth M, editors: *Soft tissue pain syndromes, clinical diagnosis and pathogenesis*, Binghamton, NY, 2004, Haworth Press, pp 15-21.
3. Hong CZ: Lidocaine injection *versus* dry needling to myofascial trigger point: the importance of the local twitch response, *Am J Med Rehabil* 73:256-263, 1994.
4. Jaeger B, Skootsky SA: Double blind, controlled study of different myofascial trigger point injection techniques [Abstract], *Pain* 4 (Suppl):S292, 1987.
5. Mense S, Simons DG, Russel IJ: *Muscle pain: its nature, diagnosis, and treatment*, Philadelphia, 2001, Lippincott Williams & Wilkins.
6. Shah JP, Phillips T, Danoff J *et al.*: Novel microanalytical technique distinguishes three clinically distinct groups: (1) subjects without pain and without a myofascial trigger point; (2) subjects without pain with a myofascial trigger point; (3) subjects with pain and a myofascial trigger point [Abstract], *Am J Phys Med Rehabil* 83:231, 2004.
7. Lewit K: Incidence and possible role of myofascial trigger points in migraine [Abstract], *J Musculoskel Pain* 12 (Suppl 9):31, 2004.
8. Akuthota V, Nadler SR: Core strengthening, *Arch Phys Med Rehabil* 85 (Suppl 1):S86-S92, 2004.
9. Heiderscheit B, Sherry M: What effect do core strength and stability have on injury prevention and recovery? In MacAuley D, Best T, editors: *Evidence-based sports medicine*, London, 2007, Blackwell, pp 59-72.
10. Travell JG, Simons DG: *Myofascial pain and dysfunction: the trigger point manual* (vol 1), ed 2, Baltimore, 1999, Williams & Wilkins, p 5.

Dor Visceral e Reflexos Viscerossomáticos

O propósito deste capítulo é descrever os conceitos básicos de dor visceral e de zonas de hiperalgesia referida na superfície do corpo para capacitar os clínicos a aprenderem a conexão fisiopatológica entre os pontos reflexos da superfície e os processos patológicos viscerais.

A homeostase de um sistema musculoesquelético é sempre afetada pelo comportamento mecânico e pelos processos fisiopatológicos viscerais. Portanto, a restauração da homeostase visceral sempre é parte da restauração da homeostase sistemática.

Dor visceral cria pontos reflexos nos músculos esqueléticos e nas articulações, o que prejudica o equilíbrio musculoesquelético no esporte e na vida diária. Sempre é necessário equilibrar as atividades fisiológicas viscerais quando se trata desequilíbrio musculoesquelético.

Dor visceral é uma queixa clínica comum, mas só após a década de 1990 os médicos conseguiram melhorar a compreensão das qualidades e dos mecanismos desse tipo de dor. Dor visceral é muito diferente de dor somática. Um exemplo típico é a dor decorrente de câncer: seus processos patológicos e seus sintomas podem não estar correlacionados, e essa complexidade dificulta o diagnóstico precoce.

Órgãos viscerais saudáveis raramente dão origem a alguma sensação consciente. Quando doentes ou inflamados, entretanto, tornam-se fonte de uma sensação impressionante capaz de monopolizar a atenção consciente. Tanto a dor visceral quanto a dor somática produzem respostas emocionais, mas a dor visceral produz respostas emocionais mais intensas, que parecem ser desproporcionais à intensidade percebida da dor. Por exemplo, náuseas surgem, mais frequentemente, com dor visceral do que com dor somática. Transpiração, dispneia e outras respostas autônomas podem ser extremas com certos tipos de dor visceral, como angina. Inflamação muito extensa (como na colite ulcerativa) ou lesão tecidual grave (como na perfuração gástrica) podem produzir pouca ou nenhuma dor em alguns indivíduos, enquanto uma doença que mal se nota pode produzir dor intolerável em outros.

Pesquisas atuais revelam estas características de dor visceral[1]:

- É difusa e mal localizada
- Não está ligada à lesão visceral
- Migra para outros locais
- É acompanhada por fortes reflexos motores e autônomos.

Essas características serão discutidas de modo resumido, mas o foco deste capítulo são as zonas de hiperalgesia referida das principais vísceras.

Localização espacial difusa

Uma característica clínica importante de dor visceral é que sua localização clínica é incerta. Dor visceral é profunda e difusa e, com frequência, a única localização possível surge com o exame físico que estimula os órgãos doloridos. Dor visceral projeta sensação para os músculos esqueléticos na superfície do corpo, mas pode ser sentida em diferentes áreas ao mesmo tempo ou pode migrar por uma região mesmo que o processo patológico esteja confinado em um único órgão. A não ser que seja altamente recorrente, a dor visceral normalmente não é percebida como localizada no órgão propriamente dito; ao contrário, é percebida como sendo emitida de estruturas somáticas que recebem sinais aferentes nos mesmos segmentos espinais da entrada aferente da víscera relevante, bem como das que recebem distribuições não segmentares. Por essa razão, a dor visceral é, classicamente, descrita como referida, podendo estar presentes nos músculos esqueléticos ou nas articulações uma hiperalgesia somática secundária ou hiperalgesia referida.

Incerteza dos processos patológicos viscerais

Alguns distúrbios, como pancreatite crônica, têm patologia definível. Outros, como síndrome do cólon irritável, dor torácica não cardíaca e síndrome pós-colecistectomia, parecem não ter nenhuma base histopatológica para desconforto e dor. A dor pode estar relacionada com inflamação visceral ou tecido cicatricial que não são revelados por testes laboratoriais.

Incerteza da correlação temporal

Durante o exame clínico constatou-se que estímulos, nocivos ou não, não têm uma forte correlação do ponto de vista temporal com sensação dolorosa. Por exemplo, no caso de um estímulo esofágico, uma sensação contínua e de intensidade relativamente alta é percebida mesmo após o término do estímulo da distensão esofágica. Portanto, hipersensibilidade aos estímulos viscerais naturais pode estar associada a desconforto e dor mesmo na ausência de doença visceral óbvia.[2] A inflamação do tecido pode ser iniciada após a lesão do tecido.

Hiperalgesia referida

Hiperalgesia de uma área somática decorrente de víscera doente ou inflamada é uma observação clínica comum. É particularmente perceptível em condições nas quais ocorre dor visceral de modo intermitente (p. ex., dismenorreia), enquanto a hiperalgesia referida geralmente continua durante os períodos sem dor. Pacientes relatam experiência de "sensibilidade" na zona de referência. A hiperalgesia referida foi quantificada em pacientes com uma variedade de diferentes estados de dor visceral e também foi medida em modelos animais de dor visceral.[3,4] A hiperalgesia referida é mais pronunciada nos tecidos subcutâneos do que na pele e, na maioria dos casos, está diretamente relacionada com a duração e com a intensidade dos episódios de dor visceral.[5] A zona de referência também pode manifestar alterações tróficas como aumento da espessura dos tecidos subcutâneos e redução da massa muscular, eventos que foram localizados no mesmo lado dos órgãos doloridos.[6]

Organização periférica das fibras aferentes viscerais

A sensação começa com a ativação dos receptores nos terminais periféricos das fibras nervosas aferentes primárias. As fibras aferentes primárias viscerais diferem, significativamente, das fibras aferentes primárias somáticas no que se refere ao número e ao padrão de distribuição. Fibras aferentes receptivas viscerais são difusamente organizadas em plexos semelhantes a redes em vez de formarem entidades nervosas periféricas distintas. Fibras aferentes com terminações em determinado sítio visceral podem ter corpos celulares nos gânglios da raiz dorsal de 10 ou mais níveis espinais distribuídos bilateralmente. Ao contrário, fibras aferentes de dor somática surgem de um número limitado de gânglios unilaterais da raiz dorsal. Demonstrou-se que as fibras aferentes receptivas viscerais individuais se ramificam dentro da medula espinal e se espalham sobre múltiplos segmentos espinais. Exames quantitativos revelaram que os neurônios do corno dorsal espinal com sinais viscerais têm múltiplos sinais convergentes originados de outras vísceras, de articulações, de músculos e de estruturas cutâneas. Juntos, esses resultados sugerem que os sinais viscerais primários são organizados de modo impreciso, o que seria consistente com a localização imprecisa pelo sistema nervoso central (SNC).

As características clínicas da hiperalgesia referida mostram que as zonas de referência da víscera acometida formam pontos reflexos sintomáticos com zonas de localização mais previsíveis na superfície do corpo (ver seção "Zonas reflexas ou referidas das principais vísceras").

Fibras aferentes sensoriais viscerais primárias

Dois tipos de receptores sensoriais viscerais polimodais foram descritos em associação a algumas vísceras: mecanorreceptores de baixo limiar (75 a 80% das fibras aferentes) e de alto limiar (20 a 25%).

Os mecanorreceptores de baixo limiar respondem aos estímulos mecânicos dentro de uma gama fisiológica, por exemplo, distensão de 5 mmHg, enquanto os receptores de alto limiar respondem a uma intensidade nociva (60 a 80 mmHg). Esses dois tipos de receptores também respondem a estímulos químicos e térmicos; portanto, também são receptores quimionociceptivos. De acordo com isso, tanto os mecanorreceptores de baixo limiar quanto os de alto limiar podem ser ativados e responder a estímulos químicos, como bradicinina, prostaglandinas e um grupo de mediadores inflamatórios.

Terminações centrais de fibras aferentes viscerais

A maioria dos sinais sensoriais viscerais para o SNC não é percebida de modo consciente (Figura 11.1). Por exemplo, grande parte dos sinais aferentes vagais gastrintestinais está associada a terminações nas mucosas que avaliam o conteúdo luminal e a eventos secretórios e motores que não alcançam a apreciação consciente.

Os corpos celulares das fibras aferentes vagais se encontram em gânglios nodosos e os terminais centrais dessas fibras se encontram, principalmente, no núcleo do trato solitário, na medula dorsal. Uma pequena porção das fibras aferentes vagais continua ou através da medula ou por outra rota não medular, e termina no primeiro e no segundo segmentos cervicais da

medula espinal, onde podem estar envolvidas na modulação do processamento nociceptivo espinal.[7]

Considera-se que os sinais aferentes vagais para o SNC não contribuem para a dor visceral, mas fibras aferentes vagais mecanossensíveis são sensibilizadas quando expostas a estímulos térmicos e químicos, como ácido clorídrico, sais biliares ou fatores de crescimento nervoso, e essas fibras podem contribuir para que haja sinais quimionociceptivos para o SNC. Por exemplo, a instilação intragástrica de ácido clorídrico leva à expressão de proteína c-fos no tronco cerebral e estimula uma resposta motora visceral para diluir o ácido clorídrico, enquanto a vagotomia bloqueia essa resposta motora visceral.[8,9]

Os corpos celulares das fibras aferentes viscerais ficam nos gânglios das raízes dorsais e os terminais centrais dessas fibras ficam nas lâminas I e II, no corno dorsal superficial da medula espinal, na coluna celular intermediolateral e no núcleo parassimpático (nervo pélvico) e na lâmina X (canal dorsal ao central) (Figura 11.1). Quase todos os neurônios de segunda ordem na medula espinal que recebem sinais viscerais também recebem sinais somáticos convergentes da pele e do músculo. Isso é considerado a base da irradiação da sensação visceral para sensação somática. Por exemplo, um paciente com isquemia do miocárdio sente dor no ombro esquerdo e na parte superior do braço esquerdo e, ocasionalmente, no maxilar, mas não no coração, fonte da dor. Além da convergência de sinais somáticos e viscerais sobre os neurônios espinais de segunda ordem, esse tipo de convergência também é comum entre, por exemplo, bexiga e cólon e entre cólon e útero.

Tendo em vista a atividade fisiológica das fibras aferentes viscerais, o caráter difuso da inervação e da sensação viscerais, a migração para sítios somáticos e a convergência de sinais originados de múltiplas vísceras para os mesmos neurônios espinais, a dor visceral é mais desafiante, tanto para pacientes quanto para médicos, do que a dor somática.

No passado demonstrou-se que o trajeto primário de informações relacionadas com dor originadas do corno dorsal da medula espinal para o cérebro se dava pela substância branca do quadrante lateral da medula espinal, dentro da

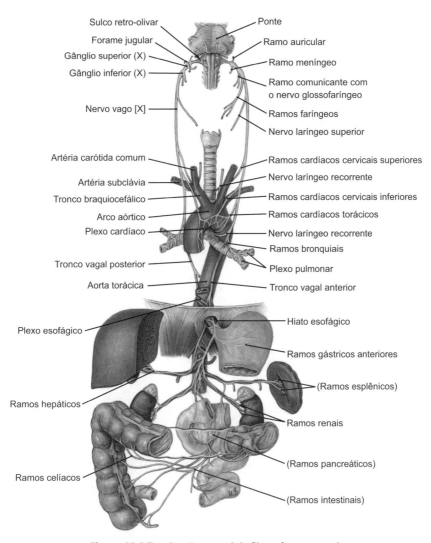

Figura 11.1 Terminação central da fibra aferente vagal.

qual ficam os tratos espinotalâmico, espinorreticular, espinomesencefálico e espino-hipotalâmico. Pesquisas mais recentes demonstraram que um trajeto da coluna dorsal também está envolvido nos sinais aferentes viscerais.[10]

Imagens funcionais durante estimulação visceral revelaram coerência na resposta do cérebro. Tanto a distensão retal quanto a distensão da bexiga produzem aumento do fluxo sanguíneo em determinadas áreas de tálamo, hipotálamo, mesencéfalo, ponte e medula (Figura 11.2).[11] Respostas corticais incluem o córtex cingulado anterior e médio, o córtex frontal, o córtex parietal e o cerebelo.[12]

Interações entre reflexos viscerais e reflexos somáticos

O conhecimento dos médicos sobre o modo como o agulhamento de pontos reflexos é capaz de induzir o equilíbrio na fisiologia visceral vem se desenvolvendo rapidamente e essa melhor compreensão da interação entre os sistemas reflexos melhora a prática clínica. Durante a eletroacupuntura, a estimulação aferente somática de baixa frequência e de alta intensidade produz redução duradoura da pressão arterial – aumentada pelas fibras aferentes viscerais – de até 40%.[13]

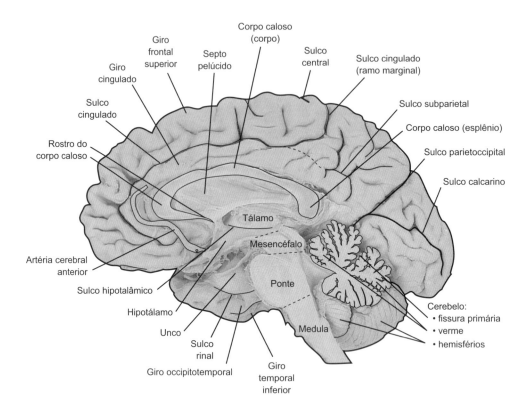

Figura 11.2 Seção média do cérebro mostrando a conexão entre o cérebro e algumas vísceras (ver texto).

A acupuntura estimula as fibras aferentes somáticas dos grupos III e IV que fornecem impulsos para os centros espinais e supraespinais no SNC, conforme discutido nos capítulos anteriores. Durante a acupuntura, impulsos polissinápticos para o núcleo arqueado hipotalâmico ventral, para a substância cinzenta periaquedutal ventrolateral do mesencéfalo e para os núcleos medulares da linha média (rafe) produzem inibição prolongada da atividade neuronal pré-motora cardiovascular simpatoexcitatória e do fluxo simpático na medula ventrolateral rostral. A atividade induzida pelas fibras aferentes viscerais nos neurônios glutaminérgicos bulboespinais da medula ventrolateral rostral é inibida pelos neuropeptídios moduladores, incluindo encefalinas e endorfinas, nociceptina e ácido gama-aminobutírico (GABA), liberados durante a estimulação somática de baixo nível. Essas interações viscerossomáticas têm a capacidade de, em última instância, diminuir a pressão arterial elevada e reduzir a isquemia do miocárdio induzida pela demanda.

Zonas reflexas ou referidas das principais vísceras

A maioria dos dados provenientes de literatura de acupuntura chinesa sobre zonas reflexas é empírica, sendo necessárias mais pesquisas para confirmar e refinar o conhecimento dessas zonas. De modo geral, para a víscera que fica anatomicamente acima do diafragma, como coração e pulmões, os pontos reflexos são projetados na parte superior do corpo e nos membros superiores (Figuras 11.3 e 11.4). Para vísceras abaixo do diafragma, como intestinos e órgãos urogenitais, os pontos reflexos são projetados na parte inferior do corpo e nos membros inferiores (Figuras 11.5 a 11.8). Para órgão situado no mesmo nível do diafragma, como estômago, os pontos reflexos são projetados nas duas partes do corpo e nos membros superiores e inferiores. Órgãos únicos sempre produzem hiperalgesia referida do mesmo lado do órgão afetado (Figuras 11.9 a 11.12).

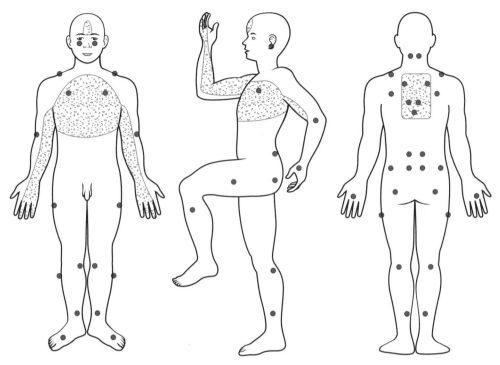

Figura 11.3 Zonas reflexas do coração. A zona reflexa do coração envolve os nervos espinais T1 a T7 no tórax e no dorso e os ramos cutâneos dos nervos mediano e ulnar (C5 a T1 e C7 a T1) no braço e no antebraço.

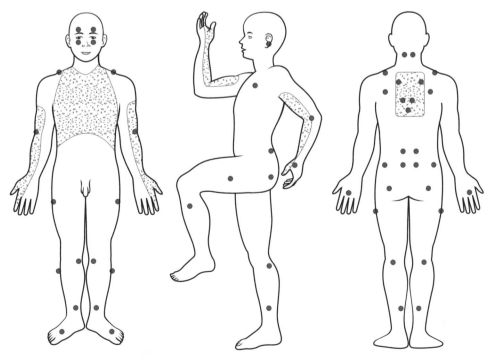

Figura 11.4 Zonas reflexas do pulmão. A zona reflexa do pulmão envolve os nervos espinais T1 a T7 no tórax e no dorso, o nervo musculocutâneo e seus ramos (C4 ou C5 a C7).

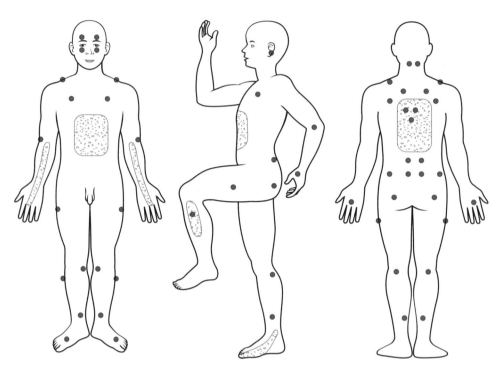

Figura 11.5 Zonas reflexas do estômago. A zona reflexa do estômago envolve os nervos espinais T3 a T5 ou T6, na parte anterior, e T3 a T12, na parte posterior, e os nervos cutâneos mediais (C5 a T1), no braço e no antebraço.

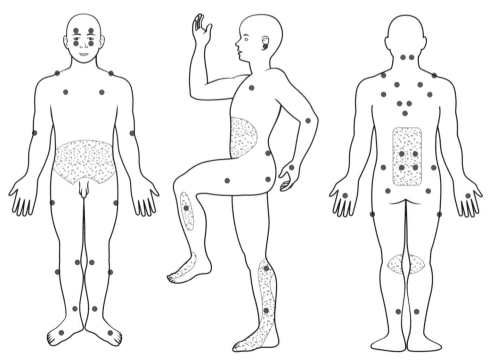

Figura 11.6 Zonas reflexas dos intestinos. A zona reflexa do intestino grosso e do intestino delgado envolve os nervos espinais T10 a S2 ou S3, na região abdominal e na região lombar, o nervo ílio-hipogástrico (T12 a L1), o nervo safeno [um ramo do nervo femoral (L1 ou L2 a L4)] e o nervo fibular comum (L4 a S2).

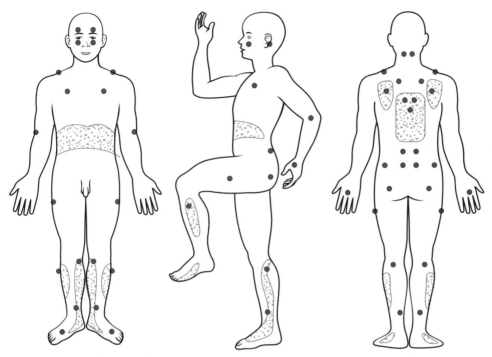

Figura 11.7 Zonas reflexas de fígado, vesícula biliar, baço e pâncreas. Essas zonas reflexas envolvem os nervos espinais T3 a T12, o nervo supraescapular (C4 a C6), o nervo safeno (L1 ou L2 a L4) e o nervo fibular comum (L4 a S2). Os órgãos normalmente projetam zonas reflexas no mesmo lado; por exemplo, o fígado projeta zonas reflexas apenas no lado direito do corpo.

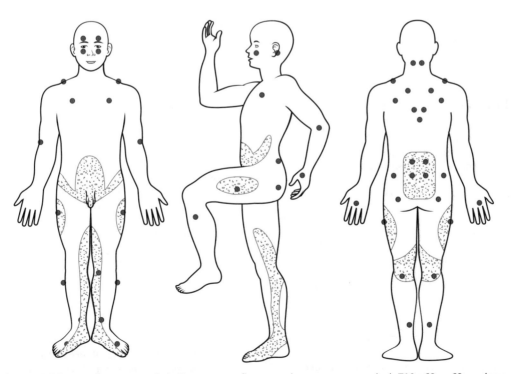

Figura 11.8 Zonas reflexas urogenitais. Estas zonas reflexas envolvem os nervos espinais T10 a S2 ou S3, no dorso, e T10 a L1, no abdome, o nervo safeno (L1 ou L2 a L4) e o nervo ciático (L4 a S3).

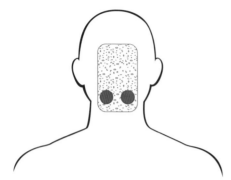

Figura 11.9 Zona reflexa do olho. Algumas condições patológicas dos olhos podem sensibilizar o nervo occipital maior (C2).

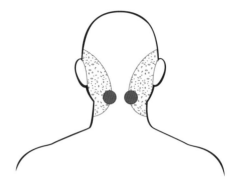

Figura 11.10 Zona reflexa do ouvido. Algumas condições patológicas dos ouvidos podem sensibilizar o nervo occipital menor (C2 a C3) e o nervo auricular magno (C2 a C3).

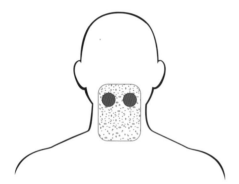

Figura 11.11 Zona reflexa do nariz. Algumas condições patológicas do nariz podem sensibilizar o nervo occipital maior (C2) e os nervos espinais C3 a C7.

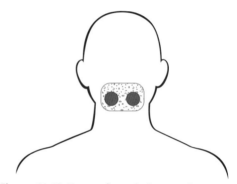

Figura 11.12 Zona reflexa da boca e da garganta. Algumas condições patológicas da cavidade oral e da garganta podem sensibilizar o nervo occipital maior (C2).

Referências bibliográficas

1. Cervero F, Laird J MA: Visceral pain, *Lancet* 353:2145-2148, 1999.
2. Raybould H: Visceral perception: sensory transduction in visceral afferents and nutrients, *Gut* 51:i11-i14, 2002.
3. Laird JMA, Souslova V, Wood JN *et al.*: Deficits in visceral pain and referred hyperalgesia in Nav1. 8(SNS/PN3) null mice, *J Neurosci* 22:8352-8356, 2002.
4. Al-Chaer ED, Traub RJ: Biological basis of visceral pain: recent developments, *Pain* 96:221-225, 2002.
5. Giamberardino MA, Berkley KJ, Iezzi S *et al.*: Pain threshold variations in somatic wall tissues as a function of menstrual cycle, segmental site and tissue depth in non-dysmenorrheic women, dysmenorrheic women and men, *Pain* 71:187-197, 1997.
6. Giamberardino MA: Recent and forgotten aspect of visceral pain, *Eur J Pain* 3:77-92, 1999.
7. Hirshberg RM, Al-Chaer ED, Lawand NB *et al.*: Is there a pathway in the posterior funiculus that signals visceral pain? *Pain* 67:291-305, 1996.
8. Lamb K, Kang Y-M, Gebhart GF *et al.*: Gastric inflammation triggers hypersensitivity to acid in awake rats, *Gastroenterology* 125:1410-1418, 2003.
9. Randich A, Gebhart GF: Vagal afferent modulation of nociception, *Brain Res Rev* 17:77-99, 1992.
10. Nauta HJW, Soukup VM, Fabian RH *et al.*: Punctate midline myelotomy for the relief of cancer pain, *J Neurosurg* 92:125-130, 2000.
11. Blok BFM: Central pathways controlling micturition and urinary continence, *Urology* 59:13-17, 2002.
12. Athwal BS, Berkley KJ, Hussain I *et al.*: Brain responses to changes in bladder volume and urge to void in healthy men, *Brain* 124:369-377, 2001.
13. Longhurst J: Acupuncture. In Robertson D, Low P, Burnstock G *et al.*: *Primer on the autonomic nervous system*, New York, 2004, Academic Press, pp 246-249.

12 ∽

Patomecânica do Sistema Musculoesquelético e dos Pontos Reflexos

O médico envolvido na reabilitação trata pacientes com vários distúrbios, e os objetivos das intervenções incluem restaurar a função normal do sistema musculoesquelético e melhorar a capacidade de o paciente se movimentar. Para que o tratamento dos distúrbios do movimento seja eficaz em atletas e em outros pacientes, o médico deve entender os mecanismos funcionais do movimento e o modo como a patomecânica ou o desequilíbrio do sistema musculoesquelético devem ser corrigidos. Os fatores essenciais que regem o movimento de uma estrutura são a composição da estrutura e as forças aplicadas a ela. Este capítulo descreve a anatomia funcional básica e os mecanismos musculoesqueléticos que são relevantes às atividades atléticas e do dia a dia. A física envolvida na biomecânica dos sistemas musculoesqueléticos não é abordada neste capítulo, mas encorajamos os leitores a aprenderem e aplicarem um conhecimento do movimento humano com base na física ao tratarem pacientes, especialmente os atletas.

Em vista dos mecanismos únicos e da eficácia do agulhamento a seco para disfunção de tecido mole e patomecânica musculoesquelética, os leitores devem ter em mente que todos os músculos descritos neste capítulo são muito importantes tanto para o exame quanto para o tratamento destinado a melhorar o movimento ou restaurar a função normal. Os pontos reflexos frequentemente surgem nos ventres musculares, nas inserções neuromusculares e nas áreas de junção de origem e de inserção. Para melhor conveniência visual, os pontos reflexos em potencial não são rotulados nas figuras, mas os leitores devem saber suas localizações.

Para tornar a descrição concisa, exata e útil aos médicos, apresentamos breve revisão do sistema musculoesquelético (Figura 12.1). Os leitores devem comparar as descrições com as figuras deste capítulo.

Anatomia funcional e patomecânica do membro inferior

Quadril

O quadril é uma articulação muito importante no atletismo. Os músculos responsáveis pelo movimento da articulação do quadril têm origem na pelve e na coluna espinal. Alguns deles passam sobre a articulação do joelho. O osso do quadril se desenvolve a partir de três centros separados de ossificação, dando origem a três ossos: ilíaco, ísquio e púbis. Todas as cavidades, protuberâncias e espinhas têm funções musculoesqueléticas específicas. As marcas ósseas mais importantes estão na crista ilíaca, na espinha ilíaca superior anterior, na espinha ilíaca inferior anterior, na tuberosidade isquiática e no acetábulo.

A articulação do quadril é uma articulação do tipo bola e soquete. Certas estruturas extracapsulares dão força à articulação e, particularmente, impedem que a perna balance para fora e para trás. A oscilação para trás é impedida pelo poderoso ligamento iliofemoral, que é inserido na parte ilíaca do osso do quadril e segue para baixo, até o fêmur. A oscilação para fora é restringida pelo ligamento pubofemoral (Figura 12.2).

Os principais movimentos do quadril são abdução, adução, flexão, extensão e rotação medial e lateral. Os músculos mais importantes que passam sobre a articulação do quadril são descritos nas seções seguintes. A anatomia e a função desses músculos devem ser bem compreendidas porque, normalmente, estão envolvidas na disfunção local e sistêmica do sistema musculoesquelético do movimento humano.

Os músculos responsáveis pelos movimentos do quadril estão listados na Tabela 12.1 para revisão e discussão com mais detalhes (Figuras 12.3 e 12.4).

Músculos flexores do quadril

Os músculos ilíaco e psoas maior são responsáveis pela flexão poderosa da articulação do quadril. Eles têm pontos de origem diferentes, mas pontos de inserção comuns. Quando o músculo iliopsoas se contrai, pode ocorrer movimento de flexão entre o tronco e as pernas. Se as pernas estiverem fixas, o tronco se move para a frente delas, como na fase final de exercício de abdominais; se o tronco estiver fixo, as pernas se movem para a frente do tronco, como quando a pessoa está pendurada em uma barra e traz os joelhos para cima, em direção

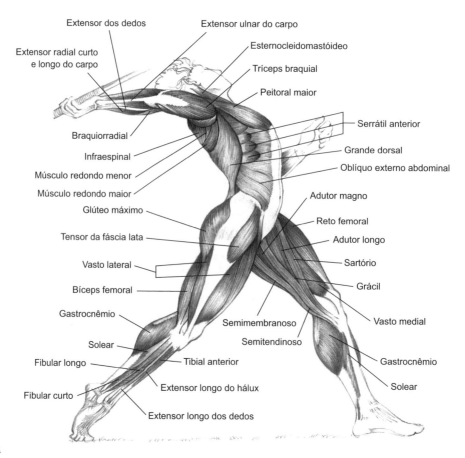

Figura 12.1 A. Revisão dos músculos esqueléticos. (*continua*)

Capítulo 12 | Patomecânica do Sistema Musculoesquelético e dos Pontos Reflexos

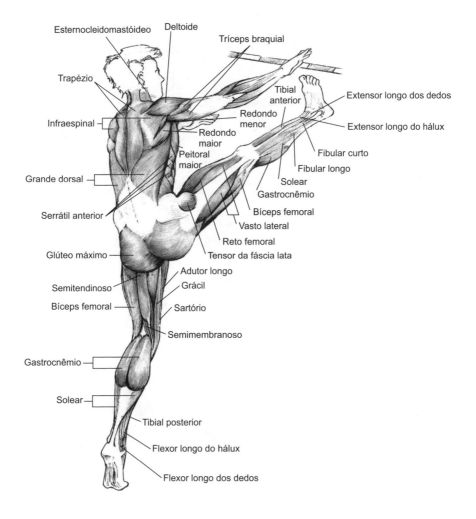

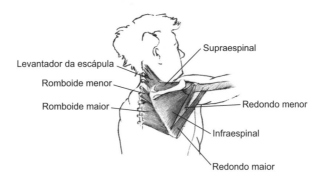

Figura 12.1 (*continuação*) **B.** Revisão dos músculos esqueléticos.

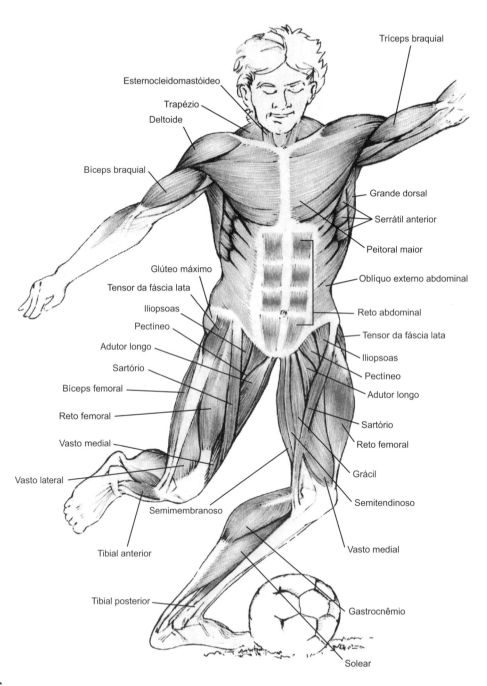

Figura 12.1 (*continuação*) **C.** Revisão dos músculos esqueléticos.

ao tórax. O iliopsoas é, de longe, o flexor mais poderoso do quadril. Está fortemente envolvido em corrida com obstáculos, salto em altura, corrida, lançamento de dardo e abdominais. A enorme tensão sobre esse músculo frequentemente é ignorada.

Músculos abdutores do quadril

Dois dos músculos abdutores estão inseridos no trocânter maior. O glúteo médio e o mínimo têm área de origem tão grande que podem movimentar o fêmur em todas as direções, com exceção da adução. Esses músculos são ativados durante a marcha e a corrida. Eles servem para estabilizar a articulação do quadril quando apenas o pé correspondente está em contato com o chão. Essa estabilização é necessária para impedir que a parte superior do corpo caia para o lado oposto durante a marcha. Do ponto de vista da mecânica humana e da cinesiologia, os músculos abdutores do quadril, juntos, sustentam aproximadamente 1,5 a 2 vezes o peso do corpo para manter o equilíbrio da postura de um único membro. Já a força da articulação sobre a cabeça do fêmur é de cerca de 2,5 vezes o peso do corpo.

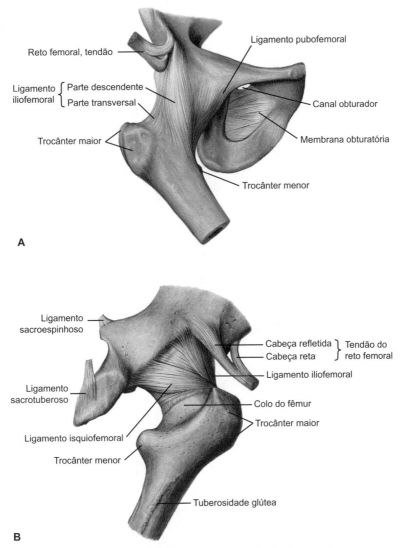

Figura 12.2 A e B. Ligamentos da articulação do quadril.

Tabela 12.1 Principais músculos que produzem o movimento do quadril.

Função	Músculos	Inserção proximal	Inserção distal	Inervação	Ação
Flexores	Iliopsoas Psoas maior	Processos transversos, corpos e discos intervertebrais das vértebras T12 e L1-L5	Trocânter menor do fêmur	Ramos ventrais dos nervos lombares (L1-L3)	Age conjuntamente para flexionar a coxa na articulação do quadril; estabiliza esta articulação
	Ilíaco	Crista ilíaca, fossa ilíaca, asa do sacro, ligamentos anteriores sacroilíacos	Abaixo do trocânter menor do fêmur	Nervo femoral (L2-L3)	Age conjuntamente para flexionar a coxa na articulação do quadril; estabiliza esta articulação
Abdutores	Glúteo médio	Superfície externa do ílio entre linhas glúteas anterior e posterior	Superfície lateral do trocânter maior do fêmur	Nervo glúteo superior (L5 e S1)	Abduz e gira medialmente a coxa; estabiliza a pelve
	Glúteo mínimo	Superfície externa do ílio, entre linhas glúteas anterior e posterior	Superfície anterior do trocânter maior do fêmur	Nervo glúteo superior (L5 e S1)	Abduz e gira medialmente a coxa; estabiliza a pelve
	Glúteo máximo	Ver extensores	Ver extensores	Ver extensores	Abduz e aduz o quadril, dependendo de quais fibras musculares são ativadas
Adutores	Pectíneo	Linha pectínea do púbis	Linha pectínea do fêmur	Nervo femoral (L2 e L3)	Aduz e flexiona a coxa
	Adutor longo	Corpo do púbis, abaixo da crista púbica	Terço médio da linha áspera do fêmur	Nervo obturador (L2-L4)	Aduz a coxa
	Adutor curto	Corpo e ramo inferior do púbis	Linha pectínea e parte proximal da linha áspera do fêmur	Nervo obturador (L2-L4)	Aduz a coxa
	Adutor magno	Ramo inferior do púbis, ramo do ísquio (parte adutora) e tuberosidade isquiática	Tuberosidade glútea, linha áspera medial, linha supracondilar (parte adutora) e tubérculo adutor do fêmur (parte dos músculos isquiotibiais)	*Parte adutora*: nervo obturador (L2-L4); *Parte dos músculos isquiotibiais*: porção tibial do nervo ciático (L4)	Aduz a coxa; parte adutora flexiona a coxa; parte dos músculos isquiotibiais estende a coxa
Extensores	Glúteo máximo	Superfície externa da asa ilíaca, crista ilíaca, superfície dorsal do sacro e do cóccix, ligamento sacrotuberoso	Fibras superiores terminam no trato iliotibial, inserindo-se no côndilo lateral da tíbia; fibras inferiores se inserem na tuberosidade glútea do fêmur	Nervo glúteo inferior (L5, S1 e S2)	Estende a coxa e ajuda a rotação lateral; estabiliza a coxa e ajuda na extensão do tronco

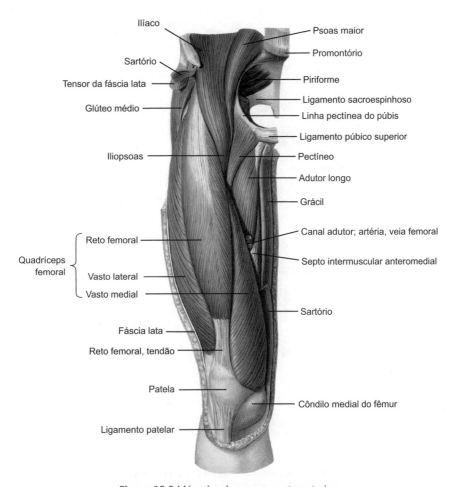

Figura 12.3 Músculos da coxa, aspecto anterior.

Esses músculos abdutores do quadril ficam sujeitos a um estresse enorme quando a pessoa corre morro acima ou abaixo. Durante a corrida morro acima, o glúteo máximo é responsável pelo poderoso impulso para trás da perna, necessário para superar o centro de gravidade. Durante a corrida morro abaixo, o glúteo médio e o glúteo mínimo estabilizam o quadril para controlar a desaceleração. O glúteo médio e o glúteo mínimo trabalham excentricamente para restringir a parte superior do corpo de modo que ela não se dobre medialmente a cada passo.

O glúteo máximo é usado para balançar a perna para trás com vigor e pode ajudar a fortalecer o joelho. Uma parte do músculo fica inserida na superfície do fêmur (na tuberosidade glútea), que endireita o quadril, e uma parte fica inserida em um tendão espesso, muito forte, o trato iliotibial. Essa faixa tendinosa passa em frente ao eixo de movimento do joelho e fica inserida no côndilo tibial lateral. Se o corpo se dobrar para a frente, na região do quadril, o glúteo máximo pode trabalhar com maior força porque a distância entre sua origem e sua inserção fica maior. A oscilação da perna para trás (extensão do quadril) é realizada pelos músculos que se originam da tuberosidade isquiática, bem como pelo glúteo máximo. Todos esses músculos são inseridos na parte inferior da perna, o que significa que eles flexionam a articulação do joelho.

Músculos adutores do quadril

Esses músculos adutores balançam a perna medialmente. Todos esses músculos se originam, principalmente, do púbis e são inseridos na

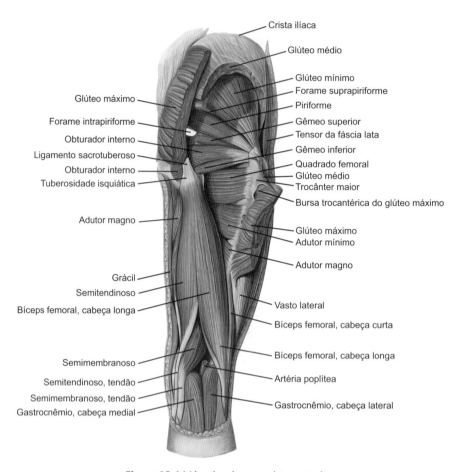

Figura 12.4 Músculos da coxa, vista posterior.

superfície posterior do fêmur através da crista áspera que se estende ao longo do comprimento de sua diáfise, a linha áspera. Esses músculos trabalham vigorosamente quando, durante uma corrida, o pé deixa o chão e começa a se inclinar para a frente. Durante a inclinação para a frente, a perna gira lateralmente em relação ao quadril. Isso pode ser realizado porque os músculos adutores são inseridos na superfície posterior do fêmur. O excesso de esforço que ocorre em movimentos vigorosos, como chutar a bola no futebol fazendo amplo movimento lateral com a perna, trazer a perna livre para a frente durante patinação ou treinar corrida de velocidade leva a lesões da virilha, causando desconforto na área de origem do músculo.

A rotação lateral é realizada por vários músculos pequenos que se originam nas partes internas da pelve. Eles passam por trás do fêmur e são inseridos na sua superfície externa, no trocânter maior. São muito usados em atividades como patinação no gelo.

Articulação do joelho

A complicadíssima articulação do joelho é composta da parte distal do fêmur, da parte proximal da tíbia e da patela. Embora a fíbula não participe diretamente da mecânica da articulação do joelho, alguns músculos que cruzam o joelho se inserem na fíbula. Os movimentos produzidos na articulação do joelho são flexão (dobrar o joelho), extensão (alongamento) e rotação medial e lateral da parte inferior da perna em relação à coxa. O movimento de rotação lateral pode ocorrer quando o joelho é dobrado. Quanto mais dobrado ficar o joelho, mais fácil ficará o movimento de rotação da parte inferior da perna e do pé. Durante a flexão, o fêmur rola para trás, sobre a tíbia, e então desliza sobre o mesmo ponto na tíbia. O movimento de rolamento continua até que o ligamento cruzado anterior esteja completamente alongado; a partir daí tem início o movimento de deslizamento.

O ligamento cruzado anterior, portanto, impede o movimento quando a parte inferior da perna é levada para a frente em relação à coxa. Uma lesão comum no futebol é a ruptura dos ligamentos cruzados anteriores, que pode acontecer quando o pé do jogador é bloqueado e a parte inferior da perna roda em sentido medial. O ligamento cruzado posterior é lesionado quando a parte inferior da perna é pressionada para trás ou quando o joelho sofre estiramento excessivo grave.

A função desses dois ligamentos colaterais é impedir a flexão lateral do joelho. Eles ficam esticados quando o joelho está alongado e ficam relaxados quando o joelho está dobrado. Isso significa, por exemplo, que a parte inferior da perna pode ser rodada lateralmente até que os ligamentos estejam novamente esticados. A parte inferior da perna normalmente não gira tanto medialmente quanto lateralmente porque os ligamentos cruzados na articulação se torcem um ao redor do outro durante a rotação medial e, assim, bloqueiam o movimento (Figura 12.5).

A superfície da extremidade inferior do fêmur é elíptica e a extremidade superior da tíbia é plana. Portanto, haveria pouquíssimo contato entre essas duas superfícies se as cartilagens

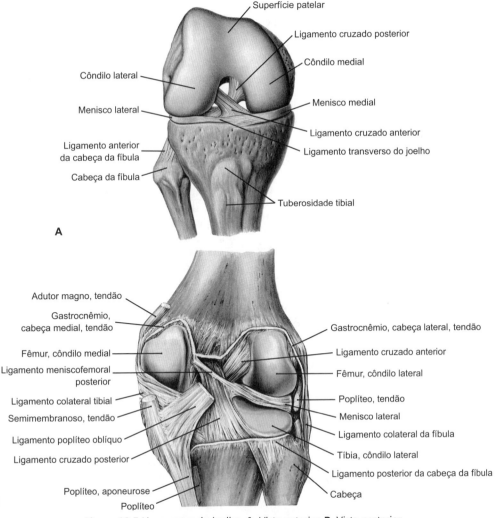

Figura 12.5 Ligamentos do joelho. **A.** Vista anterior. **B.** Vista posterior.

não estivessem adequadamente formatadas para receber a extremidade do fêmur. As faces inferiores dos meniscos são planas, à semelhança da superfície da tíbia. Consequentemente, o estresse ao qual o joelho é submetido pode ser distribuído sobre uma área relativamente grande. Na flexão e na extensão da articulação do joelho, os meniscos deslizam para se adaptarem à forma dos côndilos do fêmur. Pelo fato de o menisco medial se fundir com o ligamento colateral medial, ele é facilmente lesionado quando submetido a estresse excessivo durante posições incomuns.

Lesão de menisco resultante de estresse rotacional sobre o joelho dobrado e com carga é bastante comum. Se a articulação do joelho fizer um arremesso súbito durante rotação lateral da parte inferior da perna, o ligamento medial será estirado e poderá romper o menisco, que fica trancado entre o fêmur e a tíbia. Por causa disso, movimentos que forçam o ligamento colateral medial devem ser evitados.

Músculos da articulação do joelho*

Músculos extensores do joelho. O reto femoral se origina na pelve e flexiona (dobra) a articulação do quadril. Ele se insere na patela e pode endireitar o joelho com a ajuda do poderoso tendão, que se estende da patela até a tíbia. Três outros grandes músculos extensores, os músculos vastos, se inserem na articulação do joelho.

Músculos flexores do joelho: músculos isquiotibiais (jarrete). Todos os três músculos isquiotibiais se originam na tuberosidade isquiática e seguem em direção ao joelho. O músculo bíceps femoral se insere na cabeça da fíbula. Ele é capaz de rotar a parte inferior da perna de maneira que o pé gire lateralmente. Os músculos semitendinoso e semimembranoso se inserem no côndilo tibial medial e são capazes de rotar a parte inferior da perna em sentido medial. A distância entre a origem e a inserção desses extensores do quadril e dos flexores do joelho varia muito, dependendo do ângulo do quadril e da articulação do joelho. Músculos isquiotibiais encurtados na parte posterior da coxa resultam na fixação do quadril. Quando a pessoa não consegue inclinar a pelve para a frente, ela tenta compensar isso se dobrando para a frente na altura da coluna lombar. Muitos problemas das costas em atletas e em outros pacientes são causados pelo encurtamento dos músculos isquiotibiais.

---

* Ver Tabela 12.2.

Parte inferior da perna e do pé

A musculatura da parte inferior da perna é disposta anatômica e funcionalmente em três compartimentos (Figura 12.6): anterior (extensor), lateral (fibular ou peroneiro) e posterior (flexor). Os compartimentos são separados por septos fasciais. O compartimento anterior contém quatro músculos flexores. Já o compartimento lateral inclui dois músculos. O compartimento posterior ou flexor contém músculos que são dispostos em grupos superficiais e profundos (Tabela 12.3). É importante que os médicos conheçam a estrutura dos compartimentos ao tratar a síndrome compartimental.

Um grupo muscular importantíssimo para salto e corrida é o tríceps sural. Esse músculo tem três partes: o gastrocnêmio, com suas duas cabeças de origem (uma de cada um dos côndilos femorais) e o solear (ou sóleo). Essas três partes juntas convergem para o tendão de Aquiles, que é inserido no calcâneo. O gastrocnêmio flexiona o joelho e o tornozelo, fazendo com que o corpo consiga se erguer sobre seus dedos dos pés (flexão plantar). O músculo solear age apenas na articulação do tornozelo.

Pé

Um problema comum encontrado em atletas e em outros pacientes é que quando o músculo da panturrilha fica tenso e encurtado, o pé tende a adotar uma posição com os dedos dos pés voltados para baixo. Os músculos que mantêm os pés para cima – os flexores dos pés, situados na parte anterior da parte inferior da perna, entre a tíbia e a fíbula – são, assim, forçados a trabalhar com tensão constantemente maior (tônus) para manter o pé em sua posição normal. Essa tensão pode estar por trás da dor sentida na parte inferior da perna quando um atleta treina muito em uma sessão ou corre em superfícies duras.

O pé consegue se mover ao longo de dois eixos: mediolateral, para flexão e extensão, e anteroposterior, para pronação e supinação. Extensão e flexão acontecem entre o tálus, a tíbia e a fíbula, na articulação do tornozelo. Supinação e pronação acontecem entre o tálus, o osso navicular e o calcâneo, na articulação subtalar. Supinação e pronação acontecem, simultaneamente, entre várias superfícies articuláveis que, juntas, formam as articulações subtalares. Os movimentos do tornozelo e os movimentos das

Tabela 12.2 Principais músculos responsáveis pelo movimento do joelho.

Função	Músculo	Inserção proximal	Inserção distal	Inervação	Ação
Extensores	Reto femoral	Espinha ilíaca superior anterior e sulco acima do acetábulo	Base da patela e através do ligamento patelar, até a tuberosidade tibial	Nervo femoral (L2-L4)	Estende a perna na altura da articulação do joelho; também estabiliza a articulação do quadril e ajuda o iliopsoas a flexionar a coxa
	Vasto lateral	Trocânter maior e borda lateral da linha áspera do fêmur	Base da patela e através do ligamento patelar, até a tuberosidade tibial	Nervo femoral (L2-L4)	Estende a perna na altura da articulação do joelho
	Vasto medial	Linha intertrocantérica e borda medial da linha áspera do fêmur	Base da patela e através do ligamento patelar até a tuberosidade tibial	Nervo femoral (L2-L4)	Estende a perna na altura da articulação do joelho
	Vasto intermédio	Superfícies anterior e lateral do fêmur	Base da patela e através do ligamento patelar até a tuberosidade tibial	Nervo femoral (L2-L4)	Estende a perna na altura da articulação do joelho
Flexores	Bíceps femoral	*Cabeça longa*: tuberosidade isquiática *Cabeça curta*: borda lateral da linha áspera e linha supracondilar lateral	Cabeça lateral da fíbula; o tendão é dividido neste local pelo ligamento colateral fibular na articulação do joelho	Nervo ciático *Cabeça longa*: divisão tibial (L5-S2) *Cabeça curta*: divisão fibular comum (L5-S2)	Flexiona e gira a perna lateralmente; cabeça longa estende a coxa
	Semitendinoso	Tuberosidade isquiática	Superfície medial da parte superior da tíbia	Divisão tibial do nervo ciático (L5-S2)	Estende a coxa; flexiona e gira a perna medialmente
	Semimembranoso	Tuberosidade isquiática	Parte posterior do côndilo medial da tíbia	Divisão tibial do nervo ciático (L5-S2)	Estende a coxa; flexiona e gira a perna medialmente
	Poplíteo	Superfície lateral do côndilo lateral do fêmur e menisco lateral	Superfície posterior da tíbia, acima da linha solear	Nervo tibial (L4-S1)	Flexiona suavemente o joelho
Rotadores mediais	Sartório	Espinha ilíaca superior anterior e parte superior da incisura abaixo dela	Parte superior da superfície medial da tíbia	Nervo femoral (L2-L3)	Flexiona, abduz e gira lateralmente a coxa na articulação do quadril
	Grácil	Corpo e ramo inferior do púbis	Parte superior da superfície medial da tíbia	Nervo obturador (L2 e L3)	Aduz a coxa, flexiona a perna e ajuda a girar a perna medialmente
Rotador lateral	Tensor da fáscia lata	Espinha ilíaca superior anterior e parte anterior da borda externa da crista ilíaca	Parte superior da superfície medial da tíbia	Nervo glúteo superior (L4-L5)	Abduz, gira medialmente e flexiona a coxa; ajuda a manter o joelho estendido; estabiliza o tronco na coxa

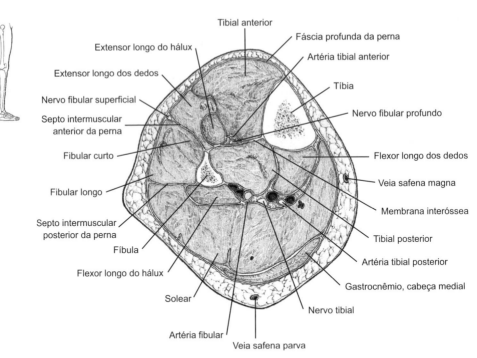

Figura 12.6 Três compartimentos da perna.

articulações subtalares são independentes um do outro. Se os músculos que controlam essas duas articulações tornarem-se incapazes de impedir movimentos muito grandes ou muito súbitos, a articulação ainda ficará protegida pelos ligamentos do pé.

Os ligamentos do tornozelo surgem das extremidades inferiores proeminentes da tíbia e da fíbula (os maléolos) e se estendem para baixo, em direção aos ossos que articulam o tornozelo. Portanto, o ligamento medial do tornozelo, o ligamento deltoide (Figura 12.7), surge no maléolo medial da tíbia e se insere nos ossos calcâneo, tálus e navicular.

Três ligamentos distintos formam o ligamento lateral. Todos se originam no maléolo lateral da fíbula. Um ligamento se estende para a frente e se insere no tálus; outro segue para baixo e se insere no calcâneo; e o terceiro segue para trás em direção à parte posterior do tálus. A origem do ligamento deltoide (medial) corresponde ao eixo do movimento da articulação do tornozelo; portanto, ele está sempre esticado. A origem do ligamento lateral fica abaixo do eixo do movimento; portanto, sua parte posterior fica esticada quando o pé aponta para cima (dorsiflexão) e a parte anterior fica esticada quando o tornozelo é alongado (flexão plantar). Quando lesionado, o ligamento fica parcialmente ou completamente rompido. Em muitos casos o ligamento permanece intacto, mas o maléolo é fraturado.

Músculos do pé. Nove músculos controlam o principal movimento do pé em dois eixos: mediolateral (flexão e extensão) e anteroposterior (pronação e supinação). O flexor mais importante é o tríceps sural, embora seu movimento seja assistido por outros músculos. Os extensores mais importantes ficam na parte anterior da perna, entre a tíbia e a fíbula. Seus tendões podem ser facilmente palpados na parte superior do pé, na base da tíbia. A pronação é realizada por dois músculos cujos tendões podem ser sentidos abaixo do maléolo lateral da tíbia. A supinação é produzida, principalmente, por três músculos cujos tendões passam atrás e abaixo do maléolo medial da tíbia (Figura 12.8 e Tabela 12.3).

Arcos do pé. O pé articulado mostra três arcos distintos: um arco longitudinal medial, um arco longitudinal lateral e um arco transverso. O arco longitudinal medial é formado por calcâneo, tálus, navicular, cuneiforme medial e

Tabela 12.3 Principais músculos que produzem movimento da articulação do tornozelo.

Função	Músculo	Inserção proximal	Inserção distal	Inervação	Ação
Dorsiflexores	Tibial anterior	Côndilo lateral e metade superior da superfície lateral da tíbia	Superfície medial e inferior do osso cuneiforme medial e base do primeiro osso metatársico	Nervo fibular profundo (L4 e L5)	Dorsiflexão e inversão do pé
	Extensor longo do hálux	Parte média da superfície anterior da fíbula e membrana interóssea	Aspecto dorsal da base da falange distal do dedo grande do pé (hálux)	Nervo fibular profundo (L5 e S1)	Estende o dedo grande do pé e promove dorsiflexão do pé
	Extensor longo dos dedos	Côndilo lateral da tíbia, três quartos superiores da superfície anterior da fíbula e membrana interóssea	Falanges média e distal dos quatro dedos laterais	Nervo fibular profundo (L5 e S1)	Extensão dos quatro dedos laterais e dorsiflexão do pé
	Fibular terceiro	Terço inferior da superfície anterior do fibular e membrana interóssea	Dorso da base do quinto osso metatársico	Nervo fibular profundo (L5 e S1)	Dorsiflexão do pé e ajuda na eversão do pé
Músculos superficiais do compartimento posterior	Gastrocnêmio	*Cabeça lateral*: côndilo lateral do fêmur *Cabeça medial*: superfície poplítea do fêmur, acima do côndilo medial	Superfície posterior do calcâneo através do tendão do calcâneo	Nervo tibial (S1 e S2)	Flexão plantar do pé; ergue o calcanhar durante a marcha e durante a flexão da articulação do joelho
	Solear	Cabeça posterior da fíbula, quarto superior da superfície posterior da fíbula, linha solear e borda medial da tíbia	Superfície posterior do calcâneo através do tendão do calcâneo	Nervo tibial (S1 e S2)	Flexão plantar do pé e estabilização da perna no pé
	Plantar	Extremidade inferior da linha supracondilar lateral do fêmur e ligamento poplíteo oblíquo	Superfície posterior do calcâneo através do tendão do calcâneo	Nervo tibial (S1 e S2)	Ajuda o gastrocnêmio a flexionar o pé e a articulação do joelho

(continua)

Tabela 12.3 Principais músculos que produzem movimento da articulação do tornozelo (*continuação*).

Função	Músculo	Inserção proximal	Inserção distal	Inervação	Ação
Músculos profundos do compartimento posterior	Tibial posterior	Membrana interóssea, superfície posterior da tíbia, abaixo da linha solear, atrás da superfície da fíbula	Tuberosidade dos ossos navicular, cuneiforme e cuboide e quarto osso metatársico	Nervo tibial (L4 e L5)	Flexão plantar e inversão do pé
	Flexor longo dos dedos	Parte medial da superfície posterior da tíbia, abaixo da linha solear e na tíbia, por ampla aponeurose	Base das falanges distais dos quatro dedos laterais	Nervo tibial (L4 e L5)	Flexão dos quatro dedos laterais e flexão plantar do pé; sustenta o arco longitudinal do pé
	Flexor longo do hálux	Dois terços inferiores da superfície posterior da fíbula e parte inferior da membrana interóssea	Base da falange distal do dedo grande do pé	Nervo tibial (L4 e L5)	Flexiona o dedo grande do pé em todas as articulações; flexão plantar do pé; sustenta o arco longitudinal do pé
Músculos do compartimento lateral	Fibular longo	Cabeça e dois terços superiores da superfície lateral da fíbula	Base do primeiro osso metatársico e osso cuneiforme medial	Nervo fibular superficial (L5, S1 e S2)	Eversão e flexão plantar suave do pé
	Fibular curto	Dois terços inferiores da superfície lateral da fíbula	Superfície dorsal da tuberosidade no aspecto lateral da base do quinto osso metatársico	Nervo fibular superficial (L5, S1 e S2)	Eversão e flexão plantar suave do pé

primeiro osso metatársico. O arco longitudinal lateral consiste em calcâneo, cuboide e quinto osso metatársico (Figura 12.9).

O arco transverso inclui os ossos cuboide e cuneiforme e continua nas bases dos ossos metatársicos.

Os arcos servem para vários propósitos: protegem nervos, vasos sanguíneos e músculos da superfície plantar do pé para que não sejam comprimidos durante a sustentação do peso; ajudam o pé a absorver o choque durante o impacto com o chão e ajudam, também, a armazenar energia mecânica e a liberar essa energia para melhorar a eficiência da locomoção. A integridade dos arcos depende basicamente do suporte ligamentoso, além do alinhamento ósseo e do apoio dos músculos extrínsecos do pé. Os ossos cuneiformes médio e lateral são formatados e posicionados para desempenharem o papel de pilar do arco transverso. A forma em cunha, mais larga na superfície dorsal que na superfície plantar, ajuda a evitar sua descida através do arco.

A fáscia plantar, os ligamentos plantares longo e curto, o ligamento mola (calcaneonavicular plantar), os ligamentos colaterais do tornozelo e o ligamento interósseo da articulação subtalar contribuem, todos, com um importante apoio de tecido mole para os arcos do pé (Figura 12.10). Pesquisas indicam que a sustentação dos arcos depende de várias estruturas; nenhuma estrutura, isoladamente, propicia um apoio principal.[1-3]

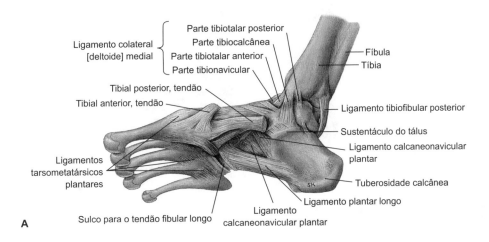

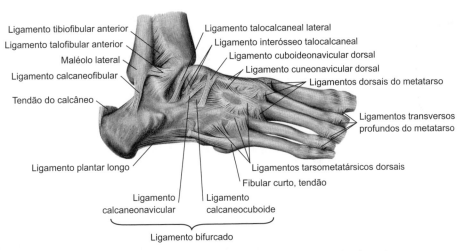

Figura 12.7 Ligamentos e tendões do pé. **A.** Vista medial. **B.** Vista lateral.

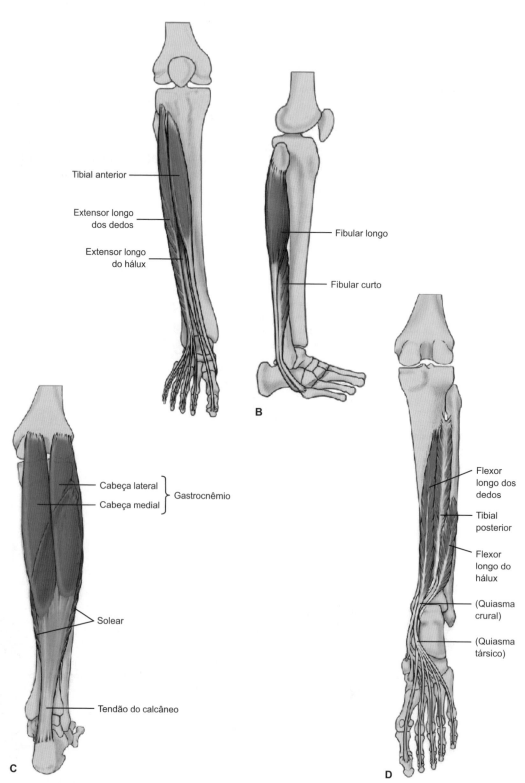

Figura 12.8 Músculos relacionados com o movimento do pé. **A.** Músculos extensores da perna. **B.** Músculos laterais (fibulares). **C.** Músculos do tríceps sural. **D.** Músculos flexores profundos.

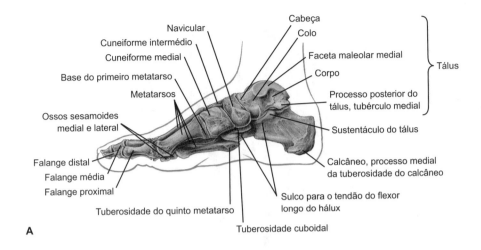

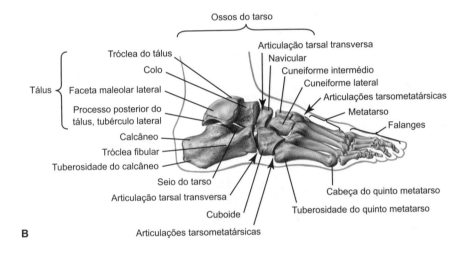

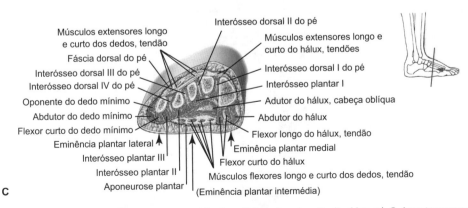

Figura 12.9 Três arcos do pé. **A.** Arco longitudinal medial. **B.** Arco longitudinal lateral. **C.** Arco transverso.

Figura 12.10 Ligamentos (A), tendões (**B**) e aponeurose plantar (**C**) que sustentam os arcos do pé (*continua*).

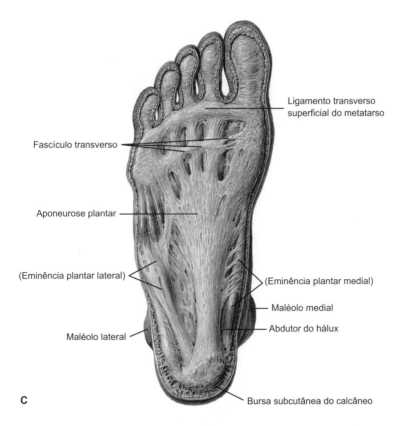

Figura 12.10 (*continuação*) Ligamentos (**A**), tendões (**B**) e aponeurose plantar (**C**) que sustentam os arcos do pé.

Anormalidades nos arcos em corredores estão associadas a diferentes padrões de lesão:[4] corredores com arcos altos reportam maior número de lesões ósseas e de tornozelo,[5] e corredores com arcos baixos reportam número maior de lesões de joelho e de tecido mole. Arcos deformados resultantes de rompimento dos ligamentos de sustentação e de músculos fracos e contraídos levam à debilitação direta dos arcos.

Posição subtalar neutra. O conceito de posição subtalar neutra ajuda a ilustrar compensações posturais no pé. A posição neutra da articulação subtalar é definida como não sendo nem em pronação nem em supinação.[6] A posição subtalar neutra parece maximizar a área de contato entre o tálus e o calcâneo. Movimentos que se distanciam da posição subtalar neutra para pronação ou supinação diminuem a área de contato.[7] O desvio medial do calcâneo em relação à perna constitui deformidade em varo; o desvio lateral do retropé na perna é uma deformidade em valgo (Figura 12.11).

Na posição ereta com as tíbias aproximadamente verticais, o retropé alinhado medialmente (ou seja, retropé com deformidade em varo) terá de fazer um movimento de pronação em excesso para que haja contato total com o chão. Quanto maior a deformidade em varo, maior a pronação necessária para fazer contato com o chão. Portanto, um indivíduo com retropé em varo pode fazer movimento excessivo de pronação ou movimento de pronação excessivamente prolongado durante o ciclo da marcha.[8] Ao contrário, a supinação fornece compensação para um desvio lateral (deformidade em valgo) do retropé. Movimentos compensatórios resultantes de deformidades do pé são fontes de dor no pé, no joelho, na coxa e no quadril (Tabelas 12.3 e 12.4).

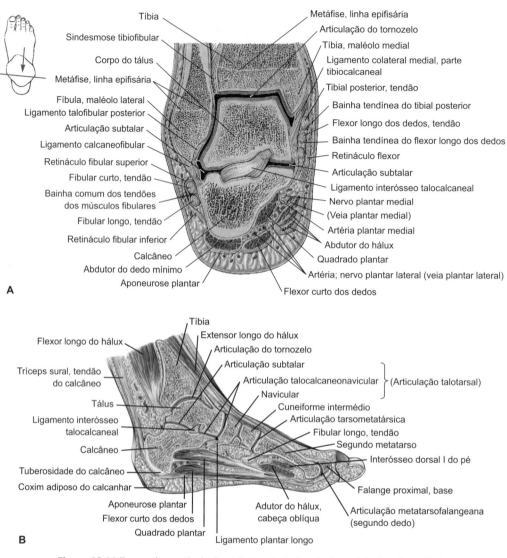

Figura 12.11 Tornozelo e articulações talotarsais. **A.** Secção frontal. **B.** Secção sagital.

Tabela 12.4 Resumo dos músculos do membro inferior.

Músculos que passam somente através da articulação do quadril	Músculos que passam através das articulações do quadril e do joelho	Músculos que passam somente através da articulação do joelho	Músculos que passam através das articulações do joelho e do tornozelo	Músculos que passam apenas no tornozelo
Glúteo máximo Glúteo médio Glúteo mínimo Pectíneo Adutor curto Adutor magno Psoas maior Ilíaco	Reto femoral Grácil Tensor da fáscia lata Bíceps femoral Semitendinoso Semimembranoso Sartório	Vasto medial Vasto intermédio Vasto lateral Poplíteo	Gastrocnêmio	Solear Tibial anterior Extensor longo do hálux Extensor longo dos dedos Fibular longo Fibular curto Flexor longo do hálux Flexor longo dos dedos Tibial posterior

Anatomia funcional e biomecânica do tronco

A coluna espinal e suas estruturas acessórias estão envolvidas, essencialmente, nos movimentos dos membros. Atletas com dor nas costas, por exemplo, não conseguem mover o quadril, o joelho ou o ombro rápida e livremente. O esforço excessivo ou desigual sobre a coluna ou o movimento rápido durante uma posição desfavorável geralmente causa dor nas costas em atletas. Para os não atletas, a dor nas costas geralmente está relacionada com falta de condicionamento muscular da região dorsal e, possivelmente, das pernas e do abdome. A dor nas costas relacionada com o comportamento geralmente é causada pelo desgaste de erguer pesos com técnica inadequada ou por sentar-se ou trabalhar continuamente em uma posição na qual o corpo fica inclinado para a frente.

Quando a pessoa está em pé, passa uma linha imaginária do centro de gravidade até o chão, aproximadamente 5 cm em frente ao centro do disco de L3. Os músculos dorsais ficam cerca de 5 cm atrás dessa linha (Figura 12.12). Para uma pessoa que pesa 80 kg, cerca de 40 kg ficam no centro de gravidade em frente a L3; portanto, a força muscular (F) deve ser igual a 40 kg × 10 cm, ou 400 (N) newtons, para impedir que a parte superior do corpo caia para a frente. A força total que age sobre o disco é 400 N + 400 N, ou 800 N.

As posições sentadas produzem maior pressão sobre o disco do que as posições em pé. Quando uma pessoa se senta, o centro de gravidade fica aproximadamente 15 cm em frente a L3, enquanto o braço de alavanca do músculo ainda fica 5 cm atrás, da mesma maneira como quando se está em pé. Portanto, para manter o equilíbrio e impedir que o corpo caia, os músculos dorsais precisam exercer uma força de 1.200 N:

$$F_{músculos} \times 5 \text{ cm} = 15 \text{ cm}$$
$$F_{músculos} = 1.200 \text{ N}$$

A força que age sobre o disco é de 1.200 N + 400 N, ou seja, 1.600 N. Sentar-se em uma cadeira com apoio para as costas pode reduzir a distância de 15 cm, diminuindo, assim, a pressão sobre o disco. Os músculos dorsais têm que fazer força maior (tensão estática) quando o corpo se senta. A pressão sobre o disco é causada pelo peso do corpo (mg) agindo sobre o disco de cima e pela força de contração (F) dos músculos vizinhos.

A força de compressão total na Figura 12.13 é mg + F. O disco de uma pessoa jovem pode suportar uma pressão de 800 kg, ou 8.000 N. A área total da vértebra L3 em um adulto é de aproximadamente 10 cm². Isso significa que o disco de um adulto jovem pode suportar uma pressão de 8.000 N/10 cm², ou 800 N/cm². Uma pessoa mais velha consegue suportar metade dessa pressão.

Uma lombalgia pode ter várias e diferentes causas além das relacionadas com tumor ou infecção. Se o anel fibroso se romper e o núcleo pulposo for pressionado para trás, o ligamento longitudinal posterior, que passa posteriormente ao longo dos corpos vertebrais, fica distendido. Quando o ligamento se distende há produção de dor por suas terminações nervosas sensoriais. O disco propriamente dito abriga pouquíssimas terminações nervosas sensoriais e, por isso, pode não ser a fonte da dor. Esse tipo de dor pode ser aliviado se o paciente evita a distensão ao não realizar certas atividades, como levantar objetos pesados, inclinar-se para a frente durante o trabalho ou ficar sentado por

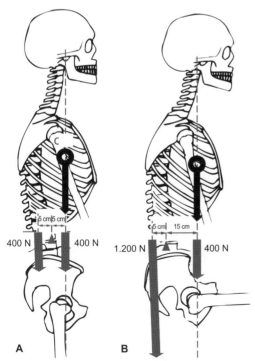

Figura 12.12 Biomecânica lombar durante a posição em pé (**A**) e sentada (**B**). A linha pontilhada cruza o centro de gravidade (CG).

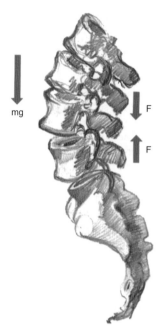

Figura 12.13 A pressão no disco é o efeito conjunto do peso corporal (mg) e das forças de contração muscular (F).

muito tempo. Se o núcleo pulposo ficar muito protuberante, pode pressionar a raiz nervosa que passa através do forame intervertebral. A dor, então, é sentida nos músculos que são supridos por esse nervo. Pela mesma razão pode haver dor no ombro quando um disco cervical estiver lesionado. Músculos tensos, pequenos deslocamentos vertebrais e cartilagens intervertebrais desgastadas podem colocar pressão sobre os nervos e causar dor. Como outro exemplo, se o nervo ciático for afetado, a dor será sentida nos músculos da perna supridos por esse nervo.

Alguns nervos (p. ex., o plexo lombar) que saem do forame intervertebral e vão para um músculo podem ficar mais esticados pela distensão dos músculos dorsais. Isso pode fazer com que os nervos sejam pressionados contra uma protrusão no disco, produzindo dor intensa na perna. O teste de Lasègue é usado para confirmar ciatalgia: o paciente é colocado de costas e ergue a perna dolorida, possibilitando que o médico consiga determinar se o nervo ciático está irritado. Esse tipo de dor não deve ser confundido com a dor sentida por conta de tensão dos músculos isquiotibiais.

Erguer um objeto pesado e, simultaneamente, virar o tronco, como quando se retira neve com uma pá, é muito perigoso para pessoas que sofrem de queixas nas costas porque esse tipo de atividade cria a maior pressão na parte posterior do disco, que não é protegida por ligamentos extras (Figura 12.14).

No exemplo seguinte, uma pessoa que pesa 80 kg – dos quais 40 kg ficam sobre o nível de L3 – ergue um objeto de 10 kg. É possível calcular as forças às quais a coluna espinal está sujeita em diferentes posturas. A distância é medida em centímetros e a força, em newtons.

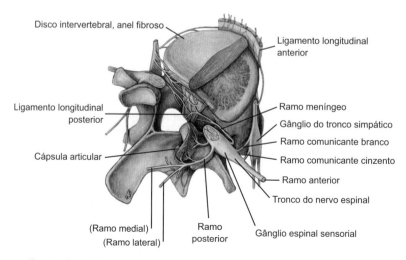

Figura 12.14 Nervos da coluna vertebral e o ligamento longitudinal posterior.

Uma postura com joelhos fletidos (Figura 12.15 A) é a posição menos estressante. Para fazer o trabalho específico, os músculos das costas requerem a força (F_m) da seguinte maneira:

$$F_m \times 5 \text{ cm} = (40 \text{ kg} + 10 \text{ kg}) \times 20 \text{ cm}$$
$$F_m = 200 \text{ kg} = 2.000 \text{ N}$$

Uma postura com joelhos estendidos (Figura 12.15 B) requer:

$$F_m = 300 \text{ kg} = 3.000 \text{ N}$$

Uma postura na posição sentada (Figura 12.15 C) requer:

$$F_m = 400 \text{ kg} = 4.000 \text{ N}$$

Este cálculo é puramente mecânico. Se uma pessoa tiver músculos abdominais e diafragma bem treinados, o estresse mecânico dos músculos dorsais pode ser reduzido em aproximadamente 40%. Ao erguer um peso, a pessoa pode colocar pressão no abdome, tensionando o diafragma e os músculos abdominais (Figura 12.16), criando um movimento para cima e para baixo que neutraliza a tendência de haver um colapso abdominal. O disco, que é parte da parede posterior da cavidade abdominal, fica, desse modo, protegido. Isso mostra como é importante ter músculos abdominais bem treinados, músculos fortes da perna e postura correta para erguer um peso corretamente com a sustentação das costas. Quando os médicos considerarem algum exercício que comprometa os músculos dorsais, devem sempre levar em conta o efeito de estabilização dos músculos abdominais.

A Figura 12.17 mostra a diferença entre levantamento simétrico e levantamento assimétrico. Vamos supor que o corpo pese 40 kg acima do nível de L3 e a carga seja de 30 kg. O braço de alavanca dos músculos dorsais (para a flexão lateral) é de 5 cm. Em um levantamento simétrico, a carga total é de 700 N (150 + 150 + 400 N). Para o levantamento assimétrico, vamos supor que o centro comum do corpo com a carga seja de 10 cm para o lado de L3 à direita, mesmo o corpo se inclinando para a esquerda. Os músculos dorsais, nesse caso, vão se contrair com uma força (F_m) de 1.400 N ($F_m \times 5$ cm = 700 N $\times$ 10 cm) de modo que a carga total no disco será de 700 N + 1.400 N, ou 2.100 N. É possível calcular as forças que são necessárias para gingar uma perna para a frente durante corrida, salto, corrida com obstáculos e outras

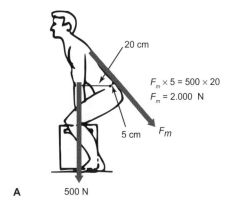

A   500 N

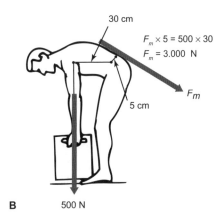

B   500 N

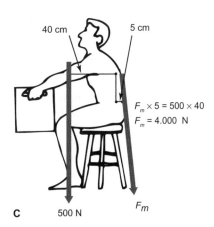

C   500 N

Figura 12.15 A a C. Tensões físicas da coluna lombar com diferentes formas de levantar pesos. F_m: força do músculo.

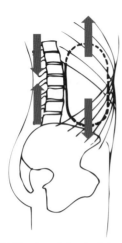

Figura 12.16 Músculos abdominais bem condicionados reduzem a tensão dos músculos lombares.

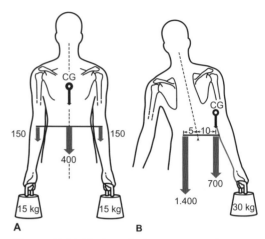

Figura 12.17 Técnicas de levantamento de pesos. **A.** Levantamento simétrico. **B.** Levantamento assimétrico. CG: centro de gravidade.

atividades envolvendo as pernas e as costas. O peso e a aceleração da perna podem fazer com que a força da contração muscular chegue a aproximadamente 4.000 N. O iliopsoas é o principal músculo responsável por essa flexão.

Músculos das costas (eretores da espinha)

Do ponto de vista da anatomia funcional, os músculos das costas podem ser classificados em três grupos:

- Músculos dorsais longos que transpõem pelo menos sete vértebras (Tabela 12.5 e Figura 12.18)
- Músculos dorsais de comprimento médio que transpõem de duas a seis vértebras (Tabela 12.6 e Figura 12.18)
- Músculos dorsais curtos que transpõem apenas a vértebra mais próxima (Tabela 12.7 e Figura 12.19).

Os músculos trabalham juntos como uma unidade (Tabela 12.8). Os músculos mais importantes para girar o tronco são os rotadores. Uma combinação de flexão e rotação é importante para todos os tipos de arremesso.

Acredita-se que a causa mais comum de dor nas costas seja cãibra dos músculos curtos, particularmente dos rotadores. Se a cãibra ocorrer em um músculo, os músculos vizinhos a ele se contraem para impedir movimentos que possam lacerá-lo. Isso, por sua vez, corta o suprimento sanguíneo para a área, provocando cãibra em outros músculos. Cãibras podem ser decorrentes de excesso de esforço, movimentos desabituados ou pequenos deslocamentos vertebrais causados por esforço súbito.

Músculos abdominais

A musculatura abdominal bem condicionada diminui a carga de tensão nas costas durante o ato de levantar-se e estabiliza a coluna espinal porque os músculos abdominais são antagonistas dos músculos dorsais. Os músculos dorsais são sempre usados durante a elevação, a posição em pé e a sentada. Na maioria das pessoas, os músculos abdominais são mais fracos que os músculos dorsais. Músculos abdominais, flexores do quadril (iliopsoas, reto femoral) e extensores dorsais fortes são muito importantes para todos os esportes. Há quatro músculos abdominais (Tabela 12.9 e Figura 12.20).

Músculos respiratórios

O diafragma é o músculo mais importante da respiração (Figura 12.21). Esse músculo se origina nas vértebras lombares, nas costelas inferiores e no processo xifoide. O diafragma arqueia para cima, como uma abóbada, na cavidade torácica. Quando as fibras musculares se contraem, elas ficam menos arqueadas, fazendo com que a parte tendinosa central da abóbada desça. Durante a contração, o volume da cavidade torácica aumenta (inspiração) e o volume da cavidade abdominal diminui.

Tabela 12.5 Músculos dorsais longos (camada intermediária).*

Eretores da espinha	Origem	Inserção	Inervação	Ação
Iliocostal (coluna lateral): iliocostal lombar, do tórax e do pescoço	Amplos tendões inseridos inferiormente na crista ilíaca posterior, aspecto posterior do sacro, ligamentos sacroilíacos e processos espinhosos sacrais e lombares inferiores	Ângulos das costelas	Ramos dorsais dos nervos espinais dos segmentos correspondentes	Flexão lateral e rotação ipsilateral quando os músculos se contraem unilateralmente Extensão do tronco quando os músculos se contraem bilateralmente
Dorsal longo (coluna intermédia)	Amplo tendão inserido inferiormente à crista ilíaca posterior, aspecto posterior do sacro, ligamentos sacroilíacos e processos espinhosos sacrais e lombares inferiores	Processos transversos das vértebras torácicas e cervicais e processo mastoide do osso temporal	Ramos dorsais dos nervos espinais dos segmentos correspondentes	Flexão lateral e rotação ipsilateral quando os músculos se contraem unilateralmente Extensão do tronco quando os músculos se contraem bilateralmente
Espinais (coluna medial): espinal do tórax, do pescoço e da cabeça	Amplos tendões inseridos inferiormente na crista ilíaca posterior, sacro posterior, ligamentos sacroilíacos e processos espinhosos sacrais e lombares inferiores	Estende-se dos processos lombares até os processos torácicos	Ramos dorsais dos nervos espinais dos segmentos correspondentes	Flexão lateral e rotação ipsilateral quando os músculos se contraem unilateralmente Extensão do tronco quando os músculos se contraem bilateralmente

*Ver Figura 12.18.

202 Acupuntura no Esporte e na Reabilitação | Técnica de Agulhamento a Seco

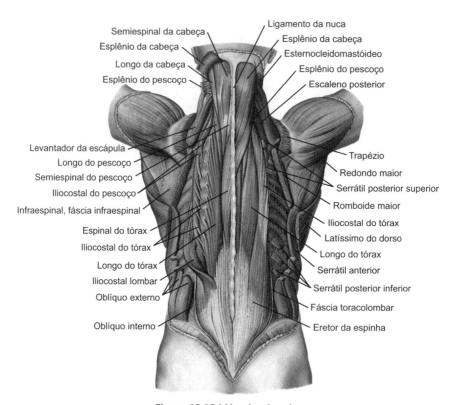

Figura 12.18 Músculos dorsais.

Tabela 12.6 Músculos dorsais de comprimento médio (camada profunda).

Músculos	Origem	Inserção	Inervação	Ação
Semiespinal da cabeça	Processos transversos de T1-T6	Metade medial entre a linha superior e a linha inferior da nuca	Ramos dorsais dos nervos espinais dos segmentos correspondentes	Para a região correspondente da coluna: rotação ipsilateral quando os músculos se contraem unilateralmente, extensão quando os músculos se contraem bilateralmente
Semiespinal do pescoço	Processos transversos de T1-T6	Processos espinhosos de C2-C5	Ramos dorsais dos nervos espinais dos segmentos correspondentes	Para a região correspondente da coluna: rotação ipsilateral quando os músculos se contraem unilateralmente, extensão quando os músculos se contraem bilateralmente
Semiespinal do tórax	Processos transversos das vértebras torácicas	Processos espinhosos torácicos	Ramos dorsais dos nervos espinais dos segmentos correspondentes	Para a região correspondente da coluna: rotação ipsilateral quando os músculos se contraem unilateralmente, extensão quando os músculos se contraem bilateralmente
Multífido	Processos espinhosos e lâminas das vértebras de S4-C2	Processos espinhosos abrangendo uma a três vértebras	Ramos dorsais dos nervos espinais dos segmentos correspondentes	Flexão lateral e rotação ipsilateral quando os músculos se contraem unilateralmente. Extensão do tronco quando os músculos se contraem bilateralmente, estabilizando a coluna vertebral

Tabela 12.7 Músculos dorsais curtos (camada mais profunda)*.

Músculos	Origem	Inserção	Inervação	Ação
Intertransversais	Processos espinhosos e transversos unidos de vértebras consecutivas		Ramos dorsais dos nervos espinais dos segmentos correspondentes	Flexiona lateralmente as vértebras superiores; ajuda a estender a coluna vertebral
Interespinais	Processos espinhosos e transversos unidos de vértebras consecutivas		Ramos dorsais dos nervos espinais dos segmentos correspondentes	Ajuda a estender a coluna vertebral
Rotadores	Processos transversos das vértebras	Base do processo espinhoso da vértebra superior	Ramos dorsais dos nervos espinais dos segmentos correspondentes	Rotação da vértebra superior para o lado oposto

*Ver Figura 12.19.

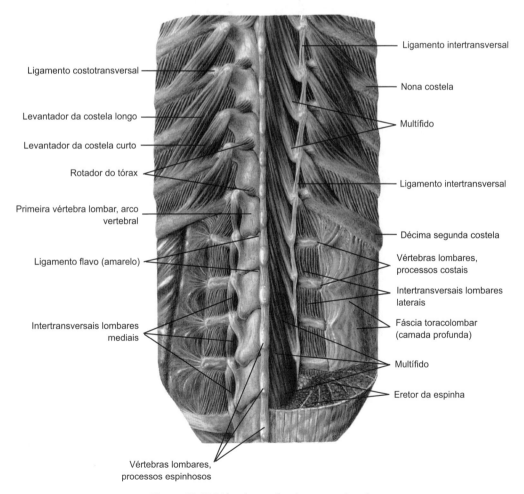

Figura 12.19 Músculos profundos curtos dorsais.

Tabela 12.8 Camadas e grupos nos músculos extensores da coluna vertebral.

Grupo muscular	Músculo esplênio	Eretor da espinha	Músculo transverso espinhoso	Músculo suboccipital
Camada superficial	Esplênio da cabeça Esplênio do pescoço	Iliocostal lombar, iliocostal do tórax, iliocostal do pescoço Longo do tórax, longo do pescoço, longo da cabeça Espinal do tórax, espinal do pescoço, espinal da cabeça	–	–
Camada intermediária	–	–	Semiespinal do tórax, semiespinal do pescoço, semiespinal da cabeça Multífido	–
Camada profunda	–	–	Músculos segmentares Interespinais Intertransversais cervicais: anterior, posterior Intertransversais lombares: lateral, medial Rotadores: longo, curto	Reto posterior maior da cabeça, reto posterior menor da cabeça Oblíquo superior da cabeça e oblíquo inferior da cabeça

Tabela 12.9 Músculos abdominais.*

Músculos	Origem	Inserção	Inervação	Ação
Oblíquo externo	Superfície externa da 5ª até a 12ª costela	Linha alba, tubérculo púbico e metade anterior da crista ilíaca	Seis nervos espinais torácicos inferiores e nervos subcostais	Comprime as vísceras abdominais e sustenta flexão visceral abdominal e rotação do tronco
Oblíquo interno	Fáscia toracolombar, dois terços anteriores da crista ilíaca e metade lateral do ligamento inguinal	Bordas inferiores da 10ª e da 12ª costela, linha alba e púbis através do tendão conjunto	Ramos ventrais dos seis nervos espinais torácicos inferiores e primeiros nervos espinais lombares	Comprime as vísceras abdominais e sustenta flexão visceral abdominal e rotação do tronco
Transverso do abdome	Superfícies internas da 7ª à 12ª cartilagem costal, fáscia toracolombar, crista ilíaca e terço lateral do ligamento inguinal	Linha alba com aponeurose do músculo oblíquo interno, crista púbica e linha pectínea do púbis através do ligamento conjunto	Ramos ventrais dos seis nervos espinais torácicos inferiores e primeiros nervos lombares	Comprime e sustenta as vísceras abdominais
Reto abdominal	Sínfise púbica e crista púbica	Processo xifoide e 5ª à 7ª cartilagem costal	Ramos ventrais dos seis nervos espinais torácicos inferiores	Flexiona o tronco e comprime vísceras abdominais

*Ver Figura 12.20.

Capítulo 12 | Patomecânica do Sistema Musculoesquelético e dos Pontos Reflexos

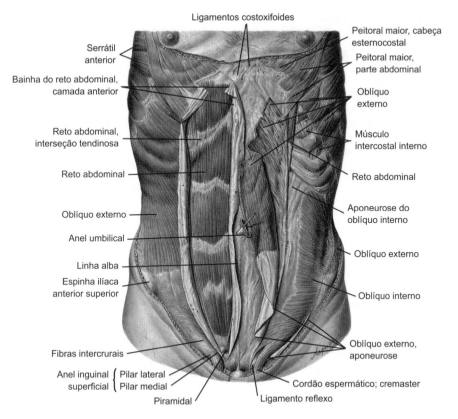

Figura 12.20 Músculos da parede abdominal.

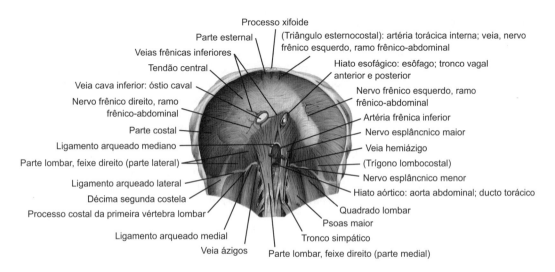

Figura 12.21 Diafragma.

O diafragma também ajuda a musculatura abdominal a aumentar a pressão intra-abdominal para reduzir a tensão nas costas quando uma pessoa ergue objetos pesados. O volume da cavidade torácica também pode ficar aumentado quando as costelas são erguidas com os músculos intercostais externos. Vários músculos (p. ex., das costas, do tórax, do pescoço) podem exercer influência sobre a caixa torácica durante a respiração forçada.

Anatomia funcional e patomecânica do membro superior

Ombro

O complexo do ombro consiste em três ossos: clavícula, escápula e úmero. O complexo está conectado com o exoesqueleto pelo esterno e se apoia no tórax. Portanto, a forma do tórax afeta a função do ombro.

O complexo do ombro é composto de quatro articulações: esternoclavicular, acromioclavicular, costoescapular e glenoumeral.

Considera-se que os movimentos do ombro sejam elevação e depressão no eixo anterior-posterior, protração e retração no eixo superior-inferior e rotação para cima e para baixo no eixo medial-lateral.

Os movimentos do ombro são controlados por três grupos de músculos: músculos axioescapulares mais axioclaviculares (Tabela 12.10), que se originam no tronco e fazem inserção na escápula; músculos escapuloumerais (Tabela 12.11), que se originam na escápula e fazem inserção no úmero; e músculos axioumerais (Tabela 12.12), que se originam no tronco e fazem inserção no úmero.

Cotovelo

A articulação do cotovelo consiste em parte distal do úmero, parte proximal da ulna e parte proximal do rádio. Os movimentos do cotovelo incluem flexão, extensão, pronação e supinação. Esses movimentos ocorrem em três articulações distintas: uma articulação em dobradiça entre o úmero e a ulna; uma articulação em pivô entre a ulna e o rádio; e uma articulação tipo bola e soquete entre o úmero e o rádio. Mulheres apresentam o processo olécrano menos proeminente e a fossa correspondente mais rasa, o que as tornam mais passíveis de alongar ainda mais a articulação do cotovelo.

Os músculos flexores do cotovelo são apresentados na Tabela 12.13 (Figura 12.22). O bíceps contribui enormemente para a estabilidade da articulação do ombro, além de agir como principal flexor do cotovelo. O principal extensor do cotovelo é o tríceps braquial (Tabela 12.14 e Figura 12.23). O músculo supinador do cotovelo é descrito na Tabela 12.15 e na Figura 12.24.

Antebraço

Os músculos do antebraço estão descritos nas Tabelas 12.16 a 12.18 e ilustrados na Figura 12.25.

Punho

A mão contém 27 ossos – 8 ossos do carpo, 5 ossos do metacarpo e 14 falanges – além da ulna e vários ossos sesamoides.

Resumo

A relação entre estrutura anatômica e movimento e as forças que se aplicam no movimento são complexas. Para obter um movimento eficiente é necessária a estrutura ideal. A estrutura musculoesquelética pode estar desequilibrada em decorrência do estresse físico no tecido mole resultante de treinamento excessivo, uso inadequado do corpo, lesões externas ou processos patológicos internos. O conhecimento básico da anatomia funcional normal, portanto, é um pré-requisito vital para tentar melhorar o movimento por meio da recuperação da estrutura normal. Com esse conhecimento, o médico pode identificar qualquer estrutura que não esteja funcionando bem e tratá-la com agulhamento e outras modalidades.

De modo geral, os pontos reflexos estão associados a determinadas estruturas, como ventres musculares, inserções neuromusculares, junções tendinomusculares e ligamentos. Os pontos reflexos não estão marcados nos quadros sobre músculos apresentados neste capítulo, mas é possível que os leitores queiram classificar os pontos reflexos nas figuras fornecidas no início deste capítulo e usá-las como referência ao aplicarem o sistema de ponto reflexo neuromuscular integrado (SPRNI) em suas práticas clínicas.

Tabela 12.10 Músculos axioescapulares e axioclaviculares.*

Músculos	Origem (inserção proximal)	Inserção (inserção distal)	Inervação	Ação
Trapézio	Terço medial da linha superior da nuca, protuberância occipital externa, ligamento da nuca, processos espinhosos de C7-T12, processos lombares e sacrais	Terço lateral da clavícula, acrômio e espinha da escápula	Raiz espinal do nervo acessório, XI nervo craniano e nervos cervicais C3 e C4	*Fibras superiores*: elevação *Fibras médias*: retração *Fibras inferiores*: depressão Fibras superiores e inferiores agem juntas para rotação superior
Levantador da escápula	Tubérculos posteriores das vértebras C1-C4	Parte superior da borda medial da escápula	Nervo escapular dorsal (C5) e nervos cervicais C3 e C4	Eleva a escápula e inclina a cavidade glenoide para baixo quando gira a escápula
Romboide menor e romboide maior	*Romboide menor*: ligamento da nuca e processos espinhosos de C7 e T1 *Romboide maior*: processos espinhosos de T2-T5	Borda medial da escápula a partir do nível da espinha até o ângulo inferior	Nervo escapular dorsal (C4 e C5)	Retração e rotação da escápula para deprimir a cavidade glenoide; fixa a escápula na parede torácica
Esternocleidomastóideo	Superfície lateral do processo mastoide e metade lateral da linha superior da nuca do osso occipital	*Cabeça esternal*: inserido na superfície anterior do manúbrio *Cabeça clavicular*: superfície superior do terço medial da clavícula	Raiz espinal do nervo acessório (XI) e ramos do nervo cervical (C2 e C3)	*Ação isolada*: inclina a cabeça para o lado ipsilateral, flexiona lateralmente o pescoço *Ação bilateral*: flexiona o pescoço
Peitoral menor	3ª à 5ª costela, próximo às suas cartilagens costais	Borda medial e superfície superior do processo coracoide da escápula	Nervo peitoral medial (C8 e T1)	Estabiliza a escápula porque a puxa para baixo e para a frente, contra a parede torácica

*Ver Figura 12.1.

Tabela 12.11 Músculos escapuloumerais.*

Músculos	Origem (inserção proximal)	Inserção (inserção distal)	Inervação	Ação
Deltoide	Terço lateral da clavícula, acrômio e espinha da escápula	Tuberosidade deltoide do úmero	Nervo axilar (C5 e C6)	*Parte anterior*: flexiona e gira medialmente o braço *Parte média*: abduz o braço *Parte posterior*: estende e gira lateralmente o braço
Supraespinhoso	Fossa supraespinal da escápula	Faceta superior do tubérculo maior do úmero	Nervo supraescapular (C4-C6)	Ajuda o deltoide a abduzir o braço e age com os músculos do manguito rotador
Infraespinhoso	Fossa infraespinal da escápula	Faceta média do tubérculo maior do úmero	Nervo supraescapular (C5 e C6)	Gira lateralmente o braço; ajuda a manter a cabeça umeral na cavidade glenoide da escápula
Redondo menor	Parte superior da borda lateral da escápula	Faceta inferior do tubérculo maior do úmero	Nervo axilar (C5 e C6)	Gira lateralmente o braço; ajuda a manter a cabeça umeral na cavidade glenoide da escápula
Redondo maior	Superfície dorsal do ângulo inferior da escápula	Borda medial do sulco intertubercular do úmero	Nervo escapular inferior (C6 e C7)	Aduz e gira medialmente o braço
Subescapular	Fossa subescapular	Tubérculo menor do úmero	Nervo subescapular superior e inferior (C5-C7)	Gira medialmente e aduz o braço; ajuda a manter a cabeça umeral na cavidade glenoide

* Ver Figura 12.1.

Capítulo 12 | Patomecânica do Sistema Musculoesquelético e dos Pontos Reflexos 209

Tabela 12.12 Músculos axioumerais.*

Músculos	Origem (inserção proximal)	Inserção (inserção distal)	Inervação	Ação
Peitoral maior	Cabeça clavicular: superfície anterior da metade medial da clavícula	Borda lateral do sulco intertubercular do úmero	*Cabeça clavicular:* nervo peitoral lateral e medial (C5 e C6)	Aduz e gira medialmente o úmero *Ação isolada:* a cabeça clavicular flexiona o úmero, a cabeça esternocostal estende o úmero
Grande dorsal	Processos espinhosos das seis vértebras torácicas inferiores, fáscia toracolombar, crista ilíaca, três ou quatro costelas inferiores	Assoalho do sulco intertubercular do úmero	Nervo toracodorsal	Estende, aduz e gira medialmente o úmero
Serrátil anterior	Superfícies externas das partes laterais da 1ª à 8ª costela	Superfície anterior da borda medial do nervo escapular	Nervo torácico longo (C5-C7)	Protrai a escápula e a mantém contra a parede torácica, gira a escápula

*Ver Figura 12.1.

Tabela 12.13 Músculos flexores do cotovelo.*

Músculos	Origem (inserção proximal)	Inserção (inserção distal)	Inervação	Ação
Bíceps braquial	*Cabeça curta:* ponta do processo coracoide da escápula *Cabeça longa:* tubérculo supraglenoidal da escápula	Tuberosidade do rádio e fáscia do antebraço através da aponeurose bicipital	Nervo musculocutâneo (C5 e C6)	Flexiona o antebraço quando ele está em posição supina; supina o antebraço
Braquial	Cabeça distal da superfície anterior do úmero	Processo coronoide e tuberosidade da ulna	Nervo musculocutâneo (C5 e C6)	Flexiona o antebraço
Braquiorradial	Dois terços proximais da crista supracondilar lateral do úmero	Superfície lateral da extremidade distal do rádio	Nervo radial (C5-C7)	Flexiona o antebraço
Redondo pronador	*Cabeça umeral:* epicôndilo medial do úmero *Cabeça ulnar:* processo coronoide da ulna	Ponto médio da superfície lateral do rádio	Nervo mediano (C6 e C7)	Flexiona e prona o antebraço

* Ver Figura 12.22.

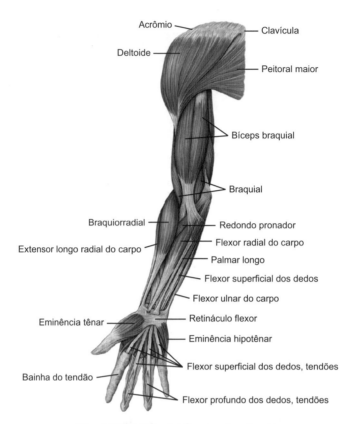

Figura 12.22 Músculos flexores do cotovelo.

Tabela 12.14 Músculos extensores do cotovelo.*

Músculos	Origem (inserção proximal)	Inserção (inserção distal)	Inervação	Ação
Tríceps braquial	*Cabeça longa*: tubérculo infraglenoidal da escápula *Cabeça lateral*: superfície posterior do úmero, acima do sulco radial *Cabeça medial*: superfície posterior do úmero, abaixo do sulco radial	Extremidade proximal da ulna (olécrano) e fáscia do antebraço	Nervo radial (C6-C8)	Estende o antebraço; a cabeça longa estabiliza a cabeça do úmero abduzido
Ancôneo	Epicôndilo lateral do úmero	Superfície lateral do olécrano e parte superior da superfície posterior da ulna	Nervo radial (C7-T1)	Ajuda o tríceps na extensão do antebraço; estabiliza a articulação do cotovelo; abduz a ulna durante a pronação

*Ver Figura 12.23.

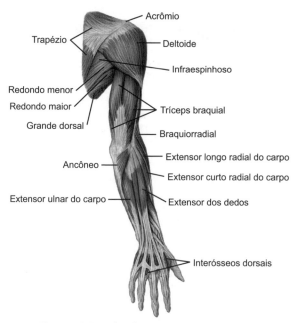

Figura 12.23 Músculos extensores do cotovelo.

Tabela 12.15 Músculo supinador do cotovelo.*

Músculos	Origem (inserção proximal)	Inserção (inserção distal)	Inervação	Ação
Supinador	Epicôndilo lateral do úmero, ligamentos colateral radial e anular, fossa supinadora e crista da ulna	Superfícies lateral, posterior e anterior do terço proximal do rádio	Ramo profundo do nervo radial (C5 e C6)	Supina o antebraço (gira o rádio para virar a palma da mão para a frente)

* Ver Figura 12.24.

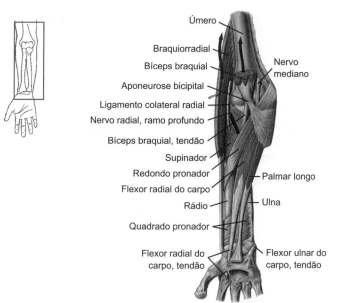

Figura 12.24 Músculos supinadores e pronadores.

Tabela 12.16 Músculos do compartimento fascial anterior do antebraço.

Músculos	Origem (inserção proximal)	Inserção (inserção distal)	Inervação	Ação
Redondo pronador	*Cabeça umeral*: epicôndilo medial do úmero *Cabeça ulnar*: processo coronoide da ulna	Ponto médio da superfície lateral do rádio	Nervo mediano (C6 e C7)	Flexiona e prona o antebraço
Flexor radial do carpo	Epicôndilo medial do úmero	Bases do segundo e do terceiro ossos metacarpianos	Nervo mediano (C7 e C8)	Flexiona e abduz a mão na articulação do punho
Palmar longo	Epicôndilo medial do úmero	Retináculo flexor e aponeurose palmar	Nervo mediano (C7 e C8)	Flexiona a mão
Flexor ulnar do carpo	*Cabeça umeral*: epicôndilo medial do úmero *Cabeça ulnar*: aspecto medial do processo olecraniano e borda posterior da ulna	Osso pisiforme, gancho do hamato, base do 5º osso metacarpiano	Nervo ulnar (C7 e C8)	Flexiona e aduz a mão na articulação do punho
Flexor superficial dos dedos	*Cabeça umeroulnar*: epicôndilo medial do úmero *Cabeça radial*: linha oblíqua na superfície anterior da diáfise do rádio	Falange média dos quatro dedos mediais	Nervo mediano (C7-T1)	Flexiona a falange média dos dedos e ajuda na flexão da falange proximal e da mão
Flexor longo do polegar	Superfície anterior da diáfise do rádio	Falange distal do polegar	Ramo interósseo anterior do nervo mediano (C8 e T1)	Flexiona a falange distal do polegar
Flexor profundo dos dedos	75% proximais das superfícies medial e anterior da ulna e membrana interóssea	Base das falanges distais dos quatro dedos mediais	Nervos ulnar e mediano (C8 e T1)	Flexiona a falange distal dos dedos; ajuda na flexão das falanges média e proximal e do punho
Quadrado pronador	Superfície anterior da diáfise da ulna	Superfície anterior da diáfise do rádio	Ramo interósseo anterior do nervo mediano (C8 e T1)	Pronação do antebraço

Tabela 12.17 Músculos do compartimento fascial lateral do antebraço*.

Músculos	Origem (inserção proximal)	Inserção (inserção distal)	Inervação	Ação
Braquiorradial	Dois terços proximais da crista supracondilar lateral do úmero	Superfície lateral da extremidade distal do rádio	Nervo radial (C5-C7)	Flexiona o antebraço na articulação do cotovelo; gira o antebraço para a posição de meia pronação
Extensor radial longo do carpo	Crista supracondilar lateral do úmero	Superfície posterior da base do 2º osso metacarpiano	Nervo radial (C6 e C7)	Estende e abduz a mão na articulação do punho

*Ver Figura 12.25.

Tabela 12.18 Músculos do compartimento fascial posterior do antebraço.

Músculos	Origem (inserção proximal)	Inserção (inserção distal)	Inervação	Ação
Extensor radial curto do carpo	Epicôndilo lateral do úmero	Superfície posterior da base do 3º osso metacarpiano	Ramo profundo do nervo radial (C7-C8)	Estende e abduz a mão na articulação do punho
Extensor dos dedos	Epicôndilo lateral do úmero	Falanges média e distal dos quatro dedos mediais	Nervo interósseo posterior (C7-C8); um ramo do nervo radial	Estende os dedos e a mão
Extensor do dedo mínimo	Epicôndilo lateral do úmero	Expansão do extensor do dedo mínimo	Nervo interósseo posterior (C7-C8); um ramo do nervo radial	Estende a articulação falangiana metacárpica do dedo mínimo
Extensor ulnar do carpo	Epicôndilo lateral do úmero	Base do 5º osso metacarpiano	Nervo interósseo posterior (C7-C8); um ramo do nervo radial	Estende e aduz a mão na articulação do punho
Ancôneo	Epicôndilo lateral do úmero	Superfície lateral do olécrano e parte superior da superfície posterior da ulna	Nervo radial (C7-T1)	Ajuda o tríceps na extensão do antebraço, estabiliza a articulação do cotovelo; abduz a ulna durante a pronação
Supinador	Epicôndilo lateral do úmero, ligamentos colateral radial e anular, fossa supinadora e crista da ulna	Superfícies lateral, posterior e anterior do terço proximal do rádio	Ramo profundo do nervo radial (C5 e C6)	Supinação do antebraço (rotação do rádio para virar a palma da mão para a frente)
Abdutor longo do polegar	Superfície posterior das diáfises do rádio e da ulna	Base do primeiro osso metacarpiano	Ramo profundo do nervo radial (C5-C7)	Abduz e estende o polegar
Extensor curto do polegar	Superfície posterior da diáfise da ulna	Base da falange distal do polegar	Ramo profundo do nervo radial (C5-C7)	Estende as articulações metacarpofalangianas do polegar
Extensor longo do polegar	Superfície posterior da diáfise da ulna	Base da falange distal do polegar	Ramo profundo do nervo radial (C5-C7)	Estende a falange distal do polegar
Extensor do dedo indicador	Superfície posterior da diáfise da ulna	Expansão do extensor do dedo indicador	Ramo profundo do nervo radial (C5-C7)	Estende a articulação metacarpofalangiana do dedo indicador

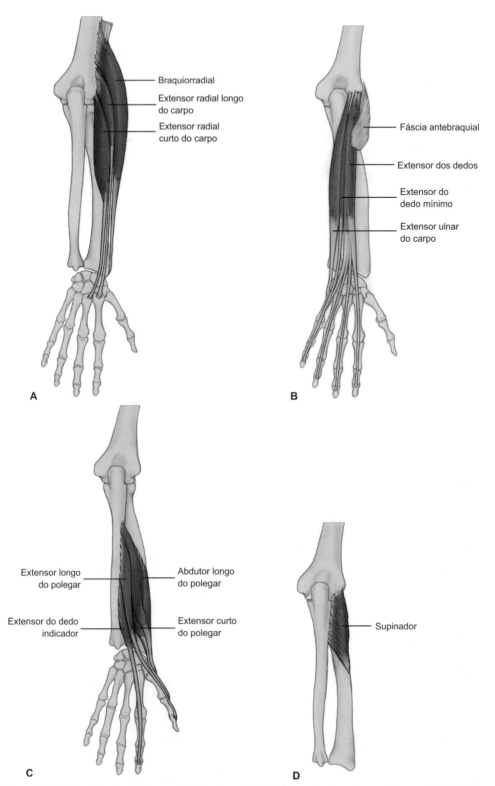

Figura 12.25 Músculos do antebraço. **A.** Músculos radiais. **B.** Músculos dorsais: camada superficial. **C.** Músculos dorsais: camada média. **D.** Músculos dorsais: camada profunda.

Referências bibliográficas

1. Huang C-K, Kitaoka HB, An/K-N et al.: Biomechanical evaluation of longitudinal arch stability, *Foot Ankle Int.* 14:353-357, 1993.
2. Inman VT: *The joints of the ankle,* Baltimore, 1976, Williams & Williams.
3. Klingman RE, Liaos SM, Hardin KM: The effect of subtalar joint position on patellar glide position in subjects with excessive rearfoot pronation, *J Orthop Sports Phys Ther* 25:185-191, 1997.
4. Williams DS III, McClay IS, Hamill J: Arch structure and injury patterns in runners. *Clin Biomech,* 16:341-347, 2001.
5. Arangio GA, Chen C, Salathe EP: Effect of varying arch height with and without the plantar fascia on the mechanical properties of the foot, *Foot Ankle Int* 19:705-709, 1998.
6. Root ML, Orien WP, Weed JH: *Clinical biomechanics: normal and abnormal functions of the foot,* Los Angeles, 1977, Clinical Biomechanics Corp.
7. Calhoun JH, Li F, Ledbetter BR et al.: A comprehensive study of pressure distribution in the ankle joint with inversion and eversion, *Foot Ankle Int* 15:125-133, 1994.
8. Tiberio D: Pathomechanics of structural foot deformities. *Phys Ther* 68:1840-1849, 1988.

13
Uso do Agulhamento a Seco para Prevenir Lesões e Melhorar o Desempenho Atlético

As medidas preventivas são a melhor maneira de reduzir a incidência e a gravidade de lesões nos esportes, sendo que vários programas de pesquisas e métodos de tratamento foram desenvolvidos com esse propósito. Entretanto, o potencial do agulhamento a seco para *prevenir* lesões desportivas ainda não foi seriamente reconhecido pelos profissionais da medicina desportiva.

A terapia com agulhamento a seco é uma modalidade específica para disfunção de tecido mole. O agulhamento e as lesões induzidas por ele ativam mecanismos autorreguladores biológicos inerentes do organismo que normalizam a fisiopatologia dos tecidos moles. O tecido mole é responsável por aproximadamente 50% da massa corporal humana e é parte de toda entidade anatômica, seja como elemento estrutural ou funcional; qualquer insulto patológico, interno ou externo, pode causar ou se manifestar como disfunção de tecido mole. Portanto, o agulhamento a seco é uma modalidade capaz de ser usada em quase todas as condições clínicas que envolvam disfunção de tecido mole, indo desde síndrome pós-exercício, dor muscular de início tardio, estresse antes da competição e dor miofascial até câncer em pacientes que estejam se submetendo a quimioterapia, radioterapia ou ambas. Se uma lesão precisar de intervenção cirúrgica, o agulhamento a seco pode ser usado antes e depois da cirurgia para melhorar a reabilitação.

A maneira mais prática de prevenir uma lesão desportiva é restaurar a homeostase musculoesquelética, que acelera a recuperação de síndrome pós-exercício, dor muscular de início tardio e inflamação de tecido mole, e reequilibra a patomecânica musculoesquelética, melhorando a eficiência e facilitando o movimento.

Prevenção de lesão: como tratar atletas assintomáticos

Prevenir uma lesão em atletas assintomáticos é fundamental. Prevenção de lesão e melhoria de desempenho são, na verdade, a mesma coisa. Muitas lesões ocorrem porque os tecidos moles – músculos, fáscia, tendões e ligamentos – estão sobrecarregados com estresse acumulado, de modo que estão em um estado físico e fisiológico de "pré-lesão". Sob essas condições, qualquer treinamento excessivo, movimento ou postura não usual ou impacto físico pode provocar uma lesão que não ocorreria, ou seria menos grave, em um corpo saudável. Exemplos disso seriam diferentes tipos de tendinite, avulsão de tendão, crescimento ósseo anormal, como esporões causados por hipertensão muscular crônica e até fratura óssea resultante de contração súbita de músculos tensionados. Todas essas condições são causadas por disfunção de tecido mole. Se essas disfunções fossem eliminadas e se o estresse crônico nos tecidos afetados fosse regularmente tratado, essas lesões poderiam ser evitadas.

Investigando as histórias médicas pregressas de vários atletas de classe mundial, o autor descobriu que muitas de suas lesões e muitos de seus procedimentos cirúrgicos poderiam ter sido evitados se os atletas tivessem recebido tratamento preventivo regular adequado para remover o estresse musculoesquelético acumulado ou para aliviar sintomas ocultos. De fato, o autor descobriu que a maioria dos atletas, profissionais e não profissionais, apresenta sintomas que estão ocultos em maior ou menor grau. Mesmo aqueles que não apresentavam sintomas relataram que depois do tratamento sentiram que seus sistemas musculoesqueléticos estavam muito mais bem coordenados e seus músculos mais fortes. Lesões resultantes de estresse musculoesquelético geralmente ficam ocultas, desconhecidas em seus estágios iniciais tanto para os atletas como para seus médicos.

Muitos atletas e profissionais médicos sabem da importância e da necessidade de prevenir lesões e muitos programas foram desenvolvidos com esse propósito. O primeiro congresso mundial sobre prevenção de lesão desportiva, que aconteceu em Oslo, Noruega, em junho de 2005, é um exemplo do progresso feito nesse campo. É possível prevenir lesões desportivas? A resposta é, definitivamente, "sim". Pesquisas sistemáticas sugerem que as lesões desportivas podem ser reduzidas em 54 a 65%, dependendo do tipo de esporte e do tipo de intervenção (ver discussão mais adiante neste capítulo).

O uso do agulhamento a seco para prevenção de lesão desportiva é um novo método que o autor e colegas desenvolveram a partir do final dos anos 1990. A experiência demonstrou que o agulhamento é muito eficaz para restaurar a homeostase musculoesquelética, melhorando a eficiência do movimento; acelerando a recuperação de síndrome pós-exercício, de

dor muscular de início tardio e de inflamação de tecido mole; e reequilibrando a mecânica musculoesquelética.

O autor desta obra e colegas descobriram que todos os atletas saudáveis se beneficiam com uma sessão de acupuntura com o método de agulhamento a seco 1 vez por semana, combinada com um tratamento 3 dias antes da competição e outro imediatamente após a competição. Esse protocolo melhora o desempenho físico e previne lesão de tecido mole porque acelera a recuperação do treinamento excessivo.

Procedimento clínico para prevenir lesão e melhorar o desempenho

Procedimento geral para atletas assintomáticos pode seguir os seguintes passos:

- Obtenção de história detalhada da carreira desportiva, incluindo todas as lesões
- Registro de qualquer queixa atual
- Investigação musculoesquelética
- Tratamento sistêmico ou subsistêmico.

Sugere-se exame investigatório musculoesquelético geral bem elaborado (Tabela 13.1) para identificar possíveis patologias.[1] Nesse exame pode-se identificar assimetria ou desequilíbrio mecânico. Qualquer condição patológica ou desequilíbrio que pareça ser local pode afetar a fisiologia, a função ou a estrutura sistêmica. Na experiência do autor, todos os atletas, profissionais e amadores, vivem com estresse musculoesquelético oculto, que pode se tornar sintomático a qualquer momento durante treinamento ou competição se não for tratado adequadamente. O tratamento deve ser dado de modo sistêmico, com ênfase em quaisquer sintomas que tenham sido revelados no exame investigatório. Existe uma diferença que merece ser mencionada entre as pessoas com lesões prévias e também entre aquelas sem lesões: atletas com lesões prévias estão mais vulneráveis a apresentarem sintomas recorrentes porque suas lesões ou seus procedimentos cirúrgicos podem ter alterado a estrutura anatômica em certo grau, o que pode criar desequilíbrio na biomecânica musculoesquelética natural.

Os casos apresentados a seguir, da clínica do autor, servem como exemplos de tratamento preventivo para atletas assintomáticos ou para aqueles com apenas sintomas musculoesqueléticos menores.

Tabela 13.1 Exame investigatório musculoesquelético.

Instrução	Observação	Registro	
Lateralidade		D	E
Em pé, olhando para o examinador	Articulações acromioclaviculares; constituição geral		
Olhar para o teto, para o chão, sobre os dois ombros, tocar as orelhas com os ombros	Movimento da coluna cervical		
Encolher os ombros (resistência)	Força do trapézio		
Abduzir os ombros	Força do deltoide		
Rotação externa total dos braços	Movimento do ombro		
Flexão e extensão dos cotovelos	Movimento do cotovelo		
Braços nas laterais, cotovelo a 90°: fazer movimento de flexão, pronação e supinação do punho	Movimento do cotovelo e do punho		
Expandir os dedos, cerrar o punho	Movimento, força e deformidades nas mãos e nos dedos		
Contrair o quadríceps; relaxar o quadríceps	Simetria das articulações dos joelhos e dos tornozelos		
"Andar de pato" se distanciando e se aproximando do examinador	Movimentos do quadril, joelho e tornozelo		
Ficar de costas para o examinador	Simetria: níveis das orelhas e dos ombros, quadris, fossas poplíteas, maléolos, escoliose		
Com os joelhos estendidos, tocar os dedos dos pés	Escoliose, movimento do quadril, tensão dos músculos lombares, dos músculos isquiotibiais e da panturrilha		
Erguer-se nas pontas dos dedos dos pés e nos calcanhares	Simetria da panturrilha, força da perna		
Braços nas laterais, posições anteroposteriores dos dois braços e dos quadris	Rotação do corpo no eixo superior-inferior		
Ficar de lado para o examinador	Posição do pescoço e alinhamento esquelético anterior-posterior		

◯ Caso clínico 1
Atleta sem lesões prévias

Mulher de 26 anos de idade, corredora de longa distância profissional sem história de lesão prévia. Ao exame investigatório musculoesquelético, o autor descobriu que seus músculos isquiotibiais direitos estavam tensionados, o quadril direito estava inclinado para trás e ela apresentava dor no músculo levantador da escápula esquerdo. O seguinte tratamento foi planejado:

- Método sistêmico: agulhamento dos 24 pontos reflexos homeostáticos
- Método sintomático: agulhamento de áreas sensíveis do jarrete direito nos músculos bíceps femoral, semitendinoso e semimembranoso.

Depois da sessão, a paciente sentiu que seus músculos isquiotibiais direitos estavam mais relaxados, a flexão do quadril estava melhor e o músculo levantador da escápula esquerdo estava menos sensível.

Entretanto, seus sintomas retornaram alguns dias depois. Sua história revelou que ela vinha tendo esses problemas nos últimos 2 anos. Prescrevemos sessões semanais e uma sessão especial 3 dias antes de qualquer evento maior. Os sintomas foram diminuindo gradualmente nos primeiros 3 meses e, depois de 6 meses, ela não apresentava nenhum sintoma; quanto ao desempenho da corrida, ela obteve tempos melhores do que havia obtido nos últimos 5 anos.

∞ Caso clínico 2
Atleta com lesões prévias

Mulher de 36 anos de idade, corredora profissional de longas distâncias. Cinco anos antes, havia se submetido a cirurgia em decorrência de tendinite de Aquiles no calcanhar esquerdo. Foram necessários 2 anos para se recuperar até voltar aos treinamentos, mas os músculos da perna esquerda haviam desenvolvido tendência para dor muscular de início tardio: ela sentia dor nos músculos abdominais inferiores esquerdos logo acima do ligamento inguinal quando corria em local de declive. Exame investigatório de rotina revelou que ela sentia essa dor sempre que estendia excessivamente a perna esquerda. Um exame mais detalhado revelou áreas doloridas e sensíveis nos músculos quadríceps esquerdos. O tratamento incluiu agulhamento sistêmico dos pontos reflexos homeostáticos primários, bem como agulhamento dos pontos reflexos sintomáticos na região lombar, no abdutor do quadril e no iliopsoas para aliviar o estresse do quadril. O tratamento sintomático se concentrou no quadríceps, nos músculos isquiotibiais, nos músculos adutores, na faixa iliotibial e no reto abdominal.

Depois da sessão, a paciente não sentiu dor mesmo após um teste em que fez extensões excessivas. O autor sugeriu à paciente que ela parasse de treinar por 2 dias e então voltasse a treinar com menos esforço por 1 semana. Cinco dias depois do tratamento inicial, ela recebeu uma segunda sessão de tratamento, semelhante à primeira. Na semana seguinte, a paciente começou a aumentar gradualmente a intensidade do treinamento. Ela sentia alguns sintomas na perna esquerda com certa frequência e vinha para um exame investigatório e para tratamento regular.

Nova frustração seguiu. Ela voltou a treinar 130 km por semana por 4 meses sem nenhum sintoma, mantendo sessões semanais de tratamento. Quando chegou o inverno, ela continuou a treinar em temperaturas mais frias. Certo dia, voltou a sentir dor excruciante na região inferior esquerda do abdome, mas somente quando passava por algum declive. O exame médico não revelou nenhum problema de tecido, mas a investigação postural demonstrou pontos-gatilho dolorosos no quadríceps femoral e em todos os músculos adutores. O tubérculo púbico esquerdo também estava bastante dolorido. Além do tratamento sistêmico, foi dada especial atenção ao tubérculo púbico e aos pontos-gatilho. Ela foi orientada a parar o treinamento por 3 semanas e a reduzir a intensidade dos treinos. Depois de 6 sessões semanais de tratamento, estava livre de sintomas e começou a retomar gradualmente seu protocolo de treinamento.

Pesquisas com base em evidências

O autor enfatiza o método sistêmico para tratar atletas assintomáticos (sem sintomas discerníveis) e atletas sintomáticos, sendo isso bem confirmado pela sua experiência clínica e também por achados de pesquisas com base em evidências da medicina desportiva. O propósito do método sistêmico é ajustar o alinhamento biomecânico e o equilíbrio da estrutura central, especialmente para soltar a tensão no tecido mole da coluna e facilitar a estabilidade e o fortalecimento do centro.

Desde o final da década de 1990, o fortalecimento e a estabilidade do centro tornaram-se o foco na reabilitação desportiva e no treino de desempenho. Entretanto, o conceito de força central foi sugerido na década de 1920 por Joseph Pilates[2], que foi quem percebeu que o desenvolvimento de um cinturão de força requeria o recrutamento dos músculos profundos do tronco. Além disso, especialistas em reabilitação de várias disciplinas, historicamente, ensinaram o conceito de que a estabilidade dos segmentos proximais é necessária à mobilidade eficaz dos segmentos distais. Por exemplo, é necessário que haja estabilidade na pelve e no tronco para haver movimento controlado no joelho e no tornozelo.

Hodges e Richardson[2] trouxeram de volta o conceito da estabilidade central nos anos 1990. Eles conceberam a coluna como inerentemente instável e requerendo apoio ativo da pressão intra-abdominal e da tensão da fáscia toracolombar e dos estabilizadores lombares profundos. A força no centro, portanto, é considerada apoio muscular da coluna lombar, que é necessária para obter e manter a estabilidade funcional.[3] Mais recentemente, esse conceito foi expandido para incluir os músculos do quadril[4] e da musculatura escapulotorácica.[5] Eles sugerem que uma força central adequadamente desenvolvida, fornecendo estabilidade central suficiente, é uma necessidade para manter a postura correta e o alinhamento das regiões lombar e pélvica durante todos os movimentos e, particularmente, no esporte, pois possibilita movimentos vigorosos e coordenados das extremidades. Força inadequada do centro resulta em sua estabilidade precária e pode diminuir a eficiência biomecânica e aumentar risco de lesão.

Vários estudos confirmaram a relação entre fraqueza da musculatura central e probabilidade de lesão. Alguns exemplos são mencionados aqui:

- A ativação do músculo transverso abdominal é significativamente retardada em indivíduos com dor lombar[2]
- A ativação dos músculos oblíquo interno abdominal, multífido e glúteo máximo é similarmente retardada no lado sintomático de indivíduos com dor na articulação sacroilíaca[6]
- A força isocinética dos extensores do tronco está significativamente relacionada com o nível de incapacidade de dor lombar entre lutadores sem anormalidades radiológicas na região lombar[7]
- Fraqueza dos músculos do quadril e dor patelofemoral estão positivamente correlacionadas em atletas mulheres[8]
- Fraqueza dos músculos do tronco é um fator de risco para dor lombar. Indivíduos que desenvolveram dor lombar mostraram desequilíbrio entre a força dos extensores do tronco e a dos flexores do tronco[9]
- Desequilíbrio bilateral na força isométrica dos extensores do quadril está relacionado com desenvolvimento de dor lombar[10]
- Atletas com abdutores do quadril mais fortes e rotação externa são menos propensos a sofrer dor lombar
- Atrofia muscular persistente está relacionada com dor lombar recorrente. Constatou-se índice de recorrência de 30% em sujeitos que receberam terapia de estabilização da musculatura central em comparação com 84% nos que receberam apenas tratamento médico convencional.[11]

Resumo

Movimento de extremidade biomecanicamente favorável pode existir apenas com pelve e coluna estáveis. A ideia de promover a estabilização do centro para o tratamento de lesões, como dor patelofemoral, síndrome da banda iliotibial, distensão dos músculos isquiotibiais e reabilitação pós-operatória de reconstrução de ligamentos, tem sido defendida. Coluna desequilibrada também está relacionada com problemas no ombro e no pescoço. Portanto, é absolutamente necessário que o sistema musculoesquelético esteja bem alinhado e equilibrado para se obterem movimentos eficientes nos esportes e na vida diária. Tratamento sintomático combinado com método sistêmico pode ajudar os pacientes a conseguirem a homeostase máxima do sistema musculoesquelético, o que não apenas inibe ou reduz o risco de lesão desportiva, mas também melhora o desempenho físico por conta do ótimo alinhamento do sistema.

A terapia de acupuntura com agulhamento a seco oferece especial valor para atletas e também para muitos pacientes não atletas. Primeiro, o agulhamento a seco, com seus mecanismos específicos de lesão, acelera a cura da disfunção do tecido mole, que é uma questão essencial em todos os aspectos da lesão desportiva. Segundo, o agulhamento a seco ajuda a reduzir os estresses físico e psicológico que prejudicam o desempenho físico e aumentam a possibilidade de lesões. Este capítulo se concentrou no uso do agulhamento a seco como modalidade preventiva na medicina desportiva.

Referências bibliográficas

1. Gomez JE, Landry GL, Bernhardt DT: Critical evaluation of the 2-minute orthopedic screening examination. *Am J Dis Child* 1109-1113, 1993.
2. Hodges PW, Richardson CA: Inefficient muscular stabilization of the lumbar spine associated with low back pain: a motor control evaluation of transversus abdominis, *Spine* 21:2640-2650, 1996.
3. Akuthora V, Nadler SF: Core strengthening, *Arch Phys Med Rehabil* 85:S86-S92, 2004.
4. Leeturn DT, Ireland ML, Willson JD, et al: Core stability measures at-risk factors for lower extremity injury in athletes, *Med Sci Sports Exerc* 36:926-934, 2004.
5. Quinn E: *Sports medicine: core stability training. How to build a strong foundation.* Disponível em: <www.sportsmedicine.about.com/cs/conditioning/a/aa052002a.html>. Acesso em: 15 mai. 2015.

6. Hungerford B, Gilleard W, Hodges P: Evidence of altered lumbopelvic muscle recruitment in the presence of sacroiliac joint pain, *Spine* 28:1593-1600, 2003.
7. Iwai K, Nakazato K, Irie K, et al: Trunk muscle strength and disability level of low back pain in collegiate wrestlers, *Med Sci Sports Exerc* 36:1296-1300, 2004.
8. Ireland ML, Willson JD, Ballantyne BT, et al: Hip strength in females with and without patellofemoral pain, *J Orthop Sports Phys Ther* 33:671-676, 2003.
9. Lee JH, Hoshino Y, Nakamura K, et al: Trunk muscle weakness as a risk factor for low back pain: a 5-year prospective study, *Spine* 24:54-57, 1999.
10. Nadler SF, Malagna GA, Feinberg JH, et al: Relationship between hip muscle imbalance and occurrence of low back pain in collegiate athletes: a prospective study, *Am J Phys Med Rehabil* 80:572-577, 2001.
11. Hides JA, Jull GA, Richardson CA: Long-term effects of specific stabilizing exercises for first-episode low back pain, *Spine (Phila Pa 1976)* 26:E243-E248, 2001.

14

Princípios Gerais do Tratamento da Disfunção de Tecido Mole nas Lesões Esportivas

Os capítulos anteriores apresentaram o conceito da acupuntura com agulhamento a seco como uma modalidade inespecífica para tratar disfunção de tecido mole. A disfunção de tecido mole está envolvida em todos os processos fisiopatológicos humanos e a maioria das lesões esportivas consiste, tipicamente, em lesões do tecido mole. Todo atleta, independentemente de ser ou não profissional, já sofreu alguma lesão. Muitos não chegam a se recuperar completamente, e suas lesões se tornam fontes de problemas crônicos. Na verdade, essas lesões podem ser evitadas ou completamente curadas em muitos casos se métodos multidisciplinares forem combinados organicamente e se os atletas, seus técnicos e seus médicos compreenderem exatamente a natureza, os mecanismos específicos, a eficácia e os limites de cada modalidade.

Por causa da natureza do treinamento e da competição, a maioria, se não todos os atletas, apresenta certos tipos de estresse físico e psicológico envolvendo disfunção de tecido mole. Parte do estresse não se manifesta fisiologicamente, ficando sem acompanhamento até se tornar grave o bastante para causar sintomas patológicos.

Na acupuntura de agulhamento a seco, agulhas finas são usadas para criar lesões em determinados pontos de tecidos moles e ativam os mecanismos curativos do corpo para normalizar a disfunção do tecido mole. O agulhamento a seco não entra em conflito com nenhuma outra modalidade curativa, seja bioquímica ou física, e isso é especialmente verdade no que se refere a atletas. De fato, a literatura existente indica que o agulhamento a seco é um bom complemento para qualquer outra modalidade de tratamento e, em alguns casos, a acupuntura de agulhamento a seco, isoladamente, propicia resultados eficazes.

Este capítulo revê tipos comuns de lesões esportivas para os quais o agulhamento a seco pode ser útil e eficaz como modalidade complementar a outros procedimentos médicos.

A acupuntura de agulhamento a seco pode ser praticada apenas com conhecimento profundo da anatomia humana e da natureza da fisiopatologia. O propósito deste capítulo é apresentar a aplicação da acupuntura de agulhamento a seco para lesões esportivas comuns, e os leitores que precisarem revisar a anatomia e a fisiopatologia para determinada lesão podem consultar a lista de leitura recomendada no final do capítulo.

Lesões esportivas da pele

A acupuntura de agulhamento a seco é muito eficaz para as lesões cutâneas que ocorrem nas situações a seguir:

Queimadura solar

Queimadura solar é uma inflamação da pele causada pela irradiação ultravioleta do sol. Todos os atletas que praticam esportes ao ar livre ficam vulneráveis à queimadura solar, particularmente aqueles cujo esporte é praticado em grandes altitudes, como esquiadores e alpinistas. A queimadura solar pode variar entre branda e grave. A pele fica quente ao toque, vermelha, dolorida e com bolhas em casos graves.

A área queimada da pele deve ser tratada 1 vez/dia com agulhas de 15 mm de comprimento e 0,18 a 0,25 mm de diâmetro. A densidade do agulhamento é de aproximadamente duas a três agulhas por cm^2. Antes de agulhar, a pele pode ser limpa com algodão e água fria, mas não se deve aplicar nenhum creme hidratante. Depois de as agulhas serem removidas, deve-se limpar qualquer sangramento que tenha havido com algodão. Um hidratante tópico pode ser aplicado uma hora depois do tratamento. Para evitar infecção em potencial, as bolhas não devem ser agulhadas. Entretanto, se as bolhas se romperem, procedimentos adequados para evitar infecção devem ser usados.

Queimadura de frio

A queimadura de frio é causada pelo congelamento do tecido do corpo, que resulta em lesão da pele e das camadas subcutâneas. Esquiadores e alpinistas são suscetíveis a essa lesão no tempo frio. A queimadura de frio geralmente atinge a pele exposta, como a do nariz e orelhas, mas pode afetar qualquer parte que fique sujeita a temperaturas suficientemente baixas. Os sintomas podem incluir palidez da parte atingida e entorpecimento ou sensação de formigamento e, quando a pele é destruída pela queimadura de frio, fica frouxa e escurecida.

A área afetada deve ser tratada 1 vez/dia com agulhas de 15 mm de comprimento e 0,18 mm de diâmetro (menor calibre). A densidade do agulhamento é de aproximadamente 2 a 3 agulhas por cm^2.

Bolhas

As bolhas se formam onde a pele encontra fricção física. Essa fricção pode ser causada pelo calçado, durante corrida ou patinação, ou por outros aparelhos esportivos, como os usados na ginástica, no beisebol ou em eventos com raquete. A fricção física faz com que a epiderme se separe da camada dérmica da pele ou provoque separação dentro das múltiplas camadas da própria epiderme. O espaço entre as camadas é preenchido por soro, linfa, sangue ou líquido extracelular. O líquido nas bolhas é claro, mas, ocasionalmente, pode ocorrer sangramento dentro da bolha, causando coloração vermelha ou azulada. As queixas comuns são dor, queimação e sensibilidade no local da lesão.

O tratamento para bolhas é o mesmo que para queimadura de sol e a sessão de tratamento deve ser diária.

Pé de atleta

Pé de atleta é uma infecção cutânea que afeta 70% da população em várias épocas. É causada por um fungo produzido pela classe de parasitas cutâneos conhecidos como *dermatófitos*. O fungo se prolifera nas condições de umidade produzidas pela transpiração. O local mais afetado fica entre o quarto e o quinto dedos do pé, onde o fungo causa irritação, maceração e fissuras e descamação da camada externa da pele. Os sintomas são vermelhidão, pele rachada e descamando com prurido, ardência e queimação e, às vezes, mau odor. O tipo mais comum desta condição é pé de atleta interdigital crônico.

Antes do tratamento, a pele infectada deve ser limpa e seca. A pele afetada é tratada com agulhas do mesmo modo que a queimadura de sol. Qualquer sangramento deve ser limpo com algodão depois de as agulhas serem removidas. O tratamento deve ser feito com sessões diárias.

Lesões esportivas da cabeça e do pescoço

Lesões da cabeça

Traumatismos da cabeça estão entre as lesões mais graves dos esportes; podem causar sintomas permanentes e até fatalidade. Lesões na cabeça incluem concussão, contusão, hemorragia e fraturas cranianas. Os principais sinais e sintomas dessas lesões incluem perda da consciência, confusão, amnésia e choque. Todas essas lesões necessitam de atenção médica imediata.

A reabilitação por conta de lesões na cabeça varia bastante, dependendo da natureza e da extensão da lesão. De acordo com a experiência do autor, pacientes com concussão leve podem precisar de meses, ou, às vezes, anos para se recuperarem de uma síndrome pós-concussão.

O prognóstico das lesões na cabeça pode não ser conhecido por meses, ou, em alguns pacientes, anos. Pacientes podem apresentar sintomas pós-concussão, incluindo dor de cabeça, tontura, amnésia e desequilíbrio musculoesquelético.

A acupuntura de agulhamento a seco é uma modalidade bastante útil durante a reabilitação para tratar condições causadas por lesão na cabeça. O protocolo de tratamento consiste em duas partes: tratamento específico, voltado para a queixa sintomática do paciente (p. ex., torcicolo, náuseas, tensão no trapézio e nas regiões do levantador da escápula), e tratamento inespecífico, em que os pontos reflexos (PR) homeostáticos primários são agulhados para sintomas sistêmicos como dor de cabeça, tontura ou amnésia. Tratamentos devem ser fornecidos 2 vezes/semana durante as primeiras semanas, e depois 1 vez/semana, até o paciente sentir recuperação completa ou máxima.

Lesões no pescoço: entorse, contusão e fratura

À semelhança das lesões na cabeça, as lesões do pescoço podem ser bastante graves ou mesmo fatais, e necessitam de atenção médica imediata, particularmente quando há fratura de vértebras. Lesões no pescoço podem ser causadas por torção súbita, quedas graves e golpes diretos ou impacto físico originados de outros atletas. As lesões podem resultar em dor de cabeça, no pescoço e no ombro; sensação de crepitação no pescoço; perda da força e da mobilidade do pescoço e do ombro; e até sintomas lombares. Se não forem tratadas adequadamente, em casos graves podem ocorrer paralisia de longa duração, perda do movimento e da coordenação e calcificação e osteoporose da coluna cervical.

Entorse do pescoço

Entorses no pescoço são comuns e envolvem lesões dos músculos ou tendões do pescoço e do ombro. Contusões são equimoses na pele e no tecido subjacente do pescoço causadas por força física direta, como um golpe. A acupuntura de agulhamento a seco é a modalidade mais eficaz para essas condições em todos os estágios da lesão. O tratamento específico inclui agulhamento de todos os PR sintomáticos. O tratamento pode ser oferecido 2 vezes/semana, imediatamente após o início da lesão, e mantido 1 vez/semana depois que a dor começar a melhorar. Na área de contusão, agulhas de 15 a 25 mm de comprimento e 0,18 a 0,20 mm de diâmetro podem ser usadas, em uma densidade de duas a três agulhas por cm². Contusões ou pele machucada podem ser tratadas 1 vez/dia ou em dias alternados, até que se obtenha completa recuperação.

Depois de cirurgia do pescoço, o agulhamento a seco pode ser usado para reabilitação.

Síndrome do estiramento dos nervos cervicais

Golpes na cabeça, no ombro ou na orelha podem provocar lesão do plexo braquial em esportes de contato, como hóquei, futebol e luta livre. Os pacientes podem sentir dor grave em queimação que se irradia do pescoço para o braço e para os dedos das mãos, entorpecimento, sensação de formigamento, sensação de picada, sensação de queimação ou sensação de arrepio na pele e fraqueza muscular. Pode haver desenvolvimento de sintomas crônicos e o índice de recorrência pode ser alto se a lesão inicial não for adequadamente tratada até que haja recuperação completa.

A acupuntura de agulhamento a seco é muito eficaz para tratar essa condição. Tratamentos específicos incluem o agulhamento de PR homeostáticos locais, sintomáticos e paravertebrais no pescoço, no ombro e no braço. Tratamento não específico deve ser oferecido. As sessões devem ser realizadas 2 vezes/semana, imediatamente após a lesão, e 1 vez/semana durante o período de reabilitação.

Lesão em chicote (entorse do pescoço)

A lesão em chicote ocorre quando o atleta é atingido por trás durante um esporte de contato. A força física provoca flexão ou extensão súbita do pescoço, ou ambas, e a cabeça é lançada rapidamente para frente e para trás. Durante a curta duração desse movimento, os tecidos moles do pescoço, como discos, ligamentos, músculos cervicais, raízes nervosas e articulações intervertebrais podem ser lesionados. O atleta lesionado pode não sentir nenhum sintoma imediatamente após o acidente, mas os sintomas podem surgir logo em seguida.

De acordo com o conhecimento atual, o quadril e o tronco são os primeiros segmentos do corpo e as primeiras articulações a sentirem o movimento durante a lesão em chicote. O movimento para a frente nessas estruturas é acompanhado pelo movimento para cima, que age comprimindo a coluna cervical. Esse movimento combinado faz com que a cabeça gire para trás em movimento de extensão, produzindo tensão onde os segmentos cervicais inferiores se estendem e os segmentos cervicais superiores se flexionam. Com essa rotação das vértebras cervicais, as estruturas anteriores dos segmentos cervicais são separadas e os componentes posteriores, incluindo as articulações facetárias, são gravemente comprimidos.

Os sintomas da lesão em chicote podem incluir dor e rigidez do pescoço, do ombro ou entre as omoplatas, bem como perda da mobilidade dessas articulações. O paciente também pode sentir zumbido nos ouvidos, tontura, náuseas, visão turva, irritabilidade e fadiga.

O agulhamento a seco é muito útil no tratamento dos sintomas da lesão em chicote. O protocolo de tratamento é o mesmo da síndrome do estiramento dos nervos cervicais. Repetindo, sessões de tratamentos específicos e inespecíficos são necessárias. Tratamentos locais e sistêmicos são igualmente importantes. O prognóstico em longo prazo, para a maioria das lesões em chicote, é bom se for aplicado cuidado adequado, embora os sintomas possam persistir e o pescoço possa ficar propenso a nova lesão mesmo depois de muitos anos. Para evitar isso, sugerimos a manutenção da acupuntura de agulhamento a seco mesmo depois da recuperação completa.

Torcicolo agudo

O torcicolo agudo é uma lesão do pescoço que pode ser causada por diferentes mecanismos. O torcicolo relacionado com a articulação normalmente segue um movimento rotacional súbito da cabeça, como o que ocorre em muitos esportes de contato: uma queda que provoca uma torsão súbita no pescoço ou um golpe direto na cabeça que provoca torção súbita. Essa força física súbita provoca entorse em uma das facetas articulares e comprime os nervos do pescoço, resultando em espasmos musculares, dor e perda do movimento. Pode haver dano às vértebras cervicais, aos discos cervicais ou aos nervos associados. O torcicolo de início lento está relacionado com disco e em geral surge espontaneamente pela manhã quando o paciente acorda. A causa da lesão deve ser determinada. Casos graves necessitam de cirurgia ou outras intervenções médicas maiores.

Os sintomas típicos incluem dor, pescoço congelado em uma posição, geralmente virado para um lado e inclinado para a frente pela contração dos músculos cervicais. Os músculos do pescoço e do ombro podem ficar rígidos.

O tratamento dos sintomas pode incluir o agulhamento de PR sintomáticos do pescoço e do ombro. Sintomas relacionados nos braços e na região lombar devem ser examinados e tratados. O agulhamento a seco é bastante útil, podendo-se esperar recuperação total em muitos casos. A acupuntura de agulhamento a seco também é eficaz no período de reabilitação para pacientes que requeiram cirurgia. Sugerimos duas sessões de tratamento por semana, até que os sintomas estejam reduzidos.

Lesão de disco cervical

Lesão de disco pode ser uma lesão aguda causada por traumatismo súbito e enérgico nas vértebras cervicais. O esforço repetitivo diário, como no caso de treinamento, especialmente com levantamento de pesos excessivos e inadequados, também pode lesionar os discos. Lesão crônica de início lento está relacionada com degeneração de disco. Discos cervicais são almofadas que absorvem os choques e que facilitam o movimento e proporcionam sustentação para a coluna vertebral. Eles consistem em uma região central ou núcleo pulposo e um anel fibroso adjacente que separa cada vértebra segmentar entre C2 e T1. (Só existem ligamentos e cápsulas articulares entre C1 e C2.) Hérnias discais ocorrem quando uma substância semelhante a gel extravasa do interior do disco, depois de alguma fissura ou ruptura do disco (hérnia de disco). Essa substância pode, então, fazer pressão sobre a medula espinal ou sobre nervos da coluna cervical.

Os sintomas são sensação de formigamento, fraqueza e entorpecimento ou dor no pescoço, ombro, braço ou mão. Pode haver presença de disfunção motora e sensorial na área cervical afetada e pode haver perda da flexibilidade das articulações e dos músculos.

A acupuntura ou agulhamento a seco é bastante útil para aliviar os sintomas. As sessões de tratamento devem ser realizadas 2 vezes/semana. Os sintomas da parte superior do corpo, ou seja, do pescoço, do ombro e do braço e os sintomas da parte inferior do corpo, ou seja, da região lombar e do quadril, devem ser tratados ao mesmo tempo.

Radiculite cervical (nervo pinçado)

O plexo cervical supre inervação para ombro, braço e mão. Nervo pinçado, ou radiculite cervical, é a inflamação ou compressão de um desses nervos. Ocorre quando um disco é pressionado contra os nervos espinais que se conectam com a medula espinal. A discopatia pode ser causada por esforço repetitivo decorrente de treinamento ou postura. Esporões ósseos ou vértebras degeneradas também podem colidir sobre um nervo. Os nervos afetados se ramificam para várias áreas e os sintomas podem se irradiar da origem, passando ao longo dos nervos e indo até as áreas por onde o nervo passa ou ocorrerem nas áreas supridas pelo nervo. Inflamação ou dor associada a nervos pinçados pode se prolongar ou piorar se não houver tratamento adequado. O nervo pode ficar permanentemente lesionado pela pressão e pelo esforço constantes e a condição pode causar lesão grave na vértebra ou na medula espinal.

Pode ocorrer dor no braço, no tórax, no pescoço ou nos ombros. Outras queixas podem incluir perda de movimento no pescoço, músculos fracos nos braços e no tórax e entorpecimento dos dedos das mãos.

Com tratamento adequado, o prognóstico de radiculite cervical normalmente é bom nos casos brandos e moderados. Casos mais graves ou prolongados necessitam de cirurgia para aliviar a compressão da raiz nervosa. Entretanto, a acupuntura de agulhamento a seco é uma modalidade bastante útil, embora o tratamento em longo prazo seja necessário à recuperação em alguns casos, devendo os pacientes serem informados desse fato.

O tratamento é o mesmo aplicado a outros problemas do pescoço, incluindo tratamento sintomático (específico) e tratamento sistêmico (inespecífico), com duas sessões por semana.

Espondilose cervical (formação de esporão)

Espondilose cervical é uma degeneração crônica das vértebras e dos discos do pescoço. Esporões ósseos, ou osteófitos, são projeções ósseas que se formam ao longo das articulações e normalmente estão associados à artrite. Esses esporões podem fazer fricção contra nervos vizinhos ou, ocasionalmente, sobre a medula espinal, causando dor e limitação do movimento articular. A degeneração é resultante do desgaste ósseo da coluna cervical pela idade.

Envelhecimento, esforço repetitivo de articulações, flexibilidade reduzida de ligamentos e inflamação de tecido podem provocar degeneração de discos, que se tornam mais secos e menos elásticos. Essa degeneração pode fazer com que os discos inchem e, em alguns casos, se rompam. Para se ajustar ao estresse da força física excessiva, as vértebras podem desenvolver esporões ósseos, que são novos crescimentos do osso ao longo das margens dos ossos existentes.

Queixas típicas incluem dor no pescoço se irradiando para ombros e braços, perda do equilíbrio, sensação de formigamento, sensação de queimação, fraqueza ou entorpecimento no braço ou mãos e dores de cabeça se irradiando para a parte posterior da cabeça.

A espondilose cervical é uma causa comum de disfunção da medula espinal em adultos mais velhos. Se a condição não for tratada de modo adequado, a lesão pode progredir e se tornar permanente. Esporões ósseos e discos herniados podem colidir e pressionar as raízes ou mais nervos da medula espinal cervical.

A acupuntura de agulhamento a seco é bastante útil para espondilose cervical nos casos brandos a moderados, embora seja necessário tratamento de longo prazo em muitos casos. O tratamento segue o mesmo protocolo de outros problemas do pescoço e deve consistir em método específico e método inespecífico. Duas sessões de tratamento por semana devem ser suficientes.

O tratamento preventivo para reduzir o estresse, a dor e a inflamação no pescoço é altamente recomendado para todos os atletas a fim de evitar o desenvolvimento de espondilose cervical. Durante o estágio assintomático, é recomendada 1 sessão por semana.

Lesões esportivas do membro superior

Lesões do ombro e da parte superior do braço

O complexo do ombro é composto por cinco articulações: esternoclavicular, acromioclavicular, coracoclavicular, glenoumeral e escapulotorácica. O ombro desenvolveu extrema mobilidade à custa da estabilidade. Portanto, lesões do ombro são comuns nos esportes.

Fraturas da clavícula e do úmero

Golpe súbito na clavícula resultante da colisão de dois atletas (em esportes como futebol americano) ou queda sobre um braço estendido podem provocar fraturas da clavícula ou do úmero. O tratamento médico imediato é necessário, mas o agulhamento a seco pode ser usado para reduzir o inchaço e a dor imediatamente após o acidente e depois da cirurgia. A acupuntura de agulhamento a seco pode ser usada em todas as fases do processo de reabilitação da fratura, independentemente de haver necessidade de cirurgia. Finas agulhas de 15 mm de comprimento devem ser usadas na região dolorida ou inflamada. Deve-se dar especial atenção à prática segura para evitar lesão ao pulmão, logo abaixo. O autor recomenda 1 sessão por dia para o inchaço e 2 sessões por semana para a dor.

Deslocamento do ombro

O deslocamento do ombro ocorre quando há contato violento com outro atleta ou com objeto sólido, ou quando o atleta cai sobre a mão estendida durante abdução e rotação externa do ombro.

A atenção médica imediata é necessária logo após a lesão. A acupuntura de agulhamento a seco deve ser usada em todas as fases dessa lesão para alívio da dor e do inchaço, para restauração da mobilidade e na reabilitação pós-cirúrgica. O agulhamento a seco deve incluir o

pescoço e o ombro. O tratamento envolve agulhamento da cápsula anterior do ombro, das inserções dos ligamentos glenoumerais médio e inferior e dos músculos trapézio, deltoide e outros músculos do ombro, especialmente aqueles que se originam na escápula. São recomendadas 1 sessão por dia para o inchaço e 2 sessões por semana para a dor dos tecidos moles.

Subluxação do ombro

Subluxação do ombro é o deslocamento parcial da articulação tipo bola e soquete do ombro. O úmero é mantido no soquete da escápula por um grupo de ligamentos. Se esses ligamentos se romperem, a bola do úmero pode deslizar parcialmente para fora do soquete do ombro. O atleta que sofre essa lesão pode sentir dor no ombro, fraqueza e folga dessa articulação, ou entorpecimento no ombro ou no braço. A cirurgia é necessária em alguns casos.

A subluxação do ombro pode ser causada por golpe direto no ombro em esportes de contato, queda sobre o braço estendido ou por forçar o braço em uma posição desconfortável.

A acupuntura de agulhamento a seco deve ser realizada imediatamente após a lesão para controlar a dor e reduzir o inchaço e a inflamação; outros cuidados médicos, possivelmente incluindo cirurgia, também devem ser buscados imediatamente. A acupuntura de agulhamento a seco é extremamente útil em todas as fases do tratamento e da reabilitação para essa lesão. O autor recomenda 1 sessão por dia para o inchaço e 2 sessões por semana para os sintomas de dor.

Separações das articulações da cintura escapular

A separação acromioclavicular e esternoclavicular pode ser causada por golpe direto no ombro ou no esterno, por queda sobre o ombro ou sobre a mão estendida ou por impacto no ombro causado por outro atleta que aterrissa sobre ele.

Separação dos ligamentos da articulação acromioclavicular normalmente ocorre durante esportes de colisão, como futebol americano e hóquei; esportes de lançamento como lançamentos de dardo, de martelo e de pesos; ou durante quaisquer exercícios de treinamento destinados a melhorar a força da extremidade superior. O atleta sente dor, sensibilidade e inchaço na articulação acromioclavicular e dor ou desconforto quando a articulação acromio-clavicular é alongada durante a adução cruzada do corpo (virando o braço lesionado em senti-do medial). Pode haver deformidade articular palpável ou visível.

A separação esternoclavicular ocorre quan-do o ligamento esternoclavicular é rompido, o que pode ocorrer quando o ombro bate com força no chão ou quando outro atleta aterrissa sobre ele; quando há golpe direto ao ombro; ou quando a pessoa cai sobre o braço estendido. A separação pode ocorrer na frente ou atrás do es-terno. Os sintomas são dor, sensibilidade, incha-ço na articulação, e, possivelmente, deslocamen-to da clavícula na frente ou atrás do esterno.

A acupuntura de agulhamento a seco é bastante eficaz para reduzir a dor, o inchaço e a sensibilidade imediatamente após a lesão e durante todas as fases de cura e de reabilitação. Duas ou três agulhas devem ser inseridas nos ligamentos inchados e nos tecidos vizinhos. Recomendam-se 1 sessão por dia para inchaço e 2 sessões por semana para dor.

Ruptura do tendão do bíceps braquial

O bíceps braquial opera por meio de 3 arti-culações: articulação glenoumeral e as 2 articu-lações do cotovelo. A ruptura do tendão do bíceps braquial é o descolamento do tendão do osso e isso normalmente ocorre na extre-midade proximal do tendão. A lesão é causada por traumatismo súbito ao tendão do bíceps braquial durante levantamento de peso ou ati-vidades de arremesso. A lesão também pode ser causada pela fraqueza do músculo braquial ou por dilacerações nos músculos do mangui-to rotador causadas por esforço repetitivo. Essa lesão também pode estar associada a alterações degenerativas nos tendões em pessoas idosas.

A lesão produz dor aguda no ombro, inca-pacidade de flexionar ou estender o antebraço e uma protuberância ou inchaço na parte supe-rior do braço.

Independentemente de haver necessidade de cirurgia ou não, a acupuntura de agulha-mento a seco é útil para reduzir os sintomas imediatamente após a lesão e durante todas as fases da reabilitação. Recomendam-se uma sessão diária para o inchaço e duas sessões por semana para a dor.

Distensão e contusão do músculo bíceps braquial

Distensão e contusão do músculo estão entre as lesões esportivas mais comuns. A distensão do músculo é um rompimento causado pela ex-tensão súbita de uma articulação além do seu limite normal de função ou por qualquer outra demanda física excessiva feita sobre o músculo. Esse tipo de lesão ao bíceps braquial ou ao pei-toral maior e ao peitoral menor pode ocorrer quando o atleta evita uma marca no hóquei ou um conflito no futebol americano, durante treinamento de peso ou como consequência de torção violenta e súbita do ombro durante esportes de arremesso. O atleta pode sentir ri-gidez, sensibilidade ou dor nos músculos afe-tados, podendo haver limitação de movimento nas articulações afetadas.

Outros sintomas podem incluir contusão dos músculos após golpe direto e rompimento do tendão.

A acupuntura de agulhamento a seco é bastante útil para distensões e contusões do músculo. Podem-se aplicar 2 ou 3 agulhas por cm^2 em dias alternados nos músculos afetados onde haja sensibilidade, dor e mudança de cor. Se a lesão estiver na área do tórax, as recomen-dações normais de segurança devem ser segui-das para evitar perfurar os órgãos abaixo.

Tendinite bicipital

O uso excessivo do bíceps braquial sem o re-laxamento adequado ou aumento súbito na duração ou na intensidade do treinamento po-dem forçar os tendões bicipitais e resultar em tendinite. Essa lesão é comum em atletas en-gajados com esportes de arremesso e também em levantadores de peso, jogadores de golfe e remadores.

A lesão produz dor e sensibilidade ao longo do comprimento do tendão, sobre o sulco bici-pital, durante supinação resistida do antebraço e flexão do cotovelo.

O agulhamento a seco é bastante útil para curar a tendinite. Agulhas devem ser inseridas diretamente no tendão inflamado, nos tecidos vizinhos, nos músculos do ombro e nos pontos sensíveis do bíceps braquial. São recomendadas 1 sessão por dia para tecidos inchados e 2 ses-sões por semana para dor.

Síndrome do impacto do ombro

Os principais sintomas da síndrome do impacto do ombro incluem dor no ombro durante o sono quando a pessoa rola sobre o braço lesionado, quando o braço é girado para chegar até as costas ou quando o braço é erguido. Essa lesão é causada pelo estreitamento do espaço entre o manguito rotador e o acrômio, e afeta o movimento da articulação.

O manguito rotador consiste em quatro músculos – supraespinhoso, infraespinhoso, redondo menor e subescapular, incluindo suas inserções musculotendíneas. Eles agem juntos para estabilizar a articulação glenoumeral. A bursa subacromial, maior bursa e a mais frequentemente lesionada no ombro, providencia ao manguito rotador a lubrificação para o movimento.

Lesões e rompimentos do manguito rotador fazem com que a cabeça umeral migre da posição normal, durante os movimentos de elevação e rotação do braço, levando ao impacto. A síndrome do impacto normalmente está relacionada com movimentos repetitivos do braço acima da cabeça, como no tênis, na natação, no golfe ou no levantamento de pesos e com esportes envolvendo arremesso, como beisebol. A síndrome do impacto normalmente se torna crônica.

Além da terapia convencional, a acupuntura de agulhamento a seco é bastante útil para aliviar a dor. As agulhas podem ser aplicadas em todas as áreas sensíveis ou doloridas, incluindo a área abaixo do acrômio. O agulhamento a seco deve ser oferecido imediatamente após a cirurgia. São recomendadas 1 sessão diária para o inchaço e 2 sessões por semana para a dor e a reabilitação.

Tendinite do manguito rotador

O movimento repetitivo do braço acima da cabeça, como ocorre no tênis, no beisebol, na natação, no vôlei e no levantamento de peso, pode criar estresse no manguito rotador, resultando em inflamação do tecido mole e causando tendinite.

O manguito rotador alinha a cabeça do úmero na escápula e estabiliza essa articulação em bola e soquete. Depois de uso repetitivo excessivo do manguito rotador, os músculos e tendões do manguito rotador tornam-se tensionados e a cabeça do úmero pode pinçar o manguito, causando inflamação da bursa subacromial, que amortece o manguito rotador, o acrômio e o úmero. Os sintomas podem incluir fraqueza e dor durante atividades do braço acima da cabeça, dor no ombro quando o paciente se deita sobre ele, e sensação de estalo ou crepitação no ombro.

Assim como para dor de outros tecidos moles, a acupuntura de agulhamento a seco pode ser usada em todas as fases desta lesão e quando houver necessidade de cirurgia. O tratamento envolve agulhar a área dolorida ou sensível e seus músculos associados, devendo ser mantido, normalmente, 2 vezes/semana para a fase de recuperação e imediatamente após a cirurgia.

O tratamento semanal regular do ombro com agulhamento a seco pode evitar essa lesão e melhorar o movimento da articulação.

Bursite do ombro

A bursite do ombro normalmente está associada à ruptura do manguito rotador, síndrome do impacto do ombro ou inflamação de tecido mole regional e é causada pelo uso excessivo do ombro em decorrência dos movimentos de lançamento do tênis, natação, beisebol e levantamento de peso.

Os tendões dos músculos do manguito rotador rodam o úmero, erguendo o braço e puxando a cabeça do úmero para baixo. Ao mesmo tempo, o músculo deltoide puxa o braço para cima. Pelas repetições excessivas dessa ação, a bursa subacromial, que serve como amortecedor entre o acrômio e o manguito rotador, pode ficar irritada, causando inflamação e acúmulo de líquido excessivo na bursa. Os principais sintomas são dor no ombro, especialmente quando o braço é erguido, fraqueza da articulação, limitação de movimento da articulação do ombro e dor quando o paciente dorme sobre a articulação lesionada.

A acupuntura de agulhamento a seco é muito eficaz para tratar a dor causada por essa lesão. Pode ser aplicada em todas as fases dessa lesão e em pacientes com infecção das bursas. As agulhas devem ser inseridas nas áreas doloridas, sensíveis e inchadas e nos músculos associados do braço e do ombro. Duas sessões por semana são recomendadas.

Ombro congelado (capsulite adesiva)

O ombro congelado é causado por um tecido cicatricial formado dentro do espaço da articulação glenoumeral com redução do líquido sinovial. Essa condição normalmente ocorre depois de rompimento repetido do tecido mole adjacente à articulação, ou pode ser causada por tecido cicatricial formado após lesão do ombro ou por aderência pós-cirúrgica. A cápsula articular parece ser a principal fonte da limitação do movimento nessa condição. O paciente sente dor surda no ombro quando o braço é erguido e geralmente a condição piora à noite.

Acompanhada por outras terapias, a acupuntura de agulhamento a seco é uma modalidade útil para essa lesão, incluindo os casos nos quais a cirurgia é necessária. As agulhas podem ser aplicadas em todos os tecidos sensíveis e doloridos e na musculatura associada 2 vezes/semana.

Tendinite do músculo peitoral

O músculo peitoral maior forma a parede anterior da axila. Origina-se na clavícula, no esterno e nas primeiras seis cartilagens costais e se insere no tubérculo maior do úmero. Esse músculo tem várias funções, como adução e rotação medial do úmero. Portanto, é usado em muitos esportes nos quais os braços agem empurrando um peso ou durante escalada, quando um braço impulsiona o corpo para cima, para o outro braço que está fixado.

Força excessiva contra o músculo decorrente de pressão por outros atletas nos esportes de contato ou carga excessiva sobre o músculo durante treinamento podem causar inflamação do tendão de inserção no úmero. Essa lesão pode produzir dor e fraqueza no ombro e dificultar a elevação do braço.

A inserção de agulhas no tendão de inserção do peitoral, no próprio músculo e nos músculos associados do ombro é muito útil para acelerar a recuperação. Ao agulhar os músculos peitorais, o médico deve ter cuidado para evitar pneumotórax. Duas sessões por semana são recomendadas.

Lesões esportivas do cotovelo

O cotovelo é uma articulação gínglimo ou em dobradiça que consiste em três ossos: úmero, ulna e rádio. A extremidade distal do úmero se articula com a ulna e com o rádio. O úmero e a ulna são reforçados medialmente pelo ligamento colateral ulnar, que inclui três bandas resistentes: oblíqua anterior, oblíqua posterior e transversa. A cápsula é reforçada lateralmente pelo ligamento colateral radial, um ligamento triangular resistente. Todos esses ligamentos conectam o úmero à ulna para estabilizar a articulação do cotovelo. O ligamento anular liga a cabeça do rádio à ulna, formando a articulação radioulnar proximal.

O cotovelo faz os movimentos de flexão e extensão, bem como de pronação e supinação.

Lesões do cotovelo podem ocorrer em todos os tipos de treinamento e esporte como resultado de uso excessivo ou traumatismo. A acupuntura de agulhamento a seco pode ser usada em todos os casos de lesão do cotovelo para acelerar a cura do tecido mole, especialmente como terapia adjunta de outras modalidades de tratamento, desde fisioterapia até cirurgia.

Fratura do cotovelo

Fratura do cotovelo pode ser causada por força brusca que atinja o cotovelo durante esportes de contato, queda diretamente sobre o cotovelo ou torção do cotovelo além da sua extensão normal de movimento. De acordo com o local da lesão, a fratura pode ser classificada como fratura umeral distal, fratura radial ou fratura ulnar. Os principais sintomas são inchaço e dor na região do cotovelo, perda da mobilidade e deformidade do cotovelo.

É necessário tratamento médico imediato. Depois do cuidado emergencial, a acupuntura de agulhamento a seco pode ser usada para reduzir o inchaço e a dor, tendo também o efeito de acelerar a cura em todos os casos. As agulhas podem ser aplicadas nos tecidos doloridos, sensíveis e inchados. No caso de inchaço, 2 a 3 agulhas por cm^2 podem ser usadas. São recomendadas 2 sessões por semana.

Entorse do cotovelo

Entorse do cotovelo é causada por alongamento excessivo ou pela ruptura dos ligamentos do cotovelo. É comum em muitos esportes com atividades como arremesso ou giro súbito do braço, ou pode ser causada pela queda sobre um braço estendido. O cotovelo pode ficar dolorido, com sensibilidade, inchaço ou contusão ao seu redor.

A acupuntura de agulhamento a seco é uma modalidade muito eficaz para essa condição e deve ser usada imediatamente após a lesão. As agulhas podem ser aplicadas nos tecidos doloridos, sensíveis e inchados. Para reduzir o inchaço, 2 a 3 agulhas por cm^2 devem ser usadas. São recomendadas 1 sessão por dia para inchaço e 2 sessões por semana para dor.

Deslocamento do cotovelo

O deslocamento do cotovelo é causado por um golpe, por contato violento entre o cotovelo e outro atleta (como no futebol americano) ou por queda sobre o braço estendido. O traumatismo pode afetar os nervos ou as artérias do braço, ou ambos. O atleta que sofre essa lesão pode apresentar dor grave, inchaço e perda do tato na mão.

A acupuntura de agulhamento a seco pode ser usada imediatamente após o acidente para reduzir inchaço e dor. Para reduzir o inchaço, 2 a 3 agulhas por cm^2 podem ser usadas. São recomendadas 1 sessão por dia para o inchaço e 2 sessões por semana para a dor.

Ruptura do tendão do tríceps braquial

Essa condição relativamente rara também é conhecida como *avulsão do tendão*. O tendão do tríceps braquial se insere na parte posterior do cotovelo. Esse local pode ser lesionado por uma queda ou pela aplicação de força excessiva. Levantadores de peso e atacantes de futebol americano correm risco de sofrer essa lesão. A condição também pode se desenvolver em não atletas com hiperparatireoidismo ou com diabetes melito.

A acupuntura de agulhamento a seco é uma modalidade muito eficaz para atletas que sofrem essa lesão. Para reduzir dor, inchaço e espasmo muscular, 2 sessões por semana devem ser realizadas. Para reduzir inchaço, podem ser usadas diariamente 2 a 3 agulhas por cm^2 no tecido afetado. Não atletas com distúrbios metabólicos precisam de maior tempo para recuperação.

Epicondilite lateral (cotovelo de tenista)

Essa lesão comum é causada por entorse decorrente do uso excessivo dos músculos extensores da mão ou pelo impacto direto no cotovelo. Artrite, reumatismo ou gota podem causar os mesmos sintomas. Os tecidos inflamados ficam doloridos e sensíveis ao toque.

Vários músculos se inserem no epicôndilo lateral do úmero, incluindo os músculos extensores da mão, o ancôneo e os músculos supinadores. Portanto, o tratamento deve incluir inserção de agulhas no tendão inflamado e nos músculos distendidos. A acupuntura de agulhamento a seco é muito eficaz para essa condição, mas em alguns casos a recuperação dessa lesão leva meses, porque o tendão ou os tendões inflamados cicatrizam lentamente. São recomendadas 2 sessões de acupuntura por semana. A aplicação de calor úmido no tendão e nos músculos depois do agulhamento é útil.

Epicondilite medial (cotovelo de golfista)

O epicôndilo medial é o sítio de inserção dos músculos flexores e o cotovelo de golfista é causado pelo uso excessivo e repetitivo desses músculos – por exemplo, flexão vigorosa e repetida dos dedos e do punho, força repetitiva no braço durante a fase de aceleração do movimento de arremesso e contração repetitiva dos músculos e tendões flexores durante o giro do golfe – ou por traumatismo no aspecto medial do cotovelo. Problemas do pescoço, artrite, reumatismo e gota podem causar sintomas similares.

Os sintomas são dor e sensibilidade no epicôndilo medial, particularmente quando o punho é flexionado ou quando objetos são agarrados ou erguidos. Estender o braço fica difícil por causa da dor.

À semelhança da epicondilite lateral, a acupuntura de agulhamento a seco é muito eficaz para essa condição, mas em alguns casos a recuperação pode levar meses porque o tendão ou os tendões inflamados se recuperam lentamente. São recomendadas sessões de agulhamento a seco 2 vezes/semana; tanto o tendão inflamado como os músculos distendidos são agulhados. A aplicação de calor úmido no tendão e nos músculos depois do agulhamento é útil. O pescoço também deve ser tratado se também estiver envolvido.

Cotovelo de arremessador

O esforço repetitivo de qualquer atividade de arremesso pode causar essa condição. A inflamação provoca dor nos dois lados do cotovelo, sendo as outras queixas entorpecimento, rigidez e fraqueza. Pode haver desenvolvimento de esporões e lascas em decorrência do estresse crônico.

Essa lesão é encontrada em atletas que arremessam repetidamente, como o arremessador no beisebol e o lançador no críquete, e nos atletas que arremessam peso ou jogam vôlei ou tênis.

Além dos três ossos (úmero, ulna e rádio), o cotovelo inclui três articulações: umeroulnar, umerorradial e radioulnar proximal. Um movimento de arremesso vigoroso pode lesionar essas articulações e seus ligamentos, tendões e músculos associados. Atividades de arremesso resultam, simultaneamente, em compressão das estruturas do aspecto lateral do cotovelo e estiramento das estruturas do aspecto medial do cotovelo.

Assim como para a epicondilite, a acupuntura de agulhamento a seco é muito útil para essa condição, mas a recuperação dessa lesão pode ser mais prolongada. O tratamento com agulhamento a seco é semelhante ao da epicondilite lateral e medial.

Bursite do cotovelo

Essa lesão também é conhecida como *bursite olecraniana*. A bursa olecraniana localiza-se acima do processo olecraniano e é a maior bursa na região do cotovelo. A bursite não inflamatória está associada a esforço repetitivo ou traumatismo agudo, enquanto a bursite inflamatória é causada por condições como reumatismo e infecção.

Sintomas incluem inchaço doloroso, excesso de líquido na bursa e mobilidade reduzida do cotovelo.

Assim como para a epicondilite, a acupuntura de agulhamento a seco é muito útil para bursite do cotovelo, mas a recuperação dessa lesão pode levar mais tempo. As agulhas devem ser aplicadas diretamente na bursa inchada em uma densidade de 2 a 3 agulhas por centímetro quadrado, tanto no tecido afetado como na área sensível da articulação e dos ligamentos, tendões e músculos associados. São recomendadas 2 sessões por semana.

Lesões esportivas do punho e do antebraço

Fratura do punho

Pode ocorrer fratura no punho e no antebraço quando a mão estendida é usada para amortecer uma queda. Esses acidentes acontecem durante corrida, ciclismo, patinação com patins em linha, *skate* e outros esportes.

O complexo do punho inclui as articulações radiocarpianas e intercarpianas. A maioria dos movimentos do punho ocorre na articulação radiocarpiana. Oito ossos carpianos são dispostos em duas fileiras: proximal e distal. A superfície distal do rádio e o disco articular se articulam com a fileira proximal dos ossos carpianos: escafoide, semilunar e tríquetro. As articulações intercarpianas são uma série de articulações planas que têm articulações entre as duas fileiras carpianas (articulações mediocarpianas), além de reticulações entre cada osso das fileiras carpiana proximal e carpiana distal. Como um todo, os ossos carpianos formam um arco convexo dorsal. O arco é cercado por um ligamento transverso, o retináculo dos flexores, formando o túnel do carpo.

A articulação radioulnar distal fica imediatamente adjacente à articulação radiocarpiana. Um disco cartilaginoso separa a ulna distal e o rádio dos ossos semilunar e tríquetro. As fraturas do punho são fissuras em um ou mais desses ossos. Duas fraturas comuns são fratura da extremidade do rádio e fratura do escafoide, que envolve o osso escafoide ou o navicular, pequeno osso que se une ao rádio e se localiza no lado do polegar do punho.

A acupuntura de agulhamento a seco é muito útil para reduzir a dor e o inchaço e deve ser usada imediatamente após a lesão, independentemente de haver ou não necessidade de cirurgia. Quando houver necessidade de cirurgia, o agulhamento a seco pode ser usado logo a seguir para acelerar a cura durante o processo de reabilitação. As agulhas devem ser aplicadas nos tecidos doloridos e inchados em uma densidade de, aproximadamente, 2 a 3 agulhas por cm^2. São recomendadas 2 sessões por semana.

Entorse do punho

A lesão dos ligamentos do punho é comum quando a mão é estendida para amortecer uma queda. Acidentes assim ocorrem em patinação no gelo, *snowboarding*, patinação com patins de rodas, ciclismo, futebol, futebol americano, beisebol e vôlei. A pessoa com essa lesão sente dor, inchaço e queimação ou dormência, com hematoma no punho.

Entorses do punho variam de moderadas a graves. Nos casos graves pode ocorrer rompimento total dos ligamentos. A acupuntura de agulhamento a seco é mais eficaz se usada imediatamente após o acidente. Deve-se aplicar, nos tecidos doloridos, inchados e contundidos, 2 a 3 agulhas por cm^2. O inchaço pode ser tratado 1 vez/dia. São recomendadas 2 sessões por semana.

Deslocamento do punho

Essa lesão é causada por queda sobre a mão estendida. A maioria dos deslocamentos do punho envolve o osso semilunar da fileira proximal dos ossos carpianos e outros ossos. Quando ocorre o deslocamento, o osso afetado não se articula adequadamente com os ossos adjacentes. A lesão afeta os tecidos moles vizinhos da região do deslocamento, incluindo músculos, nervos, tendões, ligamentos e vasos sanguíneos. Portanto, além de dor intensa, pode haver entorpecimento ou paralisia abaixo do deslocamento.

A acupuntura de agulhamento a seco é uma modalidade eficaz que deve ser usada imediatamente após o acidente. Duas a três agulhas por cm^2 devem ser aplicadas no tecido dolorido, entorpecido e contundido em 2 sessões por semana.

Síndrome do túnel do carpo

Essa lesão resulta da compressão do nervo mediano no túnel do carpo. Conforme discutido anteriormente, o túnel do carpo é uma estrutura estreita e rígida composta por um ligamento transverso e por ossos carpianos na base da mão. O túnel circunda o nervo mediano, que penetra na mão entre os ossos carpianos e inerva o aspecto palmar do polegar e dos dedos. A síndrome do túnel do carpo é causada pelo excesso de movimentos do punho, como flexão e extensão repetitiva do punho (como em ciclismo, arremesso, esportes com raquete e ginástica), resultando na prensagem ou compressão do nervo mediano no túnel localizado no punho. Traumatismo ou lesão, incluindo fratura ou entorse, inchaço do punho, artrite ou hipertrofia do osso, também podem provocar síndrome do túnel do carpo.

Outros sintomas dessa lesão incluem sensação de queimação, entorpecimento, formigamento, prurido na palma da mão e nos dedos, inchaço do punho, diminuição da força para agarrar objetos e dor intensa que pode acordar a pessoa.

O agulhamento a seco é eficaz para aliviar a dor decorrente dessa lesão. O tratamento deve ser iniciado o mais cedo possível. Agulhas devem ser aplicadas na parte de cima do ligamento e no túnel do carpo, no ponto do nervo recorrente nos músculos tênares e nos músculos extensores e flexores do antebraço. São recomendadas 2 sessões por semana.

Lesão do nervo ulnar

O nervo ulnar é suscetível a sofrer lesão porque passa através do túnel ulnar, posteriormente ao cotovelo, entre o epicôndilo medial do úmero e o olécrano da ulna e, em seguida, através do punho, indo para a mão. Lesões no cotovelo podem afetar os músculos inervados pelo nervo ulnar no antebraço e na mão, e lesões na mão afetam os músculos intrínsecos supridos por esse nervo na mão. O uso excessivo dos músculos e dos tendões do antebraço ou um traumatismo súbito ao nervo dentro do túnel ulnar no cotovelo podem causar dano ao nervo ulnar.

Os principais sintomas dessa lesão incluem sensação de formigamento no aspecto ulnar do antebraço, fraqueza e entorpecimento no aspecto ulnar da mão e fraqueza e dificuldade de segurar objetos.

A acupuntura de agulhamento a seco é muito útil para essa lesão. Agulhas podem ser aplicadas na área do túnel ulnar e nos músculos e tendões afetados no antebraço e na mão. São recomendadas 2 sessões por semana.

Tendinite do punho

Os tendões do punho ficam encerrados dentro de uma bainha tendínea, a membrana sinovial. As bainhas tendíneas possibilitam que os tendões deslizem suavemente sem fricção. O uso excessivo do punho em esportes como os que usam raquete, remo, levantamento de peso, ginástica e qualquer jogo de bola, e também esforço repetitivo por uso de teclado, podem causar inflamação, inchaço e espessamento da bainha tendínea, que constringe o movimento livre dos tendões dentro da bainha.

A acupuntura de agulhamento a seco é muito eficaz para aliviar esta condição. Duas a três agulhas por cm^2 podem ser aplicadas no tecido inflamado e inchado e nos músculos associados. São recomendadas 2 sessões por semana.

Lesões esportivas das mãos e dos dedos das mãos

Fratura do metacarpo

Golpe direto na mão, queda sobre a mão ou bater vigorosamente o punho cerrado em um objeto duro podem causar fratura do metacarpo; esses eventos acontecem em futebol americano, basquete e em outros esportes de contato. A fratura do colo do quinto osso metacarpiano é a mais comum. Os sintomas incluem dor, inchaço e hematoma, podendo-se observar deformidade óssea.

O cuidado médico imediato é justificado e, em alguns casos, a cirurgia é necessária. A acupuntura de agulhamento a seco pode ser usada imediatamente após o tratamento de emergência. Agulhas podem ser aplicadas no tecido do sítio de dor, inchaço e contusão. A aplicação de agulhas pode ser necessária nos tendões do punho, em seus músculos e no tecido associado, junto com a área lesionada.

Entorse do polegar e dos dedos da mão

Os ligamentos do polegar, que conectam o osso metacarpiano à primeira falange na base do polegar, podem sofrer estiramento e se romper. O uso excessivo e repetitivo do polegar com o dedo indicador ou com outros dedos pode desgastar esses ligamentos e seus músculos.

Golpes na mão e hiperextensão das articulações do dedo durante uma queda podem lesionar os ligamentos dorsal ou palmar do dedo. Entorse do dedo é uma lesão comum em muitos esportes, como futebol americano, basquete, críquete e handebol, e em todos os esportes de contato.

A acupuntura de agulhamento a seco é eficaz para curar essas condições. As agulhas podem ser aplicadas na área dolorida e inchada, especialmente na base do polegar, nos aspectos radial, dorsal e palmar. Os músculos tênares, outros músculos intrínsecos e músculos flexores e extensores relacionados devem ser examinados e tratados com agulhas. São recomendadas 2 sessões por semana.

O mesmo princípio de tratamento é aplicado à entorse de dedo. Agulhas podem ser aplicadas nos tecidos doloridos, sensíveis e inchados. Os músculos intrínsecos e músculos flexores e extensores devem ser examinados.

Deslocamento do dedo

Os dedos podem se deslocar caso sejam golpeados por uma bola de futebol, beisebol ou basquete ou quando a pessoa cai sobre a mão. Deve-se procurar imediatamente o cuidado médico, e a acupuntura de agulhamento a seco pode ser usada imediatamente após o tratamento emergencial. Agulhas finas e curtas devem ser aplicadas no tecido lesionado para reduzir a dor e o inchaço. São recomendadas 2 a 3 sessões por semana.

Tendinite da mão e do dedo

Os tendões suportam esforço mecânico considerável quando transmitem forças entre músculos e osso. O uso excessivo dos músculos causa inflamação dos tendões, das bainhas tendíneas e dos músculos.

A acupuntura de agulhamento a seco é muito eficaz para aliviar essa condição. Agulhas finas podem ser aplicadas no tendão inflamado e agulhas normais podem ser aplicadas nos músculos relacionados. O tratamento deve ser aplicado 2 a 3 vezes/semana. Os dedos afetados devem ser cuidados adequadamente para não forçarem os tendões inflamados durante a recuperação; caso contrário, a condição pode se tornar crônica.

Lesões esportivas do dorso e da coluna

Um dorso saudável e equilibrado é essencial para todos os tipos de esportes, bem como para a vida diária. Pesquisas com base em evidências na medicina desportiva indicam que um sistema central estável é crucial ao movimento apropriado dos membros.

Lesão nas costas é comum nos esportes, assim como no dia a dia. Porém, menos de 5% das lesões das costas necessitam de cirurgia. Treinamento de força dos músculos dorsais é a melhor estratégia para evitar lesões nas costas. A manutenção adequada e regular da musculatura das costas não é menos importante do que o treinamento de força. A acupuntura de agulhamento a seco, com seus mecanismos únicos para tratar tecido mole, é eficaz tanto para tratar uma lesão no dorso quanto para manter o equilíbrio das costas. Mesmo quando não há dor nas costas, sugerimos manter 1 sessão

Entorse da musculatura dorsal

Movimento para trás recruta músculos extensores (incluindo os músculos glúteos), músculos flexores (músculos abdominais e músculos iliopsoas) e músculos oblíquos (músculos laterais). A entorse muscular pode ser causada pelo esforço repetitivo dos músculos ou por distensão súbita ou torção dos músculos dorsais como resultado de levantamento de peso ou de movimentos abruptos, como cair ou colidir com outro atleta. Essas lesões podem acontecer em qualquer esporte e nas atividades diárias.

De todas as modalidades médicas existentes, a acupuntura de agulhamento a seco é a mais eficaz para reduzir a dor e a rigidez e para restaurar a função normal da coluna. O sistema central afeta todos os movimentos periféricos, o que significa que um distúrbio da coluna afeta o movimento dos membros; portanto, o tratamento deve ser sistêmico. Além da região lombar, pescoço, quadris, banda iliotibial, músculos isquiotibiais e músculos da panturrilha devem ser tratados. São recomendadas 2 sessões por semana.

Entorse dos ligamentos das costas

Ligamentos proporcionam conexões fortes e flexíveis entre os ossos. A coluna é sustentada por vários ligamentos: os ligamentos longitudinais anteriores e posteriores conectam os corpos vertebrais de toda a coluna (cervical, torácica e lombar). As causas de entorse de ligamento são as mesmas que as de entorse muscular e o tecido mole lesionado pode ser simultaneamente de músculos e de ligamentos das costas.

A recuperação de entorse de ligamento das costas leva mais tempo do que a recuperação de entorse muscular das costas. A acupuntura de agulhamento a seco é muito útil para aliviar essa condição. Agulhas podem ser aplicadas na região dolorida, sensível e inchada. Na maioria dos casos, o agulhamento direto do ligamento é impossível e o tratamento pode se voltar para a área sensível. Ao tratar a condição, o médico não deve ignorar o pescoço, os ombros, os quadris e os membros inferiores. São recomendadas 2 sessões de tratamento por semana.

Contusão torácica

Contusão do tórax pode ser causada por uma colisão pelas costas com outro atleta, como no futebol americano; choque com o equipamento esportivo, como de hóquei ou lacrosse; ou queda forte de costas. No local lesionado, podem surgir contusão, inchaço, dor e sensibilidade.

Contusões são traumatismos ao tecido subcutâneo. Os músculos são bem vascularizados e o fluxo sanguíneo no tecido provavelmente é alto no momento em que a lesão ocorre durante o esporte. O sangue extravasa dos vasos sanguíneos rompidos e flui para a pele e para os tecidos subcutâneos, formando equimoses. Os capilares ficam lesionados pela força física do impacto, resultando em infiltração de sangue nos tecidos adjacentes. Embora a maioria das lesões por contusão seja de pouca importância, pode haver lesões graves, como fraturas ou hemorragia interna.

O cuidado médico é necessário imediatamente após o acidente para excluir ou confirmar (e tratar) lesões graves. A acupuntura de agulhamento a seco é a modalidade mais eficaz para aliviar a dor dessa lesão, tanto na lesão leve como na grave. Duas a três agulhas finas por cm² devem ser aplicadas na área lesionada em dias alternados.

Hérnia de disco

Os discos intervertebrais absorvem choque e possibilitam o movimento livre da coluna porque impedem que os ossos se friccionem uns nos outros. A coluna é a primeira parte do corpo a começar a se degenerar, e isso pode acontecer até em uma pessoa de 20 anos; portanto, a discopatia é um problema comum em adultos. A biomecânica da coluna é apresentada resumidamente no Capítulo 12. Além da degeneração natural ou do desgaste relacionado com o envelhecimento, uma hérnia de disco pode se agravar em decorrência de levantamento inadequado de pesos, esforço excessivo imposto na musculatura espinal ou traumatismo físico nos discos.

A dor pode ser sentida nas costas, no pescoço, nas nádegas, nas pernas e nos pés, às vezes com entorpecimento e sensação de formigamento. Pode afetar o controle dos intestinos ou da bexiga.

Além dos métodos médicos convencionais, a acupuntura de agulhamento a seco é muito eficaz para aliviar a dor na maioria dos casos de hérnia de disco, incluindo os casos em que a cirurgia é necessária. O exame sistêmico dos PR deve ser realizado e o tratamento deve ser sistêmico em todos os casos. O tratamento deve incluir pescoço, ombros, parte superior e inferior das costas, quadris, pernas e até os pés. São recomendadas 2 sessões por semana.

Para prevenção dessa lesão, os atletas devem receber tratamento sistêmico semanal, a fim de equilibrar o sistema musculoesquelético.

Fratura de vértebra por estresse

Essa lesão atlética comum normalmente ocorre com atividades de ginástica, levantamento de peso e futebol americano. A lesão está relacionada com uso excessivo, flexão, torção ou hiperextensão da coluna e normalmente é encontrada na quinta vértebra lombar.

Sintomas incluem dor nas costas e rigidez ou espasmos musculares, com sensação de formigamento na coxa ou na parte inferior da perna.

Independentemente de haver necessidade de cirurgia, a acupuntura de agulhamento a seco é muito útil para reduzir a dor e a sensação de formigamento e para restaurar a função da coluna. O procedimento de tratamento é exatamente o mesmo aplicado à hérnia de disco, mas o processo de cura nessa lesão pode levar mais tempo. São recomendadas 2 sessões por semana.

Essa lesão pode ser evitada com sessões semanais de acupuntura para reduzir o estresse na musculatura, nos tendões e nos ligamentos da coluna.

Distensão muscular abdominal

Espalhados entre as costelas e a pelve, os músculos da parede abdominal anterior envolvem os órgãos e os mantêm no lugar. Esses músculos também agem sustentando o tronco e a parte inferior do dorso e ajudando no movimento. Existem três camadas de músculos abdominais. A camada mais profunda é o transverso abdominal, cujas fibras estão dispostas aproximadamente de modo horizontal. A camada média é o músculo oblíquo interno, cujas fibras são transpostas pela camada mais externa, o músculo oblíquo externo. Passando por sobre essas três camadas está o músculo reto abdominal, que corre verticalmente de cada lado da linha média do abdome.

A distensão da musculatura abdominal é causada pela extensão excessiva ou por rompimento das fibras musculares durante um movimento súbito e violento do tronco ou por trauma na região. Sintomas incluem dor abdominal, dor lombar e espasmos musculares.

O exame médico imediato é necessário para excluir ou confirmar (e tratar) lesões dos órgãos internos ou lesão muscular grave.

À semelhança do que ocorre com toda entorse muscular, a acupuntura de agulhamento a seco é muito eficaz para acelerar a cura. Dependendo da espessura da parede abdominal, cerca de 1 a 3 agulhas de 25 a 50 mm de comprimento por cm^2 são aplicadas nos músculos distendidos. São recomendadas 2 sessões por semana.

Lesões esportivas de quadris, pelve e virilha

Entorse do flexor do quadril

O iliopsoas e o reto femoral são os principais flexores do quadril. O esforço repetitivo dos músculos flexores do quadril sem recuperação adequada é a principal causa de distensão (ou entorse) muscular. Marcha imprópria também pode criar esse tipo de problema. Essa lesão geralmente ocorre em atividades como corrida e ciclismo e em atividades envolvendo chutar e saltar. Os sintomas incluem dor, sensibilidade e inflamação na área da virilha.

A acupuntura de agulhamento a seco é muito eficaz para tratar essa lesão. Agulhas podem ser aplicadas nos PR do músculo iliopsoas, nos músculos adutores, no músculo reto femoral e na banda iliotibial. Os músculos isquiotibiais também podem precisar de tratamento. São recomendadas 2 sessões por semana.

Ponteiro do quadril

A crista ilíaca proporciona fixação para os flexores do quadril, para os músculos abdominais e para os músculos que rotam o quadril. Impacto direto na crista ilíaca pode causar contusão, hematoma e inflamação do tecido ou até fratura óssea. A pessoa pode sentir dor intensa com essa lesão.

A acupuntura de agulhamento a seco é muito eficaz para tratar essa lesão. Agulhas devem ser aplicadas nos tecidos doloridos com 2 a 3 agulhas por cm², incluindo os músculos glúteos, a banda iliotibial e os flexores do quadril. São recomendadas 2 sessões por semana.

Fratura por avulsão

Na fratura por avulsão, um tendão ou ligamento se desprende do osso em seu local de fixação, rompendo o tendão ou puxando um pedaço do osso consigo. Causas dessa lesão incluem rotação vigorosa, flexão, extensão ou impacto direto sobre uma articulação, induzindo um alongamento muito forte.

A acupuntura de agulhamento a seco é muito eficaz para reduzir a dor, o inchaço e a inflamação. Agulhas podem ser aplicadas nos PR da área lesionada e nos músculos associados, em 2 sessões por semana.

Para prevenir avulsão, são recomendadas sessões semanais de tratamento para reduzir o estresse no sistema musculoesquelético.

Distensão da virilha

Os músculos envolvidos neste problema incluem pectíneo, adutor curto, adutor longo, adutor magno e grácil. A distensão da virilha geralmente ocorre em esportes que requeiram rotação e mudanças rápidas de direção, como futebol e hóquei. A lesão pode variar de dor branda, nos músculos adutores, a dor intensa, sensibilidade e inflamação nessa mesma área. Normalmente a lesão se localiza na junção musculotendínea, a aproximadamente 5 cm do púbis.

A acupuntura de agulhamento a seco é muito eficaz para tratar essa lesão. Agulhas podem ser aplicadas nos pontos sintomáticos do músculo iliopsoas, dos músculos adutores, do músculo reto femoral e da banda iliotibial. Os músculos isquiotibiais também precisam ser tratados. São recomendadas 2 sessões por semana.

Osteíte púbica

A inflamação da sínfise pubiana e dos músculos adjacentes pode ser decorrente de esforço repetitivo ou de desequilíbrio dos músculos adutores, das bandas iliotibiais ou dos músculos flexores do quadril. Atletas que correm, chutam ou fazem movimentos laterais rápidos, como velocistas, jogadores de futebol e jogadores de hóquei são mais suscetíveis a essa lesão.

Os principais sintomas incluem dor na sínfise pubiana, na região inferior do abdome e na área da virilha.

A acupuntura de agulhamento a seco é muito eficaz para aliviar essa condição, mas a cura pode levar muito tempo. Agulhas finas devem ser usadas diretamente na sínfise pubiana e agulhas normais devem ser usadas nos músculos adjacentes, incluindo os músculos abdominais, os flexores do quadril, os adutores e a banda iliotibial. São recomendadas 2 sessões por semana.

Fratura por estresse

Fraturas por estresse podem ocorrer em qualquer osso, mas ocorrem, principalmente, nos ossos do pé, da parte inferior da perna e do quadril. Essa lesão é causada, principalmente, por esforço repetitivo ou por desequilíbrio de força resultante de fadiga muscular. Músculos fatigados ficam tensos e não conseguem mais absorver o choque do impacto, fazendo com que a força física seja transferida diretamente ao osso.

Essa lesão cria dor generalizada na área, especialmente quando a pessoa sustenta peso. A dor pode ser intensa no início e durante a corrida, depois pode diminuir, mas volta quando a pessoa acaba de correr.

A acupuntura de agulhamento a seco é muito eficaz para tratar essa lesão. Agulhas podem ser aplicadas na área sintomática. O tratamento é usado para equilibrar todo o sistema musculoesquelético. São recomendadas 2 sessões por semana.

É possível evitar essa lesão com sessões semanais de acupuntura para equilibrar o sistema musculoesquelético.

Síndrome do piriforme

O músculo piriforme se origina na superfície interna do sacro e se insere na borda superior do trocânter do fêmur. Age auxiliando a rotação lateral da articulação do quadril, abduzindo a coxa quando o quadril é flexionado e ajudando a dar a estabilidade da cabeça do fêmur no acetábulo. A síndrome do piriforme ocorre quando o músculo piriforme fica contraído e encurtado e pressiona o nervo ciático. Essa condição é causada por esforço repetitivo desenvolvido no músculo, como o causado pela marcha incorreta durante caminhada ou corrida. Os sintomas são semelhantes à neuralgia ciática pelo fato de a dor ser sentida ao longo do nervo ciático, e ser desencadeada por subir escadas e agravada após a pessoa ficar muito tempo sentada.

A acupuntura de agulhamento a seco é um tratamento eficaz para essa lesão. Agulhas podem ser aplicadas diretamente no músculo piriforme, no ventre, na inserção e na área de origem. Além disso, à semelhança do que ocorre com qualquer problema da região lombar, os PR dos músculos na coxa e na perna que são inervados pelo nervo ciático também devem ser agulhados, porque esses músculos ficam igualmente doloridos ou inflamados. O tratamento é usado para equilibrar todo o sistema musculoesquelético. São recomendadas 2 sessões por semana.

Bursite trocantérica

A bursa trocantérica fica entre o glúteo máximo e o aspecto posterolateral do trocânter maior. Vários músculos cruzam essa bursa e podem roçar o trocânter quando os músculos estão contraídos e fatigados como resultado de impacto físico direto no osso ou esforço repetitivo, como o que pode afetar a banda iliotibial na corrida.

Sintomas incluem sensibilidade e inchaço no quadril ou na coxa e dor ao flexionar ou estender o quadril.

A acupuntura de agulhamento a seco é um tratamento eficaz para essa lesão. Agulhas podem ser aplicadas diretamente na bursa inflamada e nos músculos relacionados no quadril, na coxa e na parte inferior da perna. Além disso, o tratamento é usado para equilibrar todo o sistema musculoesquelético. São recomendadas 2 sessões por semana.

Lesões esportivas da coxa

Fratura do fêmur

Impacto forte no fêmur – como o que pode acontecer em um acidente de carro, em uma queda ou em jogos de futebol americano ou hóquei – pode causar fratura desse osso. Essa lesão necessita de cuidado médico imediato. Depois do tratamento emergencial, a acupuntura de agulhamento a seco pode ser aplicada para reduzir a dor, a inflamação e o inchaço an-

tes e depois da cirurgia e durante o processo de reabilitação. São recomendadas 2 sessões por semana.

Distensão do quadríceps

O quadríceps é constituído por quatro músculos: vasto lateral, vasto medial, vasto intermédio e reto femoral. O quadríceps está envolvido com a movimentação do quadril e do joelho e com a sustentação do peso corporal. O reto femoral é mais suscetível à lesão de distensão do que os outros três músculos. A lesão pode resultar de contração repetitiva sem relaxamento adequado ou de contração vigorosa, que pode ocorrer em atividades como corrida, salto, futebol americano, hóquei e levantamento de peso.

A acupuntura de agulhamento a seco é um tratamento eficaz para essa lesão. Agulhas podem ser aplicadas diretamente na área inflamada, sensível, inchada e dolorida e também nos músculos relacionados do quadril, da coxa e da parte inferior da perna. Além disso, o tratamento é usado para equilibrar todo o sistema musculoesquelético. São recomendadas 2 sessões por semana.

Distensão dos músculos isquiotibiais

Os músculos isquiotibiais são compostos por três músculos distintos: bíceps femoral, lateralmente, e semitendinoso e semimembranoso, medialmente. Os três músculos agem juntos para estender o quadril e flexionar o joelho. Durante corrida, os músculos isquiotibiais desaceleram a perna no final da fase de oscilação para a frente e impedem a flexão do tronco na articulação do quadril.

A distensão dos músculos isquiotibiais é uma lesão comum em corredores e velocistas e está relacionada com desequilíbrio na força entre os músculos isquiotibiais e o quadríceps ou com sobrecarga excessiva nos músculos. A lesão pode envolver os dois músculos e os tendões.

A acupuntura de agulhamento a seco é um tratamento eficaz para essa lesão em casos nos quais a cirurgia não seja necessária. Agulhas podem ser aplicadas diretamente na área inflamada, sensível, inchada e dolorida e nos músculos relacionados do quadril, da coxa e da parte inferior da perna, como músculos glúteos, adutores e abdutores. Além disso, o tratamento é usado para equilibrar todo o sistema musculoesquelético. São recomendadas 2 sessões por semana. Se houver necessidade de cirurgia, a acupuntura pode ser usada antes e depois da cirurgia e durante o processo de reabilitação.

Contusão da coxa

A contusão da coxa é uma lesão por pancada profunda nos músculos quadríceps ou nos músculos isquiotibiais próximos ao fêmur. Essa lesão comum é causada por forte impacto nos músculos, como o que ocorre no futebol americano ou no hóquei, ou por uma queda dura. A lesão pode provocar hemorragia nos músculos próximos ao fêmur e resultar na formação de tecido cicatricial, reduzindo a flexibilidade muscular.

A acupuntura de agulhamento a seco é um tratamento eficaz para essa lesão. Agulhas podem ser aplicadas diretamente na área inflamada, sensível, inchada e dolorida e nos músculos relacionados do quadril, da coxa e da parte inferior da perna. Duas ou três agulhas por cm^2 devem ser usadas. Além disso, o tratamento é usado para equilibrar todo o sistema musculoesquelético. São recomendadas 2 sessões por semana. A área da contusão pode ser tratada em dias alternados.

Síndrome da banda iliotibial

A banda iliotibial é um cordão colagenoso não elástico que sai da crista ilíaca, funde-se com o tensor da fáscia lata e com o glúteo máximo e depois desce, inserindo-se no tubérculo no aspecto lateral e proximal da tíbia. O músculo tensor da fáscia lata flexiona, abduz e rota medialmente a articulação do quadril e estabiliza o joelho.

Flexões e extensões repetitivas do quadril e do joelho, enquanto o músculo tensor da fáscia lata está contraído, criam tensão e inflamação da banda iliotibial, levando a compressão ou fricção da banda nos tecidos abaixo. Um sintomas comum é dor no joelho sobre o côndilo lateral, especialmente durante flexão e extensão do joelho.

A acupuntura de agulhamento a seco é um tratamento eficaz para essa lesão. Agulhas podem ser aplicadas diretamente na área inflamada, sensível, inchada e dolorida na banda iliotibial e nos músculos relacionados do quadril, da coxa e da parte inferior da perna. Além disso, o tratamento é usado para equilibrar todo o sistema musculoesquelético. São recomendadas 2 sessões por semana.

Lesões esportivas do joelho
Distensão ligamentar do joelho

O joelho tem quatro ligamentos de sustentação: colateral medial, colateral fibular (ou colateral lateral), cruzado anterior e cruzado posterior. O ligamento colateral medial vai do epicôndilo medial do fêmur até o côndilo medial da tíbia. Esse amplo ligamento sustenta a articulação do joelho no aspecto medial. Força aplicada no aspecto lateral pode distender ou romper esse ligamento parcial ou completamente. Pode haver rompimento do menisco medial em decorrência da distensão, necessitando de reparação cirúrgica.

O ligamento cruzado anterior vai da área intercondilar anterior da tíbia até a superfície medial do côndilo femoral lateral. Esse ligamento impede o deslocamento posterior do fêmur na tíbia e ajuda a evitar uma extensão excessiva do joelho. A distensão do ligamento cruzado anterior é outra lesão comum. Pode ser causada pela torção muito forte do joelho ou por um golpe direto nele.

A acupuntura de agulhamento a seco é uma terapia útil para curar esse tipo de lesão. Agulhas podem ser aplicadas diretamente na área inflamada, sensível, inchada e dolorida e nos músculos relacionados da coxa e da parte inferior da perna. Além disso, o tratamento é usado para equilibrar todo o sistema musculoesquelético. São recomendadas 2 sessões por semana. Se houver necessidade de cirurgia para reparo do ligamento e do menisco, a acupuntura de agulhamento a seco pode ser usada antes e depois da cirurgia para reduzir a dor e o inchaço.

Rompimento do menisco

Rompimento do menisco é outra lesão comum do joelho. Os meniscos ajudam a distribuir uniformemente o peso pela articulação, atuam como amortecedores e proporcionam amortecimento e proteção para as extremidades do fêmur e da tíbia.

Essa lesão pode ser causada por torção muito forte da articulação do joelho, e também pode acompanhar a distensão do ligamento.

Há necessidade de cirurgia ortopédica para reparar essa lesão. Entretanto, a acupuntura com agulhamento a seco é útil antes e depois da cirurgia. Agulhas podem ser aplicadas diretamente na área inflamada, sensível, inchada e dolorida e nos músculos relacionados da coxa e da parte inferior da perna. Além disso, o tratamento é usado para equilibrar todo o sistema musculoesquelético. São recomendadas 2 sessões por semana.

Bursite do joelho

O joelho tem cinco bursas: suprapatelar, situada entre o fêmur e o tendão do quadríceps femoral; pré-patelar subcutânea, situada entre a pele e a superfície anterior da patela; infrapatelar superficial, situada entre a pele e os tendões patelares; infrapatelar profunda, situada entre a tuberosidade tibial e o ligamento patelar; e a bursa da pata de ganso, situada na parte inferior e interna da articulação do joelho, onde os músculos sartório, grácil e semitendinoso se inserem conjuntamente, formando o tendão da pata de ganso.

Pressão repetitiva, traumatismo nas bursas ou fricção repetitiva entre a bursa e o tendão resultam em inflamação da bursa, bem como do tendão.

A acupuntura de agulhamento a seco é um tratamento eficaz para bursite do joelho. Agulhas podem ser aplicadas diretamente na área inflamada, sensível, inchada e dolorida e nos músculos relacionados ao redor do joelho. Duas a três agulhas por cm^2 podem ser aplicadas na bursa inchada. Além disso, o tratamento é usado para equilibrar todo o sistema musculoesquelético. São recomendadas 2 sessões por semana.

Síndrome da dor patelofemoral

Modo errado de correr, quadríceps fraco ou contraído, estresse patelar crônico e sapatos inadequados podem causar essa lesão. Os sintomas incluem dor dentro e abaixo da patela e dor surda e persistente no joelho. A dor piora depois de estar sentado por muito tempo ou ao descer escadas.

A acupuntura de agulhamento a seco é eficaz para tratar essa lesão. Agulhas podem ser aplicadas diretamente na área inflamada, sensível, inchada e dolorida e nos músculos relacionados do quadril, da coxa e da parte inferior da perna, especialmente o quadríceps. Além disso, o tratamento é usado para equilibrar todo o sistema musculoesquelético. São recomendadas 2 sessões por semana.

Tendinite patelar

O tendão patelar está envolvido com a extensão da parte inferior da perna e é a área que sente o impacto da aterrissagem de um salto. Quando o quadríceps se contrai para desacelerar a flexão do joelho, o tendão é forçado a se alongar. O estresse repetitivo de flexão e extensão pode lesionar o tendão patelar.

A acupuntura de agulhamento a seco é eficaz para curar essa lesão. Agulhas podem ser aplicadas diretamente na área inflamada, sensível, inchada e dolorida e nos músculos relacionados da coxa e da parte inferior da perna. Duas ou três agulhas podem ser usadas diretamente no tendão. Além disso, o tratamento é usado para equilibrar todo o sistema musculoesquelético. São recomendadas 2 sessões por semana.

Condromalacia patelar (joelho de corredor)

Essa lesão é caracterizada por dor no joelho que piora depois de sentar-se por períodos prolongados e é sentida quando a pessoa se levanta de uma posição sentada ou subindo escadas. A lesão é causada por microtraumatismo repetitivo na cartilagem da face inferior da patela, por seu desalinhamento crônico ou por fratura ou deslocamento prévio da patela.

A acupuntura de agulhamento a seco proporciona alívio sintomático. Agulhas podem ser aplicadas diretamente na área inflamada, sensível, inchada e dolorida e nos músculos relacionados da coxa e da parte inferior da perna. Se houver necessidade de cirurgia, a acupuntura pode ser usada antes e depois do procedimento. Além disso, o tratamento é usado para equilibrar todo o sistema musculoesquelético. São recomendadas 2 sessões por semana.

Subluxação da patela

A patela está inserida no tendão do quadríceps, em seu aspecto proximal, e no tendão patelar em seu aspecto distal, e se articula com o sulco patelofemoral no fêmur, formando a articulação patelofemoral. A patela desliza sobre o sulco durante a flexão do joelho. Entretanto, se o vasto lateral for mais forte que o vasto medial, o desequilíbrio força a patela para fora do sulco. O mesmo desalinhamento pode ocorrer se a lateral da patela estiver sustentando um impacto físico ou se o joelho girar fortemente, o que pode acontecer durante o momento de aterrissagem de um salto.

Essa lesão pode causar dor e inchaço ou sensação de pressão atrás da patela, especialmente durante flexão e extensão do joelho.

A acupuntura de agulhamento a seco é muito eficaz para tratar essa lesão. Agulhas podem ser aplicadas diretamente na área inflamada, sensível, inchada e dolorida. Podem, ainda, ser aplicadas no quadríceps para equilibrar a tensão muscular na patela. Além disso, o tratamento é usado para equilibrar todo o sistema musculoesquelético. São recomendadas 2 sessões por semana.

O potencial para desenvolvimento dessa lesão pode ser reduzido por tratamentos semanais com o objetivo de equilibrar o sistema.

Lesões esportivas abaixo do joelho

Fraturas da tíbia e da fíbula

Essas fraturas são causadas pela força direta sobre os ossos, como a que ocorre ao aterrissar de uma queda muito alta; por torção violenta quando o pé fica fixado; ou por força rotacional nos ossos, como a derrubada no futebol americano.

Sintomas incluem dor extrema, incapacidade de movimentar a perna ou sustentar o peso dos ossos, inchaço e sensibilidade. Pode haver deformidade perceptível.

Cuidado médico e tratamento emergencial devem ser obtidos sem demora. A acupuntura de agulhamento a seco pode ser aplicada na área inflamada, sensível, inchada e dolorida após o tratamento emergencial e após cirurgia. Além disso, o tratamento é usado para equilibrar todo o sistema musculoesquelético. São recomendadas 2 sessões por semana.

Distensão da panturrilha

Os músculos da panturrilha, ou tríceps sural, incluem os músculos gastrocnêmio, solear e plantar. Eles se inserem no pé através do tendão calcâneo e são responsáveis pela extensão do pé e pela elevação do pé apoiado em seus dedos. Quando se tira o pé do chão ou muda-se a direção durante a marcha, os músculos da panturrilha se contraem vigorosamente.

Se os músculos estiverem fatigados ou não muito fortes para controlar as situações nas quais a contração vigorosa é necessária, espe-

cialmente contração excêntrica (quando contração e alongamento acontecem juntos, como na aterrissagem de um salto), pode haver rompimento de fibras musculares.

A acupuntura de agulhamento a seco é um tratamento eficaz para essa lesão. Agulhas podem ser diretamente aplicadas na área inflamada, sensível, inchada e dolorida. Se houver necessidade de cirurgia, o agulhamento a seco é muito útil durante o período de reabilitação. Além disso, o tratamento é usado para equilibrar todo o sistema musculoesquelético. São recomendadas 2 sessões por semana.

Tendinite do calcâneo

O tendão calcâneo (ou tendão de Aquiles) é o maior tendão do corpo humano, com 15 cm de comprimento e 2 cm de espessura. Ele se origina na junção musculotendínea dos músculos da panturrilha e se insere na base posterior do calcâneo. A força exercida pelo tendão de Aquiles no calcâneo pode chegar a 2,5 vezes o peso do corpo e a força de compressão sobre a tíbia é 3,5 vezes o peso do corpo durante o ato de ficar na ponta dos dedos de um pé.

A tendinite do calcâneo pode ser causada por músculos da panturrilha fatigados em decorrência de esforço repetitivo de corrida e salto, marcha anormal durante corrida, lesões não tratadas na panturrilha ou no tendão calcâneo e calçados inadequados. Essa lesão é encontrada, normalmente, em atletas que praticam esportes como corrida, basquete e vôlei.

Os sintomas incluem dor, inchaço e sensibilidade no tendão e dificuldade de correr ou saltar.

A acupuntura de agulhamento a seco é um tratamento eficaz para essa lesão. Agulhas podem ser aplicadas diretamente no tendão inflamado, sensível, inchado e dolorido e no músculo tríceps sural. Além disso, o tratamento é usado para equilibrar todo o sistema musculoesquelético. São recomendadas 2 sessões por semana. O agulhamento a seco é muito útil para o período de reabilitação se houver necessidade de cirurgia para reparo da lesão.

Uma sessão de tratamento por semana para equilibrar o sistema musculoesquelético pode reduzir a possibilidade de ocorrência dessa lesão.

Síndrome do estresse tibial medial (canelite)

Essa lesão é comum em corredores e saltadores. O músculo tibial anterior é o maior dos músculos dorsoflexores. Origina-se no côndilo lateral da tíbia e se insere nas superfícies medial e plantar do osso cuneiforme medial. O músculo tibial anterior é responsável pela dorsoflexão do tornozelo e pela inversão do pé. Sua inervação é suprida pelo nervo fibular (peroneiro) profundo (L4 e L5).

O esforço repetitivo sobre o músculo causa inflamação, inchaço e dor surda e persistente no aspecto medial da tíbia.

A acupuntura de agulhamento a seco é um tratamento eficaz para essa lesão. Agulhas podem ser aplicadas diretamente na área inflamada, sensível, inchada e dolorida e na origem e na inserção do músculo. Além disso, o tratamento é usado para equilibrar todo o sistema musculoesquelético. São recomendadas 2 sessões por semana.

Fratura por estresse

A tíbia é um osso que suporta peso e absorve alto grau de impacto, tendo maior probabilidade de sofrer fraturas por estresse se for exposta a esforço repetitivo, como no caso de esportes envolvendo corrida e salto. Músculos da perna fatigados reduzem sua capacidade de absorver choque, e essa capacidade reduzida, combinada com treinamento em superfícies duras, resulta em fratura por estresse. Os ossos são constantemente reparados e reconstruídos pelo movimento de cálcio de uma área para outra e esse processo cria áreas fracas que ficam suscetíveis à fratura por estresse. Mulheres são mais suscetíveis a essa lesão por causa das deficiências na densidade óssea relacionadas com alterações hormonais e osteoporose.

Sintomas podem incluir dor ao carregar peso, que fica mais grave nos estágios iniciais da atividade, reduzida no meio e forte novamente no final. Pode haver tecido inchado presente.

A acupuntura de agulhamento a seco é eficaz para tratar essa lesão. Agulhas podem ser aplicadas na área inflamada, sensível, inchada e dolorida, e na origem e inserção do músculo. Além disso, o tratamento é usado para equilibrar todo o sistema musculoesquelético. São recomendadas 2 sessões por semana.

Se um atleta receber um tratamento semanal para equilibrar o sistema e reduzir o estresse e a fadiga muscular, a possibilidade de fratura por estresse pode ser reduzida. Atletas do sexo feminino devem dar especial atenção para a ingestão de cálcio.

Síndrome de compartimento anterior

A tíbia e a fíbula, a membrana interóssea e o septo fascial intermuscular dividem a perna em três compartimentos: anterior (extensor), lateral (fibular) e posterior (flexor). Cada compartimento desempenha uma função diferente. Entretanto, a fáscia que cobre os músculos e reveste o compartimento e o osso tem a forma de bainha fibrosa inflexível. Quando ocorre inchaço ou inflamação intramuscular como resultado de uso excessivo e repetitivo dos músculos ou de trauma agudo dos músculos que possa causar hemorragia intramuscular e edema, a pressão dentro do compartimento aumenta; isso leva à deficiência de fluxo sanguíneo e à disfunção dos tecidos dentro do compartimento.

O compartimento anterior é o mais suscetível a essa lesão. Sintomas incluem dor e tensão muscular ao longo do osso tibial e fibular, especialmente durante exercício; sensação diminuída na ponta do pé sobre o segundo dedo; e possível fraqueza e contração dos músculos do pé.

A acupuntura de agulhamento a seco é a terapia mais eficaz para essa lesão. Agulhas podem ser aplicadas diretamente no compartimento e nos tecidos. Além disso, o tratamento é usado para equilibrar todo o sistema musculoesquelético. São recomendadas 2 sessões por semana. Em casos de traumatismo grave, pode haver necessidade de cirurgia, mas o agulhamento a seco pode ser usado antes e depois da cirurgia para reduzir dor, inflamação e inchaço.

É possível a prevenção dessa lesão se os atletas receberem sessões regulares de acupuntura para diminuir o estresse crônico do uso excessivo ou para promover cura nos estágios iniciais de trauma agudo.

Tendinite tibial posterior

O músculo tibial posterior é o músculo mais profundo do compartimento posterior e tem uma origem medial e outra origem lateral. A origem medial fica na superfície posterior da membrana interóssea e na área lateral da superfície posterior da tíbia. A origem lateral fica nos dois terços superiores da superfície fibular posterior, na fáscia transversal profunda e no septo intermuscular. O tendão de inserção muscular vai do músculo da panturrilha, atrás do maléolo medial, até o osso navicular no arco do pé. Esse tendão dá apoio ao arco e ajuda a inversão do pé. Se o osso navicular ficar mal alinhado, provocará estresse nesse tendão, resultando em tendinite. A condição pode ser causada por correr de modo errado, por calçados inadequados ou lesão prévia do tornozelo.

Os sintomas dessa lesão incluem dor e sensibilidade do aspecto medial da tíbia, do tornozelo e do pé e inchaço sobre o tendão.

A acupuntura de agulhamento a seco é muito eficaz para tratar essa lesão. Agulhas podem ser aplicadas diretamente no tendão inflamado, sensível, inchado e dolorido e na origem e no ventre do músculo. Além disso, o tratamento é usado para equilibrar todo o sistema musculoesquelético. São recomendadas 2 sessões por semana.

Distensão do tornozelo

A distensão do tornozelo é uma lesão comum na maioria dos esportes e também no dia a dia. Essa lesão envolve o estiramento e o rompimento dos ligamentos do tornozelo quando o pé é virado medial ou lateralmente, ou quando é torcido com muita força ou além do seu alcance normal. Pode acontecer em atividades envolvendo corrida ou salto ou por andar em uma superfície irregular ou imprevisível e pode ocorrer nos movimentos de basquete, futebol americano e hóquei.

Todos os ligamentos do tornozelo podem sofrer essa lesão, mas os ligamentos laterais são os mais suscetíveis; na verdade, a distensão lateral do tornozelo é o tipo mais comum. A lesão acontece quando se aplica força no tornozelo durante flexão plantar e inversão, lesionando o ligamento talofibular anterior. Distensões mediais do tornozelo são menos comuns porque os ligamentos mediais, o ligamento deltoide e a estrutura óssea são muito fortes.

Os sintomas normalmente são classificados em três graus. Distensões de primeiro grau são as mais brandas, com pouca dor e pouco inchaço, e distensões de terceiro grau envolvem dor grave e inchaço intenso, incapacidade de suportar peso e instabilidade na articulação.

Os sintomas da distensão de segundo grau são de gravidade intermediária entre as distensões de primeiro e de terceiro graus.

A acupuntura de agulhamento a seco é um tratamento eficaz para essa lesão. Duas a três agulhas por cm^2 podem ser aplicadas diretamente nos ligamentos inflamados, sensíveis, inchados e doloridos. A inflamação e o inchaço podem ser facilmente controlados se a acupuntura for aplicada imediatamente após a lesão. Além disso, o tratamento é usado para equilibrar todo o sistema musculoesquelético. São recomendadas 2 sessões por semana. Pode haver uma sessão diária para reduzir o inchaço grave.

Fratura do tornozelo

Essa fratura óssea pode ser causada por torção forte ou virada do tornozelo, ou por impacto no tornozelo medial ou lateral quando o pé está plantado no chão.

Dor, inchaço e incapacidade de suportar peso podem se seguir à lesão, podendo haver deformidade presente.

O cuidado médico imediato é necessário. A acupuntura de agulhamento a seco pode ser usada imediatamente após o tratamento emergencial a fim de reduzir a dor, a inflamação e o inchaço. Depois da cirurgia, a acupuntura pode ser usada imediatamente para acelerar a cura e reduzir o tecido cicatricial.

Tendinite fibular

Os tendões dos músculos fibular longo e fibular curto passam ao redor do maléolo lateral e se inserem no aspecto lateral da base do primeiro osso metatársico e no aspecto lateral da base do quinto osso metatársico, respectivamente. Esses tendões ajudam a estabilizar o pé e na sua eversão. A inversão do pé faz com que esses dois tendões se alonguem. O alongamento repetitivo desses tendões, situação que pode ocorrer em atividades de corrida e salto, provoca irritação, inchaço, inflamação e dor no tendão.

A acupuntura de agulhamento a seco é um tratamento eficaz para essa lesão. Agulhas podem ser aplicadas diretamente nos tendões inflamados, sensíveis, inchados e doloridos. As origens e os ventres dos músculos devem ser agulhados junto com suas inserções. Além disso, o tratamento é usado para equilibrar todo o sistema musculoesquelético. São recomendadas 2 sessões por semana.

Fratura do pé

Traumatismo dos ossos do pé ou queda, golpe, colisão ou torção violenta podem causar fratura em qualquer um dos 26 ossos do pé, mas o que ocorre com mais frequência é a fratura dos ossos metatarsianos. Atletas do sexo feminino com baixa densitometria óssea são mais suscetíveis a essa lesão. Dor grave, inchaço, entorpecimento e possível deformidade estão associados a essa lesão.

O cuidado médico imediato é necessário. A acupuntura de agulhamento a seco pode ser usada antes e depois do tratamento emergencial e depois da cirurgia para reduzir a dor e promover a cura. Agulhas podem ser aplicadas diretamente na área inflamada, sensível, inchada e dolorida. Além disso, o tratamento é usado para equilibrar todo o sistema musculoesquelético. São recomendadas 2 sessões por semana.

Fratura por estresse do pé

Fraturas por estresse dos ossos do pé podem ser causadas pelo esforço repetitivo decorrente de treinamento que envolva corrida e salto em chão duro, por músculos fatigados que não conseguem mais absorver o choque e o estresse, por alterações drásticas no treinamento intensivo ou por calçados inadequados.

A fratura por estresse pode ocorre em qualquer um dos ossos do pé, mas os ossos metatársicos e o calcâneo são os mais comuns. Os sintomas incluem dor e inchaço no sítio de fratura, dor por suportar peso e incapacidade de andar.

A acupuntura de agulhamento a seco é uma terapia útil para curar essa lesão. Agulhas podem ser aplicadas diretamente no tecido inflamado, sensível, inchado e dolorido, no sítio da fratura. Além disso, o tratamento é usado para equilibrar todo o sistema musculoesquelético. São recomendadas 2 sessões por semana.

A fratura por estresse pode ser evitada se os músculos forem tratados regularmente e se o sistema musculoesquelético for equilibrado, de modo rotineiro, para reduzir o estresse.

Fascite plantar

A fáscia plantar, também conhecida como *aponeurose plantar*, é um tecido fibroso duro que se origina na tuberosidade do calcâneo e se insere nas cabeças metatársicas. Essa fáscia sustenta o arco longitudinal do pé e fica sob estresse quando os músculos da panturrilha estão contraídos.

Movimentos repetitivos do tornozelo, músculos da panturrilha e tendão calcâneo tensos, corrida em chão duro, problemas do arco, hiperpronação e calçados inadequados podem causar essa lesão. Os sintomas incluem dor no osso calcâneo, que pode diminuir durante exercício e piorar depois.

A acupuntura de agulhamento a seco é eficaz para tratar essa lesão. Agulhas podem ser aplicadas diretamente no sítio inflamado, sensível e dolorido. Bons resultados podem ser obtidos quando o agulhamento é combinado com vacuoterapia e estimulação elétrica para reduzir aderências e melhorar a circulação sanguínea. Além disso, o tratamento é usado para equilibrar todo o sistema musculoesquelético. São recomendadas 2 sessões por semana.

Esporão de calcâneo

Quando uma secção de osso fica lesionada ou irritada por estresse crônico, como músculos ou tendões contraídos, ocorre um depósito anormal de cálcio ou crescimento ósseo anormal. Atletas com lesões prévias apresentam maior risco de desenvolver esporões de calcâneo.

A acupuntura de agulhamento a seco é uma terapia útil para essa lesão. Agulhas podem ser aplicadas diretamente no tecido inflamado, sensível e dolorido. Além disso, o tratamento é usado para equilibrar todo o sistema musculoesquelético. São recomendadas 2 sessões por semana. O agulhamento a seco pode ser aplicado imediatamente se houver necessidade de cirurgia.

É possível evitar essa lesão se sessões de acupuntura forem realizadas regularmente com o objetivo de equilibrar o sistema musculoesquelético a fim de reduzir o estresse no pé.

Resumo

Este capítulo apresentou várias lesões esportivas comuns para as quais a acupuntura de agulhamento a seco pode ser aplicada com o objetivo de recuperação. Conforme enfatizado anteriormente, a acupuntura de agulhamento a seco, como modalidade biológica inespecífica, não entra em conflito com nenhum outro procedimento médico e, na maioria dos casos, deve ser combinada com outras modalidades para que haja melhores resultados.

Leitura complementar

Oatis CA: *Kinesiology: the mechanics & pathomechanics of human movement*, Philadelphia, 2004, Lippincott Williams & Wilkins.

Esse livro fornece uma excelente e detalhada explicação sobre a mecânica e a patomecânica dos movimentos humanos. Livro-texto ideal para entender o funcionamento da anatomia humana.

Walker B: *The anatomy of sports injuries*, Berkeley, Calip., 2007, Lotus Publishing.

O autor é um proeminente treinador esportista australiano com mais de 20 anos de experiência na indústria de saúde e *fitness*. Esse livro traz uma descrição concisa e completa das lesões causadas por esportes com ilustrações didáticas e de ótima qualidade. Obra de referência para atletas, treinadores e acupunturistas que utilizam a técnica de agulhamento a seco.

Wirhed R: *Athletic ability and the anatomy of motion*, ed 3, Edinburgh, 2006, Elsevier.

Essa obra apresenta excelente explicação sobre a anatomia dos movimentos atléticos. Um texto conciso e ideal para atletas e treinadores.

15

Tratamento Preventivo e Terapêutico de Lesões em Esportes Selecionados

A acupuntura com agulhamento a seco, com seus mecanismos fisiológicos únicos, pode ser usada para prevenir lesões crônicas e lesões causadas por esforço excessivo. Também pode ser usada para melhorar o desempenho físico, porque promove a coordenação e a conexão harmoniosa do sistema musculoesquelético, bem como para tratar disfunção e lesão de tecido mole.

O mesmo protocolo da terapia do agulhamento a seco pode ser usado para prevenir e tratar uma lesão esportiva. A terapia da acupuntura com agulhamento a seco normaliza a homeostase mecânica e fisiológica do sistema musculoesquelético e de outros sistemas por meio de vários sistemas reflexos regulatórios. Alguns tipos de fadiga por esforço repetitivo ou por treinamento excessivo se desenvolvem silenciosamente em certas estruturas anatômicas durante treinamento excessivo e competição. Esses problemas ocultos prejudicam a capacidade musculoesquelética e reduzem o desempenho atlético, mas passam despercebidos pelos atletas, por seus técnicos e seus médicos. Por causa desses problemas ocultos e da capacidade de declínio dos sistemas do corpo, aumenta a chance de essas estruturas sofrerem lesão. Nesse estágio, o tratamento de prevenção é mais eficaz.

Em razão da capacidade única de o agulhamento a seco remover o estresse profundo e a fadiga dos tecidos moles, o tratamento regular semanal com o objetivo de reduzir o estresse é fortemente recomendado para todos os atletas. Esse tratamento deve se concentrar na homeostase mecânica e fisiológica da cinética de todo o sistema musculoesquelético.

Se ocorrer lesão, a acupuntura com agulhamento a seco pode ser usada da mesma maneira que a empregada na prevenção, em conjunto com outras modalidades, para acelerar a recuperação da lesão e curar a disfunção musculoesquelética. O processo de tratar lesões tem três fases: aguda, de reabilitação e de restauração funcional.

Na fase aguda, o tratamento se concentra nos sintomas do atleta e é uma oportunidade de início de cura para os tecidos lesionados. Intervenções convencionais comuns incluem medicamentos anti-inflamatórios e analgésicos, modalidades térmicas e proteção e repouso relativo da parte lesionada do corpo. Durante a fase de reabilitação, o tecido lesionado do atleta continua a se curar. Alterações biomecânicas e consequentes sobrecargas do tecido devem ser identificadas e tratadas com um programa de condicionamento e fortalecimento progressivo, incluindo treinamento neuromuscular proprioceptivo e de flexibilidade de toda a cadeia cinética. No final da fase de reabilitação, o atleta está pronto para avançar para exercícios funcionais específicos do esporte, culminando com o retorno à participação. Durante a fase de recuperação funcional, a ênfase muda de reabilitação para recondicionamento sistêmico e específico, com o objetivo de alcançar a cura completa, minimizar o risco de recorrência da lesão e recuperar a capacidade funcional prévia.

A acupuntura com agulhamento a seco deve ser usada em todas as três fases do tratamento. Neste capítulo, são apresentadas lesões comuns que ocorrem em vários esportes, com o propósito de detalhar tanto a prevenção quanto o tratamento. Uma discussão detalhada das causas das lesões está além do alcance deste capítulo, mas existe uma lista de leituras adicionais para que essas informações sejam obtidas.

Por conta da especificidade destes mecanismos para normalizar passivamente a disfunção do tecido mole, a acupuntura com agulhamento a seco deve ser usada em primeiro lugar, antes das outras modalidades, como medida preventiva de rotina e durante a reabilitação. O agulhamento a seco é um método passivo e não envolve nenhum procedimento "ativo", como alongamento ou mobilização articular. A passividade do agulhamento a seco, de fato, prepara os tecidos e as articulações para os procedimentos ativos ou de alongamento e minimiza o estresse nos tecidos.

A acupuntura com agulhamento a seco não substitui outros procedimentos preventivos, como exercícios de ganho de força e outros exames e procedimentos médicos convencionais. Pelo fato de não apresentar efeitos colaterais, o agulhamento a seco não entra em conflito com nenhuma outra modalidade de tratamento.

Corrida

A natureza cíclica e repetitiva da corrida geralmente leva a um acúmulo de estresse mecânico que excede o limiar de adaptação do sistema musculoesquelético e resulta em uma variedade de lesões. As estruturas que normalmente acumulam estresse mecânico e lesão tecidual incluem joelho, tornozelo, canela, músculos isquiotibiais, tendão calcâneo, músculo da panturrilha e fáscia plantar. Este estresse pode ser reduzido e as lesões podem ser evitadas se forem adotados protocolos regulares de tratamento relaxante.

Depois de examinar 180 corredores, James e Jones[1] relataram 232 lesões no joelho (34%), no aspecto posteromedial da tíbia (13%), no tendão calcâneo (11%), na fáscia plantar (7%), fraturas de estresse (6%) e em outros locais (29%). A maioria dessas lesões pode ser evitada e reduzida se o tratamento de acupuntura com agulhamento a seco for adotado de modo regular com o objetivo de relaxar e equilibrar o sistema.

Dor na articulação patelofemoral

Hoke[2], fisioterapeuta, apresentou uma boa análise das causas mecânicas de dor na articulação patelofemoral: o mecanismo extensor do joelho atenua o choque, aceitando o peso do corpo quando o pé entra em contato com o chão durante a corrida. A atenuação desse choque é realizada pela contração excêntrica suavemente controlada dos extensores do joelho. A articulação patelofemoral é um sistema finamente equilibrado dentro do mecanismo extensor e múltiplos fatores afetam seu alinhamento e sua função. O corredor frequentemente sente dor na região patelar quando esse sistema não tem o "equilíbrio de força" necessário entre as forças mediais e laterais. A pronação excessiva do pé também foi citada por muitos autores[3,4] como fator que contribui para o desenvolvimento de dor no aspecto anterior do joelho. O primeiro pico na flexão do joelho depois do contato do pé coincide com o pico da pronação do retropé e, se essa pronação for excessiva, haverá tensão prejudicial no joelho, no plano sagital (flexão aumentada) e no plano frontal (rotação tibial aumentada).

Esta análise demonstra claramente o "equilíbrio de força" nesse alinhamento finamente equilibrado do sistema do joelho. O tratamento regular deve incluir o agulhamento de todos os músculos extensores – laterais, mediais e frontais – do joelho.

Síndrome da banda iliotibial

Os sinais da síndrome da banda iliotibial são dor no joelho e na região trocantérica. Vários fatores podem contribuir para problemas associados à banda iliotibial durante a corrida.[2] Conforme aumenta a velocidade de deambulação para a frente, a base da marcha se estreita. Isso é acompanhado pela adução aumentada do quadril, evento que submete a musculatura lateral do quadril, incluindo a banda iliotibial, a uma tensão aumentada. Se outros abdutores do quadril ficarem fatigados ou mais fracos, como normalmente ficam, haverá tensão adicional sobre a banda iliotibial. Conforme o quadril contralateral cai para baixo com o membro que balança, mais adução coxofemoral é criada no membro de apoio, aumentando a tensão na banda iliotibial. A banda iliotibial também desempenha um papel na rotação do plano transverso na região do quadril e na parte inferior da perna. Quando o pé de trás do corredor faz pronação excessiva à medida que a parte inferior da perna gira para dentro, cria-se estresse na banda iliotibial. A rotação interna aumentada intensifica a tensão e a contratura dos rotadores externos do quadril.

Para reduzir o estresse na banda iliotibial, os pontos reflexos homeostáticos da região lombar, do quadril, da coxa e da perna devem ser todos tratados. Além disso, os músculos isquiotibiais e adutores devem ser tratados conjuntamente.

Dor na face anterior da perna

A dor na face anterior da perna pode ser um sintoma de três condições: fratura por estresse e reações de estresse, síndromes compartimentais e "canelite".[2]

A fratura por estresse é comum na tíbia (34%), na fíbula (24%), nos metatarsianos (20%) e no fêmur (20%); portanto, 58% dessas fraturas ocorrem na face anterior da perna.[5]

As síndromes compartimentais externas na face anterior da perna se manifestam, geralmente, com dor, contração muscular ou cãibras desencadeadas por atividade física, com aumento da pressão dentro do compartimento.

"Canelites" musculoesqueléticas estão relacionadas com as funções dos três compartimentos da perna. O compartimento anterior é responsável por dois movimentos principais. O movimento principal é a flexão dorsal do tornozelo e do pé para propiciar o desimpedimento do membro em movimento e a função excêntrica de controlar a flexão plantar do tornozelo e dos dedos dos pés. A função secundária do compartimento anterior é desacelerar a pronação do retropé pelo músculo tibial anterior. O compartimento lateral controla a supinação do retropé e fornece equilíbrio para o forte inversor tracionar os compartimentos anterior e posterior. O compartimento posterior inclui os músculos superficiais e profundos. Dos músculos posteriores profundos, o tibial posterior fornece controle da pronação do retropé e previne o colapso do mediopé durante a aceitação do peso. As fibras do solear e do flexor longo do hálux também foram implicadas nos sintomas de canelites mediais.[2]

A acupuntura com agulhamento a seco é muito eficaz tanto para evitar como para tratar dor na face anterior da perna. Os três compartimentos devem ser tratados juntos. Os pontos-gatilho na coxa e nos músculos centrais também devem ser tratados.

Tendinite de calcâneo

Muitos fatores aumentam a tensão no tendão calcâneo. A tensão nas fibras do tendão aumenta por anormalidades estruturais intrínsecas, como músculos gastrocnêmio e solear contraídos, tornozelo equino e antepé equino. Pronação excessiva do retropé também aumenta o estresse nas fibras do tendão calcâneo. Por causa de sua inserção medialmente ao eixo da articulação subtalar, o tendão calcâneo tem um papel secundário na desaceleração da pronação subtalar. Treinamento também pode desempenhar um papel no estresse excessivo nessa área. O aumento crescente da cadência das passadas, treinamento ladeira acima e contato primário sobre o antepé são fatores que aumentam o estresse no tendão calcâneo.

O tratamento deve incluir agulhamento a seco do tendão inflamado e de todos os pontos-gatilho dos músculos gastrocnêmio e solear. Por conta da vascularização reduzida do tendão, o processo de reparação pode requerer um tempo maior do que o necessário para lesões musculares.

O tratamento regular de relaxamento do músculo da panturrilha reduz a tensão no tendão e pode prevenir a lesão.

Fascite plantar

A fascite plantar também pode ter muitas causas. A fáscia plantar desempenha um papel integral na estabilização do mediopé e do antepé durante a corrida. Conforme o calcanhar começa a subir, o comprimento fixo da fáscia plantar coloca-o sob maior tensão, já que está "enrolada" nas cabeças metatarsianas. Isso cria maior estabilidade para a fase tardia de apoio e esse efeito é comumente chamado de *mecanismo de molinete*. Quando a estabilidade do mediopé é perdida sob a carga inicial do pé, a fáscia plantar pode ficar sob tensão prematuramente. À medida que o calcanhar sobe no pé instável, a tensão adicional da flexão dorsal metatarsofalangiana pode provocar lesão na fáscia plantar em sua inserção junto à tuberosidade do calcâneo medial. Instabilidade do mediopé e do antepé surge, geralmente, por uma de duas razões: o mediopé pode ter um apoio estático deficiente inerente através das estruturas ligamentosas plantares, ou pode haver perda secundária de estabilidade mediotarsal à medida que o retropé vai além do alcance normal de pronação.[2]

Fascite plantar é uma típica disfunção de tecido mole e bons resultados terapêuticos podem ser obtidos para a maioria dos atletas por meio de uma combinação de eletroacupuntura e vacuoterapia. A eletroacupuntura relaxa a fáscia e a vacuoterapia cria uma pressão negativa dentro dos tecidos ao mesmo tempo em que alonga as diferentes camadas do tecido da planta do pé.

Ciclismo

Uma noção da biomecânica do ciclismo ajuda a esclarecer as lesões decorrentes desse esporte. Há duas categorias gerais de lesões:

- Lesões físicas causadas pelo impacto com um objeto externo
- Lesões resultantes do uso excessivo.[6]

As lesões pelo uso excessivo são o foco desta seção, mas a acupuntura com agulhamento a seco pode ser usada em todos os estágios da maioria das lesões. Entre as lesões por impacto, a maioria envolve abrasões; outras são contusões, lacerações e fraturas. A acupuntura com agulhamento a seco acelera enormemente a cura do tecido por abrasões, contusões e lacerações. Ela pode melhorar a cura após cirurgia, especialmente a redução da dor e o inchaço pós-cirúrgicos.

Extremidades superiores
Neuropatia do nervo ulnar

Os sintomas da neuropatia do nervo ulnar incluem fraqueza muscular e perda de sensação ao longo da área inervada pelo nervo ulnar. Os principais mecanismos dessa lesão são pressão prolongada no punho e esforço repetitivo no punho e no antebraço.

A acupuntura com agulhamento a seco é muito eficaz para tratar essa condição. O tratamento deve incluir relaxamento e ajuste dos músculos centrais (músculos do *core*).

Neuropatia do nervo mediano

Esta condição é menos comum do que a neuropatia do nervo ulnar. Caracteriza-se por entorpecimento ao longo do nervo mediano como resultado de compressão repetitiva e pressão sobre o túnel do carpo.

A acupuntura com agulhamento a seco é aplicada na área afetada, incluindo o túnel do carpo. Esse tratamento normalmente é muito eficaz para tratar essa condição e é importante não ignorar o tratamento do sistema dos músculos centrais (sistema do *core*).

Tenossinovite de De Quervain

Esta lesão caracteriza-se por dor durante abdução e extensão do polegar como resultado de inflamação dos tendões do extensor curto do polegar e de seu abdutor longo. Pode ser causada por trauma direto, uso excessivo, esforço repetitivo, vibração excessiva ou movimento envolvendo flexão acentuada dos tendões.

O tratamento deve incluir os tendões inflamados e os músculos relacionados na mão e no antebraço. A acupuntura com agulhamento a seco acompanhada de termoterapia promove cura satisfatória.

Extremidades inferiores
Condromalácia patelar

O mecanismo dessa lesão é a carga patelofemoral excessiva durante toda a pedalada. A articulação patelofemoral pode ficar dinâmica ou estaticamente desalinhada. Os sintomas incluem dor no joelho andando de bicicleta morro acima ou em alta velocidade.

A acupuntura com agulhamento a seco é aplicada em todos os músculos extensores e flexores do joelho. Essa terapia proporciona bons resultados, mas algum desalinhamento, se detectado, deve ser corrigido com fisioterapia.

Tendinite patelar

Essa lesão normalmente é causada por tração angular excessiva. Desalinhamento mecânico pode incluir torção do maléolo interno ou pronação excessiva da articulação subtalar. Os sintomas caracterizam-se por dor patelar na inserção do tendão no polo inferior da patela durante subida ou em trajetos de alta quilometragem.

A acupuntura com agulhamento a seco é muito eficaz para tratar essa condição e deve incluir pontos reflexos homeostáticos e sintomáticos do membro inferior e do sistema do core.

Tendinite do quadríceps

A tendinite do quadríceps caracteriza-se por dor na área suprapatelar, medial ou lateral e é causada por esforço repetitivo dos músculos do quadríceps e seus tendões. A dor pode ser sentida durante trajeto ascendente, trajetos de muitos quilômetros ou durante uma ventania. A parte inferior da perna pode exibir deformidade em varo ou em valgo em excesso.

A acupuntura com agulhamento a seco é muito eficaz para reduzir a dor porque trata os músculos e os tendões do quadríceps. Entretanto, outros fatores, como desalinhamento da bicicleta, devem ser investigados e corrigidos para evitar desalinhamentos mecânicos.

Tendinite do bíceps femoral

A sobrecarga do bíceps femoral se manifesta como dor no aspecto posterolateral do joelho. Pontos-gatilho sensíveis podem ser encontrados na inserção do tendão do bíceps femoral na cabeça fibular. Joelho varo pode ser detectado.

A acupuntura com agulhamento a seco é muito eficaz para tratar essa condição e o tratamento deve incluir todos os compartimentos da coxa e da parte inferior da perna.

Dor no ligamento patelofemoral medial

A função do ligamento patelofemoral medial é restringir passivamente a excursão patelar. Quando a patela é afastada lateralmente da linha média, a patela medial sustenta o estresse da tração excessiva, resultando em rotação tibial interna, joelho em valgo ou pronação excessiva. O ciclista sente a dor bem no tendão do ligamento patelofemoral medial e uma sensação de estalo em cada pedalada.

O tratamento deve incluir pontos-gatilho nos músculos da coxa e da perna, com pontos-gatilho no ligamento patelofemoral além dos músculos do core.

Tendinite do calcâneo e síndrome da banda iliotibial

Essas lesões foram descritas com mais detalhes na seção anterior.

Coluna
Lesão em chicote

O pescoço sustenta microtraumatismos cumulativos se for mantido em posição de hiperextensão ou quando o ciclista usa pneus inflados demais. Múltiplos movimentos bruscos são absorvidos pelos tecidos cervicais, resultando em dor intensa e em incapacidade de manter o pescoço em uma posição estendida.[7]

A acupuntura com agulhamento a seco é muito eficaz para tratar essa lesão, mas os pontos-gatilho e as articulações lesionadas devem ser cuidadosamente identificados. O médico não deve ignorar os pontos-gatilho do ombro e da região lombar.

Basquete

Basquete requer força, velocidade, vigor e agilidade. Embora o treinamento durante todo o ano seja essencial não só para um bom desempenho, mas também para prevenção de lesão, a longa temporada de competição do basquete, além do treinamento regular, promove o acúmulo de muitos fatores intrínsecos que levam à deficiência física e predispõem o atleta à lesão.[8] Esses fatores podem incluir desequilíbrio de força muscular, redução do padrão de ativação neuromuscular, fadiga muscular, desalinhamento musculoesquelético e flacidez articular.

Extremidade inferior
Lesões do pé e do tornozelo

Lesões do tornozelo são comuns no basquete. Os jogadores de basquete com história de entorse do tornozelo apresentam balanço postural maior e maior área de balanço. Entorses do tornozelo geralmente são resultado de aterrissar na borda lateral de um pé e giro do pé para dentro. A lesão pode envolver os ligamentos talofibular anterior, calcaneofibular e, ocasionalmente, talofibular posterior.[9]

Entorses do tornozelo medial são menos comuns, mas também podem ocorrer pela aterrissagem imprópria ou pelo impulso da parte externa do pé, o que provoca a eversão excessiva do tornozelo.[9]

O ligamento deltoide é muito forte e uma fratura por avulsão do maléolo medial pode ser causada por uma força excessiva sobre o ligamento. Entorses do tornozelo ocasionalmente são acompanhadas pelo rompimento da membrana interóssea.

O ligamento tibiofibular distal também pode sofrer entorse. Essa lesão causa dor durante flexão dorsal excessiva ou movimento rotacional.

A acupuntura com agulhamento a seco é muito eficaz para reduzir o inchaço, a inflamação e a dor decorrentes de lesões do tornozelo. O tratamento deve ser providenciado imediatamente após a lesão, independentemente de sua natureza; enquanto isso, exames mais detalhados podem ser conduzidos e outras modalidades de tratamentos também podem ser usadas. É muito importante que os músculos dos três compartimentos da perna sejam tratados conjuntamente. A postura do atleta deve ser examinada de modo que qualquer desequilíbrio do sistema do *core* possa ser corrigido.

Tendinite do calcâneo

As forças que precisam ser atenuadas durante a fase de contato da corrida e do salto são, aproximadamente, 8 vezes o peso do corpo.[10]

Essa lesão pode ser evitada pelo tratamento regular de relaxamento. O tratamento dessa lesão foi detalhado na seção anterior.

Canelites

Canelites mediais decorrentes de forças de impacto durante salto e corrida repetidos são comuns no basquete. A pronação excessiva pode causar tendinite tibial posterior na junção musculotendínea da tíbia medial. O músculo tibial posterior supina concentricamente o pé e, excentricamente, controla a pronação. A tendinite tibial posterior normalmente está associada à fraqueza excêntrica do tibial posterior e à fraqueza dos músculos intrínsecos do pé, flexor longo dos dedos e flexor longo do hálux.[11]

As canelites podem ser evitadas com eficácia se um tratamento regular de relaxamento for aplicado aos três compartimentos da perna. A acupuntura com agulhamento a seco é muito eficaz para tratar essa condição, especialmente nos estágios iniciais. Assim que os sintomas surgirem, o tratamento deverá incluir os três compartimentos da perna, os compartimentos da coxa e o sistema do core.

Lesões do joelho

As lesões do joelho são o segundo tipo mais comum no basquete, depois das lesões do tornozelo.[12] São a causa mais comum de jogos perdidos (66%)[13] e podem ser causadas por contato, mudanças súbitas de direção ou uso excessivo. Lesões por uso excessivo são secundárias a treinamento inadequado ou condicionamento impróprio, esforço excessivo ou fadiga. Menisco, ligamentos ou patela podem sofrer lesões agudas.[14]

Lesões do menisco geralmente são causadas por salto, giros e cortadas. O jogador pode se queixar de sensação de bloqueio, sensibilidade na articulação e limitação da extensão do joelho.

Lesões de ligamentos do joelho normalmente estão relacionadas com rotação tibial e femoral durante cortada, giro, desaceleração, aterrissagem desequilibrada ou impacto externo ou força sobre o joelho. Lesão do ligamento colateral medial é causada por estresse em valgo, e lesão do ligamento colateral lateral, por estresse em varo. Lesão do ligamento cruzado anterior pode ser causada por uma combinação de qualquer um desses movimentos.

Tendinite patelar, ou tendinite do quadríceps, é causada por rupturas microscópicas resultantes do esforço repetitivo de correr, desacelerar e saltar. A sobrecarga excêntrica pode resultar em mineralização da fibrocartilagem.[15]

Algumas das lesões do joelho causadas por condições crônicas podem ser evitadas, efetivamente, pelo tratamento regular de relaxamento com a acupuntura com agulhamento a seco. Lesões do joelho devem ser tratadas imediatamente, independentemente de sua natureza, pois o agulhamento a seco é capaz de reduzir o inchaço, a inflamação e a dor; enquanto isso, um diagnóstico adicional e outros tratamentos devem ser realizados. O protocolo de tratamento inclui agulhar os pontos-gatilho nos músculos, tendões e tecidos inchados. Sempre que possível, o sistema do *core* deve ser tratado.

Distensão dos músculos isquiotibiais

Essa lesão pode ocorrer em decorrência de forças excêntricas, especialmente se os músculos já estiverem sobrecarregados ou fatigados por treinamento excessivo. O mais comum é que a distensão ocorra na origem proximal, mas também pode ocorrer no tendão semimembranoso, com dor ao longo da cápsula posterior medial do joelho.[16]

O tratamento regular de relaxamento é capaz de reduzir o risco dessa lesão. A acupuntura com agulhamento a seco é muito eficaz para acelerar a recuperação durante a fase de reabilitação. O tratamento deve incluir não só os músculos afetados, mas também os tendões proximais e distais, os músculos do quadríceps e o sistema do core.

Contusões da coxa

Uma contusão resulta do contato direto ou do impacto de outro jogador ou de um objeto. Os vasos sanguíneos ficam lesionados, ocorrendo certa hemorragia.

De acordo com a experiência do autor, a acupuntura com agulhamento a seco é a modalidade mais eficaz para curar essa lesão. Toda a área acometida pela contusão deve ser tratada com uma densidade grande de agulhas.

Lesões da coluna

As lesões da coluna no basquete normalmente estão relacionadas com trauma repetitivo ou quedas, e os sintomas incluem contusão, entorse e distensão. Podem ocorrer lesões de discos. O atleta pode se queixar de espasmo muscular nas costas e de dor que aumenta com hiperextensão ou com rotação da coluna.[17]

A acupuntura com agulhamento a seco é muito eficaz para tratar essas lesões de tecidos moles. Além do tratamento sintomático, quadril, pescoço e ombro devem ser tratados ao mesmo tempo.

Extremidade superior

Lesões da extremidade superior incluem entorses, contusões, fraturas ósseas e deslocamentos articulares. As lesões normalmente ocorrem nos dedos das mãos, no punho, nas mãos e nos ombros.

A acupuntura com agulhamento a seco é muito eficaz para reduzir o inchaço, a inflamação e a dor dos tecidos moles e pode ser aplicada em todas as lesões, mesmo que haja necessidade de cirurgia.

Esgotamento pelo calor

O esgotamento pelo calor normalmente está relacionado com a depleção dos eletrólitos e do sódio. A reposição de líquidos é muito importante nos esportes.

Quando ocorrer exaustão pelo calor, os pontos reflexos homeostáticos podem ser agulhados, para complementar o efeito de outros procedimentos médicos.

Beisebol

O beisebol é um esporte desfrutado tanto por jovens quanto por jogadores adultos. O ato de lançar requer aceleração máxima e desaceleração do braço em curto período de tempo. De acordo com pesquisas sobre lesões pelo beisebol feitas em um período de 3 anos entre times que praticam esse esporte, 58% das lesões se localizavam na extremidade superior, 27% na extremidade inferior e 15% no tronco e nas costas.[18]

O ombro e o cotovelo são as articulações mais vulneráveis a lesões nos jogadores de beisebol como resultado de forças intensas e torques, extremos de variação de movimento e repetições de movimento de lançar que eles têm de fazer. O tratamento regular de relaxamento, além de outros procedimentos, como treinamento de fortalecimento e condicionamento, é recomendado.

Ombro

Manguito rotador e tendinite do bíceps

A inflamação dos tendões do manguito rotador ou do tendão da cabeça longa do bíceps é uma lesão comum. Os músculos lesionados produzem dor durante o exame de alcance de movimento.

A acupuntura com agulhamento a seco é muito eficaz para tratar essa lesão. O tratamento deve se concentrar nos músculos do manguito rotador, bem como nas condições associadas que contribuem para a lesão. Quando o ombro é tratado, o pescoço e as costas também devem ser tratados conjuntamente.

O rompimento parcial ou total do manguito rotador necessita de procedimento cirúrgico, mas a acupuntura com agulhamento a seco ajuda a reduzir o inchaço, a inflamação e a dor antes e depois da cirurgia.

Impacto

O impacto externo consiste na irritação da parte do manguito rotador que fica ao lado da bursa resultante de qualquer processo que diminua o espaço entre o manguito rotador e o acrômio. Esses processos podem ser estáticos ou dinâmicos. Bursite, tendinite e esporões do acrômio são condições que diminuem, estaticamente, o espaço disponível para o manguito rotador. Quando os músculos do manguito rotador ficam fatigados, o controle preciso desse manguito pode ficar perdido e o úmero pode ficar comprimido contra a glenoide. Como resultado, a cabeça umeral migra para cima durante a elevação glenoumeral, o que reduz, dinamicamente, o espaço disponível entre o manguito rotador e o acrômio.[19]

No impacto interno, a fadiga do manguito rotador leva a um efeito cumulativo de microtraumatismo repetitivo para a cápsula anterior e para o labro, resultando no alongamento dessas estruturas com consequente translação para a frente da cabeça umeral. Essa translação para a frente faz com que a superfície inferior do manguito rotador posterior se projete contra a superfície posterossuperior da glenoide e do labro, causando desgaste e rompimento.[19]

A acupuntura com agulhamento a seco é muito eficaz para evitar e tratar essa lesão. O tratamento deve incluir a área sintomática e os tecidos moles associados. Para lesões locais, o tratamento do sistema musculoesquelético sempre é benéfico.

Instabilidade glenoumeral

A instabilidade geralmente é encontrada nos ombros dos lançadores como resultado de esforço repetitivo e extremas variações de movimento. Quando há um diagnóstico firmado de impacto ou de tendinite, o processo patológico de base geralmente é, na verdade, uma instabilidade que foi negligenciada.[19] A acupuntura com agulhamento a seco é útil em conjunto com outros procedimentos médicos para curar essa condição. Essa terapia também é útil em todas as fases de reabilitação.

Lesões labrais

Atletas com lesão do labro podem se queixar de dor no aspecto anterior do ombro, geralmente com um "clique" associado a uma determinada variação do movimento.

Embora um diagnóstico mais preciso e outros tratamentos (incluindo cirurgia) possam ser necessários, a acupuntura com agulhamento a seco é útil para reduzir o inchaço, a inflamação e a dor durante todas as fases do tratamento e da reabilitação.

Cotovelo

Lesões por uso excessivo

As lesões por uso excessivo, normalmente envolvendo as unidades musculotendíneas, estão entre as lesões mais comuns. A tendinite do cotovelo pode envolver a massa pronadora-flexora no aspecto medial, a massa supinadora-extensora no aspecto lateral, ou o tríceps no aspecto posterior. Epicondilite medial e tendinite do tríceps são muito mais comuns por conta das extremas forças em valgo e da extensão do cotovelo necessária ao lançamento. As estruturas musculotendíneas mediais podem ser lesionadas por rompimento microscópico resultante do efeito cumulativo do lançamento repetitivo ou por rompimento macroscópico resultante de contração muscular muito vigorosa. Se essa lesão for tratada de modo inadequado, o estresse aumentado na unidade musculotendínea lesionada passa para o ligamento colateral ulnar localizado medialmente e pode resultar em atenuação ou rompimento do ligamento. Se o ligamento colateral ulnar for lesionado ou permanecer atenuado, a instabilidade sutil resultante acarretará ramificações para todos os compartimentos da articulação do cotovelo. O estresse medial aumentado pode submeter o nervo ulnar a uma tração excessiva. Essas forças compressivas também são transferidas para a articulação radiocapitelar. A sobrecarga na superfície articular pode acarretar dano da cartilagem e dos corpos frouxos. Posteriormente, essa sobrecarga é suportada pelo aspecto posteromedial do olécrano. Continuando com o lançamento, formam-se osteófitos, podendo surgir corpos soltos dentro da articulação.[19]

A acupuntura com agulhamento a seco pode ser usada em todas as fases para essas condições, para a prevenção e para a fase de reabilitação, em conjunto com outras modalidades terapêuticas. É muito importante que tanto os tendões quanto os músculos relacionados sejam tratados ao mesmo tempo.

Outras lesões específicas de posições

Defensores externos são mais propensos a apresentar lesões musculotendíneas do complexo gastrocnêmio-solear e dos músculos isquiotibiais, porque eles precisam acelerar rapidamente de uma posição estacionária para uma alta velocidade. Defensores internos estão sujeitos a lesões da região lombar porque devem realizar flexão para a frente sem apoio. Receptores têm risco de lesões do menisco do joelho por causa do tempo que passam de cócoras.

Todos esses atletas devem passar por um programa regular de tratamento relaxante para músculos específicos relacionados com determinado tipo de desempenho. Sessões semanais de um trabalho de relaxamento são muito eficientes para evitar rompimentos microscópicos de músculos e fadiga por uso excessivo.

Golfe

Jogadores profissionais de golfe jogam e treinam pelo menos 10 meses por ano e acertam centenas de bolas de golfe diariamente; portanto, ficam suscetíveis a lesões crônicas por uso excessivo. De acordo com um estudo feito com 226 jogadores profissionais de golfe, 85% haviam sido lesionados como resultado direto da profissão e cada um dos jogadores lesionados havia tido uma média de duas lesões ao longo de suas carreiras profissionais.[20] Desses jogadores, 54% consideravam suas lesões crônicas. As proporções relativas de lesões crônicas eram as seguintes: punho esquerdo, 24%; lombar, 23,7%; mão esquerda e ombro esquerdo, 7,1%; e joelho esquerdo, 7%.

A extremidade superior guia é o elemento mais importante de uma boa tacada de golfe. Entretanto, várias lesões estão associadas aos requisitos da extremidade superior da tacada de golfe. Entre essas lesões estão cotovelo de golfista, lesão do manguito rotador, fraturas do gancho do hamato e tenossinovite de De Quervain.[21]

Ombro

A função da articulação glenoumeral depende, em grande parte, da função da articulação escapulotorácica. O dano ao complexo do ombro em jogadores de golfe normalmente ocorre no ombro guia (ombro esquerdo para o golfista destro). A maioria dessas lesões é de natureza crônica e pode incluir distensão e tendinite do manguito rotador, síndrome do impacto, instabilidade glenoumeral, bursite e síndrome do estalido. Um dano agudo pode provocar rupturas do manguito rotador e subluxações glenoumerais.

Normalmente a lesão começa com dor branda e desconforto no ombro depois de jogar ou de treinar. Os sintomas aumentam durante a fase de rebatida (*backswing*). Com o esforço continuado das tacadas, uma inflamação branda pode se tornar uma disfunção e um distúrbio mais grave se não for tratada, como lesões graves dos músculos supra e infraespinhoso e rompimento total dos tendões ou da musculatura do manguito rotador.[22]

Golfistas mais velhos e jogadores com anos de prática estressante são mais vulneráveis ao desenvolvimento de instabilidades multidirecionais da articulação glenoumeral guia e síndrome do impacto do ombro secundária.

A acupuntura com agulhamento a seco é muito eficaz para evitar e tratar disfunção crônica de tecido mole da musculatura do ombro que evolui para essas lesões. São sugeridas sessões semanais de um tratamento relaxante para prevenção e duas sessões por semana para tratar os sintomas.

Cotovelos

O grande número de pronações e supinações envolvidas nas tacadas de golfe pode provocar tendinite do cotovelo e distensões musculares por conta do efeito *rollover* dos músculos dos epicôndilos umerais. Embora os dois cotovelos possam ser afetados, o cotovelo guia (cotovelo esquerdo no golfista destro) é mais suscetível à lesão. Golfistas habilidosos que dão tacadas no plano e que apresentam boa mecânica de tacada tendem a distender os músculos extensores do cotovelo esquerdo durante a jogada chamada *downswing* final. Golfistas menos habilidosos, que dão a tacada por cima durante um *downswing*, tendem a agravar os músculos flexores mediais do cotovelo direito.[22]

A acupuntura com agulhamento a seco é eficaz para tratar essas lesões, mas a recuperação total leva algum tempo. A localização dos tendões inflamados é essencial e ambos os tendões e músculos devem ser tratados simultaneamente. São sugeridas sessões semanais para prevenção e 2 sessões por semana para tratar os sintomas.

Coluna

O torque e as forças de corte do movimento completo das tacadas forçam a coluna. Postura cervicotorácica deficiente, mobilidade rotacional limitada e condições degenerativas podem irritar distúrbios preexistentes da coluna. Pesquisas indicaram que grande número de fraturas costais por estresse na caixa torácica, do lado guia de golfistas iniciantes, foram mal diagnosticadas como "dor inespecífica nas costas".[23] Dor e mobilidade reduzida na área escapulotorácica guia (esquerda) e nos músculos paravertebrais são sinais de disfunção vertebral e disfunção da articulação zigapofisária. Lesões da região lombar, variando entre entorses lombossacrais e discos herniados, foram relatadas em 48% dos atletas estudados.[21] A coluna lombar é propensa à disfunção facetária e à irritação em potencial da raiz nervosa. Disfunção e degeneração da articulação sacroilíaca são bastante comuns em golfistas habituais.[22]

Outros problemas da coluna podem incluir espondilose (degeneração de uma vértebra) e espondilolistese (deslocamento para a frente de uma vértebra sobre um segmento inferior, normalmente a vértebra L5 sobre o sacro ou a L4 sobre a L5).

A acupuntura com agulhamento a seco é muito eficaz para reduzir estresse agudo ou crônico sobre a coluna e para evitar que os sintomas da coluna progridam. Se ocorrer lesão, a acupuntura com agulhamento a seco é muito útil para curar, em conjunto com outras modalidades. São sugeridas sessões semanais de tratamento relaxante para prevenção e 2 sessões por semana para tratar os sintomas.

Futebol americano

O futebol americano é um esporte de contato. Poderia até ser descrito como um esporte de colisão. Em um estudo feito em 1997 pela *National Collegiate Athletic Association* (NCAA)[24], o índice de lesão entre atletas era de 3,8 para 1.000 exposições em treinamentos, e 34,1 para 1.000 exposições em jogos. Joelhos e tornozelos foram os sítios mais comuns de lesão e entorses foram o tipo de lesão mais comum.[24]

Entorses musculares e tendinosas

A acupuntura com agulhamento a seco é muito eficaz para tratar entorses musculares e tendinosas, independentemente de a lesão ser causada por fatores agudos ou por uso excessivo. São sugeridas sessões semanais de tratamento de relaxamento para prevenção e 2 sessões por semana para tratar os sintomas. A acupuntura deve ser aplicada imediatamente após a lesão.

Lesões do plexo braquial

Há relatos de que mais de 50% dos jogadores de futebol americano de faculdades sofreram lesões do plexo braquial no curso de suas carreiras.[25] Jogadores com essa lesão podem sentir dor em queimação ou fraqueza, ou ambos os sintomas, no membro superior, ou parestesia e interrupção temporária da função nervosa depois de um bloqueio ou de uma tomada. É normal haver recuperação, mas em alguns casos, nos quais os sintomas persistem por meses, a degeneração neural é confirmada por eletromiografia. Essas lesões podem envolver os nervos acessório espinal, supraescapular, axilar e torácico longo.

A acupuntura de agulhamento a seco é muito eficaz para acelerar a recuperação na maioria dos casos. Em lesões graves, o agulhamento a seco pode ser uma modalidade complementar útil. São sugeridas sessões semanais de tratamento de relaxamento para prevenção e 2 sessões por semana para tratar os sintomas.

Ruptura do tendão calcâneo

Essa lesão é comum entre os zagueiros e resulta do uso excessivo ou de esforço repetitivo. Um zagueiro pode lançar a bola até 50 vezes em um jogo, e algumas centenas de vezes durante um treino. Repetir o movimento de dar um passo para trás para jogar a bola pode causar inflamação do tendão. Essa tendinite enfraquece o tendão e torna-o suscetível ao rompimento. O tendão também pode se romper como resultado de traumatismo de uma desaceleração violenta, mesmo na ausência de problemas prévios.[26]

A acupuntura com agulhamento a seco é muito eficaz para reduzir o estresse repetitivo nos dois tendões e nos músculos da panturrilha, se usada regularmente. Em casos de ruptura aguda, a acupuntura é bastante útil em conjunto com outras modalidades, incluindo cirurgia. São sugeridas sessões semanais para prevenção e 2 sessões por semana para tratar os sintomas. O agulhamento a seco deve ser aplicado imediatamente após a cirurgia.

Lesões de ombro, costas e joelho

A acupuntura com agulhamento a seco pode ser usada com diferentes propósitos para esses tipos de lesão. Em condições crônicas ou por uso excessivo, o agulhamento a seco é capaz de evitar lesão de tecido mole. No caso de lesões, o agulhamento a seco pode ser usado imediatamente para reduzir a dor e o inchaço e para acelerar a recuperação. Após cirurgia, o agulhamento a seco é muito útil durante a fase de reabilitação.

Concussão

Nos esportes, a concussão é uma lesão debilitante. É classificada em três graus: Concussão de grau 1, caracterizada por confusão sem amnésia e sem perda de consciência; concussão de grau 2, caracterizada por confusão com amnésia, mas sem perda da consciência; e concussão de grau 3, caracterizada por perda da consciência.

A acupuntura com agulhamento a seco é muito eficaz para tratar todos os três graus de concussão e a síndrome pós-concussão. Os pontos reflexos primários e alguns pontos empíricos, incluindo pontos do nervo mediano e as pontas dos dedos das mãos, devem ser agulhados.

Exaustão por calor

A exaustão pelo calor, causada pelo estresse do calor, pode afetar todos os jogadores de futebol americano por conta do equipamento pesado que utilizam. Os jogadores de futebol americano mudam de postura constantemente e as possíveis quedas abruptas de pressão arterial os tornam particularmente suscetíveis a uma síncope provocada pelo calor.

A acupuntura com agulhamento a seco é capaz de ajudar a restaurar a homeostase e reduzir sintomas como redução do fluxo sanguíneo para a pele, batimento cardíaco diminuído ou aumentado, distúrbios gástricos e aumento da temperatura corporal.

Outras lesões comuns

Algumas lesões do futebol americano estão relacionadas com posições específicas do jogo. Os atacantes ofensivos são mais propensos a lesões lombares, dos ligamentos dos joelhos e dos ombros. Receptores podem ter distensões dos músculos isquiotibiais e rompimentos do ligamento cruzado anterior. Os defensores geralmente apresentam lesões das extremidades superiores, incluindo deslocamentos dos dedos e entorses da mão e do punho em decorrência da defesa ou obstrução dos jogadores ofensivos oponentes. Entorses do pescoço e do ombro ocorrem durante o combate. Artilheiros desenvolvem lesões por uso excessivo.[3] Entre os artilheiros, as lesões mais comuns são distensões da região lombar, do flexor do quadril e dos músculos isquiotibiais.

A acupuntura com agulhamento a seco pode ser usada para prevenção e tratamento de todas as lesões de tecidos moles.

Futebol

O futebol é o esporte mais popular do planeta e é considerado relativamente seguro. O risco de lesão é de 85% para um jogador de futebol americano do ensino médio, em comparação a 30% para um jogador de futebol.[27] De todas as lesões comuns no futebol, 80% ocorrem durante o contato físico entre dois jogadores. O contato inclui ser chutado e colidir com outro jogador.[28] Em níveis mais elevados de jogo, outras lesões são causadas pelos mecanismos da corrida.[29]

Pesquisas demonstraram que 69% das lesões ocorrem por conta de traumatismo e 31% resultam do uso excessivo. Entre 84 e 88% das lesões no futebol ocorrem nas extremidades inferiores.[30] A maior parte dessas lesões é de pequena gravidade e resulta em pouco tempo perdido de jogo ou nenhum tempo perdido. A proporção de lesões importantes varia de 8 a 10%; a maioria ocorre nas extremidades inferiores e inclui fraturas, subluxações e lesões dos ligamentos dos joelhos. O principal local de lesão importante é o joelho, correspondendo a 50% de todas as lesões graves. É uma lesão que é mais frequente nas mulheres jogadoras: 31% em jogadoras *versus* 13% em jogadores.[27]

Jogadores entre 25 e 40 anos de idade apresentam maior índice de lesão (18%). Isso porque este grupo contém atletas mais antigos com elevados níveis de habilidade e um estilo mais agressivo de jogo. Jogadores mais jovens apresentam índices menores de lesões e lesões menos graves.[28]

Entre todos os níveis de lesão, a entorse do tornozelo é a mais comum, seguida pela lesão do joelho.[28,29] Lesões de pele, contusões, distensões musculares e fraturas constituem a maioria das lesões restantes das extremidades inferiores. Lesões menos comuns incluem deslocamento do ombro, fratura e deslocamento do cotovelo e lesões de cabeça e face, dedos das mãos, virilha e púbis.[28]

Lesões da extremidade inferior

Entorse do tornozelo

Entorses do tornozelo respondem por 36% de todas as lesões no futebol. O mecanismo deste tipo de lesão geralmente é o da corrida ou da disputa, e 80% das lesões do tornozelo que ocorrem pela primeira vez ocorrem durante uma disputa de bola. Nos casos em que a lesão resulta de corrida, há uma incidência elevada de lesão prévia do tornozelo.[29] Uma entorse no tornozelo, em muitos casos, pode ser pior do que uma fratura em termos de recuperação total.[31] É muito comum o atleta lesionado voltar ao esporte antes de ter recuperado força e propriocepção suficientes.

Entorse por inversão é o tipo mais comum de entorse do tornozelo. A lesão envolve o ligamento talofibular anterior e o ligamento calcaneofibular. Entorse por eversão é menos comum e envolve o forte ligamento deltoide no aspecto medial e, com frequência, leva a uma fratura da tíbia por avulsão.[31]

A acupuntura com agulhamento a seco é muito eficaz para reduzir a dor e o inchaço. O tratamento deve ser aplicado imediatamente após a lesão ter ocorrido. Ligamentos lesionados devem ser identificados e tratados. O tratamento deve ser aplicado 1 vez/dia ou em dias alternados durante a primeira semana após a lesão ter ocorrido. Além da área do tornozelo, os músculos da extremidade inferior e o sistema do core devem ser tratados 2 vezes/semana. Mesmo depois que a dor inicial e o inchaço estiverem bem reduzidos, o atleta deverá continuar o processo de reabilitação por algum tempo antes de voltar a jogar.

Canelites

Neste livro, *canelite* se refere à tendinite do tibial anterior ou do tibial posterior, ou à síndrome de fratura por estresse. Essa lesão está relacionada com uso excessivo. Canelites mediais são causadas, principalmente, por inflamação do tendão tibial posterior, enquanto canelites laterais são causadas pela inflamação do tendão tibial anterior ou dos tendões extensores dos dedos dos pés.

Canelites podem ocorrer por conta da natureza da superfície de corrida; por pés chatos; genuvaro; uso excessivo; fadiga muscular; desequilíbrio químico do corpo; e por coordenação recíproca deficiente entre os músculos dos aspectos anterior e posterior da extremidade inferior.[32]

A acupuntura com agulhamento a seco é muito eficaz para evitar e tratar esses sintomas. Como procedimento preventivo, os atletas devem receber sessões semanais de tratamento relaxante. Se os sintomas estiverem presentes, 2 sessões por semana devem ser providenciadas. O protocolo deve incluir a extremidade inferior e o sistema do core.

Síndrome compartimental

Na síndrome compartimental, a pressão do líquido no tecido excede os níveis normais, colocando pressão nos músculos, tendões, vasos sanguíneos e nervos. Esse aumento de pressão é seguido por isquemia e, em casos graves, pode acarretar dano permanente à extremidade. A síndrome compartimental pode ser aguda ou crônica; em casos graves, há fraqueza associada dos flexores dorsais e dos extensores dos dedos do pé, bem como inchaço do dorso do pé.[32] Por causa dos sintomas, a síndrome compartimental frequentemente é confundida com fratura por estresse.

A acupuntura com agulhamento a seco é muito eficaz para evitar e tratar a síndrome compartimental. Sessões semanais de tratamento relaxante podem ajudar a evitar a lesão e 2 sessões por semana podem ser usadas para tratar a lesão. O tratamento deve incluir agulhamento a seco de todos os três compartimentos da perna e dos músculos da coxa. O sistema do core deve ser incluído no tratamento relaxante.

Lesões do joelho

A lesão dos ligamentos do joelho causa as ausências mais prolongadas do esporte e quase metade dessas lesões ocorre durante uma disputa de bola.[29]

As lesões do joelho podem ser causadas por diferentes mecanismos. Podem envolver determinadas estruturas, como rompimento do ligamento cruzado anterior, ruptura do menisco ou múltiplas lesões. Por causa da complexidade do joelho, aconselha-se que os leitores tenham acesso à literatura disponível sobre a anatomia e os mecanismos das lesões do joelho. Os procedimentos médicos para tratar lesões dos joelhos diferem de acordo com a gravidade da lesão.

A acupuntura com agulhamento a seco é muito eficaz para diminuir a inflamação, o inchaço e a dor e para recuperar a extensão do movimento. Sessões semanais regulares de tratamento relaxante reduzem o risco em potencial de lesão relacionada com fatores intrínsecos como fadiga muscular e desalinhamento articular. Para inchaço do tecido, sessões diárias são o mais indicado. Para dor e reabilitação, 2 sessões por semana devem ser fornecidas. O tratamento deve ser aplicado imediatamente após a lesão ocorrer, bem como após cirurgia.

Osteoartrite

A osteoartrite geralmente ocorre em atletas após um rompimento do ligamento cruzado anterior. Essa condição pode ser evitada ou tratada com acupuntura com agulhamento a seco. O tratamento deve ser usado para reduzir completamente o estresse no joelho, agulhando os dois flexores e os dois extensores do joelho.

Lesões da coxa

Lesões da coxa incluem distensões musculares, contusões e miosite ossificante. O quadríceps, os músculos isquiotibiais e os adutores do quadril são os sítios mais comuns de distensão nos jogadores de futebol. Sintomas de distensão muscular incluem dor durante a atividade ou durante uma contração muscular isométrica, sensação de músculo distendido durante corrida ou jogo e perda de função e manifestação de tônus aumentado.

Das lesões relacionadas com o futebol, as contusões têm a incidência mais elevada depois das lesões de joelho e tornozelo e os músculos do quadríceps são os músculos mais comumente envolvidos. Sintomas de contusão incluem inchaço, rigidez e dor durante a contração muscular. O tratamento agudo é mais necessário que a reabilitação em longo prazo no controle das contusões.[32]

A miosite ossificante é uma complicação da contusão muscular. Sintomas incluem dor, inchaço e presença de uma protuberância à palpação. Há formação de um osso ectópico no ventre muscular do quadríceps e o diagnóstico é confirmado por exame radiográfico.

A acupuntura com agulhamento a seco é muito eficaz para curar essas lesões da coxa. O tratamento deve ser aplicado 2 vezes/semana. O protocolo de tratamento deve incluir tratamento local e o sistema do core.

Lesões da virilha

Lesões da virilha incluem tendinite do adutor, osteíte púbica e distensões musculares dos músculos adutores (adutor longo, adutor curto e grácil). Hérnias inguinais podem ser descritas como desconforto na virilha.

Esses sintomas podem ser causados por condições crônicas, como fadiga muscular ou uso excessivo, ou por lesões agudas, como mudança rápida de direção que ocorre simultaneamente com uma rotação externa associada ou com movimento de abdução.[33]

Um tratamento de relaxamento regular semanal ajuda a reduzir as condições crônicas, como distensão muscular e tendinite. Os sintomas devem ser tratados 2 vezes/semana. Músculos e tendões devem ser tratados, além do sistema do core.

Lesões da extremidade superior

Lesões na extremidade superior são mais comuns nos goleiros do que nos jogadores. Fraturas dos cotovelos, dedos e punhos decorrentes de quedas ou colisões são os tipos mais comuns.

Lesões comuns do ombro incluem entorses acromioclaviculares. Deslocamentos do ombro ou entorses acromioclaviculares estão, ocasionalmente, relacionados com lassidão capsular ou colisão violenta.

Essas lesões devem ser tratadas por especialistas, mas o agulhamento a seco é muito útil para reduzir a dor e o inchaço se combinado com o tratamento médico convencional. Para inchaço depois da lesão, uma sessão de tratamento diária pode ser aplicada, independentemente da necessidade de cirurgia. Em casos cirúrgicos, 2 sessões por semana ajudam a reduzir o inchaço e a acelerar a recuperação.

Esqui

Desde o início da década de 1980, enorme quantidade de pesquisa foi dedicada às forças e cargas que suportam o corpo humano durante as curvas no esqui e às relações das fases musculares que são necessárias para realizar essas tarefas de modo suave. Esses esforços capacitaram o desenvolvimento de programas de prevenção eficaz de lesões e de treinamento para bom condicionamento físico.[34] De acordo com dados de uma pesquisa, de 32 a 48% de todas as lesões do esqui estão relacionadas com o joelho; lesões do ombro e das costas respondem por outros 15%.[35]

Grandes estudos epidemiológicos indicam que quanto menores, mais jovens, mais leves e menos experientes forem os esquiadores, maior o risco de lesão.[36] Essa pesquisa sugere que o nível de habilidade parece ser o fator mais importante para determinar o risco de lesão para esquiadores. A probabilidade de sofrer lesão é de 33% entre os iniciantes em comparação com 6,2% entre os esquiadores classificados como intermediários ou habilidosos.

Joelho

Lesões do joelho podem ser causadas por vários diferentes mecanismos no esqui e podem ocorrer como rompimentos isolados e rupturas do ligamento cruzado anterior, lesões de restrição como lesões do ligamento colateral medial ou do ligamento colateral lateral ou contusão óssea ou defeitos condrais da superfície articular dos côndilos femorais ou do platô tibial.[34]

A acupuntura com agulhamento a seco é útil para reduzir o inchaço, a dor e a equimose e pode ser usada em conjunto com outras modalidades médicas para reabilitação, e antes e imediatamente depois de cirurgia.

Ombro

O deslocamento glenoumeral anterior ocorre por queda sobre o braço estendido. A separação acromioclavicular pode ser causada por impacto direto no ombro que desloca o acrômio para baixo em relação à clavícula. "Polegar de esquiador", lesão comum da mão, ocorre quando o ligamento colateral ulnar é submetido a uma abdução forçada e a uma hiperextensão.

A acupuntura com agulhamento a seco é muito útil para reduzir a dor e o inchaço quando usada em conjunto com o tratamento convencional.

Hóquei no gelo

O hóquei no gelo geralmente é descrito como o esporte de equipe mais rápido e, por causa da velocidade e do estilo de jogo, é considerado um esporte agressivo e violento com alto risco de diferentes tipos de lesão.[37,38]

Lesões da cabeça e da face

De acordo com estudos da elite de jogadores suíços de hóquei no gelo, o risco de concussão durante a carreira é de 20%.[39] Jogadores recreativos adultos mostram riscos proporcionais ainda mais altos de lesões na cabeça e no pescoço (32%) e na face (25%).[40]

A acupuntura com agulhamento a seco é muito eficaz para reduzir a dor e outros sintomas por lesões na cabeça e na face, incluindo concussão. O tratamento deve ser iniciado imediatamente após a lesão ter ocorrido, enquanto outros exames e procedimentos médicos são considerados.

Lesões da extremidade superior

As lesões da extremidade superior geralmente são causadas por colisões com outros jogadores. As lesões incluem traumatismo grave da coluna cervical (C1 a C7); fraturas, separações e deslocamentos; e contusões do tecido mole.

A acupuntura com agulhamento a seco, junto com modalidades convencionais, é útil para tratar todas essas lesões, especialmente de tecido mole. Sessões diárias devem ser aplicadas para reduzir o inchaço e 2 sessões por semana devem ser administradas para dor e outros sintomas.

Lesões da extremidade inferior

A maioria das lesões de extremidade inferior envolve ligamentos ou o menisco do joelho e do tornozelo. Entorse do tornozelo resulta de flexão dorsal grave, eversão e rotação externa do tornozelo. Lesões do joelho incluem dano dos ligamentos colaterais e do cruzado anterior.

A condição de miosite ossificante traumática é descrita como uma sequela de contusão grave, hematoma ou fratura.[41]

Junto com outras modalidades, a acupuntura com agulhamento a seco é muito útil para tratar todas essas lesões, especialmente para reduzir inchaço, dor, hematoma e contusão. Sessões diárias devem ser administradas para inchaço, hematoma e contusão.

Natação

A natação tornou-se um dos esportes mais populares. Lesões são comuns na natação competitiva e podem limitar o nível de conquista e a duração da carreira do nadador. De acordo com um estudo, a atividade muscular aumenta com o início da fadiga à medida que o atleta tenta manter a velocidade na água.[42] A eficiência muscular diminui à medida que o índice de disparo neural aumenta e a produção de força diminui.[43]

Síndrome do treinamento excessivo

O treinamento excessivo é comum entre os nadadores. Entre 10 e 21% dos nadadores apresentam sinais de treinamento excessivo durante o curso de uma temporada de competição.[44]

Sinais precoces de treinamento excessivo podem incluir doenças brandas recorrentes, alterações nos padrões de sono e nos hábitos nutricionais e instabilidade geral do humor. As nadadoras, de modo geral, são mais suscetíveis à tríade da mulher atleta: distúrbios alimentares, amenorreia e osteoporose.[45]

A síndrome de treinamento excessivo se desenvolve quando o treinamento supera o repouso e a recuperação. Os sintomas podem incluir alterações comportamentais, como apetite aumentado ou diminuído, distúrbios do sono, fadiga geral, incapacidade de se concentrar, irritabilidade e perda da motivação. Outros problemas fisiológicos incluem náuseas, diarreia, mudanças nos hábitos intestinais, resfriados ou gripes frequentes e aumento do batimento cardíaco em repouso. O peso do corpo pode mudar de acordo com as alterações nos hábitos alimentares. Problemas musculoesqueléticos como distensões musculares, dor muscular crônica e pequenas entorses ligamentosas podem ocorrer por causa da eficiência muscular reduzida.[43,46]

A acupuntura com agulhamento a seco é muito eficaz para evitar e tratar a síndrome do treinamento excessivo porque ela melhora a fisiologia musculoesquelética e a fisiologia neuroendócrina. Os atletas devem receber sessões semanais de tratamento relaxante com acupuntura antes que os sinais se desenvolvam. Se surgir algum sintoma, devem receber sessões 2 vezes/semana. O protocolo de tratamento deve incluir a restauração da homeostase e o tratamento sintomático. Outras modalidades convencionais também devem ser consideradas.

Lesões por uso excessivo

As lesões mais comuns em nadadores estão relacionadas com o uso excessivo e com trauma cumulativo.[47] Microtraumas cumulativos e repetitivos podem causar dano ao tecido, levando a lesões por uso excessivo. A intervenção precoce é a chave para evitar que lesões agudas se tornem síndromes crônicas.

Inflamação é o principal sintoma agudo de microtrauma e a redução da inflamação é da máxima importância no tratamento das lesões por uso excessivo.

A acupuntura com agulhamento a seco é muito eficaz para curar lesões por uso excessivo. Ela é capaz de reduzir ou eliminar o estresse, o inchaço e o edema do tecido mole. Também pode reduzir a inflamação e acelerar enormemente a recuperação e a cura do microtrauma do tecido mole. A acupuntura com agulhamento a seco pode ser um método útil aliado a outros métodos convencionais de tratamento.

Lesões comuns da extremidade superior

Um nadador individual pode movimentar suas extremidades superiores com dois milhões de braçadas durante o treinamento de 1 ano.[48] Essa quantidade de movimento repetitivo seria, por si só, considerada traumática em comparação com o desgaste normal e isso, com frequência, resulta em microtrauma repetitivo a toda a estrutura musculoesquelética: músculos, tendões, ligamentos e articulações. O ombro, particularmente, é colocado em sua máxima extensão de movimento durante cada braçada da natação, causando microtraumas, levando frequentemente, à degeneração mecânica da biomecânica do complexo do ombro e resultando em vários tipos de dor no ombro.[45]

Dor no ombro é a lesão musculoesquelética mais comum entre os nadadores competitivos. Vários estudos demonstraram que a síndrome do impacto básica é a causa mais comum de dor no ombro em nadadores e que a instabilidade de base da articulação glenoumeral é uma predisposição para inflamação da bursa subacromial e para o rompimento do labro glenoidal.[49]

Ombro de nadador

O ombro de nadador é uma lesão por uso excessivo que consiste na inflamação do tendão do supraespinhoso ou do bíceps, ou de ambos, e normalmente é causada por instabilidade glenoumeral multidirecional ou por impacto nos tendões entre a cabeça do úmero e o processo do acrômio da escápula. A inflamação local, o inchaço, a isquemia causada pelo microtrauma repetitivo e a ruptura podem alterar a biomecânica da articulação do ombro. O exame clínico pode revelar que o ombro tem padrão restrito de movimentos em abdução e em rotação externa e interna. A prática continuada enquanto esses sintomas estiverem presentes causa alteração significativa da mecânica normal da escápula, do pescoço e do tronco, resultando em impacto secundário e bursite.[45]

A acupuntura com agulhamento a seco é muito eficaz para prevenir e tratar o ombro de nadador. Sessões semanais regulares de tratamento relaxante com acupuntura podem reduzir o estresse do uso excessivo e restaurar a fisiologia normal do tecido mole, evitando a inflamação e a fadiga muscular. Se surgir dor, o atleta deve receber 2 sessões de tratamento por semana, incluindo tratamento local e sistêmico.

Síndrome do desfiladeiro torácico

A síndrome do desfiladeiro torácico é um grupo específico de sinais e sintomas resultantes da compressão da artéria subclávia, da veia subclávia e do plexo braquial. A compressão pode ocorrer no nível do músculo escaleno, entre a clavícula e a primeira costela, ou na área do processo coracoide. A estrutura comprimida pode ser o plexo braquial, uma artéria ou uma veia.

O atleta pode se queixar de aperto muscular e dor no ombro, no pescoço e na clavícula na posição de braçada, quando a mão entra na água; dor na parte inferior da face e na orelha; dor de cabeça; dor que irradia para ombro, polegar, dedo indicador e dedo médio; fraqueza e fadiga nos músculos deltoide, bíceps, tríceps ou no antebraço; perda da força dos músculos intrínsecos da mão; e incapacidade de controlar o movimento da mão durante o movimento de remo na fase de recuperação.[45]

O diagnóstico da síndrome do desfiladeiro torácico não é fácil. Entretanto, a acupuntura com agulhamento a seco é muito eficaz para prevenir e tratar esses sintomas. Para prevenção, o atleta deve receber tratamentos semanais regulares de relaxamento com acupuntura. O tratamento dos sintomas deve incluir o pescoço, os ombros, os membros superiores, parte superior e inferior do dorso, quadris e membros inferiores. São necessárias duas sessões por semana.

Lesões do cotovelo

Lesões do cotovelo são lesões por uso excessivo. A epicondilite lateral é comum, mas o aspecto medial do cotovelo também pode sofrer lesão decorrente da distensão dos extensores e

dos flexores. Distensões do tríceps e sinovite podem resultar de estresse do cotovelo. Todas essas lesões diminuem a eficiência da braçada e aumentam o estresse no ombro e no punho, resultando em inflamação.

A acupuntura com agulhamento a seco é muito eficaz para prevenir e tratar essas lesões. Para prevenção, sessões semanais de tratamento relaxante com acupuntura devem ser administradas no pescoço, nos ombros, nos membros superiores, nos músculos do *core* e nos membros inferiores. O tratamento dos sintomas deve seguir o mesmo protocolo, com atenção especial aos tendões inflamados. Se os tendões estiverem inflamados, a recuperação levará mais tempo.

Lesões comuns da extremidade inferior

Lesões do joelho

A lesão do joelho mais comum é uma distensão do ligamento colateral medial, condição que normalmente é chamada de *joelho de nadador de peito* (joelho de *breaststroker*). É uma entorse crônica do ligamento colateral medial resultante do esforço repetitivo desse ligamento.[50] Outras lesões do joelho incluem dor patelofemoral, sinovite medial e síndrome da plica medial (sinovite medial).[51]

A acupuntura com agulhamento a seco é muito eficaz para prevenir e tratar essas lesões do joelho em nadadores. O protocolo pode ser um tratamento semanal relaxante com acupuntura para prevenção e 2 sessões por semana para tratar os sintomas.

Lesões do pé e do tornozelo

A tendinite dos tendões extensores no retináculo extensor é a lesão mais comum do pé e do tornozelo. Outros problemas incluem contusão do pé, equimoses do calcanhar e entorses do tornozelo pelo contato com a parede da piscina durante o impulso da virada, ou por escorregar em uma superfície molhada da escada ou da borda da piscina.[45]

A acupuntura com agulhamento a seco é muito eficaz para reduzir a dor, o inchaço e a inflamação dessas lesões. O atleta deve fazer 2 sessões por semana para tratar essas lesões em conjunto com outras modalidades médicas.

Lesões do dorso

Lesões da região lombar em nadadores são causadas, principalmente, pelo esforço repetitivo durante viradas e pela tensão de uma posição ruim da cabeça e do corpo na água. Problemas mecânicos incluem espondilose, espondilolistese e cifose de Scheuermann, encontrada em nadadores adolescentes, condição causada pela flexão repetida da coluna torácica.[52]

A postura típica do nadador se manifesta com uma cifose torácica aumentada, escápula abduzida ou estendida e posição da cabeça para a frente. Essas tendências posturais são reforçadas em nadadores que sofrem de problemas nasais e dos seios da face recorrentes causados pela exposição a bactérias e produtos químicos nas piscinas.

A acupuntura com agulhamento a seco é muito eficaz para prevenir e tratar essas lesões das costas. O mesmo protocolo relaxante pode ser usado tanto para prevenção como para tratamento. Para prevenção é necessária 1 sessão por semana. Para tratar os sintomas, 2 sessões por semana devem ser oferecidas.

Lesões do pescoço

O nado livre requer rotação da cabeça e do pescoço e esses movimentos colocam a coluna cervical em rotação que se repete a cada ciclo de respiração. Com o tempo, esses esforços repetitivos distendem os ligamentos em um ou mais níveis da coluna cervical, podendo resultar em um posicionamento disfuncional das vértebras na articulação facetária.[45] Isso causa dor no pescoço acompanhada por espasmo muscular.

Essa dor pode ser evitada com eficácia ou tratada por acupuntura com agulhamento a seco. O tratamento relaxante deve ser dado 1 vez/semana, para prevenção, e o tratamento voltado aos sintomas deve ser aplicado 2 vezes/semana no atleta lesionado.

Pneumomediastino espontâneo

O pneumomediastino espontâneo, também conhecido como *enfisema mediastinal*, é uma condição relativamente incomum, mas bem documentada em atletas. Os principais sintomas incluem dor no pescoço e no peito, dor no ombro e no dorso, dor abdominal, fraqueza, dispneia, disfagia, dor na garganta e inchaço do pescoço. Alguns pacientes podem apresentar respiração curta e dificuldade para engolir.

O enfisema subcutâneo é o achado físico mais predominante.[53] O pneumomediastino espontâneo pode ser causado por várias condições que possibilitam que o ar penetre nos tecidos mediastinais, mas também pode ser causado em nadadores pela frequente suspensão da respiração ou ao realizarem a manobra de Valsalva.[45]

A acupuntura com agulhamento a seco é muito eficaz para prevenir e tratar todos os sintomas relacionados com essa condição. O tratamento semanal regular de relaxamento é usado para prevenção. O tratamento dos sintomas deve ser aplicado 2 vezes/semana. Outras modalidades convencionais devem ser consideradas durante a administração da acupuntura.

Outros problemas médicos

Outros problemas médicos relacionados com a natação incluem sinusite crônica, infecção da pele e infecções nos olhos e nas orelhas. A acupuntura com agulhamento a seco é útil para melhorar as infecções dos seios da face e da pele. Na literatura sobre acupuntura tradicional, há relatos de que até mesmo infecções dos olhos e das orelhas podem melhorar com a acupuntura.

Tênis

Os jogadores de tênis precisam movimentar o corpo em qualquer direção e uma flexibilidade deficiente nos grupos musculares principais, geralmente, provoca lesão. Além de flexibilidade, propriocepção e equilíbrio são vitais para manter o centro de gravidade do jogador quando ele muda de direção. Por causa da enorme demanda física do tênis, a força muscular e a resistência também afetam o risco de lesão.[54]

Fatores extrínsecos também causam lesões no tênis. O movimento no tênis requer que o sistema musculoesquelético se mova com ritmo, sincronização e encadeamento sequencial uniforme para saltar. A síndrome do "elo perdido" ocorre quando o jogador bate na bola usando a força de um só braço, em que somente o braço causa a velocidade da bola durante o saque e as ligações mais fortes do tronco e da extremidade inferior não são utilizadas. Como resultado, a extremidade superior fica sobrecarregada.[54] Uma discussão detalhada dos fatores extrínsecos das lesões do tênis está além do propósito deste capítulo.

Lesões do punho

O punho é uma conexão distal no sistema cinético. Além do movimento repetitivo do punho, movimentos compensatórios geralmente ocorrem na articulação do punho para neutralizar os efeitos adversos dos movimentos das conexões precedentes durante as jogadas de tênis. Essa ação repetitiva provoca lesões nos punhos. Exemplos comuns incluem síndrome do túnel do carpo e tenossinovite de De Quervain (inflamação do extensor curto do polegar e do abdutor longo do polegar).[54]

Os movimentos repetidos de torção no punho podem causar lacerações no aspecto ulnar do punho, e outros movimentos anormais causam tendinite do flexor ulnar do carpo e do extensor ulnar do carpo.[55]

Para reduzir a sobrecarga no punho, a conexão mais distal, o jogador de tênis precisa aprender movimentos eficientes e eficazes e uma sincronização adequada das conexões inferiores.[56] A acupuntura com agulhamento a seco proporciona alívio relaxante que reduz a possibilidade de lesões por uso excessivo. Além disso, o agulhamento a seco promove uma coordenação uniforme entre as diferentes conexões. Para prevenir e tratar lesões do punho, os pontos sensíveis na área do punho e nos músculos relacionados devem ser identificados e tratados. O atleta com lesões no punho deve compreender que o alívio da dor é apenas uma parte da cura e que a recuperação funcional completa do punho leva mais tempo.

Lesões no cotovelo

As lesões no cotovelo ocorrem em 40 a 50% dos jogadores de tênis recreativos com mais de 30 anos de idade. A lesão mais comum é o cotovelo de tenista, ou epicondilite lateral, e a lesão seguinte mais comum é o cotovelo de golfista, ou epicondilite medial.[57]

A acupuntura com agulhamento a seco é eficaz para reduzir os estresses por uso excessivo e para tratar os tecidos inflamados. A tendinite deve ser localizada e tratada com precisão, e os pontos-gatilho nos músculos relacionados devem ser identificados e agulhados. À semelhança das lesões do punho, o alívio da dor é apenas uma parte do processo de cura das lesões do cotovelo; a recuperação funcional completa requer tempo maior. O tratamento relaxante deve ser dado 1 vez/semana, antes que os sintomas surjam. Os sintomas devem ser tratados 2 vezes/semana.

Lesões do ombro

Uma lesão comum do ombro é a síndrome do impacto, em que o espaço subacromial se estreita à medida que a extremidade superior fica ativamente elevada sobre a cabeça. Tanto o tendão do bíceps como os tendões do manguito rotador, que ficam nesse espaço, podem sofrer impacto. Causas dessa condição incluem falta de flexibilidade, desequilíbrio muscular, estabilidade escapular reduzida e mecânica deficiente para a jogada.[54] Pesquisadores demonstraram que a adaptação anatômica ocorre no ombro da raquete do tenista. Esta adaptação inclui perda da extensão ativa e passiva de movimento em rotação interna e até perda total da rotação do ombro, o que resulta em lesões no ombro por uso excessivo.[58]

A acupuntura com agulhamento a seco é muito eficaz para reduzir o estresse do uso excessivo e para tratar tecidos inflamados das lesões do ombro. Os pontos sensíveis na área do ombro devem ser localizados com precisão e tratados, e os pontos-gatilho nos músculos relacionados devem ser identificados e agulhados. À semelhança das lesões do punho, o alívio da dor nas lesões do ombro pode ser obtido com algumas sessões de tratamento, mas isso é apenas uma parte do processo de cura; a recuperação funcional completa requer mais tempo. O tratamento de relaxamento deve ser oferecido 1 vez/semana antes de os sintomas surgirem, e os sintomas devem ser tratados 2 vezes/semana.

Lesões no dorso

Distensão da região lombar e síndrome do impacto facetário são lesões comuns nos tenistas. Demonstrou-se que várias lesões das costas são resultantes de elevada força de reação muscular e articular, especialmente durante a fase de armação do serviço, quando a coluna é flexionada lateralmente e fica em hiperextensão.[59]

A acupuntura com agulhamento a seco é muito eficaz para reduzir o estresse do uso excessivo e para tratar tecidos inflamados. Os pontos-gatilho no ombro, na região lombar, no quadril e nas extremidades inferiores devem ser localizados com precisão e agulhados. À semelhança das lesões do punho, o alívio da dor nas lesões das costas pode ser obtido com algumas sessões de tratamento, mas isso é apenas uma parte do processo de cura; a recuperação funcional completa requer mais tempo.

O tratamento de relaxamento deve ser oferecido 1 vez/semana, antes que os sintomas surjam. Sintomas devem ser tratados 2 vezes/semana.

Lesões do joelho

Lesões comuns do joelho incluem síndrome de pressão patelofemoral e tendinite patelar. São lesões do joelho por uso excessivo e são causadas por movimentos explosivos, repetitivos e multidirecionais do esporte.[60]

A disfunção patelofemoral pode ser causada por desequilíbrio biomecânico, pés em pronação ou por retináculo lateral apertado.[54]

A acupuntura com agulhamento a seco é muito eficaz para reduzir os estresses do uso excessivo no tecido mole. Os pontos-gatilho situados na região lombar, no quadril e nas extremidades inferiores, incluindo o tendão patelofemoral, devem ser localizados com precisão e agulhados. À semelhança das lesões do punho, o alívio da dor nas lesões do joelho pode ser obtido com algumas sessões de tratamento, mas isso é só uma parte do processo de cura; a recuperação funcional completa requer mais tempo. O tratamento de relaxamento deve ser oferecido 1 vez/semana antes dos sintomas surgirem. Os sintomas devem ser tratados 2 vezes/semana. Enquanto a região lombar e o pescoço são tratados, o pescoço e o ombro também devem ser examinados e tratados.

Lesões do tornozelo

Entorse do tornozelo lateral é uma lesão comum do tornozelo.[61] Mudanças rápidas de direção, paradas repetidas e inícios de movimentos são, com frequência, a causa dessa lesão traumática.

A acupuntura com agulhamento a seco é muito eficaz para reduzir inchaço, dor e inflamação do tornozelo. O tratamento deve ser providenciado imediatamente após a lesão ter ocorrido. As áreas sensíveis nos ligamentos lateral e medial do tornozelo devem ser tratadas 1 vez/dia, até que o inchaço tenha desaparecido completamente e, depois, 2 vezes/semana. À semelhança das lesões do punho, o alívio da dor das lesões do tornozelo pode ser obtido com algumas sessões de tratamento, mas isso é apenas uma parte do processo de cura; a recuperação funcional completa requer mais tempo. O tratamento de relaxamento deve ser realizado 1 vez/semana.

Vôlei

O vôlei tornou-se um dos esportes mais populares do planeta. Dados epidemiológicos sugerem que o salto e o contato vigoroso da bola com a extremidade superior em uma posição acima da cabeça (rebatida e saque) apresentam maior risco de provocar lesão. Estima-se que um atleta de elite do vôlei, treinando e competindo de 16 a 20 h por semana, realize aproximadamente 40.000 toques na bola nessa posição por ano. Isso coloca uma enorme demanda sobre a estrutura musculotendínea de ombros, joelhos, tornozelos e região lombar. Essas estruturas estão em risco significativo de sofrer lesões.[62,63]

O bloqueio feito por jogadores do time oposto tem sido associado a maior índice de lesões, especialmente entorses do tornozelo.[62,63]

O atleta lesionado pode sentir dor, inchaço, rigidez, eritema ou incapacidade de atuar no nível usual. A disfunção de uma estrutura coloca outros tecidos e estruturas sob mais estresse.

A acupuntura com agulhamento a seco é muito eficaz para tratar a maioria das lesões comuns do vôlei.

Tendinopatia do manguito rotador

As lesões do ombro respondem por 8 a 20% das lesões do vôlei. Os tendões do bíceps e do manguito rotador são os tecidos mais comumente lesionados.[62] A musculatura da cintura escapular não gera um torque muito poderoso no membro superior. Aproximadamente 85% da energia necessária para rebater ou sacar uma bola de vôlei são originados pelas pernas e pelas costas. Depois de uma sobrecarga repetitiva ou de traumatismo agudo, o atleta começa a alterar os padrões de movimento na tentativa de minimizar os sintomas e manter o desempenho.[64] Isso aumenta o risco de lesão em outras estruturas dentro da cadeia cinética.

Os sintomas típicos de lesão do ombro incluem dor, limitação de movimento e fraqueza e desequilíbrio muscular. Exames mais detalhados podem revelar que as escápulas estão abduzidas e que a musculatura da cintura escapular posterior está contraída, o que limita a rotação interna no ombro afetado, aumentando o risco de impacto do músculo supraespinhoso e de atrito do labro glenoidal.[64]

A acupuntura com agulhamento a seco é muito eficaz para curar essa lesão. As áreas sensíveis devem ser localizadas e identificadas cuidadosamente e tratadas 2 vezes/semana. O tratamento de relaxamento pela acupuntura 1 vez/semana, para reduzir o estresse crônico da musculatura da cintura escapular e de toda a cadeia cinética, é muito eficaz para prevenir lesões e para melhorar a capacidade de desempenho.

Neuropatia supraescapular

A neuropatia supraescapular (NSE) é uma lesão encontrada em esportes com ações acima da cabeça, como o vôlei. Um estudo com 66 jogadores alemães da elite do vôlei revelou a prevalência de 32% dessa lesão.[65] Acredita-se que a neuropatia supraescapular ocorra como resultado do saque "flutuador".[66] É quando o jogador para o serviço por cima imediatamente após atingir a bola, resultando na contração excêntrica vigorosa do músculo infraespinhoso para desacelerar o braço. Acredita-se que essa contração provoque tração a partir da junção mioneural para a incisura espinoglenoidal com consequente compressão do nervo. O sintoma pode ser fraqueza da musculatura sem dor.

A acupuntura com agulhamento a seco é muito eficaz para curar a NSE. Como de costume, as áreas sensíveis devem ser cuidadosamente localizadas e tratadas 2 vezes/semana. Antes de surgir qualquer fraqueza no ombro, a lesão pode ser evitada com eficácia pelo tratamento relaxante 1 vez/semana para reduzir o estresse crônico da musculatura da cintura escapular e de toda a cadeia cinética.

Lesões nas mãos

Pode ocorrer uma variedade de lesões nas mãos quando um atleta tenta bloquear uma bola lançada. Um estudo com 226 jogadores de vôlei na Holanda revelou 235 lesões nas mãos.[67] Essas lesões incluíam entorses e distensões (39%), fraturas (25%) e contusões (16%). As 20% restantes eram deslocamentos, dedos em martelo e feridas abertas. Dessas lesões das mãos, 37% ocorreram durante defesa, 36% durante bloqueio, 18% como resultado de quedas e 8% no momento em que o atleta lançava a bola. O polegar e o dedo mínimo são os dedos mais vulneráveis.

Outra lesão da mão é a síndrome do martelo antebraquial e palmar, cujos sintomas são dor no braço e na mão, cianose distal e ausência de pulso.

A acupuntura com agulhamento a seco é muito útil para tratar todos os tipos de lesões das mãos e em todas as fases de tratamento. As áreas sensíveis devem ser cuidadosamente identificadas e tratadas 2 vezes/semana. Inchaço e contusões devem ser tratados diariamente.

Lesões agudas do joelho

Lesões agudas dos joelhos são raras, mas podem requerer um tempo significativo para se recuperarem antes que o atleta seja capaz de voltar a jogar. Uma lesão aguda no joelho ocorre com mais frequência quando o jogador aterrissa no pé de outro jogador depois de saltar na zona de ataque. A lesão pode envolver o ligamento cruzado anterior e o menisco.[64] Outros fatores que podem predispor o atleta a uma lesão do joelho incluem estresses de uso excessivo do sistema musculoesquelético, que pode acarretar lassidão ligamentosa nas mulheres e ângulo valgo no joelho.

A acupuntura com agulhamento a seco é muito útil para reduzir a dor, o inchaço e a inflamação em todas as fases do tratamento de lesões agudas dos joelhos, incluindo aquelas que requerem cirurgia. As áreas doloridas devem ser cuidadosamente identificadas e tratadas 2 vezes/semana. Inchaços e contusões devem ser tratados diariamente. A acupuntura com agulhamento a seco pode ser aplicada imediatamente após a cirurgia.

Tendinite patelar

A tendinite patelar, ou "joelho de saltador", é a lesão mais comum decorrente de uso excessivo no vôlei.[63] A articulação do joelho conecta os dois mais longos braços de alavanca do corpo, a coxa e a perna, e tem que suportar uma elevada força física, o que a torna vulnerável a lesões.

De acordo com estudos epidemiológicos, a tendinopatia patelar está relacionada com carga repetitiva do mecanismo extensor do joelho.[63] Isso pode resultar em rompimentos parciais microscópicos do tendão e pode, com o tempo, evoluir para completa ruptura do tendão se a condição não for adequadamente tratada.

A acupuntura com agulhamento a seco é muito eficaz para prevenir e tratar a tendinopatia patelar relacionada com uso excessivo. Para prevenção, o atleta deve receber tratamentos regulares semanais de relaxamento de todo o sistema musculoesquelético. Para tratar a lesão, as áreas sensíveis devem ser cuidadosamente identificadas e tratadas 2 vezes/semana. Inchaço e contusões devem ser tratados diariamente.

Entorse do tornozelo

A entorse do aspecto lateral do tornozelo corresponde a 15 a 65% de todas as lesões do vôlei.[63] Nos casos de entorses suaves (grau 1), o ligamento talofibular anterior pode estar distendido. Nos casos de entorses de grau 2, um ou dois ligamentos podem estar parcialmente rompidos. Entorses de grau 3 caracterizam-se por ruptura total de um ou mais ligamentos laterais. No exame inicial, a quantidade de inchaço geralmente está relacionada com a gravidade da lesão.

De todas as modalidades terapêuticas conhecidas, a acupuntura com agulhamento a seco é a mais eficaz para reduzir o inchaço do tecido mole. Se o tratamento for providenciado imediatamente após a lesão ter ocorrido, o inchaço fica muito limitado e a dor diminui quando o inchaço fica reduzido. O tratamento do inchaço deve ser administrado 1 vez/dia e todo o sistema musculoesquelético deve ser tratado 2 vezes/semana. Enquanto isso, outros exames e outras modalidades devem ser considerados mesmo que o agulhamento a seco propicie resultados satisfatórios, porque a cura completa e a recuperação funcional podem levar um tempo maior para esse tipo de lesão.

Lesões em outros esportes

As lesões que ocorrem comumente em outros esportes, como nas artes marciais ou no mergulho, podem ser causadas por diferentes mecanismos, mas essas lesões também se manifestam como dor e disfunção do tecido mole. O tratamento, em princípio e na prática, é exatamente o mesmo. Para tratar determinados sintomas e determinadas localizações anatômicas, os clínicos devem consultar este capítulo e o Capítulo 14.

Resumo

A acupuntura com agulhamento a seco é eficaz para tratar muitas lesões que ocorrem comumente em atividades esportivas e é eficaz para acelerar enormemente a cura e a restauração da função total. O que é único nessa terapia é que ela reduz passivamente os estresses fisiológicos no tecido mole profundo. É passiva porque o procedimento de inserir agulhas a seco não envolve nenhuma dilatação do tecido. Outra característica única é que a acupuntura com agulhamento a seco melhora ou restaura a homeostase física e fisiológica no tecido mole profundo. Os procedimentos de inserir agulhas agem para coordenar uniformemente a conexão cinética de todo o sistema musculoesquelético, melhorando a eficiência do movimento do atleta. Assim, o tratamento melhora o desempenho físico e impede lesões causadas por esforço repetitivo e pelo estresse resultante do uso excessivo.

Por conta desses mecanismos únicos, a acupuntura com agulhamento a seco deve ser aplicada imediatamente após a ocorrência de qualquer lesão e deve ser usada em todas as fases de tratamento e reabilitação.

A prevenção é o procedimento mais econômico. Sessões semanais de tratamentos relaxantes não só impedem muitas lesões por uso excessivo como também aperfeiçoam o desempenho físico e prolongam a carreira do atleta, tanto o profissional como o não profissional.

É importante enfatizar novamente que a acupuntura com agulhamento a seco acrescenta valor às modalidades médicas convencionais e não as substitui nem deve substituí-las.

Leitura complementar

Shamus E, Shamus J: *Sports injury prevention & rehabilitation*: New York, 2001, McGraw-Hill.

MacAuley D, Best T editors: *Evidence-based sports medicine.* ed 2, Malden, Mass, 2007, Blackwell Publishing.

Referências bibliográficas

1. James SL, Jones DC: Biomechanical aspects of distance -running injuries. In Cavanagh PR, editor: *Biomechanics of distance running,* Champaign, Ill, 1990, Human Kinetics.
2. Hoke BR: Running. In Shamus E, Shamus J, editors: *Sports injury: prevention & rehabilitation,* New York, 2001, McGraw-Hill, pp 241–266.
3. Grelsamer RP, McConnell J: *The patella: a team approach,* Gaithersburg, Md, 1998, Aspen.
4. Hoke BR, Lefever-Button SL: *When the feet hit the ground, everything changes. Level 2: Take the next step,* Toledo, Ohio, 1994, American Physical Rehabilitation Network.
5. Konradsen L, Berg Hansen E, Sondergaard L: Long distance running and osteoarthrosis, *Am J Sports Med* 18:379–381, 1990.

6. Powell B: Medical aspects of racing. In Burke ER, editor: *Science of Cycling*, Champaign, Ill, 1986, Human Kinetics, p 185.
7. Mellion MB: Neck and back pain in bicycling, *Clin Sports Med* 13:137–164, 1994.
8. Stone WJ, Steingard PM: Year-round conditioning for -basketball, *Clin Sports Med* 12:173–192, 1993.
9. Nicholas J, Hershman E: In *The lower extremity and spine in sports medicine*, vol 1, St Louis, 1986, Mosby.
10. Traina SM, Yonezuka NY, Zinis YC: Achilles tendon injury in a professional basketball player, *Orthopedics* 22:625–626, 1999.
11. Hosea TM, Carey CC, Harrer MF: The gender issue: epidemiology of ankle injuries in athletes who participate in basketball, *Clin Orthop* (372):45–49, 2000.
12. Songzogni JJ, Gross ML: Assessment and treatment of basketball injuries, *Clin Sports Med* 12:221–237, 1993.
13. Molnar TJ, Fox JM: Overuse injuries of the knee in basketball, *Clin Sports Med* 12:349–362, 1993.
14. Peppart A: Knee rehabilitation. In Canavan P, editor: *Rehabilitation in sports medicine*, Stamford, Conn, 1988, Appleton & Lange, pp 320–321.
15. Roels J, Martens M, Mulier J, et al: Patellar tendinitis (jumper's knee), *Am J Sports Med* 6:363, 1978.
16. Ray J, Clancy L, Lemon R: Semimembranosus tendinitis: an overlooked cause of medial knee pain, *Am J Sports Med* 16:347, 1988.
17. Herskowitz A, Selesnik H: Back injuries in basketball players, *Clin Sports Med* 12:293–306, 1993.
18. McFarland EG, Wasik M: Epidemiology of collegiate baseball injuries, *Clin J Sport Med* 8:10–13, 1998.
19. Mohr K, Brewster CE: Baseball. In Shamus E, Shamus J, -editors: *Sports injury: prevention & rehabilitation*, New York, 2001, McGraw-Hill, pp 28–29.
20. McCarroll JR, Gioe TJ: Professional golfers and the price they pay, *Phys Sports Med* 10(7):64–70, 1982.
21. Batt ME: A survey of golf injuries in amateur golfers, *Br J Sports Med* 26:63–65, 1992.
22. Geisler PR: Golf. In Shamus E, Shamus J, editors: *Sports Injury: Prevention & Rehabilitation*, New York, 2001, McGraw-Hill, pp 185–226.
23. Lord MJ, Ha KI, Song KS: Stress fractures of the ribs in golfers, *Am J Sports Med* 24:118–122, 1996.
24. National Collegiate Athletic Association: Injury Surveillance System: *Health and safety education outreach*, 1997, P.O.Box 6222, Indianapolis, Ind 46206.

25. Garrick J, Webb D: In *Sports Injuries: Diagnosis and Management*, ed 2, Philadelphia, 1999, WB Saunders, pp 198–202.
26. Vermillion RP: Football. In Shamus E, Shamus J, editors: *Sports injury: prevention & rehabilitation*, New York, 2001, McGraw-Hill, pp 311–338.
27. Metzl JD, Micheli LJ: Youth soccer: an epidemiologic perspective, *Clin Sports Med* 17:664–674, 1998.
28. Lindenfeld TN, Schmitt DJ, Hendy MP, et al: Incidence of injury in indoor soccer, *Am J Sports Med* 22:364–371, 1994.
29. Nielsen AB, Yde J: Epidemiology and traumatology of injuries in soccer, *Am J Sports Med* 17:803–807, 1989.
30. Ekstrand J, Gillquist J, Moller M, et al: Incidence of soccer injuries and their relation to training and team success, *Am J Sports Med* 11:63–67, 1983.
31. Arnheim DD, Prentice WE: *Principles of athletic training*, St Louis, 1993, Mosby.
32. Gassé S: Soccer. In Shamus E, Shamus J, editors: *Sports injury: prevention & rehabilitation*, New York, 2001, McGraw-Hill, pp 373–406.
33. Garrick JG, Webb DR: *Sports injuries: diagnosis and management*, ed 24, Philadelphia, 1999, WB Saunders.
34. Torry MR, Steadman JR: Alpine skiing. In Shamus E, Shamus J, editors: *Sports injury: prevention & rehabilitation*, New York, 2001, McGraw-Hill, pp 267–288.
35. Briggs KK, Steadman JR: *Pre-placement screening program for the ski resort industry: an 8-year study*, Vail, Colo, 1998, Vail Resorts Association Technical Report 8.
36. Shealy JE: Overall analysis of NSAA/ASTM data on -skiing injuries for 1978 through 1981. In Johnson RJ, Mote CD, editors: *Skiing trauma and safety: 5th international symposium (ASTM STP-860)*, Philadelphia, 1985, American Society for Testing and Materials, pp 302–313.
37. Molsa J, Airaksinen O, Masman O, et al: Ice hockey injuries in Finland: a prospective epidemiologic study, *Am J Sports Med* 25:495–499, 1997.
38. Montelpare WJ, Pelletier R, Stark R: Ice hockey injuries. In Caine D, Caine C, Lindner K, editors: *Epidemiology of sports injuries*, Champaign, Ill, 1996, Human Kinetics, Chap 15.
39. Tegner Y, Lorentzon R: Concussion among Swedish elite ice hockey players, *Br J Sports Med* 30:251–255, 1996.
40. Voaklander DC, Saunders LD, Quinney HA, et al: Epidemiology of recreational and old-timer ice-hockey injuries, *Clin J Sport Med* 6:15–21, 1996.

41. Tredget T, Godberson C, Bose B: Myositis ossificans due to hockey injury, *CMAJ* 116:65–66, 1977.
42. Troup JP, Hollander AP, Bone M, et al: Performance-related differences in the anaerobic contribution of competitive freestyle swimmers, *J Sports Sci* 9:106–107, 1991.
43. Troup JP: The physiology and biomechanics of competitive swimming, *Clin Sports Med* 18:267–285, 1999.
44. Kammer CS, Young CC, Niedfeldt MW: Swimming injuries and illness, *Phys Sports Med* 27:51, 1999.
45. Shapiro C: Swimming. In Shamus E, Shamus J, editors: *Sports injury: prevention & rehabilitation*, New York, 2001, McGraw-Hill, pp 103–154.
46. Fry AC: Resistance exercise overtraining and overreaching, neuroendocrine responses, *Sports Med* 23:106–129, 1997.
47. Richardson AB: Injuries in competitive swimming, *Clin Sports Med* 18:287–291, 1999.
48. Richardson AB: Thoracic outlet syndrome in aquatic -athletes, *Clin Sports Med* 18:361–378, 1999.
49. McMaster WC: Anterior glenoid labrum damage: a painful lesion in swimmers, *Am J Sports Med* 14:383–387, 1986.
50. Fowler PJ: Swimming. In Fu FH, Stone DA, editors: *Sports injuries: mechanisms, prevention, treatment*, Baltimore, 1994, Williams & Wilkins, pp 633–648.
51. Kenal KA, Knapp LD: Rehabilitation of injuries in competitive swimmers, *Sports Med* 22:337–347, 1996.
52. Fowler PJ, Webster-Bogart MS: Swimming. In Reider B, editor: *Sports medicine: the school-age athlete*, ed 2 Philadelphia, 1996, WB Saunders, pp 471–489.
53. Ferro RT, McKeag DB: Spontaneous pneumomediastinum presentation and return-to-play considerations. In Harmon KG, editor: *American Medical Society for Sports Medicine case report series*, 1999.
54. Jarosz-Hlis J: Tennis. In Shamus E, Shamus J, editors: *Sports Injury: Prevention & Rehabilitation*, New York, 2001, McGraw-Hill, pp 45–72.
55. Rettig AC: Wrist problems in tennis players, *Med Sci Sports Exerc* 26:1207–1212, 1994.
56. Werner S, Plancher K: Hand and wrist injuries, *Clin Sports Med* 17:407–421, 1998.
57. Leach R, Miller J: Lateral and medial epicondylitis of the elbow, *Clin Sports Med* 6:259–272, 1987.
58. Kibler WB, Chandler TJ, Livingston B, et al: Shoulder range of motion in elite tennis players, *Am J Sports Med* 24:279–286, 1996.
59. Elliot BC: Biomechanics of the serve in tennis: a biomedical perspective, *Sports Med* 6:285–294, 1988.
60. Gecha SR, Torg E: Knee injuries in tennis, *Clin Sports Med* 7:435–452, 1988.
61. Hutchinson MR, Laparade RF, Burnett QM, et al: Injury survey at the USTA boys tennis championships: a six-year study, *Med Sci Sports Exerc* 27:826–830, 1995.
62. Briner WW, Cacmar L: Common injuries in volleyball: mechanisms of injury, prevention, and rehabilitation, *Sports Med* 24:65–71, 1997.
63. Pera CE, Briner WW: Volleyball injuries during the 1995 U.S. Olympic festival, *Med Sci Sports Exerc* 28(5S):738, 1996.
64. Drexler DM, Briner WW, Reeser JC: Volleyball. In Shamus E, Shamus J, editors: *Sports injury: prevention & rehabilitation*, New York, 2001, McGraw-Hill, pp 73–102.
65. Holzgraefe M, Kukowski B, Eggert S: Prevalence of latent and manifest suprascapular neuropathy in high-performance volleyball players, *Br J Sports Med* 28:177–179, 1994.
66. Ferretti A, Cerullo G, Russo G: Suprascapular neuropathy in volleyball players, *J Bone Joint Surg Am* 69:260–263, 1987.
67. Bhario NH, Nijsten MWN, van Dalen KC, et al: Hand injuries in volleyball, *Int J Sports Med* 13:351–354, 1992.

16

Questões de Segurança na Prática da Acupuntura com Agulhamento a Seco

Como qualquer procedimento médico, a prática do agulhamento a seco sempre envolve certo risco. Os médicos devem ter consciência dessa possibilidade e estar bem preparados para isso quando forem tratar pacientes, começando com a primeira sessão.[1]

Há dois tipos de questões de segurança na prática clínica: reações adversas imediatamente após cada tratamento e risco em potencial de cada agulhamento individual. Felizmente, qualquer médico bem treinado e cuidadoso pode levar o benefício máximo do agulhamento a seco para o paciente com o mínimo risco.

Pesquisas sobre questões de segurança do agulhamento a seco, no momento, são limitadas e o autor usou a literatura de acupuntura que se aplica na prática do agulhamento a seco.

Reações em curto prazo após tratamento

É importante que os médicos estejam cientes das reações em curto prazo após sessão de tratamento. A maioria dos pacientes relata resultados positivos após tratamento; entretanto, algumas reações normais, embora desconfortáveis, podem ser sentidas e os pacientes podem interpretá-las como efeitos colaterais negativos (Tabela 16.1). Esses efeitos são inofensivos, mas podem assustar alguns pacientes. Portanto, é importante que os pacientes sejam informados dessas reações antes de receberem os tratamentos. A maioria dessas reações desaparece espontaneamente sem precisar de qualquer cuidado especial, podendo-se, também, aplicar leve massagem ou calor úmido para aliviar o desconforto. De acordo com a experiência clínica, a dor reativa após o tratamento às vezes desaparece em alguns minutos se uma ou duas agulhas forem inseridas na área reativa.[1]

Para evitar reações intensas como síncope ou desmaio durante o tratamento, todos os pacientes devem ser tratados deitados de barriga para baixo, de barriga para cima ou de lado. Alguns pacientes, como mulheres de meia-idade com baixa pressão arterial ou homens jovens muito saudáveis, são mais suscetíveis à síncope durante suas primeiras sessões. Deve-se dar atenção especial a esses pacientes durante as primeiras sessões e as agulhas precisam ser removidas imediatamente se os pacientes mostrarem qualquer sinal de desconforto.

Tabela 16.1 Tipos e frequências de reações em curto prazo à acupuntura (n = 9.408).

Tipo de reação	Número de reações relatadas	Porcentagem
Relaxamento	7.436	79,1
Sensação de estar energizado	3.072	32,7
Outra reação positiva	166	1,8
Cansaço	2.295	24,4
Dor onde a agulha foi inserida	1.154	12,3
Hematoma	378	4
Dor em outro local além do sítio da inserção da agulha	373	4
Sensação de fraqueza ou de tontura	248	2,6
Piora da condição	165	1,8
Náuseas	111	1,2
Transpiração	79	0,8
Sangramento	66	0,7
Desorientação, ansiedade, nervosismo, insônia, labilidade emocional	63	0,7
Dor ou desconforto em outro local além do sítio de agulhamento	49	0,5
Prurido, sensação de alfinetadas, sensação de formigamento, sensação de queimação	33	0,4
Irritação ou dor no sítio do agulhamento	24	0,3
Outra reação negativa	33	0,4

Adaptado de MacPherson H, Thomas K. Short term reactions to acupuncture – a cross-sectional survey of patient reports, *Acupunct Med* 23:112-120, 2005.

Prevenção dos efeitos adversos

Os médicos devem saber quais efeitos adversos podem ocorrer durante o tratamento, como evitá-los e como controlá-los.

A Tabela 16.2 apresenta os resultados de alguns artigos de acupuntura publicados na China.

Prevenção de acidentes com a agulha

Compreensão da anatomia dos pontos reflexos

Cada ponto reflexo (PR) tem características anatômicas específicas. Os PR nos membros são relativamente seguros, mas há relatos de infecção prolongada e de inchaço que levaram à atrofia muscular – resultados decorrentes, principalmente, do agulhamento molhado. Os PR no torso próximos às vísceras internas merecem cuidado especial para agulhamento seguro. As seguintes áreas também devem ser agulhadas com cautela:

- Área cervical (posterior) de C1 a C2: essa área contém artérias vertebrais e a bulbo
- Área torácica de T1 a T12: o tecido superficial é muito próximo da pleura e dos pulmões
- Área lombar de L2 a L3: essa área fica próxima da parte inferior do rim
- Pescoço (lateral e anterior): essa área fica próxima de grandes vasos e órgãos
- Tórax: essa área fica próxima aos pulmões e ao coração
- Abdome: essa área fica próxima a fígado, baço e intestinos.

Tamanhos de agulhas sugeridos

Agulhas grossas são mais passíveis de causar hemorragia interna e lesões viscerais. O autor sugere calibres de 32 a 34 (0,22 a 0,25 mm de

Tabela 16.2 Acidentes com acupuntura relatados na China entre 1950 e 2002.

Tipos de lesões	Casos	Mortes
Pneumotórax	172	16
Lesões no bulbo	15	6
Lesões no coração	6	5
Hemorragia de grande porte	12	4
Infecção induzida pelo agulhamento	45	4
Hemorragia cerebral	3	3
Lesões no fígado	3	3
Hemorragia no espaço subaracnóideo	40	2
Lesões na traqueia	3	2
Lesões no intestino	15	2
Reação indireta de origem obscura	10	2
Lesões cerebelares	1	1
Lesões na medula espinal	4	1
Lesões de tecido mole (atrofia)	412**	0
Síncope	183	0
Lesões dos nervos periféricos	85	0
Reações alérgicas	28	0
Lesões na vesícula biliar	10	0
Lesões no nervo vago	9	0
Lesões no estômago	8	0
Inflamação em vaso sanguíneo	7	0
Lesões no baço	3	0
Lesões no rim	3	0
Lesões na bexiga	2	0
Outras reações desconhecidas de origem obscura	91	0
Total	1.170	51 (0,4%)

*Adaptado de Zhang Ren: *Prevention of acupuncture accidents,* Shanghai, 2004, Shanghai Science and Technology, p. 17.
**Lesões de tecido mole foram causadas, principalmente, por agulhamento molhado.

diâmetro) para agulhas mais longas (2 a 3 polegadas) e calibres de 36 a 38 (diâmetro ≤ 20 mm) para agulhas mais curtas (½ a 1 polegada). Agulhas mais grossas (com 4 a 5 polegadas de comprimento) podem ser usadas para agulhar os grandes músculos da região glútea.

Manipulação não agressiva da agulha

As agulhas não devem ser manipuladas com muita força ou agressividade (girar ou fazer movimento de pistão para cima e para baixo). A eficácia do agulhamento não depende da manipulação da agulha.

Duração adequada do agulhamento

Na maioria dos casos, as agulhas podem ser mantidas nos PR entre alguns segundos e alguns minutos. Nos casos de dor aguda, alguns segundos são suficientes para curar, porque os músculos conseguem relaxar muito rapidamente. Nos casos de dor crônica ou de doença interna, as agulhas devem ser retidas por mais tempo para obter maior relaxamento muscular, e isso pode fazer com que as lesões induzidas pelas agulhas durem mais, podendo reduzir o inchaço. Nos casos crônicos, mesmo a retenção das agulhas por 20 minutos pode não ser suficiente para mudar a fisiologia muscular e, por isso, maior número de sessões é necessário.

Uso de estimulação elétrica percutânea

Os médicos devem estar cientes dos seguintes problemas ao usarem estimulação elétrica percutânea:

- A estimulação elétrica percutânea não deve ser usada no pescoço e no tórax para evitar interferência no tronco cerebral, com o nervo gago ou com o ritmo do batimento cardíaco
- Cãibras musculares causadas pela estimulação de alta intensidade ou de alta frequência podem provocar rupturas ósseas
- A eletricidade nunca deve cruzar a medula espinal nas áreas cervicais e torácicas
- A estimulação não deve durar mais de 10 min em cada sessão. Na maioria dos casos, 5 min são suficientes

- A estimulação de alta intensidade ou de alta frequência não deve ser usada em pacientes fracos ou muito idosos.

Posições apropriadas do corpo para o tratamento

O autor sugere que os pacientes fiquem deitados, na posição supina, prona ou de lado para todos os tratamentos. A posição sentada, se inevitável, deve ser adequadamente arranjada e o paciente deve ser supervisionado de perto durante a sessão.

Agulhas e limpeza da pele

Somente agulhas descartáveis devem ser usadas. A pele deve ser limpa quando necessário.

Condição do paciente

Cada paciente tem um tamanho diferente de corpo e uma condição patológica diferente. Antes do tratamento, o médico deve estudar o corpo e a história médica do paciente para se ajustar corretamente a cada caso.

Condições fisiológicas

Fome, desidratação, esgotamento físico, hipotensão e outros desequilíbrios podem causar síncope. A bexiga deve ser esvaziada antes do tratamento. Comer demais ou comer imediatamente antes do tratamento pode provocar vômito induzido por agulhamento, de modo que os pacientes devem esperar pelo menos 30 min depois de comerem para iniciarem a sessão.

Condições patológicas

Pacientes hemofílicos nunca devem ser tratados com a terapia de agulhamento.

Pacientes fazendo uso de medicamentos anticoagulantes devem interromper o medicamento 2 dias antes de se submeterem à sessão de tratamento.

Doenças de órgãos internos – como pulmão, coração e estômago (enfisema, história de tuberculose, fibrose pulmonar ou coração ou estômago aumentados) – e doenças da coluna, como escoliose e cifose, podem aumentar a curvatura torácica, o que faz com que os músculos dorsais fiquem finos e frouxos. Os pulmões de um fumante podem entrar em falência com minúsculas lesões. Nesses casos, as agulhas podem avançar automaticamente para a cavidade torácica conforme o paciente respira. O fígado e o baço podem estar mais próximos da superfície quando se encontram inflamados ou inchados, formando uma grande massa na área abdominal. Nessas circunstâncias, há risco de hemorragia grave se os órgãos forem perfurados pela agulha.

Compreensão dos incidentes na terapia de agulhamento

A terapia de agulhamento não é livre de efeitos colaterais ou de risco, e seus acidentes podem causar a morte. A inserção de agulhas da acupuntura cria lesões nos tecidos do corpo. Se as lesões induzidas pela agulha forem criadas em locais errados, ou em locais corretos, mas na pessoa "errada" (ou seja, pacientes com órgãos acometidos ou aumentados ou com paredes do corpo mais finas), elas podem causar consequências temporárias ou irreversíveis.

Para maximizar o benefício médico da terapia de agulhamento aos pacientes, o autor faz as seguintes sugestões:

- Selecione os pacientes cuidadosamente. Pacientes do grupo D (pacientes com mais de 80 PR sensíveis), pacientes muito fracos e pacientes com condições muito graves não devem se submeter ao tratamento com acupuntura. Esses pacientes podem usar outras modalidades mais seguras, indo da meditação até os procedimentos convencionais
- Tenha ciência da história médica do paciente. Doenças genéticas, distúrbios hereditários, acidentes, cirurgia e outros eventos patológicos podem causar mudanças na estrutura natural do corpo. Por exemplo, pacientes com escoliose podem ter músculos da parede torácica e do dorso muito finos e o agulhamento normal pode causar pneumotórax
- Ao usar estimulação elétrica, sempre comece com baixa intensidade e baixa frequência. Nunca use estimulação elétrica no pescoço, no tórax e na região superior das costas.

Análise do caso | Pneumotórax

Na acupuntura, o pneumotórax normalmente ocorre da seguinte maneira: uma agulha fura o tecido pulmonar. Em seguida, o movimento respiratório natural do pulmão provoca lacerações na lesão e aumenta o furo. O buraco da agulha na parede torácica pode se tornar uma válvula unidirecional, de modo que o ar pode ser sugado apenas para a cavidade e não ao contrário. Se os vasos sanguíneos estiverem envolvidos, sangue e ar preenchem a cavidade, formando o hemopneumotórax. Todas essas condições mudam a pressão negativa para pressão positiva dentro da cavidade, especialmente nos pulmões acometidos de pacientes com enfisema, história de serem fumantes e outras doenças respiratórias.

Anatomia clínica do pneumotórax

De acordo com dados anatômicos (Tabela 16.3), o pneumotórax pode ser causado por agulhamento impróprio nas seguintes áreas:

- Dorso (de T10 para cima)
- Lateral (da nona costela para cima)
- Anterior (da sétima costela para cima)
- Fossa supraclavicular e borda superior da chanfradura esternal, topo do ombro.

A Tabela 16.3 apresenta os resultados de um estudo de pneumotórax induzido pela acupuntura que foi conduzido na China. Esses dados servem apenas como referência, já que o tamanho médio do corpo do povo chinês é diferente do tamanho médio do corpo dos ocidentais.

Sinais de pneumotórax

Sinais brandos incluem congestão no peito, tosse e dor no peito durante movimento.

Sinais moderados incluem respiração curta e rápida e batimento cardíaco acelerado; congestão no peito; dificuldade de respirar; dor lancinante na área costal; tosse forte e contínua; incapacidade de se deitar sem dor; e dor surda e extensão reduzida de movimento no ombro e nos membros superiores.

Sinais de gravidade incluem respiração rápida e curta e batimento cardíaco acelerado; dor lancinante forte no lado lesionado que se irradia para o ombro ipsilateral, membro superior ipsilateral e área abdominal; dificuldade grave de respirar; membros frios e transpiração. O paciente pode perder a consciência.

Tabela 16.3 Espessura da parede do corpo dos pontos reflexos paravertebrais entre T1 e L4.*

Nível	Esquerdo (cm)	Direito (cm)
T1	6,29 ± 1,11	6,01 ± 1,10
T2	4,99 ± 1,07	5,01 ± 1,04
T3	4,39 ± 0,85	4,30 ± 1,09
T4	4,01 ± 0,66	4,05 ± 0,33
T5	3,67 ± 0,85	3,77 ± 0,72
T6	3,54 ± 1,11	3,95 ± 0,86
T7	3,34 ± 1,73	3,65 ± 0,77
T8	Sem medida disponível	Sem medida disponível
T9	3,40 ± 0,72	3,56 ± 0,58
T10	3,33 ± 0,64	3,32 ± 0,97
T11	3,36 ± 0,72	3,25 ± 0,39
T12	3,42 ± 1,33	3,41 ± 0,45
L1	3,31 ± 0,88	3,77 ± 0,81
L2	3,58 ± 0,82	4,11 ± 1,17
L3	4,11 ± 1,10	4,61 ± 1,11
L4	4,03 ± 1,14	–
L5	5,26 ± 0,88	5,93 ± 1,03

*Adaptado de Zhang Ren: *Prevention of acupuncture accidents,* Shanghai, 2004, Shanghai Science and Technology, p. 143.

ℭ Caso clínico 1
Pneumotórax

Mulher de 58 anos com história de doença pulmonar e cardíaca durante 8 anos que piorava durante o inverno. A paciente buscou tratamento com acupuntura para tosse, respiração curta, congestão no peito e muco excessivo.

Tratamento com agulhamento: pontos UB13 (pontos reflexos no nível de T3) e UB15 (pontos reflexos em T5) foram agulhados a uma profundidade de 1,5 cm. A paciente sentiu dor no peito e nas costas e respiração curta intensa imediatamente após a remoção das agulhas. Observou-se respiração pela boca, transpiração e membros frios.

Exame: a pressão arterial da paciente era 110/80 mmHg; frequência cardíaca de 108 bpm; índice de respiração 28/minuto; temperatura de 37,6°C, lábios arroxeados, tórax convexo do lado direito e distância aumentada entre as costelas do lado direito visível. Ausculta respiratória revelou sons baixos e claros no pulmão direito. Os sons da válvula cardíaca não estavam claros. Contagem de leucócitos era de 19.800/mm^3 e contagem de neutrófilos era de 92%. Radiografias não mostravam o tecido pulmonar na parte lateral e média do pulmão direito. Uma

(continua)

área de 60% do pulmão direito estava comprimida. Eletrocardiograma revelou taquicardia sinusal e onda P pulmonar.

Diagnóstico: pneumotórax direito grave, infecção secundária de bronquite crônica e complicação da doença cardiopulmonar com doença pulmonar cerebral.

Tratamento: administração de oxigênio, drenagem nos segundos músculos intercostais direitos, perto do esterno, por 7 dias, prescrição de antibióticos, esteroides e medicação para estimular o centro respiratório. A paciente recebeu alta do hospital 13 dias depois com recuperação completa do pneumotórax.

Lesões do sistema nervoso

Quando exercida sem conhecimento moderno suficiente de anatomia, a acupuntura pode lesionar os sistemas nervosos central e periférico. Há relatos (Tabela 16.2) de que as lesões do sistema nervoso induzidas pela agulha envolvem cérebro, cerebelo, tronco cerebral, medula espinal, troncos nervosos nos membros e face e nervos viscerais. Dessas lesões, a hemorragia no espaço subaracnóideo é a mais comum.

Nervos periféricos, nervos cranianos e nervos espinais são os alvos da acupuntura. Entre as lesões dos nervos cranianos, as mais comuns são lesões do nervo facial e do nervo trigêmeo. Lesões relatadas dos nervos espinais envolveram os nervos ciático, fibular comum, radial, mediano, ulnar e diafragmático.

✢ Caso clínico 2
Pneumotórax

Homem de 44 anos apresentava enfisema grave e cardiopatia por febre reumática há 5 anos. Dois meses antes de ser admitido no hospital, o quadro evoluiu para tosse intensa com muita expectoração de muco e sangue. O paciente pediu tratamento com acupuntura.

Exame: temperatura de 36,2°C; frequência cardíaca de 108 bpm. Foram observados respiração curta, lado esquerdo do tórax atrófico e lado direito do tórax aumentado (compensatório).

Tratamento com agulhamento: pontos paravertebrais UB13 (T3 a T4), UB43 (T4 a T5), UB46 (T6 a T7) e UB47 (T7 a T8) foram agulhados a uma profundidade de 1 a 1,7 cm. O paciente sentiu dor depois da inserção e pediu que as agulhas fossem removidas 6 min depois da inserção. O paciente começou a sentir muita dificuldade de respirar, começou a transpirar e seus lábios ficaram arroxeados. Epinefrina foi injetada imediatamente, mas o coração do paciente parou de bater em 10 min.

A necropsia revelou o seguinte:

- Pneumotórax direito, furos das agulhas no lobo inferior direito, pleurite fibroide, hemorragia e enfisema
- Pleurite tubercular fibroide grave à esquerda, pus na cavidade torácica, lobos pulmonares atrofiados, enfisema, pneumonia lobar branda e bronquite crônica
- Valvulopatias cardíacas causadas por febre reumática (válvulas bicúspide, tricúspide e aórtica), tecido conjuntivo intersticial do músculo cardíaco e furos recentes das agulhas no ápice do ventrículo direito.

Análise: a profundidade da agulha foi normal e dentro de um limite de segurança, mas tanto o coração quanto o pulmão foram perfurados como resultado da deformação e do alargamento e porque a parede torácica estava fina. PR torácicos e dorsais devem ser evitados quando pacientes assim são tratados.

✢ Caso clínico 3
Acidente vascular cerebral

Paciente de 59 anos, do sexo masculino, com história de hipertensão e hemiplegia do lado esquerdo. Foi admitido no hospital com acidente vascular cerebral. Depois de 3 semanas internado, a condição ficou estável e o paciente solicitou tratamento com acupuntura.

Tratamento com acupuntura: o paciente sentiu-se melhor depois das duas primeiras sessões. Na terceira sessão, depois que Taiyang (músculo temporal), VG-20 (Beihui, área entre o bregma e o vértice no crânio) e UB10 (área occipital) foram agulhados, o paciente sentiu vertigem, apresentando transpiração fria e vômito, e perdeu a consciência depois de uma hora, com incontinência urinária. O paciente voltou a ficar internado.

Exame: a temperatura do paciente era de 39°C; pressão arterial era 190/120 mmHg; frequência cardíaca de 92 bpm. Coma profundo, arritmia, diâmetro da pupila esquerda de 3 mm, diâmetro da pupila direita de 1,5 mm, reflexo de Babinski positivo, bilateralmente, e sangue no líquido cerebrospinal.

Tratamento: foi realizada drenagem intracraniana; 25 mℓ de sangue foram administrados imediatamente e outros 10 mℓ foram administrados 5 h depois. A despeito de estar com sonda nasogástrica, antibióticos e infusão líquida, o paciente não melhorou e morreu no quarto dia.

Análise: a hemorragia cerebral, neste caso, não foi causada diretamente pela agulha. O paciente era hipertenso e a esclerose cardiovascular foi a principal causa da hemorragia. Entretanto, a acupuntura deve ser evitada se a pressão arterial estiver instável. Um número menor de PR deve ser usado nesses pacientes.

Lesões dos nervos periféricos

Entre 1963 e 2002, 85 casos de lesão de nervo periférico foram relatados em periódicos de acupuntura chinesa (Tabela 16.2). Quando os nervos periféricos são agulhados, o paciente geralmente sente um choque elétrico que se irradia para a parte distal. Quando há presença de lesão, a área inervada pelo nervo lesionado pode mostrar deficiência sensorial, como menor sensibilidade ao toque ou entorpecimento, calor e dor. Pode ocorrer deficiência motora. Na face, os músculos da expressão facial e as pálpebras podem não conseguir se contrair. No braço, pode ocorrer queda do pulso (nervo radial), movimento involuntário do polegar (nervo mediano), atrofia dos músculos tênares e problemas de movimento com os dedos mínimo e anelar (nervo ulnar). Nos membros inferiores já foram observados imobilização rígida do joelho em extensão e marcha deficiente (nervo ciático), além de dificuldade de extensão dos pés ou dos dedos dos pés, toque inicial no calcanhar, incapacidade de ficar em pé apoiando-se nos dedos dos pés e pé caído (nervo fibular comum).

A maioria das lesões dos nervos periféricos é causada por agulhamento molhado; poucas por agulhamento a seco. Esse tipo de lesão normalmente é causado por três fatores:

- Agulhamento dos seguintes PR: ID-17 (H2 auricular maior), VB-34 (H24 fibular comum), IG-4 (radial superficial) e IG-11 (H9 cutâneo antebraquial lateral)
- Manipulação agressiva das agulhas (movimento de pistão para cima e para baixo, rotação)
- Toxidade induzida por medicamento nos nervos.

Prevenção de lesões nos nervos periféricos

Quando o agulhamento molhado é usado, a injeção em grandes troncos nervosos, nesses locais, deve ser evitada.

A estimulação elétrica não deve ser usada nesses PR; em vez disso, o tecido muscular vizinho pode ser agulhado. Se a estimulação elétrica for usada no tronco nervoso, a vibração da agulha pode causar lesão repetida.

Agulhas mais finas sempre devem ser usadas para tratar os nervos periféricos.

Tratamento das lesões nos nervos periféricos

Assim que uma lesão for percebida, fortes estimulações, como injeção ou estimulação elétrica forte devem ser interrompidas imediatamente. As seguintes modalidades normalmente são úteis para aliviar a lesão: massagem suave, termoterapia local (com cuidado para não queimar a pele), vitaminas e fisioterapia.

Lesões viscerais

◌ͽ Caso clínico 4
Lesão renal

Paciente do sexo masculino, de 37 anos, vinha sentindo dor no estômago e na região abdominal superior e pediu para receber tratamento com acupuntura. Durante a terceira sessão, as duas áreas dos rins foram agulhadas. No dia seguinte, o paciente sentiu dor e inchaço na região lombar direita e apresentou febre e o diagnóstico foi de nefrite periférica. O paciente foi tratado com antibióticos IM e houve redução da febre e do inchaço. Uma semana depois o paciente voltou a ter febre, dor lombar e micção frequente. Um exame de imagem revelou que o rim direito havia se deslocado para baixo, à direita. Realizou-se uma punção no rim e 200 mℓ de sangue foram retirados. Dois dias depois, o inchaço reapareceu. Uma exploração cirúrgica revelou 100 mℓ de sangue sob a cápsula renal, uma coleção de sangue do tamanho de uma noz e um corte horizontal de cerca de 6 cm de largura e 1 cm de profundidade na superfície posterior do rim. A superfície do rim estava necrosada. O rim e os tecidos adjacentes foram removidos.

Os rins se localizam entre T11 e L3; o rim direito fica 1 a 2 cm mais baixo que o rim esquerdo. As bordas mediais dos rins ficam, aproximadamente, a 3,5 cm de distância da linha média. A respiração pode movimentar os rins para cima e para baixo, mas não mais que a distância de uma vértebra.

No caso de lesão leve decorrente da acupuntura, o paciente pode sentir dor branda na área lombar. O exame de urina revela quantidade pequena de hemácias e essa condição pode ser autolimitante. Às vezes, uma hemorragia secundária é detectada de 2 a 3 semanas depois. No caso de lesão grave, o paciente pode queixar-se de dor lombar que se irradia para o ombro e de rigidez dos músculos lombares ou inchaço na área lombar, urina sanguinolenta, febre alta e sensação de frio. Nesses casos, o nível de hemoglobina diminui e a contagem de leucócitos aumenta. Pode haver necessidade de cirurgia para uma condição grave se o paciente apresentar choque, urina sanguinolenta, inchaço crescente ou infecção.

Síncope

A síncope induzida pela acupuntura ocorre, principalmente, em homens jovens e muito saudáveis e em mulheres de meia-idade. Ela é causada por um reflexo do nervo vago. Durante esse processo, a resistência cardiovascular periférica diminui e o volume de sangue retornando ao coração é baixo, o que reduz o débito cardíaco e provoca queda de pressão e baixa perfusão ao cérebro. A síncope ocorre nas seguintes condições:

- Falta de experiência com acupuntura (novos pacientes são propensos à síncope durante as três primeiras sessões de tratamento; pacientes que não fizeram sessões de acupuntura por mais de 6 meses devem ser considerados novos)
- Fraqueza, fome, desidratação extrema (com transpiração) e esgotamento, bem como consumo de álcool
- Pacientes jovens do sexo masculino, atléticos, saudáveis e fortes
- Pacientes nervosos, deprimidos, sentimentais, melancólicos ou altamente emocionais
- Pacientes de meia-idade com pressão arterial de 110/70 mmHg ou menor
- Condições ambientais como tempo extremamente quente, pressão atmosférica baixa ou ruído desagradável
- Posição do corpo durante o tratamento: a posição sentada está associada a maior risco, especialmente quando os ombros e o pescoço são agulhados; de todos os casos de síncope, apenas 28% ocorreram na posição deitada, mas esses episódios normalmente duram mais e produzem sintomas mais graves.

Sintomas da síncope

O estágio anterior à síncope dura apenas alguns segundos. Caracteriza-se por desconforto na parte superior do corpo ou no corpo todo, face pálida, zumbido nas orelhas, visão turva, batimento cardíaco acelerado, náuseas, transpiração fria e excesso de bocejos.

O estágio de síncope caracteriza-se por tontura, congestão no peito, náuseas e vontade de vomitar, membros frios e flácidos, perda da consciência, unhas e lábios azulados, transpiração profusa, estrabismo, incontinência urinária e dejetos sólidos, queda da pressão arterial e redução da frequência cardíaca para 40 a 50 bpm. Alguns pacientes apresentam sintomas semelhantes a convulsões.

No estágio pós-síncope, o paciente se sente esgotado e sonolento e apresenta transpiração excessiva.

Alguns pacientes têm síncope sem o estágio anterior a ela; em casos brandos, os pacientes só apresentam os estágios pré e pós-síncope.

O tratamento envolve abaixar a cabeça e erguer os pés (como no caso de pacientes em choque) e agulhar as pontas dos dedos polegar, indicador e mínimo.

Prevenção da síncope

No caso de pacientes novos, o médico deve explicar as possíveis sensações do agulhamento.

Todos os pacientes com personalidade tímida ou deprimida devem ser orientados a focar em alguma coisa ou fixar o olhar em algum objeto e tentar se acalmar antes da sessão.

Pacientes impacientes ou com personalidade instável são orientados a se concentrarem na realização de exercícios simples de matemática para relaxarem os tecidos do corpo.

Todos os pacientes devem descansar ou comer se estiverem esgotados ou famintos.

Os pacientes devem colocar as mãos imersas em água quente por 10 min e depois o ponto PC-6 (área posterior à prega do punho com o nervo mediano abaixo) é agulhado suavemente.

Os pacientes devem olhar para baixo e fechar os olhos. O médico realiza uma massagem suave com os polegares a partir da margem superior da órbita ocular do paciente e descendo por 30 s, e só então começa a agulhar.

> **Ⓒ Caso clínico 5**
> **Síncope tardia**
>
> Homem de 38 anos, saudável, sem problema cardiovascular e sem história de síncope, procurou tratamento com acupuntura para lombalgia. O diagnóstico foi de lesão de tecido mole e três agulhas foram inseridas nos pontos doloridos de cada lado da área lombar por 25 min. O paciente não sentiu nenhum desconforto. Assim que as agulhas foram removidas,

o paciente se queixou de congestão no peito e se deitou. Sua face ficou pálida e ele começou a transpirar na fronte. O pulso ficou fraco e fino e o batimento cardíaco e a respiração pararam. A transpiração ficou profusa e as unhas e os lábios do paciente ficaram azulados. Epinefrina (1:1.000), 1 mℓ, foi injetada e foi realizada massagem cardíaca. Depois de três minutos, o paciente recuperou a consciência e vomitou e o batimento cardíaco e a respiração retornaram ao normal. Uma injeção intravenosa de 40 mℓ de glicose hipertônica e uma infusão intravenosa de 500 mℓ de solução salina foram administradas por duas horas. O paciente se sentiu completamente recuperado depois disso.

Resumo

A maioria dos acidentes associados à terapia de agulhamento a seco pode ser evitada se o médico tiver um bom conhecimento da anatomia humana. Por conta da incerteza inerente à prática da medicina, os médicos podem deparar com alguns casos inesperados e desfavoráveis em suas carreiras, mesmo sendo cuidadosos e tendo longa experiência profissional. Os médicos devem, portanto, saber como evitar erros técnicos e como lidar com situações inesperadas.

A terapia de agulhamento oferece muitos benefícios médicos únicos com pouquíssimo risco. Entretanto, apenas com conhecimento profundo da mecânica fisiológica e dos riscos em potencial é que os médicos proporcionam melhor serviço aos pacientes.

Referência bibliográfica

1. Filshie J, White A, editors: Adverse reactions to acupuncture. In Medical acupuncture: a western scientific approach, Edinburgh, 1998, Churchill Livingstone.

Leitura complementar

White A, Cummings M, Filshie J: Safe needling. In An introduction to Western medical acupuncture, Edinburgh, 2008, Churchill Livingstone.

Créditos das Figuras

Capítulo 2
Figuras 2.1, 2.2, 2.3 Adaptada de: Lovallo WR: *Stress and health: biological and psychological interactions*, ed 2, Thousand Oaks/London/New Delhi, 2005, Sage Publications.
Figuras 2.4 e 2.5 De: Nolte J: *The human brain in photographs and diagrams*, ed 3, Philadelphia, 2007, Mosby.
Figura 2.6 Squires, LR: *Fundamental neuroscience*, ed 3, United Kingdom, 2008, Academic Press.
Tabela 2.1 De: Lovallo WR: *Stress & health: biological and psychological interaction*, ed 2, Thousand Oaks, Calif, 2005, Sage Publications, p. 58.

Capítulo 3
Figura 3.1 Nolte, J: *The human brain: an introduction to its functional anatomy*, ed 5, St Louis, 2002, Mosby.
Figura 3.2 Squires, LR: *Fundamental neuroscience*, ed 3, United Kingdom, 2008, Academic Press.

Capítulo 4
Figuras 4.2, 4.7 e 4.9 Wirhed R: *Athletic ability & the anatomy of motion*, ed 3, Edinburgh, 2006, Mosby.
Figuras 4.3 e 4.4 Adaptadas de: Myers TW: *Anatomy trains: myofascial meridians for manual and movement therapists*, ed 2, 2009, Churchill Livingstone.
Figura 4.6 De: Squire, LR et al.: *Fundamental neuroscience*, ed 3, New York, 2008, Academic Press.
Figura 4.8 Nolte, J: *The human brain: an introduction to its functional anatomy*, ed 5, St Louis, 2002, Mosby.
Figura 4.8B Cortesia de: Dr. David Moran, University of Colorado Health Sciences Center. In Nolte, J: *The human brain: an introduction to its functional anatomy*, ed. 5, St Louis, 2002, Mosby.
Figura 4.8C Cortesia de: Dr. Nathaniel T. McMullen, Department of Cell Biology and Anatomy, University of Arizona College of Medicine. In Nolte, J: *The human brain: an introduction to its functional anatomy*, ed 5, St Louis, 2002, Mosby.

Capítulo 5
Figuras 5.1 e 5.2 Thibodeau, GA: *Anatomy & physiology*, ed 6, St Louis, 2006, Mosby.
Figura 5.3 Adaptada de: Evans WJ and Cannon JG: The metabolic effects of exercise induced muscle damage, *Exercise and Sport Sciences Reviews* 19(1):99-125, 1991.
Figura 5.4 Adaptada de: Armstrong LE and VanHeest JL: The unknown mechanism of the overtraining syndrome, *Sports Medicine* 32:185-209, 2002.

Tabela 5.2 Wilmore JH, Costill DI, Kenney WL: *Physiology of sports and exercise*, Champaign, IL: Human Kinetics, 2008, p. 41.

Capítulo 6

Figuras 6.1, 6.5, 6.6, 6.7, 6.9 e 6.10 Squires, LR: *Fundamental neuroscience*, ed 3, United Kingdom, 2008, Academic Press.

Figura 6.2 Cortesia de: Dr. Zan Hee Cho.

Figuras 6.3 e 6.8 Ma, Y et al.: *Biomedical acupuncture for pain management: an integrative approach*, St Louis, 2005, Churchill Livingstone.

Figura 6.4 Adaptada de: Mense S and Simons DG: *Muscle pain*, Baltimore/Philadelphia, 2001, Lippincott Williams & Wilkins.

Capítulo 7

Figura 7.1 De: Gunn CC: *Gunn approach to the treatment of chronic pain intramuscular stimulation for myofascial pain of radiculopathic origin*, ed 2, Edinburgh, 1996, Churchill Livingstone. IN Filshie J, White A: *Medical acupuncture a Western scientific approach*, New York, 1998, Churchill Livingstone.

Figura 7.2 Ma, Y et al.: *Biomedical acupuncture for pain management: an integrative approach*, St Louis, 2005, Churchill Livingstone.

Figuras 7.3, 7.4, 7.5, 7.6 e 7.7 Sobotta: *Atlas of human anatomy*, Munich, 2006, Churchill Livingstone.

Capítulo 8

Figuras 8.1, 8.3, 8.4, 8.5, 8.6, 8.11, 8.14, 8.15, 8.16, 8.17, 8.18, 8.19, 8.20, 8.21, 8.22, 8.23, 8.24, 8.25, 8.26, 8.27, 8.28, 8.29, 8.30, 8.31, 8.32, 8.33 Sobotta: *Atlas of human anatomy*, Munich, 2006, Churchill Livingstone.

Figuras 8.2, 8.12, 8.13, 8.34 Ma, Y et al.: *Biomedical acupuncture for pain management: an integrative approach*, St Louis, 2005, Churchill Livingstone.

Figuras 8.7 e 8.8 Jenkins D: *Hollinshead's functional anatomy of the limbs and back*, ed 8, Philadelphia, 2002, WB Saunders.

Figuras 8.9 e 8.10 Ma Y et al.: *Biomedical acupuncture for pain management*, Elsevier, 2005. FitzGerald MJT, Folan-Curran J: *Clinical neuroanatomy and related neuroscience*, ed 4, Burlington, 2002, Saunders.

Figura 8.35 Filshie J, White A: *Medical acupuncture*, Edinburg, 1998, Churchill Livingstone.

Tabela 8.7 Modificada com permissão de: Devinsky O, Feldmann E: *Examination of the cranial and peripheral nerves*, New York, 1988, Churchill Livingstone.

Capítulo 9

Figuras 9.1, 9.2, 9.3 e 9.4 Sobotta: *Atlas of human anatomy*, Munich, 2006, Churchill Livingstone.

Figura 9.5 De: Putz R, Pabst R, Taylor AN, eds: *Sobotta atlas of human anatomy*, ed 14, St Louis, 2006, Churchill-Livingstone.

Tabela 9.1 Adaptada de: Dung HC: *Anatomical acupuncture*, San Antonio, Tex, 1997, Antarctic Press, p. 145.

Tabela 9.7 Adaptada de: Dung HC: *Anatomical Acupuncture*, San Antonio, Tex, 1997, Antarctic Press, p. 226.

Capítulo 10

Figura 10.1 Chaitow L: *Muscle energy techniques*, ed 3, Edinburgh, 2007, Churchill Livingstone.

Figuras 10.2, 10.3, 10.4 e 10.5 Sobotta: *Atlas of human anatomy*, Munich, 2006, Churchill Livingstone.

Capítulo 11

Figuras 11.1 e 11.2 Sobotta: *Atlas of human anatomy*, Munich, 2006, Churchill Livingstone.

Capítulo 12

Figuras 12.1, 12.12, 12.13, 12.15, 12.16 e 12.17 Wirhed R: *Athletic ability & the anatomy of motion*, ed 3, Edinburgh, 2006, Mosby.

Figuras 12.2, 12.3, 12.4, 12.5, 12.6, 12.7, 12.8, 12.9, 12.10, 12.11, 12.14, 12.18, 12.19, 12.20, 12.21, 12.22, 12.23, 12.24 e 12.25 Sobotta: *Atlas of human anatomy*, Munich, 2006, Churchill Livingstone.

Capítulo 16

Tabela 16.1 Adaptada de: MacPherson H, Thomas K: Short term reactions to acupuncture – a cross-sectional survey of patient reports. *Acupunct Med* 23(3):112-120, 2005.

Tabelas 16.2 e 16.3 Adaptada de: Zhang Ren: *Prevention of Acupuncture Accidents*, Shanghai, China, 2004, Shanghai Science and Technology Publisher, p. 17.

Índice Alfabético

A

Ação
- dinâmica
- - concêntrica, 41
- - excêntrica, 41
- estática, 41
Acupuntura
- chinesa clássica, 5
- elétrica, 59
Aderência, 57, 58
- causada por agressões físicas
  internas, 57
- causada por impacto físico
  externo, 57
Agrupamento ABCD, 140
- como terapia de tecido mole, 55
- e atletas, 2
Agulhas e limpeza da pele, 272
Alavancas, 29
Alergias, 78
Antebraço, 206
Aponeurose plantar, 244
Arco(s)
- do pé, 188
- transverso, 191
Articulação(ões)
- da cintura escapular, 227
- de alavancas classe I, 30
- - cotovelo, 31
- - pescoço, 31
- - lombar, 31
- de alavancas classe III, 31
- do joelho, 184
- do quadril, 178
- forças reacionais das, 31
Atividade
- contrátil muscular, 44
- elétrica espontânea, 82
Atletas
- assintomáticos, 216
- e alívio da dor, 2
ATP, 41
Atrofia, 58
Avulsão do tendão, 231

B

Basquete, 250
Beisebol, 252
Bloqueio de circulação, 57, 58

Bolhas, 223
Bursite
- do cotovelo, 232
- do joelho, 240
- do ombro, 229
- olecraniana, 232
- trocantérica, 238

C

Cãibras musculares, 47, 57
Canelite, 242, 251
- futebol, 257
Capsulite adesiva, 229
Cauda equina, 94
Caverna de Meckel, 100
Centros cerebrais, 127
Cérebro e treinamento físico, 22
Cicatrização, 57, 58
Ciclismo, 249
Coluna, 250
Coluna, golfe, 254
Comportamento, imaginação e, 26
Composição da fibra nervosa, 88
Compressão da raiz nervosa, 77
Concussão, 256
Condição do paciente, 272
Condromalacia patelar, 240, 249
Contração muscular, 41
Contratura, 43, 57, 58
- de origem endógena, 45
Contusão
- da coxa, 239, 252
- no pescoço, 224
- torácica, 235
Corno ventral motor, 127
Corpúsculos
- de Pacini, 35
- de Ruffini, 35
Correlação temporal, 169
Corrente de lesão, 83
Corrida, 247
Córtex cerebral, 10
Cortisol, 10, 13, 16
Cotovelo, 206
- beisebol, 253
- de arremessador, 231
- de golfista, 231
- de tenista, 231
- golfe e, 254

D

Deficiência(s)
- circulatória, 58
- nutricionais, 78
Dermátomo, 129
Dermopontos, 64, 79
Desempenho
Desequilíbrio
- muscular, 45, 78
- musculoesquelético, 58
Deslocamento
- do cotovelo, 231
- do dedo, 234
- do ombro, 227
- do punho, 233
- glenoumeral anterior, 259
Disfunção
- crônica de tecido mole, 59
- da articulação sacroilíaca, 77
- de tecido mole, 57
- do músculo e da articulação, 77
- somática, 77
Distensão
- da panturrilha, 242
- da virilha, 237
- do quadríceps, 238
- do tornozelo, 243
- dos músculos isquiotibiais, 238, 251
- e contusão do músculo bíceps braquial, 228
- ligamentar do joelho, 239
- muscular abdominal, 236
Doença(s)
- autoimunes, 78
- de Lyme, 78
- infecciosas, 78
Dor
- miofascial, 152
- - causada por pontos-gatilho, 156
- muscular de início tardio (DMIT), 46, 76
- na articulação patelofemoral, 247
- na face anterior da perna, 248
- no ligamento patelofemoral medial, 250
- pélvica relacionada com torção, 77
- visceral, 168
Duração adequada do agulhamento, 271

E

Efeitos adversos, 270
Eixo
- hipotalâmico-pituitário-adrenocortical (HPAC), 49
- simpático-adrenérgico-medular (SAM), 49
Enfisema mediastinal, 262
β-Endorfina, 11
Entorse
- da musculatura dorsal, 235
- do cotovelo, 230
- do flexor do quadril, 236
- do pescoço, 224
- do polegar e dos dedos da mão, 234
- do punho, 232

- do tornozelo
- - futebol e, 256
- - vôlei e, 266
- dos ligamentos das costas, 235
- musculares e tendinosas, 255
Epicondilite
- lateral, 231
- medial, 231
Epinefrina, 10, 13, 16
Esclerótomo, 129
Esgotamento pelo calor, 252
Espasmo, 43
- muscular, 44
- protetor, 44
Especificidade, 80
Espondilose cervical, 226
Esporão(ões)
- de calcâneo, 244
- ósseos e disfunção do tecido mole, 59
Esporte, estresse físico e psicológico, 17
Esqui, 258
Estimulação elétrica percutânea, 271
Estresse, 7, 29
- agudo e crônico, desempenho físico, 3
- e sistema endócrino, 15
- emocional, 56
- físico, 10, 17
- fisiológico, 10
- pelo excesso de treinamento, 8
- psicológico, 17
Estruturas ligamentosas sensíveis, 89
Exaustão por calor, 256
Excesso de treinamento, 19,
- respostas hormonais ao, 20,
- respostas do sistema nervoso autônomo, 19,
- função imunológica, 20
Exercício físico
- como fator de estresse positivo ou negativo, 18
- e estresse físico e psicológico, 17
- excêntrico sem treinamento, 77
- repetitivo, 77
- uso dos músculos no, 38

F

Fadiga
- atlética, 45
- não patológica, 48
- por sobrecarga, 56
Fáscia
- plantar, 191
- profunda, 87
Fascite plantar, 244, 248
Fase
- ativa, 18
- preparatória, 17
Fibras
- aferentes
- - sensoriais viscerais primárias, 170
- - viscerais, 169
- do tipo, 41
- do tipo II, 42

Índice Alfabético **283**

- extrafusais, 34
- intrafusais, 34
- musculares, 41
Fibrilas musculares, 39
Fibrogênese, 58
Forame ósseo, 87
Força(s), 29
- reacional(is)
- - das articulações, 31
- - do chão, 30
Formação
- de esporão, 226
- de ponto reflexo, 81
Fratura(s)
- da clavícula e do úmero, 227
- da tíbia e da fíbula, 241
- de vértebra por estresse, 236
- do cotovelo, 230
- do fêmur, 238
- do metacarpo, 234
- do pé, 244
- do punho, 232
- do tornozelo, 243
- no pescoço, 224
- por avulsão, 237
- por estresse, 237, 242
- - do pé, 244
Fusos
- musculares, 33
- tendinosos, 35
Futebol, 256
- americano, 255

G
Golfe, 254

H
H1 radial profundo, 113
H2 auricular magno (cutâ neo), 105
H3 acessório espinal (muscular), 106
H4 safeno (cutâneo), 117
H5 fibular profundo (cutâneo), 120
H6 tibial (cutâneo), 120
H7 occiptal maior (cutâneo), 123
H8 infraespinal (muscular), 111
H9 cutâneo antebraquial lateral (cutâneo), 110
H10 sural (cutâneo), 119
H11 poplíteo medial lateral, 117
H12 radial superficial (cutâneo), 114
H13 escapular dorsal (muscular), 110
H14 cluneal superior (cutâneo), 125
H15 cutâneo posterior de L2 (cutâneo), 125
H16 glúteo inferior (muscular), 116
H17 peitoral lateral (muscular), 109
H18 iliotibial (cutâneo), 116
H19 infraorbitário (cutâneo), 102
H20 processo espinhoso de T7 (cutâneo), 124
H21 cutâneo posterior de T6 (cutâneo), 125
H22 cutâneo posterior de L5 (cutâneo), 125
H23 supraorbitário (cutâ neo), 103
H24 fibular comum, 118
Hérnia de disco, 235

Hiperalgesia, 127
- referida, 169
Hiperestesia, 127
Hipotálamo, 9, 10
Homeostase, 6, 7
- biomecânica, 7
- desportiva, 7
Hóquei no gelo, 259
Hormônio adrenocorticotrófico, 11

I
Imaginação e comportamento, 26
Impacto, 29, 252
Incerteza
- da correlação temporal, 169
- dos processos patológicos viscerais, 169
Incidentes na terapia de agulhamento, 272
Inervação
- pós-axial, 110
- pré-axial, 109
- segmentar
- - da musculatura, 129
- - da pele, 129
- - do sistema esquelético, 129
- - dos órgãos internos, 132
Inflamação, 57
Inserções neuromusculares, 87
Instabilidade glenoumeral, 253
Integração hipotalâmica, 9
Interações dos pontos-gatilho miofasciais, 156

J
Joelho
- de corredor, 240
- de nadador de peito, 261

L
Lesão(ões)
- abaixo do joelho, 241
- agudas do joelho, vôlei, 265
- da cabeça, 223
- - e da face, hóquei no gelo, 259
- - e do pescoço, 223
- da coluna, 252
- da coxa, 238
- - futebol, 258
- da extremidade
- - inferior, hóquei no gelo, 259
- - superior
- - - futebol, 258
- - - hóquei no gelo, 259
- da virilha, futebol, 258
- da pele, 223
- das mãos e dos dedos das mãos, 234
- do cotovelo, 230
- - natação, 261
- - tênis, 263
- do disco cervical, 225
- do dorso
- - e da coluna, 234
- - natação, 262
- - tênis, 263

- do joelho, 239, 251, 255
- - esqui, 259
- - futebol, 257
- - natação, 261
- - tênis, 264
- do membro superior, 227
- do nervo ulnar, 233
- do ombro e da parte superior do braço, 227, 255
- - tênis, 263
- do pé e do tornozelo, 250
- - natação, 261
- do pescoço, 224
- - natação, 262
- do plexo braquial, 255
- do punho e do antebraço, 232
- - tênis, 263
- do sistema nervoso, 274
- do tecido mole, 56
- do tornozelo, tênis, 264
- dos nervos periféricos, 275
- dos quadris, pelve e virilha, 236
- em chicote, 224, 250
- físicas violentas, 56
- inconscientes, 56
- labrais, 253
- nas mãos, vôlei, 265
- osteopática, 77
- por excesso de peso e obesidade, 56
- por fisiologia anormal, 57
- por toxinas químicas, 56
- por uso excessivo
- - do cotovelo, 253
- - natação, 260
- pós-cirúrgicas, 56
- relacionadas com doenças, 57
- relacionadas com o ambiente, 57
- renal, 275
- viscerais, 275
Liberação de acetilcolina, 153
Linhas de sutura do crânio, 89
Locais de pontos-gatilho miofasciais, 155
Localização espacial difusa, 169

M
Manguito rotador, 252
Manipulação
- da agulha, 62
- não agressiva da agulha, 271
Mapa do sistema de ponto reflexo, 139
Mecanismo(s)
- de feedback negativo, 15
- de microcorrente cutâneo, 61
- de molinete, 248
- neuroquímicos da analgesia por acupuntura, 68
Medicina do ponto-gatilho, 5
Membro superior, 33, 206
Mensageiros autônomos e endócrinos, 8
Método dos 16 pontos, 140
Miofibrilas, 39
Miofilamentos, 39
Miótomo, 129
Modelo de avaliação do estresse psicológico, 11

Motopontos, 64
Músculos, 33
- abdominais, 200
- abdutores do quadril, 181
- adutores do quadril, 183
- bíceps femoral, 163
- da articulação do joelho, 186
- das costas, 200
- deltoide, 161
- do pé, 188
- eretores da espinha, 200
- escaleno, 160
- - anterior, 160
- - médio, 160
- - posterior, 160
- esplênio da cabeça, 159
- esternocleidomastóideo, 159
- extensor(es)
- - do joelho, 186
- - longo dos dedos, 163
- fibular longo, 163
- flexores
- - do joelho, 186
- - do quadril, 178
- gastrocnêmio, 163
- glúteo
- - máximo, 162
- - médio, 162
- - mínimo, 162
- infraespinal, 161
- isquiotibiais (jarrete), 186
- levantador da escápula, 160
- masseter, 159
- no exercício físico, 38
- peitoral
- - maior, 161
- - menor, 161
- piriforme, 162
- respiratórios, 200
- solear, 163
- subescapular, 161
- supraespinal, 160
- temporal, 159
- tibial anterior,
- trapézio, 160
- vasto intermédio, 162
- vasto lateral, 162
- vasto medial, 162

N
Natação, 259
Nervo(s)
- auricular magno, 105
- cervical transverso, 105
- cranial V, 99
- cranial VII, 102
- espinal, 94
- facial, 102
- frênico, 105
- occipital menor, 105
- pinçado, 226

Índice Alfabético **285**

- sensoriais e motores, 10
- supraclavicular, 105
- trigêmeo, 99
Neurônios
- do corno dorsal, 127
- do corno lateral, 127
Neuropatia
- do nervo
- - mediano, 249
- - ulnar, 249
- supraescapular, 265
Neuropontos, 79
Nociceptores do ponto-gatilho, 155

O
Ombro, 206
- beisebol, 252
- golfe, 154
- congelado, 229
- de nadador, 260
Órgãos, 8
Osteíte púbica, 237
Osteoartrite, futebol, 258
Overreaching, 47

P
Padrão
- sintomático de sensibilização do ponto reflexo, 138
- sistêmico da sensibilização do ponto reflexo, 137
Palpação, 166
Parte inferior da perna e do pé, 186
Passagem através do forame ósseo, 87
Pé, 186
- de atleta, 223
Penetração da fáscia profunda, 87
Plexo
- braquial, 107
- cervical, 104
- lombar, 115
- sacral, 116
Pneumomediastino espontâneo, 262
Pneumotórax, 272,
- anatomia clínica do, 273,
- sinais de, 273
Ponteiro do quadril, 236
Pontos
- de bifurcação, 89
- doloridos, 64
- passivos, 76
- reflexos, 64, 75, 79
- - características anatômicas básicas, 83,
- - cutâneos, 99,
- - - do torso, 123,
- - do pescoço, 106,
- - eletrofisiologia dos, 81,
- - fisiologia dinâmica, 78,
- - homeostático(s), 81, 137
- - - do membro inferior, 114,
- - - do membro superior, 108,
- - - na face, 99,
- - latentes, 76
- - mapa do sistema de, 139

- - musculares, 99,
- - neuroanatomia dos, 93,
- - no plexo
- - - braquial, 107,
- - - cervical, 104
- - padrão
- - - sintomático de sensibilização, 138,
- - - sistêmico da sensibilização, 137,
- - paravertebrais, 129,
- - propriedades físicas, 80,
- - sintomáticos, 81, 83
- - - e sua identificação em cada caso, 126
- - três fases dinâmicas, 79,
- ryodoraku, 82
- segmentares, 128
- sintomáticos, 128
Ponto(s)-gatilho, 79
- etiologia dos, 153,
- miofasciais, 155,
- nociceptores do, 155
- substâncias sensibilizadoras nos, 154,
Posição(ões)
- apropriadas do corpo para o tratamento, 272
- subtalar neutra, 195
Postura, 45
Potenciação de longo prazo, 26
Prevenção
- de acidentes com a agulha, 270
- de lesão, 216
- dos efeitos adversos, 270
Processo(s) patológico(s)
- de lesão, 57
- viscerais, 169
Profundidade do nervo, 84
Propriedade tixotrópica, 44
Punho, 206

Q
Quadril, 177
Quantificação dos pacientes, 140
Queimadura
- de frio, 223
- solar, 223
Questões de segurança, 269

R
Radiculite cervical, 226
Reação(ões)
- cutânea local, 61
- endócrina ao estresse, 10
- em curto prazo após tratamento, 269
Reflexo(s)
- axônico segmentar da medula espinal, 70
- do agulhamento, 69
- locais, 8
- somáticos, 172
- viscerais, 172
- viscerossomáticos, 168
Regulação
- do tronco encefálico, 8
- hierárquica, 9
- homeostática, 8

Resposta(s)
- de contração, 166
- ao exercício físico, 17
- hormonais ao excesso de treinamento, 20
- musculoesqueléticas ao estresse, 36
Rompimento do menisco, 239
Ruptura do tendão
- calcâneo, 255
- do bíceps braquial, 228
- do tríceps braquial, 231
Ryodoraku, 82

S
Segmentação
- da estrutura do corpo, 129
- espinal na terapia com acupuntura, 128
Segurança, 269
Sensação do agulhamento, 60
Sensibilidade, 80
Sensibilização espinal, 127
Sequência, 80
Síncope, 276
Síndrome(s)
- compartimental, 59
- - no futebol, 257
- crônica de tecido mole, 56, 59
- da banda iliotibial, 239, 247, 250
- da dor patelofemoral, 240
- de compartimento anterior, 242
- de dor
- - miofascial, 152
- - visceral somática, 78
- de hipermobilidade, 77
- do desfiladeiro torácico, 261
- do estiramento dos nervos cervicais, 224
- do estresse tibial medial, 242
- do excesso de treinamento, 19
- do impacto do ombro, 229
- do piriforme, 237
- do treinamento excessivo, 8, 38, 48
- - natação, 260
- do túnel do carpo, 233
Sistema
- complemento do sistema imunológico, 71
- de coagulação do sangue, 71
- esquelético, 28
- - força e estresse (impacto) no, 29
- motor-esquelético, 10
- nervoso
- - autônomo, 10, 95, 96
- - - respostas ao excesso de treinamento, 19
- - central de resposta ao estresse em esporte e reabilitação, 11
- - entérico, 98
Sobrecarga, 47
- estática, 77
Subluxação
- da patela, 240
- do ombro, 227
Substâncias sensibilizadoras nos pontos-gatilho, 154
Sustentação do peso do corpo, 33

T
Tamanho(s)
- de agulhas sugeridos, 270
- do tronco nervoso, 84
Tecido mole, 55
Tendão
- calcâneo, 241
- de Aquiles, 241
- do bíceps braquial, 228
Tendinite
- bicipital, 228
- da mão e do dedo, 234
- de calcâneo, 248
- do bíceps, 252
- - femoral, 250
- do calcâneo, 241, 250, 251
- do manguito rotador, 229
- do músculo peitoral, 230
- do punho, 233
- do quadríceps, 250
- fibular, 243
- patelar, 240, 249
- - vôlei, 265
- tibial posterior, 242
Tendinopatia do manguito rotador, 264
Tênis, 262
Tenossinovite de De Quervain, 249
Tensão, 43
- aumentada na fibra, 154
Teoria dos meridianos, 75
Terapia
- de ponto-gatilho, 152
- do agulhamento, 76
Terminações
- centrais de fibras aferentes viscerais, 170
- nervosas livres, 35
Tixotropia, 43
Tônus, 43
Torcicolo agudo, 225
Torque, 29
Transtorno do estresse póstraumático, 16
Treinamento excessivo, 49
Trifosfato de adenosina, 41
Tronco, 197
- encefálico, 10

U
Uso dos músculos no exercício físico, 38

V
Vasos sanguíneos concomitantes, 88
Viscerótomo, 129, 132
Viscoelasticidade, 43
Vôlei, 264

Z
Zonas
- de dor referida, 152
- reflexas ou referidas das principais vísceras, 172